Margo Anand

Tantra oder Die Kunst der sexuellen Ekstase

MARGO ANAND NASLEDNIKOV

TANTRA

oder

Die Kunst der sexuellen Ekstase

Aus dem Amerikanischen übertragen
von Karin Petersen

Goldmann Verlag

Originaltitel: The Art of Sexual Ecstasy. The Path of Sacred Sexuality
for Western Lovers.
Originalverlag: Jeremy P. Tarcher, Inc., Los Angeles
Zeichnungen: Leandra Hussey

Der Goldmann Verlag
ist ein Unternehmen der Verlagsgruppe Bertelsmann

4. Auflage

Umschlaggestaltung: Design Team München
Satz: Filmsatz Schröter GmbH, München
Printed in Germany
ISBN 3-442-30551-3

Für Osho
Für den inneren und den äußeren Meister
Für Gaia
Für die innere und äußere Göttin
Für alle Frauen und Männer, die sich die Erforschung ihres ekstatischen Potentials zum Ziel setzen

Inhalt

Der Zugang

Haben Sie sich, wenn Sie mit jemandem geschlafen haben, jemals gefragt: Soll das alles sein, was Sex zu bieten hat?

Haben Sie sich jemals unbefriedigt gefühlt, weil Ihr Partner schon wieder »gelandet« ist, bevor Sie überhaupt eine Chance hatten, »abzuheben«?

Ist Ihnen Sex in einer Beziehung jemals langweilig geworden, und haben Sie den Wunsch gespürt, jene Leidenschaftlichkeit zurückzugewinnen, durch die der Sex mit Ihrem Partner früher einmal aufregend war?

Haben Sie sich jemals gewünscht, im Innersten Ihres Wesens berührt zu werden, aber Angst gehabt, sich zu öffnen und verletzlich zu sein?

Haben Sie jemals Momente von Ekstase in der Liebe erlebt und später nicht mehr gewußt, wie Sie diese wiedererlangen können?

Wenn Sie eine dieser Fragen positiv beantwortet haben, werden Sie spüren, wie kostbar die Gipfelerfahrungen in der Liebe sind – diese ganz besonderen Augenblicke vor oder während des Orgasmus. Plötzlich fliegen Sie; Sie fühlen sich wunderbar lebendig, voller Licht und Lachen, geborgen in einem einzigen Augenblick, der ewig zu dauern scheint, in einem Raum, der Sie mit Ehrfurcht erfüllt. Diese seltenen, intensiven und oft unerwarteten Erfahrungen wecken unsere Energien neu und rufen in uns und unserem Partner Gefühle von Nähe und Dankbarkeit hervor.

Als Psychologin, die darauf spezialisiert ist, Menschen zu zeigen, wie sie ihre Sexualität reicher und tiefer erfahren können, habe ich mit Tausenden von Menschen auf der ganzen Welt gearbeitet, die ein tieferes Liebesleben erfahren wollten. Die meisten von ihnen hatten bereits Gipfelerfahrungen beim Sex oder wußten intuitiv, daß diese möglich sind.

Weil wir wissen, daß solche Augenblicke möglich sind, hoffen wir, wieder in deren Genuß zu kommen. Wir halten an der Vision einer zutiefst erfüllenden Umarmung voller Freude fest, in der die vibrierende Lust unseres Körpers zugleich die Wonne unseres Herzens und ein Zusammentreffen auf seelischer Ebene einschließt.

Solche Augenblicke werden oft beschrieben als ein Gefühl des »Dahinfließens«. Wenn Sie nachgeben und sich in einen Fluß hineinentspannen, weiß Ihr Körper, was zu tun ist, noch bevor Ihr Kopf darüber nachdenken kann. Sie vergessen alles um sich herum, Sie sind total versunken. Die Zeit scheint still zu stehen oder sehr schnell voranzuschreiten. Ihre Wahrnehmung wird erweitert. Bei den Berührungen Ihres Liebsten oder Ihrer Geliebten können kleine Wellen des Entzückens bis hinunter in Ihre Zehenspitzen laufen. In der Umarmung mit dem geliebten Menschen haben Sie das Gefühl, aus Ich und Zeit herausgespült zu werden. Ganz natürlich und leicht gelangen Sie in einen Zustand entspannter Wachheit, der mit Meditation vergleichbar ist.

Meine erste Gipfelerfahrung erlebte ich in Paris, meiner Heimatstadt, als ich achtzehn Jahre alt war, und sie schickte mich bis heute auf eine lange Reise des Studierens und Lehrens. Zu der Zeit war ich sehr verliebt in einen jungen amerikanischen Künstler namens Robert. Er entsprach ganz sicher dem üblichen Bild eines amerikanischen Mannes: Groß, stark, gutaussehend war es ihm ein leichtes, mich einfach »umzuhauen«. Unser Sex war roh, urwüchsig und wild und erfüllte meine Träume als Heranwachsende, wie ein »richtiger Mann« mit einer Frau umgehen sollte. Ich lernte aber zu der Zeit Yoga und machte auch meine ersten Erfahrungen mit subtilen Gefühlsdimensionen – stille, meditative, klare Stimmungen –, und ich begann mich zu fragen, wie es wäre, wenn ich diese Seinszustände in mein Sexleben einbringen würde.

Eines Abends, als wir uns auf die gewohnte heftige Weise liebten, sprach ich über meine Gefühle und sagte: »Bitte, Robert, mach langsamer; laß uns etwas Neues ausprobieren.« Wir hielten inne und entspannten uns, blieben aber miteinander verbunden, und Robert war weiter in mir. Ich lag auf ihm. Ich war aufgeregt, weil ich etwas Neues in Gang gebracht hatte und ihm die Verantwortung dafür, daß etwas geschah, abnahm. Das war ein subtiler Rollentausch, und ich spürte, wie er in eine femininere, empfänglichere Haltung überglitt. So verharrten wir mehrere Minuten lang entspannt, während wir gleichzeitig die sexuelle Erregung im ganzen Körper spürten. Schon bald fühlte ich, wie eine warme, glühende Energie meinen ganzen Beckenbereich durchflutete.

Wir wollten unsere sexuelle Erregung halten und kehrten daher, als sie abzuklingen begann, zu unserem üblichen Liebesverhalten zurück. Dann, unmittelbar vor dem Höhepunkt orgastischer Entladung, hielten wir inne, entspannten uns und wurden wieder ruhig. Diesen Ablauf wiederholten wir mehrmals, und dann geschah etwas völlig Unerwartetes. Plötzlich schienen wir beide in einem grenzenlosen Raum voller Wärme und Licht zu treiben. Die Grenzen zwischen unseren Körpern lösten sich auf und mit ihnen die Unterschiede zwischen Mann und Frau. Wir waren eins. Die Erfahrung wurde zeitlos, und wir schienen ewig so zu verharren. Es gab kein Bedürfnis nach einem Orgasmus mehr. Und auch keines danach, uns zu lieben. Es gab nichts zu tun, nichts zu erreichen. Wir waren in Ekstase.

Nach dieser außergewöhnlichen Erfahrung versuchte ich mehrmals, diesen ekstatischen Zustand wiederzuerlangen, während wir uns liebten, aber ohne Erfolg. Robert hatte das alles schnell vergessen, aber ich gewann allmählich das Gefühl, daß der übliche genitale Orgasmus nicht das einzig begehrenswerte Erlebnis in der Liebe war. Wie viele andere spürte ich die Frustration darüber, nur zehn Prozent meines Liebespotentials zu leben. Ich erkannte, daß die Lust der routinemäßigen oder auf Entspannung abzielenden Sexualität nicht alles war, tatsächlich war sie nur ein Anfang. Wie wäre es, fragte ich mich, wenn man beim Liebesakt die Bedingungen, die zu dieser Glückseligkeit führten, auf einer beständigen Basis wiederherstellen könnte? Ich beschloß, mich nach Wegen umzuschauen, ekstatische Zustände in Verbindung mit dem sexuellen Erleben herbeizuführen.

Die nächsten fünfzehn Jahre lang erforschte ich die großen Traditionen ekstatischer Sexualität. Ich entdeckte und entwickelte dabei einen einzigartigen Weg zu sexueller Ekstase, den ich »Hohen Sex« (High Sex) nenne. In diesem Buch lernen Sie diesen Weg vollständig kennen. Er bildete sich allmählich aus meinen Studien der zahlreichen traditionellen und innovativen sexuellen Praktiken im Osten und im Westen – auf drei Kontinenten – heraus. Hoher Sex ist ein einfacher, schrittweise vorgehender Prozeß für jeden, der einen sanften und bewußten Weg finden möchte, um die sexuelle Vereinigung als eine Brücke zwischen Körper und Seele zu erfahren.

Sexualität ist keine Freizeit- und Teilzeitaktivität. Sie ist eine Lebensart.

Alexander Lowen
Liebe und Orgasmus

Hoher Sex öffnet eine neue Dimension für den Orgasmus, für die der genitale Orgasmus nur einen Beginn darstellt. Hoher Sex inspiriert Sie, die ganze Bandbreite orgastischer Erfahrungen zu erforschen, die ihren Höhepunkt in der ekstatischen Vereinigung von Körper mit Körper und von Seele mit Seele finden. Dies bedeutet ein Erleben des ganzen Körpers, des ganzen Seins. Der Weg des Hohen Sex hilft Ihrem Körper, sich von Spannungen zu befreien, Ihrem Herzen zu vertrauen und sich zu öffnen, und Ihrem Geist, solche Fähigkeiten wie Visualisation, Imagination und Meditation zu entwikkeln. Wenn diese Integration stattgefunden hat, sind Sie bereit für eine neue, qualitativ erweiterte sexuelle Erfahrung, in der die körperliche Lust zu einer Freude des Herzens und zu einer Ekstase des Geistes wird.

Mein Kurs über sexuelle Ekstase vermittelt Ihnen, wie Sie die energetische Aufladung halten können, die durch die sexuelle Erregung, welche sich üblicherweise auf die Genitalien konzentriert, erzeugt wird. Sie lernen auch, die Erregung bewußt durch den Körper zu lenken, wobei feine Kanäle benutzt werden, die den Meridianen in der Akupunktur vergleichbar sind. Wenn diese Energie Herz und Kopf erreicht, steht uns ein ganzes Spektrum an Gipfelerfahrungen offen. Der Orgasmus wird als Ekstase erlebt, die Lust durchflutet jede Pore Ihres Körpers, Ihr Herz tanzt vor Freude, Sie spüren Wohlbehagen und Frieden, und Ihre Energie weitet sich über die Grenzen Ihres Körpers hinweg aus.

Diese Erfahrung liegt nicht, wie viele glauben, außerhalb unserer Reichweite. Ekstase ist ein ebenso natürlicher Zustand wie Schlafen oder Atmen. Sie ist unser Geburtsrecht. Wir werden als Kinder ekstatisch geboren und empfinden die Welt als einen Ort voller Wunder. Wir sind nicht getrennt von den Dingen, sondern intuitiv und zutiefst mit allem verbunden, was uns umgibt. Wenn wir dann heranwachsen, verlieren wir dieses Gefühl des Einsseins. Laut Ronald D. Laing, einem Psychiater, der ekstatischen Zuständen sehr viel Aufmerksamkeit gewidmet hat, »geht die Anpassung an die Welt beim Kind mit dem Verzicht auf seine Ekstase einher«. Wir vergessen sie einfach. Mit der Betonung der Ekstase distanziert sich Hoher Sex von der sogenannten sexuellen Revolution, die in den sechziger Jahren begann. Bei jener Revolution ging es darum, Sexualität verfügbar zu machen. Sie war eine Rebellion gegen eine puritanische Haltung, die Sex außerhalb der Ehe verbot. So wurde die Sexualität um ihrer selbst willen frei erforscht. Durch die sexuelle Revolution fühlten sich mehr Menschen wohler dabei, mit mehreren Partnern zu schlafen und möglichst viele Techniken auszuprobieren. Tausende von Büchern und Artikeln erzählten uns, wir sollten intensivere Orgasmen haben, ihre Anzahl steigern, sie mit dem Partner zusammen erreichen und sie ausdehnen.

Vielen gelang das auch, wie aber Psychologen und Soziologen nachgewiesen haben, brachte dieser Zugang zum Orgasmus längerfristig keine Befriedigung mit sich, weder körperlich noch emotional. Sex zu »machen«, wie man andere Dinge auch »macht«, schien in gewisser Weise eine Selbstbeschränkung zu sein. Sex als Entladung, Unterhaltung oder Bestätigung für die eigene Attraktivität zu benutzen, richtet sich an Ego-Wünsche, lenkt uns aber von unserem wahren sexuellen Potential ab.

Heute ist das Thema nicht mehr die Verfügbarkeit von Sexualität, sondern die Transformation von Sexualität. Es geht nicht mehr um die flüchtige Lust um der Lust willen, sondern um die Heilung unseres ekstatischen Selbst in der Liebe. Wir entdecken erotische Glückseligkeit nicht dadurch, daß wir Sex von anderen höheren Anliegen abtrennen und lediglich als Entspannung betrachten, sondern indem wir die Kunst sexueller Ekstase kultivieren, um höhere Bewußtseinszustände zu erreichen und auf diesem Wege die Intimität mit unseren Geliebten zu vertiefen.

Zur Zeit meiner Pariser Liebesaffäre mit Robert studierte ich an der Sorbonne, um einen Magister in Psychologie und Philosophie zu machen. Ich erkannte bald, daß ich die Antworten, nach denen ich suchte, in den düsteren Winkeln der Lesehallen der Sorbonne nicht finden konnte. Das dort angebotene Wissen war viel zu theoretisch und abstrakt. Ich wollte Antworten, die ich kosten, erfahren und körperlich spüren konnte. Nachdem ich meinen Abschluß gemacht hatte, entdeckte ich voller Freude die konkreteren Methoden der Selbsterfahrung in den verschiedensten Körpertherapien und Selbstentfaltungsgruppen: Bioenergetik, Encounter, Rolfing, Gestaltpsychologie. Ich reiste zwischen London, New York und Kalifornien hin und her und arbeitete mit den führenden Therapeuten auf diesen Gebieten. Weil die »Kostprobe« von Ekstase zusammen mit Robert dem Zustand von Meditation gleichkam, den ich beim Yoga erlebt hatte, studierte ich auch drei Jahre lang integralen Yoga bei Swami Satchitananda.

1974 begegnete ich dem südamerikanischen Mystiker Oscar Ichazo und trat seiner spirituellen Schule bei, dem Arica Institut in New York, wo Kampfsportarten, Sufismus, die Lehren von Gurdjieff und weitere spirituelle Traditionen miteinander verbunden wurden. Im Arica begann ich zu verstehen, nach welchen Grundprinzipien die Energie im menschlichen Körper arbeitet, indem ich lernte, spezielle Energiezentren durch Licht, Farbe, das Singen heiliger Töne und die visuelle Wirkung von Symbolen und Bildern zu aktivieren.

Während dieser Zeit entdeckte ich Tantra, eine alte östliche Wissenschaft von der spirituellen Erleuchtung. Ich war sofort fasziniert, weil Tantra – anders als die meisten mystischen Wege – die Sexualität als Tor zur Ekstase und Erleuchtung mit einbezieht. Tantra wurde etwa 5000 v. Chr. in Indien durch den Kult um den Hindu-Gott Shiva und seine Gefährtin, die Göttin Shakti, geboren. Shiva wurde als die Verkörperung reinen Bewußtseins im Zustand höchster Ekstase und Shakti als die Verkörperung reiner Energie verehrt. Die Hindus glaubten, daß Shakti durch die spirituelle und sexuelle Vereinigung mit Shiva dessen Geist Form verlieh und das Universum erschuf. Tantra betrachtet also die Schöpfung der Welt als einen erotischen Liebesakt. Der freudige Tanz von Shiva und Shakti spiegelt sich in allen lebenden Wesen wider und manifestiert sich als Lust, Schönheit und Glück. Das ist im Tantra das Wesen des Göttlichen, die Wurzel alles Seienden.

Tantra entwickelte sich ursprünglich als Rebellion gegen den repressiven Sittenkodex der etablierten Religionen und die asketischen Praktiken der Brahmanen – der Priesterschaft der Hindus –, besonders gegen den weit verbreiteten Glauben, daß die Sexualität verleugnet werden muß, damit die Erleuchtung erreicht werden kann. Tantra heißt »weben« in dem Sinne, daß die vielfältigen und oft widersprüchlichen Aspekte des Ich zu einem harmonischen Ganzen verwoben werden. Tantra heißt auch »Ausdehnung«, mit der Bedeutung, daß wir uns ausdehnen und der Freude entgegenwachsen, wenn wir unsere eigenen Energien erst einmal verstehen und harmonisch vereinigen. Als eine Haltung, die immer rebellisch und nonkonformistisch war und die eine Herausforderung für Tabus und Glaubenssysteme darstellte, entwickelte Tantra viele Verzweigungen und beeinflußte nicht nur die Tradition des Hinduismus, sondern auch die taoistischen und buddhistischen Traditionen. Die westliche Religionsgeschichte beeinflußte Tantra durch den ekstatischen Kult um den griechischen Gott Dionysos um 2000 v. Chr.

Die großen Mystiker der tantrischen Tradition schockierten die breite Mehrheit der Gesellschaft und wurden oft verdammt und verfolgt. Charakteristisch für ihre Art zu lehren ist das, was die tibetische tantrische Tradition »verrückte Weisheit« nennt, ein Vorgehen, bei dem der Lehrer paradoxe Geschichten, scheinbar absurde Fragen und unerwartetes Verhalten dazu benutzte, Menschen zu necken, wachzurütteln, zu verblüffen und zu provozieren, ihre konventionellen Einstellungen fallenzulassen und sich für das ganze Spektrum des Lebens zu öffnen, ohne einen Unterschied zwischen heiligen und profanen Dingen, zwischen dem Spirituellen und dem Sexuellen zu machen.

Einer der außergewöhnlichsten tantrischen Mystiker war Saraha, der um das neunte Jahrhundert herum in Indien lebte. Zu seiner Zeit als großer Gelehrter und Philosoph geachtet, schockierte er alle Welt, so die Legende, als er zum Gefährten einer erleuchteten tantrischen Frau und Lehrerin wurde. Sie lebten auf einem Friedhof zusammen und tanzten und sangen mit einer solchen ansteckenden Ekstase, daß alle, die traurig dort

---

Die Erfahrungen oder das Verhalten von Schamanen, indischen Yogis und Sadhus oder spirituell Suchenden aus anderen Kulturen würden der westlichen Psychiatrie mehr als hinreichende Gründe für die Diagnose einer Psychose liefern. Andrerseits würde der indische Weise den unersättlichen Ehrgeiz, das irrationale kompensatorische Zwangsverhalten, die technologische Besessenheit, das moderne Wettrüsten, die Vernichtungskriege oder Revolutionen und Demonstrationen, die im Westen als normal gelten, als Zeichen für absolute Geisteskrankheit betrachten.

Stanislav Grof
Geburt, Tod und Transzendenz

---

eintrafen, um ihre Toten zu begraben, sich mitreißen ließen und erleuchtet wurden. Durch ihn, so sagte man, wurden der König und die Königin des Landes erleuchtet, und schließlich ging das ganze Königreich in eine Zeit großer Freude und großen Friedens ein.

Andere Größen der tantrischen Tradition waren die legendären Lehrer Marpa und Milarepa, die etwa im zehnten Jahrhundert in Tibet lebten, sowie Drupka Kinley, der um 1455 in Tibet geboren wurde, und Yeshe Tsoguel, eine erleuchtete Frau, die zu ihrer Zeit »die Himmelstänzerin« und »der Weibliche Buddha« genannt wurde. Sie war die Gefährtin des Buddha Padmasambhava im Tibet des achten Jahrhunderts.

Ich war fasziniert von den Geschichten, die die tantrischen Schriften erzählten. Ich wollte Lehrer finden, die den tantrischen Geist verkörperten und danach lebten. Während der nächsten Jahre fuhr ich fort, viele verschiedene spirituelle Disziplinen zu erkunden. Ich lernte viele Methoden der Selbstentfaltung von Grund auf kennen und stellte fest, daß ich eine natürliche Begabung dafür hatte, ihre wesentlichen Wahrheiten herauszudestillieren und in einem praktischen Kurs zusammenzuführen, von dem andere Menschen profitieren konnten. 1973 begann ich in Europa und den Vereinigten Staaten Seminare zu leiten, wobei ich mich darauf konzentrierte, die physischen, mentalen und emotionalen Ebenen gleichgewichtig miteinander zu verbinden.

Ich reiste weiterhin durch Asien, Europa und die Vereinigten Staaten wie eine Anthropologin bei der Feldforschung nach Hinweisen auf eine vergessene Kultur, in der Sexualität und Spiritualität vereinbar waren. Ich begegnete außergewöhnlichen Lehrern, Schamanen, Mystikern – Männern wie Frauen. Osho Rajneesh gehört für mich sicherlich zu den bedeutendsten! Ich hatte das Glück, von einigen in Europa, in den Vereinigten Staaten und in Indien persönlich unterrichtet zu werden. Im Verlaufe dieses intensiven Trainings lernte ich, wie man Sexualität, Meditation und Liebe miteinander in Einklang bringt. Während der Zeit mit Osho hatte ich tiefgreifende Erfahrungen, die mir zeigten, wie Meditation hochekstatisch werden kann, vergleichbar mit dem Erlebnis eines Orgasmus ohne Sex.

Nach und nach baute ich vieles von dem, was ich gelernt hatte, in meine eigenen Seminare ein. Aus diesen Seminaren entwickelte sich ein Jahrestraining, das »SkyDancing Training für Eksase und Liebe (T.E.L.)«, das ich im Rahmen des von mir gegründeten SkyDancing Instituts in Europa, in den Vereinigten Staaten und in Indien anbiete. Das Training besteht aus verschiedenen Zyklen, die über ein Jahr verteilt abgehalten werden und in denen die Teilnehmer als Gruppe zusammenkommen, um zahlreiche Praktiken zu lernen, mit denen sie ihre Sexualität »heilen« und mehr Freude in ihrem Leben erfahren können. In der Zeit zwischen den Seminaren üben sie, was sie gelernt haben, und bereiten sich auf den nächsten Zyklus vor. Das Training hat zahlreichen Menschen in vielen Ländern die Tür zu persönlichen und direkten Erfahrungen von Ekstase in der Liebe geöffnet. Dieses Buch stellt die Praktiken vor, die ich im Einjahreskurs anbiete.

Was ist mit Tantra im Rahmen dieses Buches gemeint? Weil die Wissenschaft des Tantra vor Tausenden von Jahren entwickelt wurde, bot sie den Menschen Methoden an, die ihrer damaligen Kultur entsprachen. Nachdem ich bis zu einem gewissen Grade in den klassischen tantrischen Methoden ausgebildet wurde und die Schriften studiert hatte, bekam ich das Gefühl, daß viele dieser Techniken für die Erfordernisse der zeitgenössischen westlichen Liebenden nicht von Bedeutung sind. Ich halte es zum Beispiel für unnötig, lange Sanskrit-Mantras zu rezitieren, über längere Zeit unbequeme Meditationshaltungen einzunehmen, komplexe Mandalas zu entwerfen oder aus dem Liebesakt ein strenges Ritual zu machen. Beim Studieren der Traditionen erkannte ich, daß sie nicht nur unglaublich komplex sind, sondern sich oft auch widersprechen und westlichen Liebenden einen Dschungel widersprüchlicher Lehren bieten, in dem sie sich sehr schnell hoffnungslos verirren.

Während ich also das tantrische Ziel sexueller Ekstase beibehielt, habe ich neue Methoden entwickelt, um diese Erfahrung Menschen von heute zugänglich zu machen. Hoher Sex verknüpft die Disziplinen der Sexologie und der humanistischen und transpersonalen Psychologie miteinander, um den Menschen im Westen die Erfahrung sexueller Ekstase zu schenken, die Tantra lehrte, setzt aber neue und zeitgenössische Mittel dafür ein. Was dieses Training so wirkungsvoll macht, ist nicht eine Technik, sondern der kombinierte, zusammenwirkende Effekt dieser zahlreichen verschiedenen Methoden. Dieses Training weckt in hohem Maße positive Emotionen, Vitalität und die verborgenen Kräfte des Gehirns und schenkt uns Zugang zu ekstatischen Zuständen, die in die sexuelle Erfahrung integriert werden können.

Die Methoden, die ich in diesem Buch empfehle, sind also nicht das Erbe einer bestimmten tantrischen Tradition, Schule oder Schrift. Aus diesem Grund habe ich beschlossen, mein Training Hohen Sex und nicht Tantra zu nennen. Für das Training, das Ihnen in diesem Buch angeboten wird, müssen Sie keinen bestimmten religiösen Glauben wie den Hinduismus, Yoga oder den Buddhismus übernehmen.

Mit diesem Buch haben Sie die Gelegenheit, viele Methoden zu entdecken, die Menschen aller Altersstufen – von Teenagern bis zu Sechzigjährigen, die im Herzen jung geblieben sind – mit Erfolg praktiziert haben. Meine Erfahrung als Lehrerin ist, daß jeder, der sie lernt, die heilende Natur der Ekstase spüren kann. Ich habe beobachtet, daß ekstatische Erfahrungen – vor allem in Verbindung mit Sex – zwanghafte Eifersucht sowie geringe Selbstachtung, Streß, kränkelnde Ehen, Schüchternheit, Drogenabhängigkeit und sogar Eßsucht lindern oder heilen. Ich habe auch gesehen, wie die Beziehungen von Paaren, die sich in jeder Hinsicht miteinander langweilten, plötzlich zu völlig neuen Liebesaffären aufblühten, mit einer offenen Verständigung von Herz zu Herz, einer neuen sexuellen Intimität und einer grundlegenden spirituellen Verbindung, die ihrem gemeinsamen Leben eine neue Bedeutung und Erfüllung verlieh.

Ekstase ist möglich und wirkt. Aber sie ist lange Zeit nicht genutzt worden. Es ist an der Zeit, sie wiederzuentdekken. Ein Augenblick der Ekstase kann Ihr ganzes Leben verwandeln.

Wie Sie nach diesem Buch vorgehen können

Das Praktizieren der Übungen

Ich schlage Ihnen vor, bevor Sie mit dem Training des Hohen Sex anfangen, wie Reisende, die eine Expedition planen, das Buch einmal ganz durchzulesen, um sich mit dem Gefilde, das Sie besuchen werden, schon etwas vertraut zu machen und die Sprache zu lernen, die in diesem Zauberland gesprochen wird.

Reisende, die ihre Erfahrungen aufzeichnen möchten, um sich später einmal daran zu erinnern, legen sich ein Tagebuch an. Schaffen Sie sich ein schönes Buch an, das in lockende, sinnliche Farben und ebensolches Material gebunden ist. Hier halten Sie Ihre Beobachtungen fest, beschreiben Ihre Erfahrungen, notieren, was Sie am meisten interessiert, schreiben vielleicht sogar erotische Gedichte auf und kleben Fotos und Bilder ein, die die erweiterte Wahrnehmung illustrieren, zu der Sie während dieses Trainings gelangen können.

Sie können Ihr »Ekstase-Tagebuch« zum Beispiel anfangen, indem Sie die Seite mit einem Längsstrich unterteilen und über die linke Seite oben folgende Frage schreiben: »Was will ich an meinem Liebesleben und an meiner Sexualität verändern?« Darunter listen Sie die entsprechenden Aspekte auf. Wenn Sie damit fertig sind, schauen Sie sich dieses Buch noch einmal durch und schreiben auf die rechte Seitenhälfte untereinander die Übungen, mit denen Sie die links aufgelisteten Wünsche verwirklichen können.
Zum Beispiel:

1. **Ich möchte, daß mein Partner dieses Training in Hohem Sex mit mir zusammen macht.**
   Erst allein, dann gemeinsam werden wir unseren »Inneren Geliebten« (Seite 47f.) erwecken und uns gegenseitig das »Ritual des sinnlichen Erweckens« aus dem vierten Kapitel (Seite 83f.) bescheren.
2. **Ich möchte offener darüber sprechen, was ich im Sex fühle und brauche.**
   Erst allein, dann gemeinsam werden wir die Übungsfolge »Wider-

stände überwinden« aus dem dritten Kapitel (Seite 31f.) praktizieren.

3. **Ich möchte in Sexualität und Erotik mehr wagen.**
   Wir werden zusammen die »tanzenden Götter« aus dem vierten Kapitel (Seite 84f.) erleben sowie die »Zeremonie für die Anerkennung des Körpers« aus dem fünften Kapitel (Seite 105 bis 112) und die »Selbstliebe-Rituale« aus dem siebten Kapitel (Seite 167 bis 200) durchlaufen.

Wenn Sie Ihre Wünsche aufschreiben und herausfinden, mit Hilfe welcher Übungen sie sich erfüllen lassen, entwickeln Sie das Vertrauen und die Motivation, Ihr Training in der Kunst sexueller Ekstase zu beginnen.

Sie müssen nicht befürchten, daß das Training in diesem Buch von Ihnen verlangt, irgendeinen Teil Ihres bisherigen Sexlebens aufzugeben. Vielmehr bietet es Ihnen für alles, was Sie augenblicklich in der Sexualität genießen, neue und bereichernde Wege. Sie können dabei nichts falsch machen. Sie gehen auf Ihre eigene Weise vor, in Ihrem eigenen Tempo und mit Respekt vor Ihren eigenen Erfahrungen.

Der Weg zum Hohen Sex führt nicht über Anstrengungen oder Eroberungen, sondern über die Erkenntnis, daß wir bereits haben, was wir brauchen, um unser Leben voll Lust und Freude leben zu können. Sie können also sofort damit anfangen.

Die vorgegebene Übungsfolge einhalten

Auch wenn Sie nach der ersten Lektüre ganz bestimmte Übungen im Auge haben, die Sie reizen, das Training zu machen, ist es doch sehr wichtig, die Übungen in der vorgegebenen Reihenfolge durchzuführen, Schritt für Schritt, Kapitel für Kapitel. Wenn Sie bereits andere Selbstentfaltungsgruppen gemacht haben, kennen Sie vielleicht einige der Übungen bereits, und diese fallen Ihnen leicht. Lassen Sie trotzdem keinen Schritt auf dem Weg aus.

Bei der Frage, ob Sie Fortschritte machen, sollten Sie bedenken, daß der erste Schritt Übung ist, der zweite Schritt Freude und Genuß und der dritte Schritt die Integration. Wenn Sie das Gefühl haben, sich über Anstrengung und Konzentration des Übens hinaus auf die reine Freude an einer Übung zuzubewegen, wenn Sie auf dem Wellenkamm der Energie reiten, die durch diese Übung ausgelöst wird, dann wissen Sie, daß sie für Sie gut ist. Lassen Sie sich nicht entmutigen, wenn bestimmte Übungen Ihnen anfangs schwierig erscheinen. Wie ein Flugzeugpassagier, dessen Maschine an einem nebligen Morgen startet, können auch Sie vielleicht so lange nichts sehen, bis Sie eine bestimmte Höhe erreicht haben. Und plötzlich stoßen Sie durch die Wolken in einen blauen Himmel vor, an dem die Sonne scheint. Dann können Sie das Gelernte in Ihr

Liebesspiel integrieren, und es gehört fortan zu Ihnen. Sagt Ihnen Ihr Gefühl, daß Sie diese Stufe erreicht haben, können Sie zur nächsten Übung weitergehen.

Das Üben

Mit diesem Buch verlernen Sie alte Gewohnheiten und nehmen sehr viel Neues auf, haben Sie also Geduld mit dem neuen »Stoff« und mit sich selbst. Sie werden das Training nicht an einem Wochenende und auch nicht in einer Woche absolvieren können. Wenn ich mit einer Gruppe intensiv arbeite, dauert das Training in Liebe und Ekstase dreißig Tage. Wenn Sie allein oder mit einem Partner zusammen in Ihrem eigenen Rhythmus vorgehen, brauchen Sie wahrscheinlich noch länger.

Dieses Buch enthält etwa fünfzig Übungen, die zwischen fünfzehn und neunzig Minuten dauern, das sind ungefähr fünfundsiebzig Stunden. Sie werden Ihre Woche planen und bestimmte Zeiten für die Übungen vorsehen müssen. Oder Sie nehmen sich ein Wochenende im Monat für den Hohen Sex frei. Machen Sie sich zu Beginn jeder Sitzung sowohl ein klares Bild davon, was Sie erreichen wollen, als auch von den Übungen, die Sie machen werden, und schaffen Sie sich eine festliche und intime Atmosphäre. Versetzen Sie sich an diesem Abend in eine Stimmung von Erwartungsfreude und Aufregung, als sollten Ihre Flitterwochen noch einmal beginnen. Sie können zu Hause oder auswärts üben. Die Qualität der Umgebung zählt, nicht der Ort als solcher.

Gehen Sie gründlich vor. Solange Sie die Übungen in diesem Buch nicht mit ganzem Herzen machen, bleibt alles bloßes Gerede und Theorie ohne die Würze des eigenen Erlebens. Meiner Erfahrung nach ist es am besten, wenn Sie mit Abenteuerlust an die Übungen herangehen und sich sagen: »Ich werde etwas Neues entdecken, ich werde die Reise bis zum Ende machen und dabei mehr über mich erfahren.« Versuchen Sie auch, sich eine Art Unschuld zu bewahren, indem Sie sagen: »Ich werde mich nicht mit anderen vergleichen oder mir einbilden, eine bestimmte Übung schon zu kennen, bevor ich überhaupt eigene Erfahrungen damit gemacht habe.«

Die neue energetische Ebene, zu der dieses Buch Ihnen verhilft, können Sie nur durch Üben gewinnen und halten. Vielleicht machen Sie bestimmte Übungen mehrmals und haben das Gefühl, daß dabei überhaupt nichts passiert. Und dann, ein paar Tage später, während Sie Beschäftigungen nachgehen, die mit dem Training überhaupt nichts zu tun haben, oder während Sie mit Ihrem oder Ihrer Liebsten schmusen, geschieht etwas Neues für Sie: Sie atmen tiefer, ohne überhaupt darüber nachzudenken, Sie fühlen sich erregter oder spüren die Erregung in neuen Körperbereichen, Ihre Genitalien sind lebendiger als jemals zuvor, oder Sie gehen mit Ihrem Partner geduldiger und humorvoller um.

Allein üben

Viele Menschen, die mein Training besuchen – vor allem Frauen –, glauben, daß es von größter Wichtigkeit ist, einen Partner zu haben. Aus diesem Grund fühlen sie sich anfangs entmutigt, wenn sie keinen finden. Aber Sie können fast sämtliche Schritte dieses Trainings allein machen. So können Sie zum Beispiel die Herz-zu-Herz-Begrüßung in Kapitel 2 statt mit Ihrem Partner mit sich vor einem Spiegel durchführen. Statt die Fragen in Kapitel 3 in einem Dialog zu beantworten, arbeiten Sie einfach mit einem Kassettenrecorder oder schreiben die Antworten in Ihr Tagebuch. Für die Übungen in Kapitel 8 und 10 brauchen Sie einen Partner, aber selbst die Übungen für Fortgeschrittene in Kapitel 11 und 12 können Sie allein machen.

Gehen Sie bitte, falls Sie sich nach einem Partner umschauen, nicht mit der Haltung auf die Suche, *den* »idealen« Mann zu finden, mit dem Sie gleich zum kosmischen Orgasmus gelangen. Ideale Partner sind ein reines Phantasieprodukt. Wenn Sie auf dem Boden bleiben, offen für Kontakte sind, Ihre Wärme und Begeisterung den Menschen zeigen, die Sie kennen und denen Sie vertrauen, werden Sie sicher jemanden finden, der Sie unterstützt und mit dem Sie diese Abenteuerreise gemeinsam erleben können.

Mit einem Partner zusammen üben

Auch wenn Sie das Training in diesem Buch alleine machen können, ist es doch besonders für Paare von Nutzen. Schritt für Schritt gemeinsam voranzugehen, entspricht der gegenseitigen Unterstützung beim Erlernen einer neuen Sprache. Meiner Erfahrung nach sind Menschen, die in einer liebevollen Beziehung leben, bei diesem Training im Vorteil, weil sie sich bereits darauf eingelassen haben, miteinander zu wachsen.

Wenn Sie zusammenkommen, um gemeinsam zu üben, gibt es oft Momente von Beklommenheit oder Nervosität. Auch wenn Sie den Wunsch nach einer wirklichen Herzensverbindung haben, kann die konkrete Aussicht als bedrohlich erscheinen. Widerstände und Spannungen können sich in Form von plötzlichen Rückenschmerzen äußern, in krampfhaftem Lächeln oder in Ausreden. Aus diesem Grunde empfehle ich Ihnen, sich erst einmal zusammen zu entspannen. Das Treffen zum Zweck des Übens beginnt mit einer Ruhepause, in der Sie sich die Zeit nehmen, von einem geschäftigen Tag langsam abzuschalten, sich zu entspannen und Vertrauen zu entwickeln. Wenn Sie sich von Ihrer eigenen Mitte aus begegnen, wird die Erfahrung erfreulicher, gewinnt Ihre Begegnung an Tiefe und Ihr Üben an Wirksamkeit.

Bei dieser Einstimmung auf sich selbst lassen Sie zunächst einmal sämtliche negativen Gedanken oder Spannungen los, die den Energiefluß zwischen Ihnen beiden behindern könnten. Ich vergleiche diese innere Einstimmung oft mit dem Tauchen in unbekannten Gewässern. Dabei klären Sie auch zunächst einmal, wo Sie unbedenklich springen können, Sie erforschen die Umgebung, die Strömungen und die Tiefe des Wassers, überprüfen Ihre Atmung und Ihre innere Entschlossenheit. Dieses Einstimmen bringt Sie in Ihre Mitte zurück und gibt Ihnen das Gefühl, innerlich entspannt und bei sich zu sein. Erst dann können Sie sich auch mit Ihrem Partner verbinden. Hat Ihr Partner das Gefühl, daß Sie bei sich sind, fühlt er sich mit Ihnen sicher genug, um sich Ihnen öffnen und Ihnen vertrauen zu können.

Beim Experimentieren und Spielen mit Ihrem Partner werden Sie Augenblicke von tiefer Verschmelzung und Gemeinsamkeit erleben. Aus diesem Grund schlage ich Ihnen vor, zu Beginn und am Ende jeder Übung Ihre Energie wieder in sich selbst zurückzunehmen und in Ihre eigene Mitte zurückzukehren, damit Sie sich nicht »vergessen« und sich im anderen nicht verlieren. Dieses Vorgehen hilft Ihnen, beim Training Ihre Selbständigkeit und Unabhängigkeit zu bewahren.

Mit einem gleichgeschlechtlichen Partner üben

Obwohl ich mich in diesem Buch an heterosexuelle Paare wende, weiß ich aus Erfahrung, daß die Übungen auch für gleichgeschlechtliche Partner von Nutzen sein können. In den alten Traditionen heiliger Sexualität der Hindus und Griechen gab es keinerlei moralische Verurteilung der gleichgeschlechtlichen Liebe.

Einen widerstrebenden Partner zum Hohen Sex verlocken

Unser Training bringt Ihnen auch die Kunst bei, einen widerstrebenden Partner zu den Wonnen des Hohen Sex zu verlocken und zu verführen. Lassen Sie sich nicht davon entmutigen, wenn Ihr Partner nicht mitmachen möchte, und versuchen Sie nicht, auf seiner Teilnahme zu beharren, denn dadurch entwickelt er wahrscheinlich noch mehr Widerstände. Betrachten Sie den Widerstand Ihres Partners vielmehr als Herausforderung an sich, die Kunst des Verführens zu lernen. Auch das ist Teil Ihres Trainings in der Kunst sexueller Ekstase. Probieren Sie erst einmal die Übungen allein aus. Wenn Sie Ihre neu gelernten Fähigkeiten dann beim Liebesspiel einsetzen, ohne Ihrem Partner unbedingt davon zu erzählen, können Sie Ihre Erfahrungen beträchtlich vertiefen. Ihre wachsende Fähigkeit zum Selbstgenuß kann sich als sehr viel größere Anziehungskraft für den Hohen Sex erweisen, als alles, was Sie darüber erzählen.

Dann können Sie reizvolle Überraschungen vorschlagen, zum Beispiel einen Abend, der nur der Entspannung und dem Liebesspiel gehört. Dafür können Sie eine der Übungen vorschlagen, die zu Ihrer Stimmung gerade am besten paßt, ohne unbedingt zu erwähnen, daß sie aus diesem Buch stammt. Sie werden entdecken, daß das Buch viele Übungen enthält, die sich dafür bestens eignen, wie zum Beispiel das »Ritual des sinnlichen Erweckens« in Kapitel 4. Ihren Partner auf diese sinnliche Weise zu beschenken, ist eines; die Kunst des Gebens ein anderes. Nachdem Sie Ihren Partner verwöhnt haben, können Sie die Rollen tauschen und selbst um ein Geschenk bitten. Machen Sie Ihre Bedürfnisse, zum Beispiel nach einer Massage oder einem intimen Gespräch, deutlich.

Sicherer Sex

Beim Hohen Sex liegt die Betonung darauf, unser Liebesleben gesünder, ganzheitlicher und glücklicher zu gestalten, und in dieser Vision ist kein Platz für Verhaltensweisen, die die Übertragung von Krankheiten fördern. Um sicherzugehen, daß Ihr sexueller Genuß Ihrer Gesundheit nicht schadet, und zwar nicht nur, während Sie mit den Übungen dieses Buches experimentieren, sondern auch in Ihrem täglichen Leben, empfehle ich Ihnen, bevor Sie mit den Übungen anfangen, den Anhang über sicheren Sex am Ende dieses Buches zu lesen und die Vorschläge sorgfältig zu befolgen.

Im gegenwärtigen Augenblick bleiben

Der Schlüssel für das Erlebnis sexueller Ekstase, ob allein oder mit einem Partner, liegt darin, ganz darin aufzugehen, was Sie im Hier und Jetzt tun, und sich diese Haltung bei jedem Schritt zu bewahren. Das heißt, die nächsten Schritte nicht in Gedanken schon vorauszunehmen, sich nicht darum zu sorgen, ob Sie Fortschritte machen, und Ihre augenblickliche Erfahrung nicht mit der gestrigen zu vergleichen.

Vielleicht wissen Sie so viel über Meditation, daß Sie den Gedanken, in jedem Augenblick gegenwärtig zu sein, schätzen können; aber ein intellektuelles Verstehen ist nicht dasselbe wie dessen praktische Umsetzung. Der gegenwärtige Augenblick ist für uns schwer faßbar geworden. Unsere zielorientierte Kultur bringt uns bei, daß das Glück selten in der Gegenwart stattfindet, sondern immer erst hinter der Ecke auf uns wartet. Die Folge ist, daß wir unser Denken meistens auf zukünftige Ereignisse ausrichten. Wir müssen geistig wach sein, um diese Gewohnheit aufzugeben und zu erkennen, daß der gegenwärtige Augenblick der einzige reale Augenblick ist – die einzige Realität, die Sie wirklich fühlen und erfahren und von der Sie wirklich lernen können. Sexuelle Ekstase wird möglich, wenn Sie ganz in der Fülle des gegenwärtigen Augenblicks aufgehen, so daß nichts anderes mehr für Sie existiert. Sie finden im Buch immer wieder Hilfen dazu.

Die problemorientierte Haltung aufgeben

Zunächst mögen Sie der Idee von Ekstase beim Sex skeptisch gegenüberstehen. Viele Menschen glauben, sie müßten zuerst einmal ernsthafte Probleme lösen, bevor sie an Ekstase auch nur denken können. Manche haben zum Beispiel das Gefühl, ihre Partner nicht befriedigen zu können, daß sie zu schnell ejakulieren, nicht attraktiv genug sind oder überhaupt nichts empfinden. Viele dieser Probleme hatte ich selbst, und ich habe sie mit Hilfe des hier beschriebenen Trainings überwunden.

Das Geheimnis des Hohen Sex liegt darin, mit der natürlichen Vollkommenheit Ihres ekstatischen Wesens in Kontakt zu kommen und sie zu feiern, indem Sie lernen, Ihre Sexualität – und tatsächlich auch Ihr Leben – als einen Tanz zu genießen, in dem Sie Ihre spontane, sinnliche, lebenssprühende Seite entdecken und Ihr Ausdruck verleihen. Das kommt Ihnen vielleicht im Augenblick ganz unwahrscheinlich vor, aber die Erfahrung hat mir immer wieder gezeigt, daß es Menschen viel mehr hilft, sich auf das zu konzentrieren, wobei sie sich wohl fühlen und was sie in ihrem Leben tatsächlich weiterbringt, als ständig in scheinbar unlösbaren Schwierigkeiten herumzurühren. Wenn ein Klient sich bei mir über seine Schüchternheit, seine Erektionsprobleme oder andere Behinderungen beklagt, sage ich immer: »Vergessen wir das jetzt einmal, und konzentrieren wir uns auf all die positiven Gedanken und Übungen, die Ihnen Kraft geben und Ihr Selbstbewußtsein stärken, damit Sie sich wohl fühlen können.«

Dieses Buch bietet Ihnen keine Schnelltherapie oder Patentkur bei funktionellen sexuellen Störungen. Es beruht vielmehr auf der Überzeugung, daß sowohl sexuelle Heilung als auch persönliches Wachstum durch Lust und Freude bei weitem leichter geschehen als durch die »Arbeit« an Problemen. Dabei konzentrieren Sie sich auf das, was für mich die gründlichste Lösung fast sämtlicher sexuellen Schwierigkeiten darstellt – eine neue Einstellung, die davon ausgeht, daß Sie als Individuum bereits ganz und gesund *sind* und die natürliche Fähigkeit zu intensivem Genuß und tiefer Freude haben. Sie müssen lediglich Ihre Sichtweise ändern und sich darin unterstützen lassen, Ihr unbegrenztes Potential für Lust und Freude auszuschöpfen.

Widerstände überwinden

Zu bestimmten Zeiten stoßen Sie vielleicht auf Widerstände oder haben den Eindruck, daß Sie gar nichts fühlen, und befürchten, daß »es nicht klappen wird«. Oder Sie erleben im Verlauf einer Übung ein Anwachsen Ihrer Lebenskraft, das Ihnen völlig neu ist, ähnlich wie bei einem Jogger, der bis zu dem Punkt läuft, wo er das Gefühl hat, daß seine Lungen platzen – was eher ein subjektiver Eindruck als ein objektiver Tatbestand ist. Wenn das geschieht, können Sie in Versuchung geraten, das Üben abzubrechen.

Betrachten Sie jeden auftauchenden Widerstand als Gelegenheit, etwas über Ihre eigene innere Weisheit zu erfahren. Sie werden große Veränderungen durchleben, sich alten Verhaltensmustern stellen und die Überzeugungen in Frage stellen, mit denen Sie aufgewachsen sind. Sexuelle Ekstase wurde uns nicht beigebracht. Unsere Sexualität wurde in wohldefinierten Verhaltensgrenzen gehalten, die streng bemessen, analysiert und aufgeteilt sind. Ordnung und Berechnung trennen das Gute vom Schlechten, das Heilige vom Profanen, das Erlaubte vom Verbotenen.

Der einzige Unterschied zwischen einem Weisen und einem Narren liegt darin, daß der Weise sich darüber im klaren ist, daß er spielt.

Fritz Perls

Hoher Sex ist der Ruf, diese Grenzen zu überschreiten. Zu Anfang fühlen Sie sich vielleicht, als ob Sie völliges Neuland beträten. Das kann Ihnen gefährlich vorkommen. Sie verlassen das Altbekannte und haben noch keinerlei Erfahrung mit dem Neuen. Das ist der Zeitpunkt, sich zu fragen: Ist mein Liebesleben befriedigend? Und wenn nicht, was bin ich bereit zu tun, um es zu verändern? Wir werden zusammen die Einstellungen und Verhaltensweisen ändern, durch die Sie sich bislang von Ihrem innersten, ursprünglichen und natürlichen Seinszustand abgetrennt haben: von der Ekstase.

Sollten Sie das Gefühl haben, über Ihre Grenzen hinaus gefordert zu werden, dann denken Sie daran, daß Tausende von Menschen, junge wie alte, die dieses Training gemacht haben, sich genauso gefühlt haben wie Sie und trotzdem ihr Zögern überwunden haben. Haben Sie Vertrauen in das, was sich entfaltet, und gehen Sie einfach noch ein Stückchen weiter.

Manchmal haben Sie vielleicht auch das Gefühl, daß dieses Buch Sie mit ungewöhnlichen und völlig neuen Sichtweisen konfrontiert oder daß ich Ihnen etwas vorschlage, das Ihnen merkwürdig vorkommt. In diesem Fall werde ich Sie – wie ich es auch bei meinen Klienten tue – bitten, Ihre augenblickliche Meinung außer Kraft zu setzen und, wie es in der Tradition des Zen heißt, »Ihre Tasse zu leeren«, um sich das neue Wissen im Geist von Neugierde und Unschuld aneignen zu können.

Ein weiser Lehrer bat mich einmal, ihm eine Frage zu beantworten. Mein Unterbewußtes hatte Widerstände. Ich konnte nicht antworten und sagte ihm das. »Gut, aber wenn Sie die Antwort *wüßten*, wie *würde* sie dann lauten?« fragte er mich, um mich zu unterstützen. Da löste mein Widerstand sich einfach auf, und ich wußte, was ich zu sagen hatte.

Stellen Sie sich, wenn Sie im Verlauf dieses Trainings zögern, also vor, daß ich als Ihre freundliche Begleiterin ebenfalls zu Ihnen sage: »Gut, wenn Sie aber den nächsten Schritt tun *wollten*, wie *würden* Sie dann vorgehen?« Dann werden Sie die Antworten finden.

Seien Sie spielerisch und unbeschwert

Mit Verspieltheit drückt sich das unschuldige Kind aus, das wir alle in uns tragen. Verspielt heißt, daß Sie Spaß mit sich haben – auch wenn Ihre Absichten, die Methoden des Hohen Sex zu erforschen und zu erlernen, durchaus ernst sind. Wenn Sie an Ihren Humor appellieren, können Sie das Gefühl vertiefen, im Fluß zu sein und sich selbst zu akzeptieren. Diese spielerische Haltung trägt Sie über einen gewissen Eigendünkel hinweg – »Es muß unbedingt so laufen, wie ich will, anders geht es auf keinen Fall«, oder: »Ich muß das können, sonst hält sie mich für eine Niete.« Wenn Sie das Lernen spielerisch angehen, wird das Training für Sie nicht nur leichter, sondern auch sehr viel effektiver.

Wenn Sie jedoch Angst spüren, suchen Sie nach Gründen, identifizieren und benennen Sie Ihre Gefühle. Drükken Sie sie aus, spüren Sie sie, lassen Sie sie zu. Es ist interessant, daß die älteste Bedeutung des englischen Wortes fear (dt. Furcht, Angst) »hindurchgehen« lautet; wenn Sie also dieser Bedeutung folgen, werden Sie verstehen, daß es Teil Ihres Wachstumsprozesses ist, durch die Angst hindurchzugehen, statt sich zurückzuziehen, wenn sie auftritt. Wenn Sie durch die Angst hindurchgehen, werden Sie erleben, wie blockierte Energie frei wird und die lustvollen Gefühle anwachsen. Dann werden Sie begreifen, daß Angst ein guter Lehrmeister ist.

Ich meine damit jedoch nicht, daß Sie Ihre Grenzen nicht beachten sollen. Wenn Sie an einen Punkt gelangen, an dem Sie das Gefühl haben, überfordert zu sein, sollten Sie sich selbst vertrauen, die Übung sanft abbrechen und dabei die Vorgehensweisen befolgen, die in diesem Buch für solche Situationen vorgeschlagen werden. Sie sollten eine Übungssitzung jedoch nicht aufgrund einer negativen Bemerkung oder einer plötzlichen Unterbrechung von außen beenden, weil das dem Prozeß von Ausdehnung, Entspannung und Vertrauen entgegenwirkt.

Die Zauberkraft des Klangs

Musik kann Stimmungen hervorzaubern, die die Wirkung der Übungen beträchtlich steigern. Je nach Tempo, Tonlage und Harmonik kann Musik den Rhythmus der Blutzirkulation verlangsamen oder beschleunigen, das Nervensystem anregen oder beruhigen und unsere intuitiven Fähigkeiten stärken. Die Musik, die ich im Anhang aufgeführt habe, wurde für diese Zwecke zusammengestellt, aber Sie müssen sich nicht auf meine Vorschläge beschränken. Legen Sie sich Ihre eigene Klangbibliothek zu, so daß Sie sich auf einen Knopfdruck hin fühlen können, als schritten Sie durch eine prächtige Kathedrale, in der Engelschöre singen, als nähmen Sie am rhythmischen Tanz eines afrikanischen Eingeborenenstammes teil, als segelten Sie verträumt auf einer Wolke oder stünden am Meeresufer.

Ein Wort zur Sprache

Ich habe versucht, die Terminologie der östlichen spirituellen Praxis, die nicht so geläufig ist oder die zu falschen Interpretationen führen könnte, soweit wie möglich zu vermeiden. Statt dessen habe ich möglichst oft westliche Begriffe benutzt oder meine eigene Unterrichtssprache entwickelt. So spreche ich zum Beispiel nicht vom Erwachen der Kundalini-Energie, sondern vom Erwecken der ekstatischen Reaktion. Das scheint mir praktischer und sachlicher und entspricht meinem Wunsch, Tantra den Menschen im Westen zugänglich zu machen, denen die ekstatischen Traditionen des Ostens unbekannt sind.

Trotzdem habe ich ein paar Begriffe beibehalten, die Ihnen fremd sein könnten. Für die Worte *Penis* und *Vagina*, die ich für kalt, klinisch und unpassend für den Zauber und die Poesie der erotischen Liebesbeziehungen halte, habe ich manchmal das tibetanische Wort *Vajra* für den Penis und das indische Wort *Yoni* für die Vagina benutzt. Diese und andere Begriffe werden im Text selbst erklärt.

Wenn es Ihnen aus irgendeinem Grund widerstreben sollte, diese Worte zu benutzen, können Sie natürlich weiterhin die deutschen Begriffe benutzen. Aber bitte experimentieren Sie zunächst einmal mit meinen Ausdrücken. Die Erfahrung hat mir gezeigt, daß das helfen kann, eingefahrene Verhaltensmuster zu durchbrechen, die sprachbedingt sind. Herkömmliche Worte sind oft belastet durch unbewußte und negative Bedeutungen, während neue Worte uns auch eine neue Welt eröffnen.

Der Hohe Sex und die tantrische Sicht

Ich machte die Erfahrung von Ekstase ohne einen Partner zum ersten Mal während eines Experiments, bei dem wir im Verlaufe eines psychologischen Forschungsobjektes sämtlicher Sinnesreize beraubt wurden. Ich war sieben Tage und Nächte lang in Isolation, trug Ohrstöpsel und eine Augenbinde und befand mich in einem abgedunkelten Raum, abgeschnitten von sämtlichen äußeren Reizen. Ich entdeckte nach und nach, wie ich mich tief entspannen und meine Aufmerksamkeit nach innen auf meine Gefühle, Gedanken und Empfindungen richten konnte. Nach einer anfänglichen Zeit der Unruhe verspürte ich einen wachsenden Frieden, eine Durchlässigkeit, als ob es das Ego, in dem sich jeder als etwas Eigenständiges, getrennt von der Welt, versteht, nicht mehr gäbe. Ich fühlte mich eins mit allem, was innen und außen existiert – wie eine Welle, die Teil des Meeres ist. Zugleich spürte ich eine ungeheure Kraft und Weisheit, als ob ich in jenem Augenblick die Antwort auf sämtliche Fragen wüßte, die ich jemals hatte stellen wollen. Und ich hörte meine eigene Stimme sagen: »Suche die Ekstase nicht außerhalb deiner selbst. Sie ist bereits in dir.«

Ich hatte in der ganzen Welt nach Lehren gesucht, die mich für Ekstase öffneten, und obwohl diese Suche mir immens geholfen hatte, war es im Endeffekt gar nicht nötig, »irgendwo« hinzugehen. Durch dieses Experiment hatte ich entdeckt, daß Ekstase nur in uns gefunden werden kann. Es bestätigte, was die tantrischen Meister aller Zeiten sagten: Deine wahre Natur ist Glückseligkeit. Wenn Sie Ihre Augen schließen und nach innen gehen, wenn Sie sich die Chance geben, tief genug »hinabzusteigen« und das Geplapper des Alltagsbewußtseins sowie äußere Ablenkungen hinter sich lassen, können Sie entdecken, daß Sie bereits in Ekstase sind, vierundzwanzig Stunden am Tag.

Diese Einsicht gab mir für die Arbeit mit anderen Menschen Stärke und Sicherheit. Ich konnte ihnen mit dem Wissen gegenüberstehen, daß sie grundsätzlich das gleiche ekstatische Potential besaßen wie ich.

Der Drei-Schritte-Prozeß

Das Isolations-Experiment hatte mir gezeigt, daß Entspannung eine wesentliche Voraussetzung für die Erfahrung von Ekstase ist. Ich erfuhr aber auch, daß Entspannung nicht ausreichte, um die ekstatische Reaktion hervorzurufen. Ein ganz bestimmtes Umfeld ist erforderlich, damit der Körper von Energie durchflutet wird.

Dieses Umfeld kann durch überlieferte tantrische Meditationen sowie durch moderne Methoden der Körperarbeit erreicht werden. Meine Erfahrung von optimalen Methoden für das Auslösen ekstatischer Zustände, die mit der sexuellen Erfahrung verbunden sind, führte zu einem Drei-Schritte-Prozeß: den Strömungsreflex auslösen, die ekstatische Reaktion wecken und die Welle der Glückseligkeit reiten.

Den Strömungsreflex auslösen

Sex hat vor allem etwas mit Energie zu tun. Je mehr Energie Sie haben, desto glückseliger können Sie sein, und desto erfüllter wird Ihr Sex. Beim ersten Schritt lernen Sie, Ihre Energie in Gang zu bringen und sie intensiver auszudrücken, bis Sie den Orgasmus als ein »Energieereignis« erleben, das unabhängig vom sexuellen Kontakt erlernt und jederzeit wieder hervorgerufen werden kann. Im Verlaufe dieses Prozesses erleben Sie den wesentlichsten Teil des Orgasmus, den ich den »Strömungsreflex« nenne.

Dabei lernen Sie, sich für die verschiedensten Arten von Vibrationen zu öffnen und sie als höchst lustvoll zu empfinden. Die Folge ist ein Gefühl von Reinigung und Entspannung. Wenn Sie erst einmal gelernt haben, den Orgasmus als ein Energieereignis losgelöst vom sexuellen Kontext zu erleben, sind Sie in der Lage, selbst die Verantwortung für Ihre sexuelle Lust zu übernehmen. Sie wissen, daß die wahre Quelle für Ihre Lust in Ihnen selbst verborgen liegt und nicht in Ihrem Partner.

Die ekstatische Reaktion wecken

Danach erfahren Sie, wie Sie die Energie halten, sich regelrecht in sie hinein entspannen und sie ausweiten können. Dies ist das grundlegende Geheimnis des Hohen Sex: Sie erleben Ekstase, wenn Sie die Kunst lernen, im Zustand hoher sexueller oder nichtsexueller Erregung entspannt und bewußt zu bleiben – das bezeichne ich als ekstatische Reaktion.

Das mag zunächst paradox klingen. Wie können scheinbare Gegensätze wie Entspannung und Erregung zusammengebracht werden? Beim gewöhnlichen Sex kommt es erst zur Entspannung, *nachdem* die sexuelle Erregung im Orgasmus ihren Höhepunkt gefunden hat. Die ekstatische Reaktion hingegen kombiniert die besten Elemente beider Zustände: ein hohes Maß an Energie und ein tiefes Gefühl von innerem Frieden. Dabei geht es nicht um ein Wechselspiel zwischen Erregung und Entspanung, wie man es gewöhnlich beim Sex erleben mag, sondern um das gleichzeitige *Zusammenschwingen* beider Zustände. Bei der ekstatischen Reaktion erlauben Sie der Energie, immer weiter anzuwachsen, während Sie sich gleichzeitig in die Erregung hineinentspannen, zulassen, daß sie sich im ganzen Körper ausbreitet, und sie immer längere Zeitspannen andauern lassen. Die Folge ist eine zutiefst beglückende, belebende Erfahrung.

Jüngste klinische Untersuchungen bestätigen meine Forschung und zeigen, daß der Körper auf natürlichem Wege mit Entspannung reagiert, wenn der sexuelle Orgasmus ausgedehnt wird. Dr. Alan Brauer, Mitautor des Buches *ESO* (Extended Sexual Orgasm – Erweiterter sexueller Orgasmus), führt aus, daß das Erregungsniveau des Körpers nach mehreren Minuten erweiterter orgastischer Reaktion abnimmt – gemessen an Puls, Atemfrequenz und Blutdruck –, selbst wenn die orgastischen Kontraktionen anhalten. Brauer stellt fest: »Subjektiv wird das als kontinuierlich ansteigende Lust erlebt. Der Körper reagiert, als ob er in einen entspannten Zustand überginge.« Als westlicher Mediziner hält Brauer dieses Ergebnis für »überraschend«, aber die tantrische Tradition weiß seit Jahrhunderten davon.

Ich bin der Dichter des Leibs und bin der Dichter der Seele,
Die Freuden des Himmels sind bei mir, und die Qualen der Hölle sind bei mir,
Die ersten veredele und mehre ich in mir selbst, die zweiten übersetze ich in eine neue Sprache.

Walt Whitman
Grashalme

Mit der ekstatischen Reaktion lernen Sie, ein hohes Maß an Erregung hervorzurufen, auf das – unmittelbar vor dem Punkt orgastischer Entladung – eine vollkommene gedankliche Stille folgt. Gleichzeitig entspannen Sie bestimmte Muskeln, atmen tief und langsam und wenden andere einfache Techniken an, die Ihren Orgasmus umwandeln. Damit bereiten Sie sich auf einen Ganzkörperorgasmus vor, der auf der Fähigkeit des Körpers beruht, unabhängig von jeder Bewußtseinskontrolle zu vibrieren. Statt einer lokal begrenzten genitalen Entladung erleben Sie für längere Zeit eine Folge feinen, kontinuierlichen, wellenähnlichen Pochens oder Vibrierens, das sich im Körper ausbreitet und den Eindruck hervorruft, daß Sie mit Ihrem Partner verschmelzen.

In diesem Stadium beruhen die orgastischen Empfindungen nicht mehr ausschließlich auf dem genitalen Austausch, sondern werden oft als veränderter Bewußtseinszustand wahrgenommen. Anders als beim kurzen

Höhepunkt des genitalen Orgasmus erleben Sie nicht einen reflexartigen Akt, der zu einer plötzlichen und unkontrollierten Entladung von Energie führt, sondern ein tiefes Loslassen, das durch ein bewußt kontrolliertes Vorgehen erreicht wird. Wenn die Energie zwischen Ihren Körpern fließt und verschmilzt, wird die sexuelle Vereinigung zu einer Erfahrung tiefer Intimität.

In gewisser Weise gleicht die übliche genitale Erfahrung dem Rudern auf windbewegter See in einem kleinen Boot – sie werden hoch- und runtergeschleudert. Im Gegensatz dazu kann der ekstatische Zustand des Hohen Sex mit der sanft gekräuselten Oberfläche einer stillen See verglichen werden, auf der sich das Sonnenlicht spiegelt.

Die Welle der Glückseligkeit reiten

Im letzten Stadium des Drei-Schritte-Prozesses erlernen Sie die höchste Form tantrischer Liebeskunst, bei der durch ein sanftes und langsames Vorgehen die Energie sexueller Erregung in die Erfahrung reiner Glückseligkeit umgewandelt wird. Sämtliche anderen Praktiken im Training waren Vorbereitungen für diese letzte Stufe, die ich in Form von sieben aufeinanderfolgenden Schritten lehre.

Sie beginnen damit, daß Sie die Energiewelle »reiten«, die durch den Strömungsreflex freigesetzt wurde. Diese Energie wird von den Genitalien bewußt im Körper aufwärts bis in den Kopf geleitet. Die orgastischen Empfindungen durchfluten so das Gehirn, und Sie lernen, wie Sie die ekstatische Erfahrung fortsetzen und diesen Zustand von dreißig Sekunden bis zu mehreren Minuten und in den fortgeschritteneren Stadien bis zu einer Stunde und länger halten können.

Meistens ist das Liebesspiel sehr dynamisch. Sie bewegen sich lebhaft, atmen schwer und bauen die sexuelle Leidenschaft bis zu dem Punkt auf, wo die Energie in einer letzten Entladung nach außen explodiert. Im Gegensatz dazu gleicht der Orgasmus des Gehirns dem sanften, endlosen Gleiten eines Drachens im Wind. Mühelos gelangen Sie zu einer schwebenden Empfindung, als würde sich Ihr Körper über seine Grenzen hinaus ausdehnen. Aus tantrischer Sicht bewirkt dieser »Gehirnorgasmus« eine starke Stimulation der Gehirnzellen und schlägt eine Brücke zwischen der rechten und der linken Gehirnhälfte, so daß sich der Intellekt der linken Hemisphäre mit den intuitiven Fähigkeiten der rechten Hälfte vereinigt. Diese Verschmelzung ist es, welche die Erfahrung von Ekstase hervorruft, an der Körper, Geist, Herz und Seele gleichermaßen teilhaben.

Obgleich das Reiten der Welle zum Teil durch tantrische und taoistische Formen der Liebeskunst inspiriert wurde, ist es mir nicht von einem Lehrer übermittelt worden. Vielmehr habe ich diese Methode allmählich aufgrund meiner Experimente mit vielen verschiedenen westlichen und östlichen Praktiken selbst entwickelt. Die Welle ist ein klar strukturierter Prozeß, der jedem zugänglich ist, der einen sanften und bewußten Weg finden möchte, um die geistige Dimension in den Sex zurückzubringen und die sexuelle Vereinigung als eine Brücke zwischen Körper und Seele zu erfahren.

Unserer Kultur ist das Verständnis dafür verlorengegangen, daß sexuelle Energie ein körperlicher Ausdruck spiritueller Kräfte ist. In Wahrheit spiegelt der Wunsch, sich mit einem anderen menschlichen Wesen sexuell zu vereinigen, das unterschwellige spirituelle Bedürfnis wider, Ganzheit und vollkommene Intimität zu erleben, wodurch das Empfinden, als Individuum getrennt und isoliert zu sein, aufgehoben wird. In diesem Wunsch drückt sich das Bedürfnis aus, zur ursprünglichen Quelle der Schöpfung zurückzukehren, zum Einssein, das wir im Mutterleib erfahren haben, und darüber hinaus zum Einssein mit uns selbst. Die meisten Menschen halten die sexuelle Vereinigung ohne dieses spirituelle Element für ausreichend, ihre Bedürfnisse zu befriedigen. In Wirklichkeit sind aber nur wenige damit wirklich zufrieden.

Wenn wir die sexuelle Kraft nicht als spirituell oder heilig verstehen, wird Sex für uns ein rein körperlicher, instinktiver Trieb und von uns auch nicht angemessen geachtet. Sexualität wird oft mißbraucht und mit persönlicher Macht verknüpft – das Dominieren des einen Geschlechts über das andere – sowie mit der Vorstellung von Eroberung. Der spirituellen Dimension beraubt, wird sexuelle Energie unterdrückt und richtet sich schließlich gegen das Leben selbst. Das wiederum führt zu Mißachtung, Krankheit, Mißbrauch, Vergewaltigung und anderen Formen sexueller Gewalt.

Eine negative soziale sexuelle Konditionierung ruft unweigerlich Angst hervor, und diese Angst wird von wohlmeinenden Vermittlern wie Eltern, Lehrern und Geistlichen von Generation zu Generation weitergegeben. Die meisten von uns übernehmen in der frühen Kindheit Einstellungen, die Sexualität verdammen, ohne sich dessen bewußt zu sein. Diese Konditionierungen verkrüppeln unsere Spontaneität, unseren Ausdruck sexueller Lebendigkeit, unsere Lust und unsere Fähigkeit, einander zu lieben und zu achten. Diese Angst sagt uns ständig: »Paß auf – es wird weh tun, wenn du dich für Liebe und Sex mehr öffnest!«

Es ist sehr wohl anzunehmen, daß die sexuelle Aktivität, oder genauer, die Sexbesessenheit, die typisch ist für die westliche Kultur, in vielen Fällen keinesfalls Ausdruck von sexuellem Interesse ist, sondern der Suche nach Befriedigung des Bedürfnisses nach Kontakt dient.

Ashley Montagu
Körperkontakt

Angst behindert auch die Verständigung beim Sex. Statt eine tiefe Vereinigung zweier Menschen zu sein, wird der Liebesakt oft zu einer angespannten Begegnung, bei der beide Partner Angst haben, ihre wirklichen Bedürfnisse zu zeigen. Viele Frauen glauben zum Beispiel, daß der einzige »erwachsene« Weg, Zärtlichkeit und Wärme zu bekommen, darin besteht, mit einem Mann zu schlafen. Sie sind nicht in der Lage, ihr Bedürfnis nach nichtgenitaler Zuneigung und Kontakt auszudrücken, und fühlen sich am Ende benutzt. Bei einer Umfrage, ob sie lieber kuscheln und liebevoll im Arm gehalten werden oder Sex haben wollten, schrieben 64 000 von 90 000 Frauen, daß sie lieber kuscheln und an den Koitus gar nicht denken möchten. Ihnen schenkt Sex nicht die Zärtlichkeit und Intimität, nach der sie suchen. Trotzdem gibt es keinen inneren Widerspruch zwischen Sex, Kuscheln und Zärtlichkeit.

Die Reduzierung von Sex auf einen rein körperlichen Akt fördert eine oberflächliche Betrachtungsweise des Koitus. Das Liebesspiel wird zur Leistungsschau. Da wir uns auf äußere Anweisungen verlassen, auf den Drang, »es richtig zu machen«, statt unserer eigenen Erfahrung zu vertrauen, wird das unbefriedigende Liebesspiel zur sich selbst erfüllenden Prophezeiung, und wir begrenzen unser sexuelles Potential.

Sexuelle Mythen in Frage stellen

Ich möchte einige weit verbreitete sexuelle Mythen in Frage stellen, die uns bei der lustvollen Erforschung unserer Sexualität behindern. Wie bereits erwähnt, haben die meisten von uns sexuelle Einstellungen übernommen, von denen unser Verhalten unbewußt tiefgreifend beeinflußt wird. Solange wir uns ihrer nicht bewußt werden, haben wir kaum eine Chance, unser sexuelles Verhalten zu verändern.

Sex dient der Zeugung

Nach christlicher Auffassung dient Sex der Zeugung von Kindern und nicht der Lust. Dadurch wird die natürliche Freude und Lebendigkeit, die Sex uns schenken kann, durch Schuldgefühle vergiftet. Überlegen Sie einmal, wie oft Sie im Laufe Ihres Lebens mit jemandem schlafen. Einer meiner Freunde, der dreiundvierzig Jahre alt ist, kam auf die Zahl Dreitausend. Aber um ein Kind zu zeugen, reicht ein einziger Koitus. Was machen Sie also die restlichen Male?

Der Hohe Sex hat die wichtige Aufgabe, sich dieser »restlichen Male« anzunehmen und uns zu zeigen, wie wir, anstatt Kinder zu zeugen, Ekstase erleben können.

Sex ist unanständig

Dieses Verdammungsurteil beruht auf der Tradition westlicher Religionen, Körper und Geist zu trennen. Sex repräsentiert die Libido, den instinktiven Trieb, der nicht vom Willen kontrolliert werden kann und deswegen als gefährlich betrachtet wird. Selbst heute noch, nach der sogenannten sexuellen Revolution der sechziger Jahre, beeinflussen und lähmen diese Einstellungen unsere Gefühle zur Sexualität. Meiner Meinung nach sind sexuell übertragbare Krankheiten wie AIDS und auch die Pornografie eine direkte Folge der Verdammung von Sex. Hoher Sex wird Ihnen neue Einstellungen zur erotischen Erfahrung zeigen und Ihnen beibringen, Sex als ein Fest, als einen Schöpfungsakt und als eine Kunst zu achten.

Sex ist etwas Natürliches, greifen Sie also nicht ein

Ich glaube, daß der sexuelle Drang, wie wir ihn individuell erleben, nicht annähernd so »natürlich« ist, wie es den Anschein hat. Er wird ständig durch kulturelle Konditionierungen beeinflußt. »Blondinen bevorzugt«, »große Brüste sind erotischer«, »größere Penisse machen bessere Orgasmen« – das sind Glaubenshaltungen, die unsere sexuellen Verhaltensweisen beeinflussen. Meiner Ansicht nach ist der Ausdruck sexueller Energie natürlich *und* kulturell geprägt.

Die Forschung hat zum Beispiel gezeigt, daß körperliche Empfindungen von uns nicht spontan so erlebt werden, wie sie wirklich sind, sondern vom Gehirn entsprechend früheren Erfahrungen, elterlichen Konditionierungen und allgemein verbreiteten Einstellungen interpretiert werden. Die Wissenschaft des Biofeedback, die die Reaktionen des Gehirns auf Reize aufzeichnet, hat gezeigt, daß Menschen lernen können, die verschiedensten körperlichen Reaktionen willkürlich zu beeinflussen, wie zum Beispiel den Herzschlag zu verlangsamen, den Blutdruck zu kontrollieren und Schmerzreaktionen zu verändern.

Hoher Sex bringt Ihnen bei, wie Sie körperliche Reaktionen beim Liebesspiel »verlernen«, umwandeln und neu gestalten können. Hoher Sex ist keine formale Praktik, sondern eine Vorbereitung auf das Liebesspiel. Er zeigt Ihnen neue Vorgehensweisen, steigert Ihr Empfindungsvermögen und vergrößert Ihr Spektrum an sexuellen und sinnlichen Möglichkeiten, alles, ohne Ihre Spontaneität zu behindern.

Es gibt den *richtigen Weg, sich zu lieben*

In Woody Allens Film »Manhattan« sagt eine Frau: »Nach all diesen Jahren hatte ich endlich einen Orgasmus, und dann sagte mein Arzt, es sei kein richtiger Orgasmus gewesen.« Nur allzuoft unterliegen Menschen – vor allem Frauen – dem Einfluß von »Experten«, die anhand wissenschaftlicher Untersuchungen »Normen« für den Liebesakt festlegen.

Beim Hohen Sex fallen alle diese Kategorisierungen weg. Hier gibt es keinen »falschen« Orgasmus oder eine »richtige« Art, sich zu lieben; es gibt lediglich falsche Einstellungen zur Sexualität. Dieses Buch zeigt Ihnen, daß Sie in Ihrem eigenen erotischen Ausdruck einzigartig sind.

Der Koitus ist beim Sex das einzig Wichtige

In unserer Kultur sind sämtliche sexuellen Aktivitäten auf den Koitus ausgerichtet. Sexueller Genuß ohne den Koitus wird als bloße Vorbereitung oder als unmoralisch und ungesund abgetan. Allein das Wort »Vorspiel« legt nahe, daß sexuelle Genüsse wie Berührungen, Streicheln und Küsse nur im Zusammenhang mit Koitus Wichtigkeit haben. Die Folge ist, daß wir uns im großen und ganzen nach dem männlich orientierten Modell eines hitzigen, zielstrebig auf Koitus und Orgasmus ausgerichteten Liebesstils ausrichten, bei dem das sexuelle Zusammensein nur wenige Minuten dauert und abrupt endet. Dieses Modell schließt die Vorstellung ein, daß Frauen einen »harten«, aggressiven und schnellen Koitus lieben.

Beim Hohen Sex lernen Sie die Kunst einer erweiterten, höchst verfeinerten Erotik und entdecken dabei, daß Sie ohne jede Penetration mit dem ganzen Körper Orgasmen erleben können. Hoher Sex eröffnet eine zärtlichere, weiblichere Perspektive der Sexualität, für die Penetration und Koitus nur Teil eines größeren Bildes sind, das auch die Entspannung im Zustand hoher Erregung einschließt.

Sexuelle Erregung folgt einem festen Ablauf

Viele Männer glauben, daß sie eine Frau lediglich ein paar Minuten lang küssen und Brust und Klitoris stimulieren müssen, damit sie dann sofort für den Liebesakt bereit ist. Ähnlich erwarten einige Frauen, daß der Mann innerhalb weniger Minuten mit der stolzen Erektion eines »Herrn Allzeit-Bereit« reagiert, wenn sie seinen Penis küssen und streicheln. Sexualität wird so auf wenige »heiße« Zonen beschränkt, die in einer bestimmten Reihenfolge stimuliert werden.

Hoher Sex zeigt Ihnen, daß die Vorbereitung auf das Liebesspiel nicht lediglich eine Frage körperlicher Stimulierung, sondern einer feinfühligen, harmonischen Einstimmung zwischen den beiden Liebenden ist, die Vertrauen, Offenheit, Kreativität und viele andere geistige, emotionale und spirituelle Qualitäten erfordert.

Sexuelle Lust ist vom Partner abhängig

Der Glaube, von einem Partner abhängig zu sein, der für Ihre sexuelle Lust verantwortlich ist, ist ebenfalls ein weit verbreiteter Mythos. Er beruht darauf, daß nicht Sie die Quelle für Ihre Lust sind, sondern Ihr sexueller Genuß davon abhängt, was Ihr Liebster oder Ihre Geliebte mit Ihnen anstellt.

So wie die sexuelle Energie dem Menschen vom spirituellen Zustand in den Körper verholfen hat, kann sie ihm auch helfen, sich seines ursprünglichen Zustands von göttlicher Ganzheit wieder voll bewußt zu werden.

Elisabeth Haich
Sexuelle Kraft und Yoga

Hoher Sex bringt Ihnen bei, daß Sie selbst für ihre sexuelle Lust verantwortlich sind, und daß diese Erkenntnis der erste Schritt ist, die Kunst sexueller Ekstase zu erlernen.

Beim Mann sind Orgasmus und Ejakulation identisch

Solange der Orgasmus mit Ejakulation gleichgesetzt wird, ist der Mann immer der zu kurz Gekommene, weil er zu kurz »kommt« – meistens vier bis zehn Sekunden lang. Viele glauben, daß das Ziel des Liebesspiels in einer möglichst intensiven Entladung sexueller Spannung besteht – besonders Männer, denen man beigebracht hat, daß Sex ohne Ejakulation nichts wert ist.

Durch das Training, das dieses Buch bietet, kann der Mann allmählich lernen, seinen Ejakulationsdrang zu kontrollieren, so daß er den Zeitpunkt des Samenergusses selbst bestimmen kann, statt ihn als unwillkürlichen Spasmus zu erfahren. Im Laufe der Entwicklung der ekstatischen Reaktion erleben Männer, daß sie noch nicht einmal ejakulieren müssen, um sich sexuell befriedigt zu fühlen. Tatsächlich können Männer im Hohen Sex, ähnlich wie Frauen, mehrere Orgasmen haben, wenn sie Orgasmus und Ejakulation als getrennte Abläufe erleben. Das versetzt den Mann in die Lage, das Liebesspiel mit seiner Partnerin praktisch unbegrenzt zu verlängern. Es ist für einen Mann möglich, ohne Samenerguß Orgasmen zu erleben, die von kräftigen genitalen Vibrationen bis zu feinsinnigen Strömungsempfindungen im ganzen Körper reichen. Es kommt dann nicht zu dem abrupten Rückzug nach der Ejakulation, der für Männer nach dem Samenerguß typisch ist.

Es gibt noch viele weitere sexuelle Mythen, die uns überliefert wurden. Im Verlauf dieses Buches werden Sie immer wieder aufgefordert, stereotype Vorstellungen aufzugeben, die Sie in Ihrer Sexualität behindern, und statt dessen Vorgehensweisen zu entwickeln, mit deren Hilfe Sie die üblichen Grenzen, mit denen wir unsere Lust einzusperren pflegen, weit hinter sich lassen können. In jedem Kapitel wird ein bestimmter sexueller Mythos erforscht und in Frage gestellt, und im Anschluß daran werden Ihnen konstruktive Alternativen in Form von konkreten Übungen angeboten.

Die tantrische Sicht

Die umfassendsten und weitreichendsten modernen Ansätze, Tantra westlichen Menschen nahezubringen, finden sich in den Schriften von Osho Rajneesh, zum Beispiel in »Tantrische Vision« und »Tantrische Liebeskunst«. Tantrische Qualitäten wie Spontaneität, Verspieltheit, Durchdringung und Auflösung sexueller Schuldvorstellungen und Unschuld werden darin auf die westliche Lebensweise bezogen. Diese tantrische Sicht inspirierte mich, eben diese Qualitäten in mein Leben und in meine Forschungsarbeit zu integrieren.

Die tantrische Sicht *akzeptiert alles*. Es gibt im Tantra nichts Verbotenes. Alles, was ein Mensch erfährt, ist eine Gelegenheit zum Wachsen. Eine Situation zum Beispiel, in der Sie sexuell frustriert sind, wird im Tantra nicht als negativ, sondern als Lehre betrachtet. Sie bietet Ihnen die Gelegenheit, etwas über Ihre sexuellen Motive zu erfahren. Was bedeutet Sex für Sie? Wann ist dieses Verhaltensmuster früher schon einmal aufgetaucht? Warum dulden Sie die Situation? Welche Möglichkeiten für Veränderungen bieten sich Ihnen? Die tantrische Sicht kann Sie zu Erfahrungen führen, die Sie sich wünschen und die Sie entdecken möchten.

Im Tantra gibt es keine Trennung zwischen gut und schlecht, akzeptabel und nicht akzeptabel.

Tantra, wie ich es verstehe, fällt keine moralischen Urteile über Ihre sexuellen Vorlieben. Im Tantra geht es weniger darum, mit wem Sie Sex haben, als vielmehr, *wie* Sie Sex haben.

Die tantrische Sicht ist eine ganzheitliche Sicht, die alles umfaßt, weil jede Situation, ob angenehm oder unangenehm, eine Gelegenheit ist, wacher dafür zu werden, wer Sie sind und wie Sie Ihre Möglichkeiten erweitern können. Das bietet Ihnen die große Chance, sämtliche Seiten Ihrer Persönlichkeit miteinander zu verbinden, auch die, die Sie sonst ablehnen oder verstecken. Aus dieser Sicht können wir auch erkennen, daß es in jedem Erwachsenen ein natürliches, unverdorbenes, kindliches Wesen gibt, das

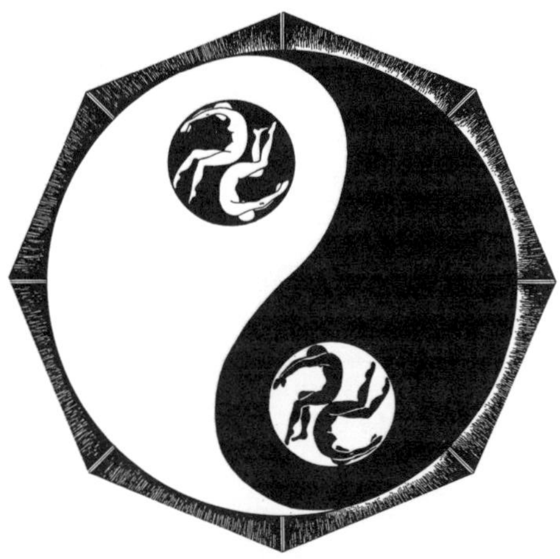

»Wer das Männliche kennt,
und sich dennoch an das Weibliche hält,
wird zum tiefen Tal,
das alle Dinge zwischen Himmel und Erde
empfängt.«

unbekannte Gebiete mit Offenheit und Unschuld erforschen kann. Die Unschuld dieses inneren Kindes ist unantastbar und steht für unsere natürliche Fähigkeit, das Leben zu genießen, zu lieben, verspielt und ekstatisch zu sein. Ich nenne diesen Teil unseres Ich das ekstatische Ich.

Weil Tantra an die Ganzheit glaubt, schließt es Gegensätze ein und betrachtet diese nicht als Widerspruch, sondern als Ergänzungen. Männlichkeit und Weiblichkeit bedeuten keine ewige Spaltung in zwei Seiten, sondern werden als Pole betrachtet, die sich im Inneren jedes menschlichen Wesens treffen und verschmelzen. Tantra weiß, daß jeder Mensch sowohl männliche als auch weibliche Eigenschaften hat.

Tantra ermutigt den Mann, seine weichen, empfänglichen, verletzlichen, weiblichen Eigenschaften zu entdecken und zu leben. Er kann die Last seiner männlichen Verantwortung ablegen, seine Leistungsvorstellungen vergessen und sich entspannen. Er kann sich beim Sex Zeit lassen, sich mit seiner Partnerin zwang- und ziellos lieben und sich erlauben, empfänglich zu sein, während sie die Initiative ergreift. Die Frau ihrerseits kann ihre männliche Seite erforschen und erfahren, daß sie imstande ist, beim Liebesspiel dynamisch die Führung zu übernehmen, die Initiatorin zu sein und neue Wege zu ersinnen, den Mann anzuleiten, ihn zu lehren und sich und ihm Lust zu schenken. Dabei gibt der Mann seine Männlichkeit ebensowenig auf wie die Frau ihre Weiblichkeit. Beide erweitern einfach ihr Vermögen um den Gegenpol.

Wenn der männliche und der weibliche Pol miteinander verschmelzen, eröffnet sich für Tantra eine neue Dimension – die Heiligkeit dieser Begegnung. In dieser Verbindung erhebt sich Ihr Bewußtsein über die körperliche Ebene in einen Bereich von Kraft und Energie, der über Ihre persönlichen Grenzen hinausgeht. Sie fühlen sich durch Ihren Partner mit allem verbunden, was lebt und liebt. Sie sind Teil des großen Lebenstanzes.

Die Schöpfung geschah um des Liebesspiels willen. Solange nur Einssein existierte, gab es kein Entzücken. Aber als die Einheit aufgehoben wurde und sie (Mann und Frau) anschließend miteinander verbunden wurden, war das Entzücken groß.

Reb Hayim Haikel (chassidischer Meister aus dem achtzehnten Jahrhundert)

Wenn sexuelle Liebe eine heilige Dimension bekommt, können beide Partner anerkennen, daß sie göttliche Eigenschaften besitzen. Sie begreifen, daß ihr wahres Potential unendlich und unbegrenzt ist. Wenn Sie den Gott oder die Göttin im anderen achten, können Sie Ihren Partner über die Grenzen seiner Persönlichkeit hinweg wahrnehmen. Sehen Sie im anderen das Göttliche, können Sie das gleiche

Potential auch in sich selbst wahrnehmen. Der andere spiegelt Ihnen Ihre eigene göttliche Natur. Aus diesem Grund begrüßen die tantrischen Partner sich mit dem Satz: »Ich achte dich als Teil meiner selbst«, was heißt: »Du bist eins mit mir, und dein Bewußtsein ist ein Spiegel für mein Bewußtsein.« Das ist Ihnen im Augenblick vielleicht noch fremd, aber Sie werden sehen, daß diese Haltung ein wirkungsvolles Mittel ist, um die Vorstellungen zu überwinden, die Menschen sich selbst auferlegen und mit denen sie sich selbst begrenzen und gefangen halten.

Für Tantra ist die sexuelle Vereinigung nicht nur heilig, sondern auch eine Kunst. Interessant ist, daß im Sanskrit die Wurzel des Wortes *Kunst* »richtig vereinigt« bedeutet. Um Tantriker, Ausübende des Tantra, zu werden, müßten die Liebenden in einer ganzen Reihe von Künsten, unter anderem in Konversation, Tanz, Zeremonien, Massage, Blumenarrangements, Kostümkunde und Schminken, Musik, Hygiene, Atmung und Meditation bewandert sein. Wenn wir die erotischen Künste auf diese Weise lernen, kommt es zu einer tiefgreifenden Heilung unserer Sexualität.

Laut Tantra geht es beim Sex in erster Linie um Energie, und für Tantra ist Energie die Bewegung des Lebens schlechthin. Im menschlichen Körper ist ständig Energie in Bewegung. So weisen der Kern und die Elektronen eines Atoms zum Beispiel ganz charakteristische vibrierende Bewegungen und Rhythmen auf. Das gleiche gilt für die Moleküle, Zellen und Organe des menschlichen Körpers. Jede Zelle des Körpers pulsiert ebenso rhythmisch wie das Herz, das Zwerchfell, der Darm, die Lungen, das Gehirn und viele weitere physiologische Bestandteile. Die Vibrationen dieser rhythmischen Bewegungen erzeugen bioelektrische Ströme, die ständig durch den ganzen Körper fließen. Sie erzeugen auch die Energiefelder, die den Körper umgeben, und durch unsere Stimmungen und Emotionen werden ebenfalls bestimmte Vibrationen hervorgerufen, die diese Energiefelder beeinflussen und verändern.

Tantra betrachtet jedes menschliche Wesen als Organismus, der Teil eines größeren Ganzen ist – der Umgebung, des Planeten Erde, der Natur selbst –, in welchem Rhythmus und Vibration die vereinigenden Elemente sind. Diese Elemente beeinflussen auch die Beziehung zwischen zwei Menschen. So lehrt Tantra die Liebenden, wie sie ihre Energien harmonisch aufeinander abstimmen, wie sie auf eine gleiche Wellenlänge kommen können und damit eine meßbare Resonanz zwischen ihren Energiefeldern erzeugen. Im Tantra entspricht die Kunst, diese Resonanz herzustellen, dem, was wir »Vorspiel« nennen.

Am einen Ende des Spektrums, auf der körperlichen Ebene, drückt sich die Lebensenergie als Sextrieb aus. Am anderen Ende, auf der Ebene des Nervensystems und des Gehirns, wird sie als Ekstase erlebt. Der sexuelle Trieb ist die instinktive, nicht verfeinerte »Rohenergie«. Tantra bedient sich der sexuellen Energie als Rohstoff, sozusagen als das »Rohöl«, aus dem ein Brennstoff mit hoher Oktanzahl, Ekstase genannt, gewonnen wird.

Man sagt, daß einige der frühesten östlichen Mystiker ihre erste flüchtige Erfahrung spiritueller Erleuchtung im Augenblick des Orgasmus machten. Tatsächlich haben viele Menschen erlebt, daß der Orgasmus sie vorübergehend in einen Zustand der Verzückung befördern kann. Für wenige Sekunden ist der Kopf frei von Gedanken, die egozentrische Sicht des Lebens verschwindet, und wir treten aus der Zeit heraus in das zeitlose »Jetzt« der Glückseligkeit.

SkyDancing: Die tantrische Lebensweise

»SkyDancing« bezeichnet das Verständnis für die tantrische Lebensweise, die Sie in Ihrer Fähigkeit zu sexueller Ekstase unterstützen und den Rahmen bilden wird, in dem die Übungen für Sie am besten wirken.

Sich selbst lieben lernen

Liebe ist zuallererst einmal die Liebe zu sich selbst. Damit meine ich keine übertriebene Egozentrik, sondern die Fähigkeit, sich selbst zu vertrauen und auf die eigene innere Stimme zu hören – auf die intuitive Führung durch Ihr Herz. Sich selbst lieben heißt erkennen, daß Sie die Erfahrung der Ekstase verdienen, es heißt auch, daß Sie gerade beim Sex nicht bereit sind, Kompromisse einzugehen oder sich mit weniger abzufinden als mit dem, was Sie sich von ganzem Herzen wünschen. Sie können keinen anderen Menschen lieben, wenn Sie sich selbst nicht lieben. Das führt nur dazu, daß Sie besitzergreifend, eifersüchtig und abhängig werden. Wenn Sie hingegen anfangen, sich selbst wirklich zu lieben, werden Sie die Liebe anderer Menschen geradezu anziehen.

Und trotzdem brauchen Sie die anderen nicht, um zur Ganzheit zu gelangen. Liebe wird zu einem Seinszustand. Aus Ihrem eigenen Gefühl von Überfluß wächst das Bedürfnis, zu teilen und zu feiern – Sie sind dankbar dafür, zu empfangen und zu geben. Das ist Freiheit – die Grundlage für eine wirkliche Partnerbeziehung. Und das ist auch das Ziel des Hohen Sex.

Schuldgefühle fallenlassen

Hoher Sex lehrt Sie, sexuelle Schuldgefühle fallenzulassen. Vielleicht glauben Sie, das bereits getan zu haben, aber Schuldgefühle sitzen sehr tief und sind uns oft gar nicht bewußt. Denn die etablierten Religionen benutzen seit Jahrhunderten Schuldgefühle, um Menschen auf subtile Weise zu manipulieren und auszubeuten, und auch der jüngsten Liberalisierung der Sexualität ist es bislang nicht gelungen, dieses grausame Erbe abzuschaffen.

Spontaneität genießen

Wir alle haben die Tendenz, Experten, Methoden oder Techniken mehr zu vertrauen als unseren eigenen spontanen Gefühlen. Vielleicht sind auch Sie ein Opfer dieser Haltung, bei der Sie sich zu sehr auf äußere Führung verlassen und sich daran hindern, plötzlichen Veränderungen Ihres Energieflusses spontan zu folgen. Im Hohen Sex akzeptieren Sie das Leben als ein großes Mysterium. Außer neue Techniken zu lernen, nehmen Sie sich die Freiheit, auf Neues und Unbekanntes einzugehen. Dies ist kein weiteres Handbuch zum Thema »Wie macht man guten Sex?« Es beruht vielmehr auf der Auffassung, daß das »Wie« von selbst geschieht und Sie keinerlei vorgefertigten Praktiken folgen müssen, wenn Sie auf allen Ebenen – körperlich, geistig und emotional – gründlich vorbereitet sind.

Lust pflegen

Unsere Gesellschaft hat uns glauben gemacht, daß wir Lust nicht wirklich verdienen, daß es selbstsüchtig ist, Lust zu pflegen, daß Geben besser als Nehmen und Genuß Zeitverschwendung ist – eine Ablenkung von wichtigeren Dingen im Leben. So beschränken wir uns, wenn wir Lust empfangen, auf Gedanken wie: »Ich muß ihr etwas wiedergeben für all die Lust, die sie mir schenkt«, »Ich nehme seine Zeit zu sehr in Anspruch« oder »Ich sollte besser nicht zeigen, wie sehr ich das genieße, sonst hält er mich noch für eine Hure.«

Hoher Sex hilft Ihnen dagegen, die kostbare Fähigkeit zu entwickeln, sich total und bedingungslos der Lust zu öffnen.

Meditation entdecken

Vielleicht fragen Sie sich, was Meditation mit Sinnlichkeit und körperlicher Liebe zu tun hat. Kurz gesagt: Sie schenkt uns Klarheit. Stellen Sie sich eine Flasche vor, die mit Sand und Wasser gefüllt ist. Schütteln Sie sie, und das Wasser wird trübe. So ähnlich ist es die meiste Zeit während unseres normalen, täglichen, wachen Lebens mit dem menschlichen Denken. Wir verarbeiten so viele Gedanken, Wahrnehmungen und Teilinformationen, daß wir oft – wie die Flasche – »trübe« sind und nichts mehr verstehen. Aber wenn Sie die Flasche hinstellen und ein paar Minuten lang stehenlassen, wird das Wasser wieder klar. In gewisser Weise passiert beim Meditieren das gleiche.

Wenn Sie in einer entspannten Haltung stillsitzen, Ihre Aufmerksamkeit

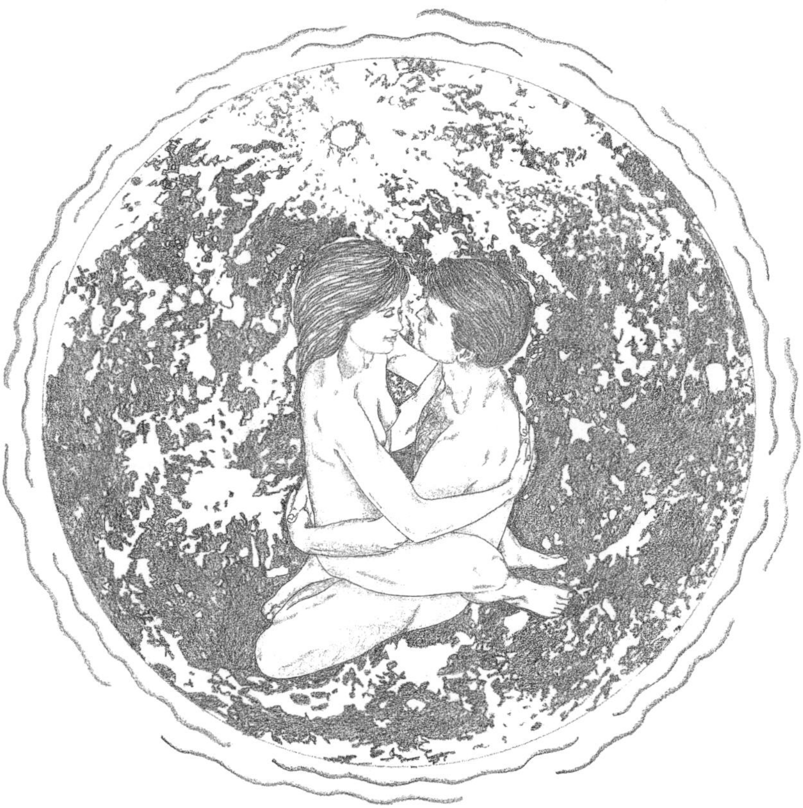

Tantra betrachtet jedes menschliche Wesen als einen Organismus, der Teil seiner Umgebung, des Planeten Erde, der Natur selbst ist.

nach innen richten und Ihren Atemrhythmus vertiefen, legt sich allmählich das geschäftige Geplapper Ihrer Gedanken. Während Ihr Denken zur Ruhe kommt, können Sie Ihre Aufmerksamkeit immer besser auf Ihre Gefühle und Empfindungen richten und öffnen sich damit für die Möglichkeit, Lust zu erfahren.

Meditation heißt für mich nicht, daß Sie komplizierte Methoden der Selbstbeobachtung beherrschen sollen, sondern bedeutet einfach, daß Sie Ihre Aufmerksamkeit verlagern – sich nach innen wenden und Ihre innere Wahrnehmung erweitern.

In langdauernden Beziehungen besteht die Tendenz, daß das Liebesspiel zur Routine wird, und das beschneidet das Paar in seinen Möglichkeiten zu genießen. Da durch Meditation das Denken ruhiggestellt wird, können Sie das Liebesspiel mit neuer Frische und Unschuld erfahren. Meditation kann im Hohen Sex als Prozeß der »Entautomatisierung« betrachtet werden.

Geben Sie Ihre Zielorientierung auf

Denken Sie immer an den subtilen Unterschied, der darin besteht, die Praktiken mit einem Ziel im Kopf oder um ihrer selbst willen zu machen – sich so in jede Übung zu vertiefen, daß Sie vollkommen darin aufgehen. Diesem Training liegt das orgastische Modell zugrunde: Zuerst gilt es für Sie, zu tun, zu tun und nochmals zu tun, wobei Sie Ihren Willen einsetzen und sich anstrengen, dann kommen Sie plötzlich

Wirkliches Handeln heißt sein.

Tao-Te-King

zu einem Höhepunkt, Sie lassen los – und die Dinge geschehen einfach von selbst. Sie lassen sich mitreißen. Dieser Ablauf gilt für die meisten Übungen. Ich werde Sie immer wieder bitten, sich mit ganzer Kraft auf die Übung einzulassen und sich dann den Wirkungen einfach hinzugeben. Denken Sie daran, daß Sie die Wirkungen nicht mit dem Willen erzwingen können. Das gleiche gilt für die Ekstase. Sie können einfach nur die richtigen Bedingungen dafür schaffen, daß Ihnen Ekstase widerfährt. Aus diesem Grunde sind viele westliche Liebende in ihren Bemühungen um ekstatischen Sex so frustriert. Sie versuchen Ekstase durch Willensanstrengung und Kontrolle zu erreichen, wo es in Wirklichkeit darum geht, intensive Erfahrungen zu kreieren, deren unmittelbare Wirkung in Entspannung und Loslassen besteht.

Hingabe zulassen

Hingabe ist ein wesentlicher Aspekt des Lernprozesses im Tantra. Vielen ist jedoch völlig unklar, was Hingabe bedeutet. Menschen mißtrauen diesem Begriff, weil sie ihn mit einem Verlust ihres freien Willens und ihrer persönlichen Macht gleichsetzen. Tatsächlich verwechseln sie Hingabe mit Unterwerfung, die eine absolut passive Haltung ist, bei der Sie die Verantwortung für das eigene Verhalten an einen anderen Menschen abgeben.

Im Hohen Sex überlassen Sie sich aus freiem Willen den höchsten Ebenen Ihres inneren Potentials – als Voraussetzung, um langsam in dieses hineinzuwachsen. Wenn Sie sich auf die Kunst der Hingabe verstehen, finden Sie einen viel leichteren Zugang zum Hohen Sex. Wirkliche Hingabe beruht auf einer bewußten und freien Willensentscheidung. Dabei öffnen Sie Ihr Herz und vertrauen dem Menschen, mit dem Sie zusammen sind, ganz gleich, ob es um Ihren Geliebten oder um Ihre Lehrerin geht. Durch Hingabe an die Praktiken in diesem Buch öffnen Sie sich dafür, von neuen Sichtweisen tief berührt zu werden.

Den inneren Geliebten wecken

Viele Menschen glauben, daß ihr Liebesspiel einfach dadurch wunderbar wird, daß sie den richtigen Mann oder die richtige Frau treffen. Selbst wenn sie bereits einer ganzen Reihe solcher »richtiger« Partner begegnet sind, halten sie an dem Glauben fest, daß mit dem nächsten das Wunder wahr wird. Sie begreifen nicht, daß sie mit dieser äußeren Suche die Verantwortung für ihre Lust aus der Hand geben.

Aus der Sicht des Hohen Sex lautet die Antwort auf die Frage »Wo fange ich an?« folgendermaßen: Sie fangen bei sich an, so, wie Sie im Augenblick sind. Stellen Sie sich einmal vor, Sie seien ein Wissenschaftler, der sich für eine neue Theorie interessiert und beschließt, ihre Gültigkeit in einem praktischen Experiment zu überprüfen. Die theoretische Aussage, die Sie überprüfen werden, lautet: Sie selbst sind die Hauptquelle für Ihre eigene Lust. Wie begrenzt oder reich Ihre sexuellen Erfahrungen sind, hängt letztendlich von Ihnen ab. Niemand kann Ihnen sexuelle Ekstase bringen; sie kommt von innen.

In diesem Kapitel werden Sie vor allem Ihren inneren Geliebten entdekken – diesen wesentlichen Teil von Ihnen, der bereits vollkommen und imstande ist, sexuelle Lust in ihrer ganzen Fülle zu erfahren. Statt sich nach dem richtigen Partner umzuschauen, schenken Sie zuerst einmal sich selbst all das, was Sie auch Ihrem oder Ihrer Liebsten geben würden. Es ist befreiend und aufregend zu erkennen, daß Sie Ihr sexuelles Schicksal selbst in der Hand haben. Das meine ich mit dem Erwecken des inneren Geliebten.

Ihr innerer Geliebter existiert nicht getrennt von Ihnen und ist auch kein Traumgespinst. Er ist vielmehr eine Eigenschaft, ein Gefühl, das Sie in Augenblicken der Freude oder Stille spüren, wenn Sie sich tief in sich selbst versenken und dabei mit Ihrer natürlichen Unschuld, Einfachheit und Spontaneität in Berührung kommen. Ihr innerer Geliebter steht für Ihre Fähigkeit, Sie selbst zu sein, ohne jeden Versuch, anders sein zu wollen als der Mensch, der Sie sind.

Naomi, eine Ballettänzerin, besuchte eines meiner Seminare zusammen mit ihrem Mann Louis. Es war offensichtlich, daß die beiden sich liebten und sich darauf freuten, die Kunst des Hohen Sex zu lernen. Aber schon bald erzählte mir Naomi von einem Problem, das sie quälte: Wenn sie sich besonders offen und verletzlich fühlte und ihr Mann sie mit tiefer Zuneigung anschaute, fühlte sie sich plötzlich häßlich und wertlos.

Ich half Naomi, nach Bildern und Erinnerungen zu forschen, die mit diesem Schmerz verbunden waren. Nach einer Weile des Überlegens beschrieb sie mir eine Situation aus ihrer Kindheit: Sie sähe sich als fünfzehnjähriges Mädchen, wie sie sich dem Kontakt mit einer alten Tante entzog, die den gleichen Namen trug wie sie – nach Naomis Beschreibung »eine kalte, verschrumpelte und häßliche alte Jungfer«. Als kleines Mädchen hatte die zukünftige Ballettänzerin entsetzt entdecken müssen, daß man ihr den Namen dieser Tante gegeben hatte, und sie hatte daraus den Schluß gezogen, daß ihre Eltern sie häßlich fanden.

Jeden Tag suchte sie im Spiegel nach Anzeichen für Falten, wie ihre Tante sie hatte. Sie wuchs mit dem Gefühl auf, das schreckliche Geheimnis ihrer Häßlichkeit vor jedem verbergen zu müssen. Obwohl sie überaus hübsch war, ihr Mann ihr das auch sagte und sie anbetete, befürchtete sie unbewußt, daß Tante Naomi mit den häßlichen Falten ihren Körper bewohnte und wieder zum Vorschein kommen könnte, wenn man nur ein bißchen an der Oberfläche kratzte.

Ich wies Naomi an, dem zärtlichen Blick ihres Mannes zu begegnen und Augenkontakt zu halten, bis das Gefühl, häßlich zu sein, auftauchte. Als das Gefühl hochkam, forderte ich sie auf, tief zu atmen, ihren Kopf zu wenden und sich in einem Spiegel zu betrachten, den ich bereithielt. Dabei bat ich sie, ganz genau zu beschreiben, was sie sehe. Zögernd und widerstrebend begann sie jeden Teil ihres Gesichtes präzise zu beschreiben, bis sie schließlich zugeben mußte, daß sie das Spiegelbild einer außergewöhnlich schönen Frau vor sich sah. Dann bat ich sie, die Augen zu schließen und sich auf

*In gewisser Weise sind wir allein, denn unsere »innere Freiheit« heißt, daß eine Liebesbeziehung uns nicht mehr zu fesseln vermag; das andere Geschlecht hat seine magische Kraft über uns verloren, denn wir haben dessen wesentliche Züge in der Tiefe unserer eigenen Psyche kennengelernt. Wir werden nicht mehr so leicht der Liebe »*verfallen*«, weil wir uns nicht mehr in einem anderen Menschen verlieren können, aber wir werden fähig sein, tiefer zu lieben und uns dem anderen bewußt hinzugeben.*

Jolande Jacobi
Die Psychologie von C. G. Jung

das Bildnis zu besinnen, das sie gerade im Spiegel gesehen hatte. »Behalte dieses Bild im Gedächtnis, wenn du jetzt wieder Louis anschaust«, schlug ich vor. »Spüre, daß er dich als die schöne Frau sieht, der du gerade im Spiegel begegnet bist. Wende jedes Mal, wenn du ins Wanken gerätst, wieder deinen Kopf, schau in den Spiegel und beschreibe, was du siehst.« Nachdem sie diesen Ablauf mehrmals wiederholt hatte, war Naomi imstande, ein positives Bild von sich zu gewinnen und sich nicht nur schön zu fühlen, sondern auch zuzulassen, daß andere sie als schöne Frau sahen. Das war ein wichtiger, in seiner Bedeutung nicht hoch genug zu würdigender Schritt auf dem Weg, ihren inneren Geliebten zu wekken.

Die Übung »Den inneren Geliebten wecken« hat ihre Wurzeln in der tantrischen Tradition, die Menschen aufzufordern, bis ins kleinste Detail die Gestalt und die Eigenschaften eines göttlichen Liebespartners wie des Gottes Shiva oder der Göttin Shakti zu visualisieren. Sie sollten sich mit einem derart hingebungsvollen Eifer auf den spirituellen Geliebten oder die spirituelle Geliebte konzentrieren, daß sie schließlich zur Einheit mit der Gottheit gelangten und dadurch deren göttliche Qualitäten in sich selbst verwirklichen konnten.

Ich möchte anregen, sich nicht in eine symbolische Gottheit, sondern in sich selbst als spirituellen Liebespartner zu verlieben. Wenn Sie eine liebevolle Beziehung mit sich selbst anfangen, werden Sie sowohl zum Liebenden – Liebe gebend – wie zum Geliebten – Liebe empfangend. Durch diese Eigenliebe können Sie sich selbst als

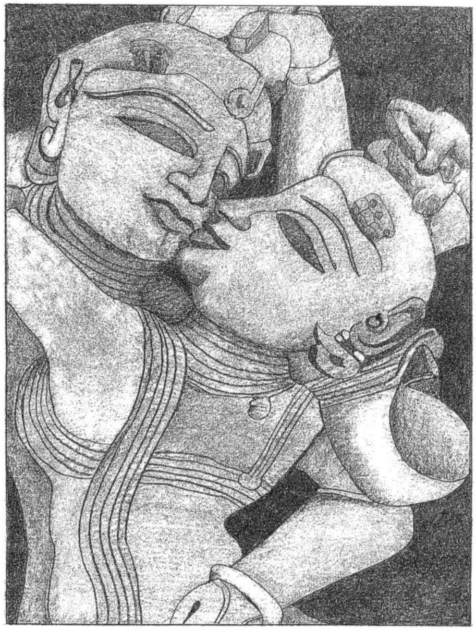

Die göttlichen Liebenden, Shiva und Shakti, sich mit dem Gott in jedem von ihnen vereinigend.

grenzenloses Sein erfahren, das mit allem Seienden in Einklang ist.

Wenn Sie sich selbst kritisieren, bekämpfen sich zwei Seiten in Ihnen, und infolgedessen ist auch Ihre Energie in sich gespalten. Nehmen Sie sich aber selbst an, fließt auch Ihre Energie einheitlich. Nur dann können Sie auch Lust genießen und in der Liebe voll orgastisch sein. Es liegt in der Natur des Orgasmus, daß er Ihr totales Mitwirken verlangt. Wenn Sie sich mit Ihrem inneren Geliebten verbinden und sich selbst annehmen, wird Ihr orgastisches Potential beträchtlich erweitert.

Der Atem des Lebens

Der erste Schritt beim Prozeß der Erweckung Ihres inneren Geliebten besteht darin, daß Sie sich Ihrer Atmung und der körperlichen Abläufe beim Atmen bewußt werden. Bewußtes Atmen hilft Ihnen, eine Verbindung zu Ihren körperlichen Empfindungen herzustellen und sie zu verstärken. Sie richten Ihre Aufmerksamkeit auf die Lebensenergie, die Ihren ganzen Körper durchströmt. Das ist wichtig, weil das Wecken Ihres inneren Geliebten darauf beruht, daß Sie sich und Ihre Empfindungen von innen erleben können. Sie treten eine innere Reise an und benutzen dabei Ihren Atem als Fahrzeug.

Mit wachsender Sensibilität für den Fluß Ihres Atems werden Sie feststellen, daß Sie Ihre Aufmerksamkeit in jeden Bereich Ihres Körpers lenken und dort hineinatmen können. Damit rufen Sie kribbelnde Empfindungen von Wärme und Lebendigkeit hervor, die Sie dann auch in die anderen Körperregionen ausbreiten können.

Nehmen Sie sich ein paar Minuten Zeit, schließen Sie Ihre Augen, entspannen Sie sich, und stellen Sie sich vor, daß sich eine vertraute Hand langsam und sanft auf Ihre Hand legt. Das fühlt sich gut an. Weil Sie entspannt sind, sind Sie empfänglich für die Berührung. Sie stellen fest, daß Sie die Wärme der anderen Hand wie einen feinen Energiestrom aufnehmen können. Spüren Sie, wie dieses Wärmeempfinden sich in Ihrer ganzen Hand ausbreitet. Atmen Sie tief ein, stellen Sie sich vor, die warme Energie mit dem Atem von Ihrer Hand in Ihren Arm und von dort in den ganzen Körper zu ziehen. Mit etwas Übung können Sie sich auf diese Weise für feinste Empfindungen öffnen und zulassen, daß diese durch tiefes Atmen verstärkt werden. Dann kann die Atmung Ihnen als ein Instrument der Lust dienen und schließlich Ihren ganzen Körper in ein Instrument – und sogar in ein ganzes Orchester – der Lust verwandeln. Sie werden das bewußte Atmen während des ganzen Trainings immer wieder üben.

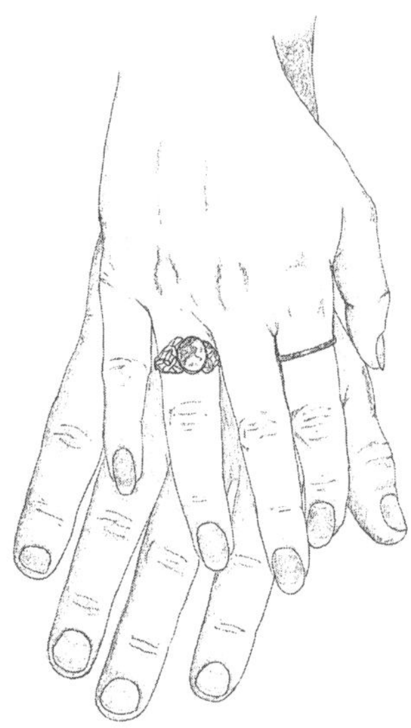

Stellen Sie sich vor, daß eine Hand sich sanft auf Ihre legt.

Im Hohen Sex verbinden wir uns durch tiefes Atmen mit unserem sexuellen Zentrum. Je tiefer wir atmen, desto stärker kommen wir in Kontakt mit unserer sexuellen Energie. Die meisten leben jedoch eher von einer Bettelration Luft. Der Mensch nimmt mit dem Einatmen durchschnittlich etwa einen halben Liter Luft auf, obwohl unsere Lungen bei voller Ausdehnung bis zu dreieinhalb Liter Luft aufnehmen können. Das ist ein Grund dafür, warum das Spektrum und die Tiefe unserer Erfahrungen – und das gilt besonders für sexuelle Empfindungen – unsere Sehnsüchte nicht erfüllen. Wir atmen einfach nicht tief genug, um in der Liebe unser volles orgastisches Potential realisieren zu können!

Bewußtes Atmen: Den Atem beobachten

Beim Liebesspiel sind unsere Sinne oft durch Gedanken blockiert. So können Sie zum Beispiel, während Sie sich mit jemandem lieben, plötzlich von besorgten Gedanken abgelenkt werden: »Und wenn er nun nicht mag, wie ich auf seine Zärtlichkeiten reagiere?« »Und wenn sie nun die Narbe an meinem Unterleib entdeckt?« Das bewußte Atmen, die erste Übung in diesem Kapitel, gibt Ihnen ein einfaches Vorgehen an die Hand, sich von unwillkommenen Gedanken zu befreien und sich wieder ganz Ihren Empfindungen hinzugeben. Sie können es jederzeit einsetzen, und es steht Ihnen immer zur Verfügung. Es ist so gut wie unmöglich, den Atem zu beobachten und dabei gleichzeitig zu denken.

Sinn und Nutzen

Wenn Sie diese einfache Übung regelmäßig machen, wächst Ihr sinnliches Empfindungsvermögen. Sie lernen mehr Lust zu empfinden, indem Sie Ihre Sensibilität für das vertiefen, was bereits für Sie da ist, statt sich auf die Suche nach intensiveren Erfahrungen zu begeben. Und sie lernen, sich auf Ihre Empfindungen einzustellen, sie zu filtern und zu verstärken, um Ihren inneren Geliebten zu wecken.

Vorbereitungen

Wählen Sie Ort und Zeit so, daß Sie während der ganzen Übung allein und ungestört bleiben. Es ist wichtig, daß Sie sämtliche Tagesaktivitäten ruhen lassen, damit Sie sich den Übungen voll widmen können. Dies ist nicht nur eine besondere Zeit, es ist eine heilige Zeit – Zeit für Sie, Zeit für Ihren Liebsten, Zeit für Ekstase.

Duschen Sie vorher. Nehmen Sie sich dann zehn Minuten Zeit, um sich zu entspannen und eine Brücke zwischen Ihrem täglichen Leben und Ihrer Übungszeit zu schlagen.

Achten Sie auf lockere und bequeme Kleidung, am besten aus Naturfasern; Brustkorb und Bauch sollten nicht beengt werden.

Frische Luft im Raum wird Ihnen helfen. Sie können diese Übung auch draußen machen, aber es muß so warm sein, daß Sie sich entspannen können.

Nehmen Sie sich für die Übung zehn Minuten Zeit.

Die Übung

Setzen Sie sich bequem hin, und schließen Sie Ihre Augen. Tun Sie eine Minute lang gar nichts. Versuchen Sie einfach zu beobachten, was hinter Ihren geschlossenen Augen vor sich geht.

Wenn Sie keinerlei Erfahrung mit Meditation haben, werden sich die Gedanken in Ihrem Kopf überschlagen. Vielleicht denken Sie an Ihre nächste geschäftliche Verabredung, an die Einkaufsliste für das Abendessen, oder daß Sie jemandem, mit dem Sie sich gestritten haben, einmal unverblümt Ihre Meinung sagen sollten. Vielleicht träumen Sie auch von einem Liebsten oder Ihrer Lieblingsbeschäftigung. Oder Sie fragen sich, ob Sie Ihre Augen nicht schon wieder öffnen können und ob Sie alles »richtig« machen.

Meistens nehmen uns Gedanken so sehr in Anspruch, daß unsere Atmung flach bleibt und die Wahrnehmung anderer feiner Abläufe wie Körperempfindungen, der Atmosphäre im Raum oder der Bedeutung der Anwesenheit eines anderen Menschen ausgeblendet wird.

Dieses erste schnelle Experiment zeigt uns unseren Durchschnittszustand, unsere alltägliche Lebensweise: Wir leben in unserem Kopf, halten uns mit einer minimalen Luftzufuhr am Leben und agieren infolgedessen auf einem relativ niedrigen Energie- und Bewußtseinsniveau.

Wiederholen Sie jetzt das Experiment. Setzen Sie sich wieder bequem auf Ihrem Stuhl zurecht, und schließen Sie Ihre Augen. Konzentrieren Sie sich diesmal auf Ihren Atem statt auf Ihre Gedankenabläufe. Spüren Sie, wie die frische Luft beim Einatmen Ihre Nasenlöcher streift. Beobachten Sie, wie die Luft weiter in Brustkorb und Bauch strömt. Spüren Sie beim Ausatmen, wie die warme Luft aus Ihren Nasenlöchern fließt. Achten Sie darauf, wie Ihr Magen sich im Rhythmus der Atmung hebt und senkt.

Beobachten Sie, was geschieht, wenn Sie mit Ihrer Aufmerksamkeit vom Atem abschweifen. Sie verlieren sich in irgendwelche Gedanken und bemerken plötzlich, daß Sie mehrere Atemzüge gemacht haben, ohne sich derer bewußt gewesen zu sein. Ihre Aufmerksamkeit wandert ab, und Ihre Atmung wird wieder flach und automatisch.

Kehren Sie jedes Mal, wenn das geschieht, mit Ihrer Aufmerksamkeit zum Atmen zurück. Beobachten Sie jeden Atemzug bis in Ihren Unterleib und wie er von dort beim Ausatmen wieder hochsteigt. Haben Sie Geduld und Nachsicht mit sich. Die natürliche Folge der Beobachtung Ihres Atemflusses ist, daß Sie sich vom Kopf in den Körper begeben, aber das will geübt sein. Verbuchen Sie jeden Augenblick, den Sie mit Ihrer Aufmerksamkeit beim Atmen verweilen, und jede Rückkehr zum bewußten Atmen nach einem Abschweifen als Erfolg.

Machen Sie die Übung so lange, bis Sie den Unterschied zwischen automatischem Atmen mit gleichzeitigem Gedankenfluß und bewußtem Atmen ohne Denkimpulse deutlich spüren.

Hinweise

Manche Leute versteifen sich bei dieser Übung zu sehr darauf, mit dem Denken aufzuhören. Wenn das auf Sie zutrifft, werden Sie schon bald merken, daß Sie damit einen Konflikt in Ihrem Kopf hervorrufen, durch den Sie nichts gewinnen – außer vielleicht Kopfschmerzen. Das Denken wird nicht dadurch verschwinden, daß Sie beschließen, es nicht mehr zu beachten. Lassen Sie Ihren Kopf ruhig denken. Kichern Sie ruhig jedes Mal, wenn Sie bemerken, daß er Sie wieder einmal dazu verführt hat, zu irgendwelchen vergangenen oder zukünftigen Ereignissen abzuschweifen, und kehren Sie dann mit Ihrer Aufmerksamkeit zum Atmen zurück – in die Gegenwart. Das ist alles, was Sie tun können, und es reicht völlig aus.

Den inneren Geliebten wecken

Wir werden hinsichtlich Sex und Liebe stark von den Vorbildern aus der Glitzerwelt von Kulturindustrie und Mode beeinflußt. Wir machen uns die Hollywood-Ideale zu eigen und wünschen uns insgeheim, wir wären Supermann oder Superfrau mit vollendeter Figur, perfektem Haar und umwerfend gutem Aussehen, selbstbewußt und lässig im Gespräch und unwiderstehlich attraktiv für das andere Geschlecht.

Das heißt, wir möchten ein anderer Mensch sein als der, der wir sind. Oder wir fühlen uns gezwungen, uns anders zu verhalten, als uns in Wirklichkeit zumute ist. So können wir zum Beispiel ärgerlich auf jemanden sein und wollten trotzdem mitfühlend und liebevoll erscheinen. Oder wir möchten die beste Geliebte der Welt sein und sind in Wirklichkeit überhaupt nicht erregt oder haben keine Lust auf Sex. Dieser innere Konflikt hat unglückselige Folgen, weil uns die persönliche Kraft, die wir zur Entfaltung unseres wahren Potentials im Hohen Sex brauchen, so lange nicht voll zur Verfügung steht, bis wir uns nicht so akzeptieren, wie wir im Augenblick sind, mit all unseren Unvollkommenheiten. Im Hohen Sex müssen Sie bereit sein, den wirklichen authentischen Geliebten in sich zu wecken.

Bei der folgenden Übung werden Sie mit Ihrer Vorstellungskraft arbeiten – die Fähigkeit, geistige Bilder zu entwerfen. Wir imaginieren auf verschiedene Weise. Manche Menschen sehen deutliche Bilder. Andere haben körperliche Empfindungen. Es gibt nicht *den* richtigen Weg für die Vorstellungskraft. Im Verlauf des Erweckens Ihres inneren Geliebten werden Sie die Methode finden, die Ihnen persönlich am besten entspricht. Das, was Ihnen am leichtesten fällt, ist für Sie das Richtige.

Sinn und Nutzen

Der Sinn der nächsten Übung besteht darin, daß Sie sich selbst schätzen lernen, denn das ist der schnellste Weg, mit Ihrem inneren Geliebten in Kontakt zu kommen. Wenn Sie sich selbst lieben, entspannen Sie sich einfach in den Augenblick hinein. Sie akzeptieren, wer Sie sind, und können sogar die Tatsache hinnehmen, daß Sie sich manchmal nicht akzeptieren.

Vorbereitung

Suche Sie sich eine angenehme Umgebung, in der Sie zwanzig Minuten lang ungestört bleiben. Sie können sitzen oder sich hinlegen.

Spielen Sie eine sanfte, entspannende Musik (vgl. Anhang II).

Die Übung

Beginnen Sie mit der tiefen, entspannten Atmung, die Sie bereits gelernt haben, und lassen Sie den Atem bis hinunter in Brustkorb und Bauch und von dort wieder langsam aufsteigend aus dem Körper fließen. Atmen Sie so tief wie möglich, ohne sich dabei anzustrengen. Lassen Sie sich von der verstärkenden und reinigenden Macht des Atems bei dem Prozeß unterstützen, sich selbst mehr schätzen zu lernen.

Schließen Sie Ihre Augen, nehmen Sie einen weiteren tiefen Atemzug, und lassen Sie Ihre Hände auf Ihrem Herzen ruhen. Stellen Sie sich vor, eine Beziehung mit sich selbst einzugehen, bei der Sie beides, Liebender und Geliebte, sind. Spüren Sie Ihren Herzschlag. Beobachten Sie das Fluten und Verebben des Luftstroms in der Mitte Ihres Brustkorbs, spüren Sie, wie der Atem Ihren Brustkorb reinigt und entspannt. Atmen Sie leicht und sanft. Beobachten Sie, wie der Atem ein- und ausströmt. Bleiben Sie einfach beim Atem, ohne sich in irgendeiner Weise anzustrengen.

Lassen Sie dann eine Erinnerung, ein Bild oder ein Gefühl hinter Ihren geschlossenen Augen aufsteigen – vergegenwärtigen Sie sich eine Zeit aus Ihrer Vergangenheit, in der Sie sich geliebt und unterstützt, umsorgt und beschützt gefühlt haben. Vielleicht fällt Ihnen ein, wie Sie sich als kleines Kind im Arm Ihrer Mutter zurechtgekuschelt haben. Vielleicht spüren Sie die warme Umarmung eines Kindheitsfreundes oder die Zuneigung und das Wohlwollen einer Lehrerin aus Ihrer Schulzeit.

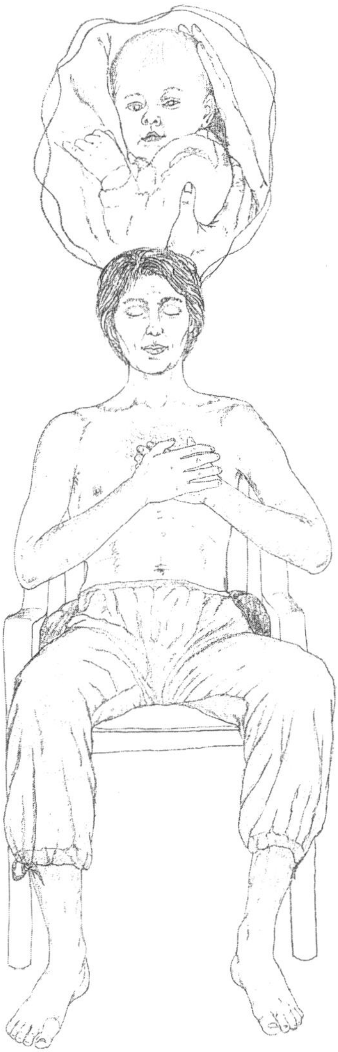

Spüren Sie das Vertrauen, die Zärtlichkeit und Lebenskraft, die mit diesem Gefühl verbunden sind. Freuen Sie sich an Ihrer kindlichen Unschuld, an Ihrer Verletzlichkeit und Offenheit.

Gehen Sie von hier aus langsam in der Zeit voran, und rufen Sie sich weitere Augenblicke ins Gedächtnis, in denen Sie sich total geliebt, offen, verletzlich und voller Energie gefühlt haben. Vielleicht sehen Sie sich in einem sonnendurchfluteten Garten Blumen pflücken oder in einer zutiefst beglückenden Umarmung mit einem Menschen, den Sie sehr geliebt haben. Korrigieren und beschleunigen Sie die aufsteigenden Bilder nicht. Lassen Sie zu, daß sie sich in ihrem eigenen Tempo entfalten.

Auf diese Weise laden Sie beim Meditieren oder bei der aktiven Imagination den Geliebten ein und rufen bewußt sichtbare, hörbare, tastbare, riechbare und andere sinnliche Bilder herbei ... Besitzt der Geliebte einen Körper, ein Gesicht, oder ist er ein Muster aus Energie oder Licht? Wie immer er aussehen mag, spielen Sie mit dem Bild, und schon bald werden Sie feststellen, daß es darauf reagiert, indem es konkretere Formen annimmt.

Jean Houston
The Search for The Beloved

Atmen Sie tief, wenn Sie sich in die Betrachtung eines ausdrucksstarken, wohltuenden Bildes vertiefen. Bleiben Sie zuerst passiver Zuschauer, entspannt und empfänglich. Dann gehen Sie zu einer tiefen, rhythmischen Atmung über und greifen aktiv in die Szene ein. Fügen Sie möglichst viele Details hinzu. Lassen Sie die Farben, Geräusche, Gerüche, Materialien und Geschmäcker aus dieser Zeit neu aufleben: die Behaglichkeit im Arm Ihrer

Mutter, den Geruch ihrer Haare, den Duft der Blumen, die weiche Haut Ihres Liebsten.

Versuchen Sie, das Bild zu betreten, und verwandeln Sie sich vom bloßen Betracht er in einen Mitwirkenden. Während Sie durch tiefes, bewußtes Atmen »warmlaufen«, lassen Sie die Gefühle aus dieser Zeit erneut in Ihrem Herzen lebendig werden.

Legen Sie sich die Hände aufs Herz, während Sie sich noch mehr in das Bild vertiefen, und lassen Sie die Gefühle, die mit der Erfahrung einhergehen, in sich widerhallen. Vielleicht fühlen Sie die Freude von damals wieder, das Herzklopfen, die Aufregung oder das Gefühl, umsorgt zu werden. Wie beim Spüren der Hand in der letzten Übung benutzen Sie auch jetzt Ihre Atmung, um die Gefühle zu verstärken und sie intensiv und total zu erleben. Unterstützen Sie die Empfindungen mit dem Fluß Ihres Atems, bis sie den Blutkreislauf beschleunigen und die freudige Erregung des Augenblicks Sie erneut durchströmt. Lassen Sie sich ganz erfüllen von dem Gefühl, daß alles leicht, fließend und einfach ist.

Finden Sie ein Wort oder einen Satz, der das Gefühl von Wohlbehagen und Selbstliebe ausdrückt, das Sie in diesem Augenblick empfinden. Flüstern Sie: »Es fühlt sich schön an, mich zu lieben«, oder: »Es macht mir wirklich Freude, für mich da zu sein.« Wiederholen Sie diese positiven Aussagen so lange, bis Sie es wirklich genießen können, sie zu hören, bis Sie sich wohl damit fühlen, sie laut auszusprechen. Sie akzeptieren sich selbst und entdekken, wie einzigartig Sie sind. Sie beginnen, der Stimme Ihres inneren Geliebten zu lauschen. Während Sie sich für diese Stimme öffnen, können Sie vielleicht sehen, daß das Leben tatsächlich auf Ihrer Seite ist, immer bereit, Sie zu unterstützen, Sie zu lehren und Ihnen beim Wachsen zu helfen, wenn Sie es nur zulassen.

Kehren Sie dann langsam in die Gegenwart zurück, und lassen Sie Ihren Atem langsamer werden. Lassen Sie die Bilder, Erinnerungen und Gefühle mit dem Ausatmen los, als wären sie Vögel, die davonfliegen. Sie haben sich daran erinnert, wer Sie wirklich sind – ein liebenswerter Mensch. Sie sind Ihrem inneren Geliebten begegnet.

Wenn Sie dann zu Ihrem normalen Wachzustand zurückkehren, sollten Sie all die Augenblicke in Ihrem Leben bis zum heutigen Tag noch einmal kurz Revue passieren lassen, in denen Sie mit diesen tieferen Eigenschaften schon einmal in Berührung gekommen sind. Lassen Sie dann Ihrer Vorstellungskraft freien Lauf, und überlegen Sie, welche dieser Szenen Sie erneut durchspielen könnten – Augenblicke, in denen Sie loslassen und kindlich und verspielt sein können. Schreiben Sie diese Szenen auf. Hier ein paar Beispiele aus meiner eigenen Liste:

- eine ganz, ganz lange Umarmung;
- im Arm eines Freundes liegen, mich entspannen, Musik hören, ohne Pläne, ohne Absichten;

- eine lange, gründliche Massage bekommen;
- ausgiebig gekitzelt werden, wenn ich zu ernst bin;
- einem Kind hinterherlaufen und es nachahmen;
- Comics lesen;
- tanzen und mich auf dem Fußboden herumrollen.

Hinweise

Das Vorgehen beim Erwecken Ihres inneren Geliebten ist beispielhaft für ein sehr wichtiges Verhalten im Hohen Sex: Jedes Mal, wenn Sie Befriedigung empfinden, spüren Sie nach, vertiefen das Gefühl, werden eins damit, prägen es sich ein. Frisches Wasser trinken, wenn Sie sehr durstig sind, Ihren Liebsten nach einer langen Zeit der Trennung wiedersehen, während eines wunderschönen Sonnenuntergangs am Meer entlanggehen – schulen Sie Ihre Wahrnehmung für solche Augenblicke, wie unbedeutend sie auch sein mögen. Dadurch kann die Freude in Ihrem Leben wachsen, und Sie brechen mit der Denkgewohnheit, sich auf Probleme statt auf lustvolle Ereignisse zu konzentrieren. Das ist ein Weg, Ihr ekstatisches Potential zu vergrößern!

Die Herz-zu-Herz-Begrüßung

Nachdem Sie sich jetzt in Gestalt Ihres inneren Geliebten selbst begegnet sind, ist Ihr Herz wahrscheinlich voll Wärme und Freude, oder Sie fühlen sich einfach insgesamt wohl mit sich. Nach meiner Erfahrung hat Liebe immer eine spirituelle Dimension, die sich in dem Gefühl äußert, Teil einer größeren Schöpfung, Ausdruck des Unendlichen zu sein.

Wenn Sie mit dieser Dimension in sich in Berührung gekommen sind, spüren Sie den natürlichen Impuls, dieses Geschenk mit jemandem zu teilen, der Ihnen nahesteht. Das kann ein Freund, eine Geliebte oder Ihr Lebenspartner sein. Vielleicht stellen Sie auch fest, daß Sie Ihren Partner mit neuen Augen betrachten und auch in ihm den göttlichen Geliebten erkennen, die Verbindung zu einer umfassenderen Existenz. Wenn Sie Ihrem Partner mit der Haltung begegnen, »Ich bin liebenswert, und du bist genauso liebenswert«, entsteht sofort ein Gefühl von gegenseitiger Achtung.

Um diesem gegenseitigen Erkennen eine Form zu geben und um eine Gedächtnisstütze zu haben, die Sie daran erinnert, daß Sie beide sich darauf einlassen, im Hohen Sex Ihr höheres Selbst auszudrücken, werden Sie jetzt eine rituelle Begrüßung lernen. Sie wurde inspiriert vom traditionellen indischen *Namaste-Gruß*, der bedeutet: »Ich achte das Göttliche in dir.«

Sinn und Nutzen

Mit diesem Begrüßungsritual teilen Sie sich gegenseitig mit, daß Sie bereit sind, zu einem heiligen Augenblick

Die Herz-zu-Herz-Begrüßung.

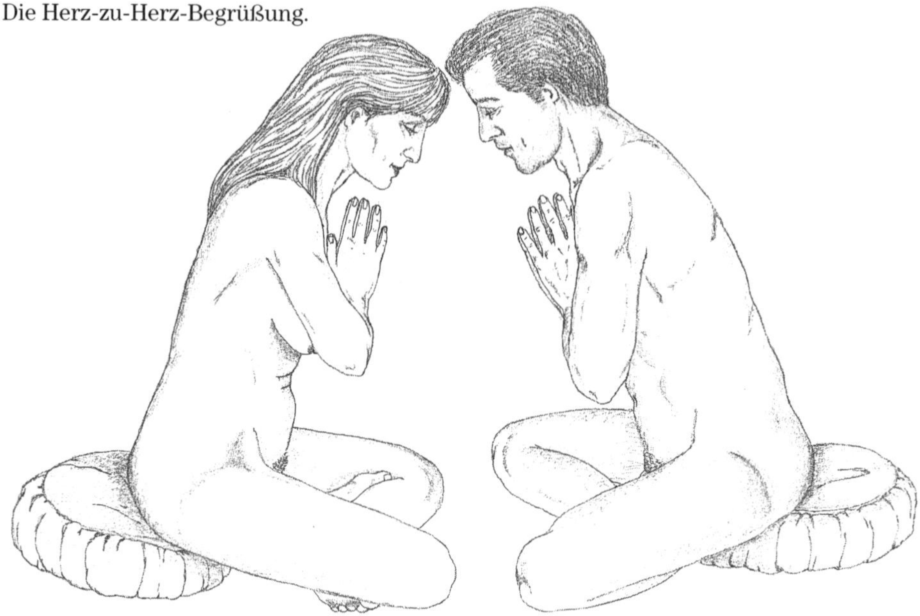

überzugehen. Sie sagen Ihrem Partner: »Ich erkenne und achte dich von ganzem Herzen.« Solche kleinen Zeremonien, durch die wir unser übliches Verhalten und unsere alltäglichen Einstellungen hinter uns lassen, sind besonders hilfreich, wenn wir nach einem geschäftigen Tag voll hektischer Aktivitäten zum Liebesspiel übergehen wollen.

Während Sie sich zu dieser tiefen Verbindung bekennen, spüren Sie vielleicht den Wunsch, jeglichen Ärger auf Ihren Partner loszulassen. Mit der Herz-zu-Herz-Begrüßung treffen Sie beide die bewußte Entscheidung, das höhere Selbst des anderen zu achten und sich auf einer Ebene zu begegnen, die alles transzendiert, was zwischen Ihnen steht.

Mit dem Herz-zu-Herz-Begrüßungsritual sollten Sie sämtliche Übungen beginnen und beenden. Sie können diese Begrüßung auch allein machen und sie an Ihr höheres Selbst richten. Sie selbst sind Ihrer Liebe und Achtung ebenso wert wie Ihr Partner.

Vorbereitung

Wählen Sie einen ruhigen Raum, wo Sie nicht abgelenkt werden können.

Nehmen Sie sich fünf bis zehn Minuten Zeit für diese Übung.

Bei der folgenden Beschreibung gehe ich davon aus, daß Sie diese Übung mit einem Partner machen. Wenn Sie aber allein üben wollen, machen Sie die Herz-zu-Herz-Begrüßung mit Hilfe eines Spiegels.

Die Übung

Diese Übung mag Ihnen einfach vorkommen, aber es ist wichtig, die Körperhaltung genau zu beachten. Sie werden feststellen, daß diese Geste, wenn sie richtig ausgeführt wird, Ihre Energie auf die angenehmste Weise in Bewegung bringt und Ihnen beiden das deutliche Gefühl schenkt, den inneren Geliebten des anderen wahrzunehmen und zu achten.

Es gibt zwei Formen der Herz-zu-Herz-Begrüßung. Wählen Sie die, mit der Sie sich am wohlsten fühlen; Sie können aber auch beide abwechselnd machen. Die erste ist eine verbale Begrüßung, während bei der zweiten der heilige Ton »Om« gesungen wird, was Ihnen hilft, ganz in Ihrem Herzen zu sein.

Setzen Sie sich Ihrem Partner gegenüber, und schauen Sie sich ein paar Minuten lang entspannt in die Augen.

Mit dem Einatmen bringen Sie jetzt die Innenflächen Ihrer gewölbten Hände vor dem Oberkörper zusammen, wobei die Daumen auf dem Brustkorb ruhen. Spüren Sie, wie diese Geste Ihnen das Gefühl verleiht, wirklich da zu sein und sich zu öffnen. Jetzt schließen Sie beide die Augen. Beim Ausatmen beugen Sie sich aus der Taille heraus langsam vor, wobei der Rücken gerade bleibt. Beugen Sie sich in einem 45 Grad Winkel nach vorne, bis Sie sich beide mit der Stirn leicht berühren. Halten Sie diesen Kontakt einen Augenblick lang, und spüren Sie die Verbindung zwischen sich. Lassen Sie sich ganz von dem Gefühl gegenseitiger Achtung und Ehrerbietung erfüllen, das Ihnen diese Geste vermittelt, und vergessen Sie all Ihre sonstigen Sorgen, während Sie Ihre Atmung und Ihre Wahrnehmung zum Herzen lenken.

Beim Einatmen richten Sie sich mit geradem Rücken wieder auf und behalten die Position Ihrer Hände weiter bei.

Jetzt setzen Sie sich gerade hin, öffnen Ihre Augen, schauen Ihren Partner an und sagen: »(Name), ich achte das höhere Selbst in dir.«

Sie können je nach Vorliebe auch andere Wendungen benutzen, die ausdrücken, daß Sie die Vollkommenheit und Liebesfähigkeit Ihres Partners anerkennen.

Wenn Sie jemanden lieben, sehen Sie ihn tatsächlich als göttliches Wesen. Nehmen Sie einmal an, daß das die Wirklichkeit ist und Ihr Geliebter Ihnen die Augen geöffnet hat. Durch die totale Hingabe und Ehrerbietung für diesen anderen Menschen, der ein Gott beziehungsweise eine Göttin ist, erkennen Sie in der totalen Verschmelzung den göttlichen Kern in ihm. Und dieser kommt sofort auf Sie zurück, und Sie entdecken Ihre eigene Göttlichkeit.

Alan Watts
Zeit zu leben

»Ich achte dich, (Name Ihres Partners), als Teil des Göttlichen.«

»Ich achte dich, (Name Ihres Partners), als Teil meiner selbst.«

Während Ihr Partner die Begrüßung erwidert, können Sie diese Geste in ihrer ganzen Bedeutung in sich aufnehmen und spüren. Halten Sie die innige Zuneigung und den Respekt in Ehren, die durch diesen Gruß übermittelt werden. Spüren Sie, wie jeder von Ihnen die Fülle des ganzen Seins umfaßt, und treffen Sie sich in diesem Funken Göttlichkeit, trotz all der Unterschiede, die zwischen Ihnen existieren mögen.

Die Alternative zu dieser gesprochenen Begrüßung besteht darin, den Ton »OOOmmm« zu singen, während Sie beide sich vorbeugen. In östlichen Traditionen gilt »Om« als Wurzel allen Klangs, als »das Summen der Existenz schlechthin«. Sie werden vielleicht feststellen, daß das Singen von »Om« Ihnen hilft, Ihre Aufmerksamkeit nach innen zu richten. Beginnen Sie mit »Om« mit weit geöffnetem Mund, und formen Sie mit Ihren Lippen ein O. Lassen Sie den Ton tief aus Ihrem Bauch kommen und langsam schwingend laut werden. Gegen Ende Ihres Ausatmens schließen Sie die Lippen für den »mmm«-Teil des Tons.

Wenn Sie sich wieder aufrichten und sich in die Augen schauen, brauchen Sie nichts zu sagen, sondern lassen die Begrüßung einfach auf sich wirken und spüren nach, wie der Ton Sie zentriert hat.

Hinweise

Vielleicht müssen Sie diese Übungen wiederholen, bevor Sie in den vollen Genuß ihrer Wirkung kommen.

Nehmen Sie sich die Zeit, um noch einmal nachzuspüren, wie die Übungen in diesem Kapitel auf Sie gewirkt haben: Haben sie Ihnen Freude gemacht? Möchten Sie sie variieren oder abändern, damit sie Ihnen besser entsprechen? Sie können die Herz-zu-Herz-Begrüßung zum Beispiel im Sitzen ausführen oder Ihre eigene Begrüßungsformel erfinden. Spielen Sie, ändern Sie ab, und kreieren Sie Neues, aber achten Sie darauf, daß Sie die Reihenfolge der Trainingsschritte einhalten.

Sich dem Vertrauen öffnen

Im Hohen Sex ist es erforderlich, daß Sie mit Ihrem Partner auf einer tiefen Ebene kommunizieren. Wenn Sie sich von Herz-zu-Herz begegnen, wird Kommunikation zur innigen Gemeinschaft, und das Liebesspiel kann Sie zur Erfahrung von Ekstase tragen. Trotzdem stellt der Versuch, diese Tiefe in einer Partnerschaft zu entwickeln, oft eine Herausforderung dar, die Ängste hervorruft. So haben wir zum Beispiel häufig genau dann am meisten Angst, unsere Gefühle zu zeigen, wenn wir unseren Liebsten am stärksten begehren. Wir denken dann: »Was, wenn ich ihm mein Herz ganz enthülle, und er weist mich zurück?«

Wenn Sie sich auf Hohen Sex tiefer einlassen, werden während der Übungen möglicherweise auch Gefühle von Unsicherheit und Verletztheit auftauchen. In gewisser Weise haben diese Praktiken die gleiche Wirkung wie Liebe: Sie öffnen sich für schöne Gefühle, aber es wird auch der Weg für alten, unausgedrückten Groll aus früheren, schwierigen sexuellen Erfahrungen frei. So können Sie beispielsweise denken, Sie seien bereit, mit einer Übung anzufangen, und müssen kurz darauf trotzdem erstaunt feststellen, daß Sie Angst haben. Solche Gefühle sind normal. Sie führen zu Fortschritten beim Durchbrechen alter Verhaltensmuster, durch die Sie sich bislang eingeschränkt haben.

Die alten Griechen nannten diese Ängste und Widerstände unsere »Dämonen«; die Tibetaner bezeichneten sie als »Monster«. Alle spirituellen Traditionen haben für diese Kräfte Namen und Mythen sowie unterschiedliche Methoden entwickelt, mit ihnen umzugehen. Aber in einem Punkt stimmen alle überein: Wenn Sie wissen, wie Sie wach und in Ihrer Mitte bleiben können, sobald die Dämonen auftauchen, können Sie sich Ihnen stellen und sie akzeptieren. Und indem Sie sich mit ihnen anfreunden, können sie sogar zu ihren Verbündeten werden, statt Feinde zu sein, und damit können Sie sie schließlich transzendieren.

Wenn die Partner offen über ihre Ängste sprechen, wird neues Vertrauen wachsen können. Der allmähliche Prozeß, sich für Vertrauen zu öffnen, läßt sich mit Worten etwa so ausdrücken: »Je mehr du mir vertraust, desto mehr fühle ich mich akzeptiert. Je mehr ich mich akzeptiert fühle, desto offener und verletzlicher kann ich mit dir sein. Je offener und verletzlicher wir miteinander sind, desto größer ist die Nähe zwischen uns. Je größer die Nähe zwischen uns ist, desto mehr kann unsere Liebe wachsen.«

Mit Vertrauen läßt sich auch die Freundschaft beschreiben, die sich zwischen zwei Partnern entwickeln kann, nachdem der erste romantische Rausch vorbei ist und sie angefangen haben, die Unterschiede zwischen sich zu sehen und sich damit auseinanderzusetzen – wenn zum Beispiel ein Partner Sex haben möchte und der andere nicht, oder wenn der eine Berührungen mag, die der andere wenig reizvoll findet. In diesem Zusammenhang bedeutet Vertrauen, daß es über diese Gegensätze hinaus eine tiefergehende Verbindung und ein weiter gefaßtes Eingehen aufeinander gibt. Sie haben das Gefühl, einen gemeinsamen Weg zu gehen, und der Austausch zwischen Ihnen lehrt Sie beide, reifer und verständnisvoller zu werden. In einer Atmosphäre gegenseitigen Vertrauens machen Sie Ihrem Partner keine Vorwürfe, wenn er Ihre Wünsche nicht erfüllt. Sie akzeptieren die Tatsache, daß Sie verschiedene Menschen sind, und können trotzdem sehen, daß Sie beide kostbare Geschenke in die Beziehung einbringen.

In einem »heiligen Raum« können Sie Ihre Ängste in einem sicheren, geschützten Rahmen zeigen, sich mit ihnen »anfreunden« und sehen, daß sie harmlos sind. Der heilige Raum ist ein Ort, wo Sie sich und Ihrem Partner die Gelegenheit geben, durchschaubar zu sein, in dem Sie zu erkennen geben, wer Sie sind, was Sie fühlen, wie Sie denken und – was vielleicht am wichtigsten ist – wie Sie für den anderen auf einer tieferen Ebene erreichbar werden.

Möglicherweise vermittelt Ihnen Ihr Schlaf- oder Wohnzimmer in seinem augenblicklichen Zustand nicht das Gefühl, ein besonderer, heiliger Ort zu sein. Vermutlich sind die Räume zu voll mit alltäglichen Dingen, um sich für das Erleben tieferer Seinsdimensionen zu eignen. Aber keine Sorge, selbst die scheinbar ungeeignetsten Räume und Plätze können im Handumdrehen in eine Zauber verbreitende Umgebung verwandelt werden.

Vielleicht haben Sie bereits selbst Erfahrungen mit einem besonderen Platz, einem Heiligtum gemacht, auch wenn Sie diesen Begriff bislang dafür nicht verwendet haben, und kennen ein kerzenbeleuchtetes, romantisches Restaurant, einen abgelegenen Strand, eine Flitterwochen-Hotelsuite oder einen anderen Platz mit besonderer Atmosphäre.

Im Hohen Sex brauchen Sie für die Begegnung mit Ihrem Partner einen besonderen Ort, der dem Liebesspiel als einer Kunst vorbehalten ist. In einer solchen Umgebung starrt Sie nicht der Fernsehbildschirm am Fußende Ihres

Bettes an, klingeln weder Telefon noch Wecker, klopfen die Kinder nicht an die Tür oder spielen wild und geräuschvoll direkt nebenan. Und Sie haben nicht das Gefühl, Sex noch schnell zwischen die letzte Fernsehsendung und das erste schläfrige Gähnen quetschen zu müssen.

Dieses Heiligtum soll Ihnen nicht nur Schutz vor der äußeren Welt bieten, sondern auch anregend zu außergewöhnlich schönen Liebesspielen beitragen. Es sollte Ihr persischer Lustgarten sein, Ihr tantrischer Tempel für sexuelle Erfüllung, Ihr japanisches Teehaus für köstlichste Genüsse. Dies ist Ihr heiliger Raum, der ekstatische Liebesspiele fördert und in dem Sie zutiefst glücklich sein werden.

Wenn Liebende sich sexuell vereinigen, ohne sich äußerlich und innerlich darauf einzustimmen, müssen sie oft feststellen, daß sie sich zwar körperlich nahekommen, emotional aber abwesend sind. Ann, eine Klientin, erzählte mir von einem Abend, an dem sie ihren Freund John zum Liebesspiel überredete. »Auch wenn ich im Kopf hatte, mit ihm zu schlafen, erkannte ich schnell, daß sich unsere sexuellen Energien nicht wirklich verbanden«, erklärte sie. »Er fühlte sich mechanisch an; unsere Körper machten die üblichen Bewegungen, aber innerlich waren wir nicht daran beteiligt.«

Da auch John das bemerkte, hörten sie einfach auf und suchten Wege, um ihre übliche Umgebung exotisch zu

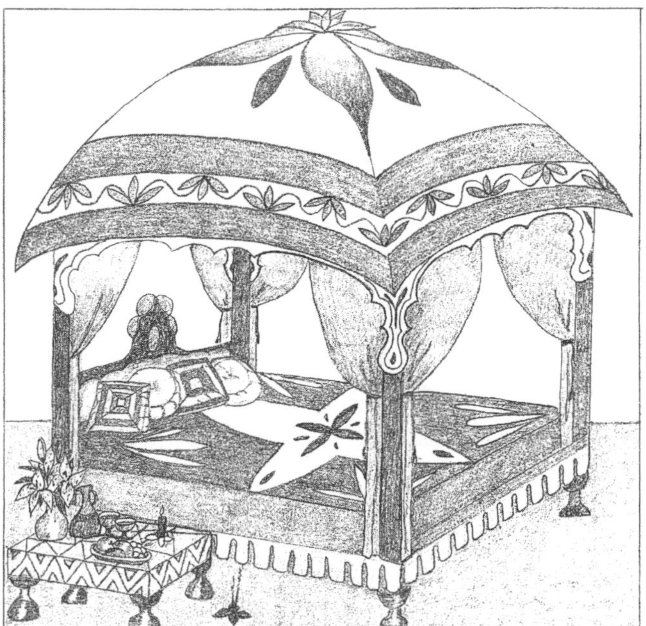

verzaubern und ihrem Ritual Glanz zu verleihen, indem sie sich gegenseitig ihre Lieblingsgegenstände als Geschenk überreichten. »Ich genieße deinen formvollendeten Geist«, verkündete John, während er Ann ein Kristallei überreichte. Ann schenkte ihm eine Flöte und sagte verführerisch: »Ich genieße es, mich wie die Flöte zu fühlen, auf der du des Nachts spielst.«

Ann erzählte mir: »Uns gefiel dieses Ritual so gut, daß wir alles andere vergaßen. Wir fuhren damit fort, bis wir vor einem Berg von Geschenken vom Christbaumschmuck bis zu alten Ansichtskarten saßen. Bald darauf begannen wir uns zu lieben. Dieses Mal nahmen wir beide von ganzem Herzen an dem Fest teil, und je länger wir feierten, desto schöner wurde es.«

Den heiligen Raum herrichten

Einigen Menschen sind Rituale unangenehm, weil sie sie mit obskuren religiösen Praktiken verbinden. Aber Rituale können feierliche Festlichkeit in unser Alltagsleben bringen. Sie reichen von der einfachen Geste des Handschlags bis zum Ehegelübde und dem Besuch des Weihnachtsmannes an Heiligabend. Mit einem Ritual verleihen Sie einem Ereignis sowie den daran teilnehmenden Menschen mit Hilfe Ihrer eigenen individuellen Gesten eine besondere Bedeutung, die das Geschehen über das Alltagsleben hinaushebt. Auf die gleiche Weise wird das gemeinsame Einrichten Ihres Heiligtums helfen, Ihr Liebesspiel in einen besonderen, heiligen Akt zu verwandeln.

Sinn und Nutzen

Wenn Ihre Sinne alle gleichzeitig angesprochen werden – durch Farben, Klang, verschiedene Materialien, Rhythmen, Formen und Gegenstände – ist das für Sie ein Anreiz, sich mit Ihrer ganzen Begeisterung und Kreativität in das Erlernen der Kunst des Hohen Sex einzubringen. Eine gewisse Ritualisierung am Beginn Ihrer Liebesbegegnung hilft Ihnen dabei. Sie sollten alle weiteren Übungen aus diesem Buch in Ihrem heiligen Raum machen.

Vorbereitungen

Suchen Sie ein Zimmer oder einen Platz aus, den Sie in Ihren heiligen Raum verwandeln wollen. Machen Sie gründlich sauber, und entfernen Sie überflüssige Möbel und Sachen. Der Raum für das Heiligtum sollte möglichst leer sein, damit Sie sich darin frei bewegen können.

Bei dieser und der folgenden Übung gehe ich davon aus, daß Sie einen Platz von ungefähr acht Quadratmetern zur Verfügung haben. Sie brauchen ihn später auch für Tanz- und Dehnübungen. Sollten Sie aber keinen Platz von dieser Größe haben, können Sie die Übungen und Rituale auch dem Schnitt Ihres Raumes anpassen.

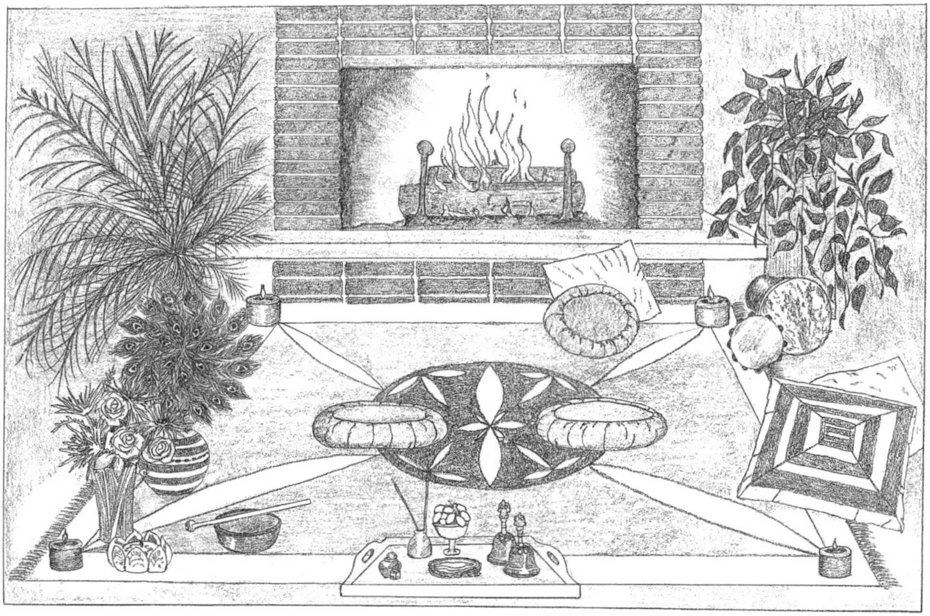

Richten Sie sich für den Hohen Sex einen heiligen Raum her.

Wissen Sie noch, wie Sie sich als Kind in Ihrem Elternhaus besondere Plätze eingerichtet und ihnen mit den simpelsten Dingen eine magische Bedeutung verliehen haben? Diese Magie können Sie auch heute noch hervorzaubern. Versetzen Sie sich in dieses Kind, und erleben Sie, wie Sie mit Hilfe Ihrer Vorstellungskraft einen ganz gewöhnlichen Platz in einen phantastischen und besonderen Ort verwandeln können.

Sie können Blumen und Kerzen aufstellen, Glöckchen, Räucherwerk und Ihr Lieblingskunstwerk wie ein schönes Gemälde, eine reizvolle Skulptur, ein Poster oder ein ganz persönliches Erinnerungsstück. Einige meiner Workshopteilnehmer schaffen sich gerne besondere »Kraftobjekte« an – einen Zauberstab, einen Bergkristall, ein tibetanisches *Vajra Dorje*, das Donnerkeilsymbol, die Friedenspfeife eines indianischen Medizinmannes oder anderes –, von denen Sie das Gefühl haben, daß sie Energie verstärken und übertragen können. Solche Gegenstände haben bei den traditionellen heiligen Ritualen der verschiedensten Kulturen eine wichtige Rolle gespielt. So können zum Beispiel Kerzen für die Reinheit des Geistes stehen, Glöckchen für die Klarheit des Denkens, ein bestimmter Stein für das Erden Ihrer Energie, Federn für die Leichtigkeit des Seins oder Kristalle für die eigenen inneren Kräfte. Wenn Sie während eines Rituals diese Gegenstände anblikken oder sie in die Hand nehmen, kann das Ihr Selbstvertrauen stärken.

Ihr heiliger Raum gewinnt hoch an Ausstrahlung, wenn Sie sich schön kleiden. Ziehen Sie sich vor dem Ritual, nachdem Sie geduscht haben, besonders die Sinne ansprechende Kleider an. Locker sitzende Kleidungsstücke, die Ihren Körper nur leicht bedecken, eignen sich dafür am besten. Seidenkimonos und Kleidung aus Samt sind wunderbar schmeichelnd für die Haut. Ein besonderes Make-up und eine ausgefallene Kopfbedeckung können den erotischen Reiz noch erhöhen.

Die Beleuchtung sollte sanft und indirekt sein. Kerzen in schönen Haltern zaubern eine geheimnisvolle Atmosphäre. Sie können das Licht auch leicht dämpfen, indem Sie einen bunten Schal über den Lampenschirm drapieren.

Überlegen Sie sich, welche Klänge Ihnen ein angenehmes Gefühl von Klarheit und Entspannung vermitteln, vielleicht Glöckchen, ein Glockenspiel oder eine tibetanische Klangschale. Diese können Sie in der flachen, ausgestreckten Hand halten, während Sie den Rand mit einem hölzernen Klöppel anschlagen. Damit erzeugen Sie einen klaren Klang, der in unzähligen feinen Echos und Harmonien weiterschwingt und ganz langsam verebbt. Diese Tempelklänge besitzen die mysteriöse, aber unbezweifelbare Fähigkeit, unseren Verstand zu heilen. Beim Lauschen dieser Klänge wird Ihr Verstand klar, und lästige Gedanken verfliegen. Sie kommen mehr in Ihre Mitte und wer-

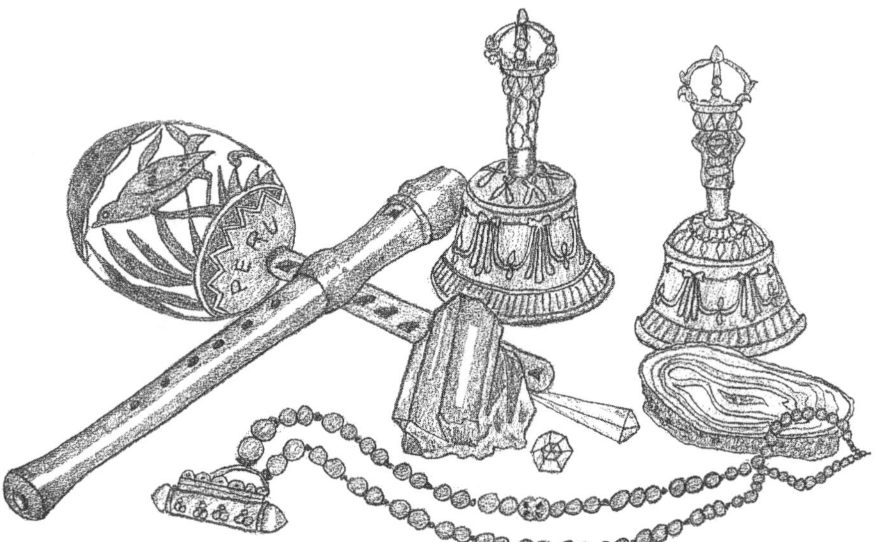

Musikinstrumente und kraftspendende Gegenstände.

den friedlicher. Sie können auch eine Trommel, ein Tamburin, einen Triangel oder einen Gong mit einem angenehmen Klang verwenden. Musik auf Kassetten, wie sie im Anhang empfohlen wird, reicht auch, aber Sie sind lebhafter dabei, wenn Sie mit Händeklatschen, Singen, Trällern oder Trommeln Ihre eigene Musik machen.

Düfte von bestimmten Pflanzen, die mit Hilfe von Aromalampen oder Zerstäubern verbreitet werden, können wohltuend zur Schaffung der richtigen Atmosphäre beitragen. Die »Aromatherapie« bewirkt, daß durch die Verdunstung reiner Pflanzenessenzen das Nervensystem beruhigt, die Nebenhöhlen gereinigt, erotische Gefühle intensiviert, die geistige Klarheit gefördert und der Körper angeregt werden. Für aromatische Düfte benötigen Sie nicht mehr als einen wassergefüllten Pflanzenzerstäuber, in den Sie einige Tropfen Ihrer Lieblingsessenz wie Pfefferminzöl, Eukalyptus, Zitrone oder Ylang-Ylang geben.

Für diese Übung habe ich Gesten und Bewegungsabläufe aus Ritualen anderer Kulturen miteinander verwoben, die eine heilige Atmosphäre schaffen. Vielleicht kommt Ihnen das alles zunächst peinlich, fremd oder sogar kindisch vor.

Auf solche Vorhaltungen antworte ich in Seminaren meistens: »Wären Sie denn hier, wenn Sie nicht bereit wären, über das, was Sie schon kennen, hinauszugehen? Dieses Ritual bietet Ihnen die Gelegenheit, etwas Neues auszuprobieren. Wenn Sie diese kleine Hürde nehmen, werden Sie sehen, daß Sie damit mehr Humor, Offenheit und Mut gewinnen, auf dem Weg zum Hohen Sex weiter vorzudringen.«

Ich habe Rituale in Gruppen mit Hunderten von Menschen und auch allein mit meinem Liebsten durchgeführt, und immer haben wir damit die schönsten Situationen geschaffen und das freudige Gefühl gehabt, mit jemandem ein köstliches Geheimnis zu teilen.

Nehmen Sie sich für die folgende Übung fünfundvierzig Minuten Zeit.

Sie können das Ritual allein oder mit einem Partner machen. Wenn Sie es allein machen, sollten Sie sich noch einmal daran erinnern, daß Sie sich damit selbst Lust schenken und Ihr Gefühl für Ihr eigenes inneres Potential, für Ihren inneren Geliebten stärken wollen. Mit einem Partner zusammen machen Sie jeden Schritt gemeinsam.

Die Übung

Machen Sie alles langsam, bewußt und meditativ, so als würden Sie eine schamanische Zeremonie leiten.

Stellen Sie sich an den Rand des Platzes, der zu Ihrem heiligen Raum werden soll, mit dem Gesicht zur Mitte. Drehen Sie sich zusammen mit Ihrem Partner nach links, und ziehen Sie drei Kreise, indem Sie gegen den Uhrzeigersinn um den Raum herumgehen. Das schließt an das Vorgehen uralter Riten an, bei denen die Teilnehmer sich gegen den Uhrzeigersinn bewegen, um Plätze energetisch aufzuladen und negative Kräfte zu transformieren.

Stellen Sie sich beim Gehen vor, daß Sie negative Energien aus dem Raum scheuchen. Singen oder murmeln Sie folgende Affirmation: »Mögen negative Energien wie Sorge, Angst, Ärger, Gier und Ungeduld diesen Raum verlassen. Sollten sie zurückkommen, dann nur, um verwandelt zu werden.« Fügen Sie nach Belieben weitere Sätze in der Art hinzu: »Ich schicke jetzt (das Gefühl oder die Haltung Ihrer Wahl) aus diesem Raum.« Betonen Sie Ihre Affirmation, indem Sie nach jedem Satz trommeln oder das Tamburin schlagen.

Nachdem Sie die drei Kreise beendet haben, bleiben Sie mit dem Gesicht zu dem besonderen Platz stehen, den Sie geschaffen haben, und atmen einige Male tief ein.

Dann drehen Sie sich nach rechts und ziehen drei weitere Kreise, indem Sie im Uhrzeigersinn um den Platz gehen. Damit folgen Sie der Sonnenbewegung am Himmel, und in alten Zeiten war dieses Kreisen dazu gedacht, die Kraft der Sonne und der Naturelemente in den Kreis zu ziehen, ihn energetisch aufzuladen und den Ort zu segnen.

Jedes Ritual ist eine Gelegenheit zur Transformation. Um das Ritual durchzuführen, mußt du bereit sein, dich in irgendeiner Weise transformieren zu lassen. Diese innere Bereitschaft verleiht dem Ritual Leben und Macht.

Starhawk

Stellen Sie sich beim Gehen vor, daß durch Ihr Herz heilende Energie und Liebe in den Raum fließen. Singen oder sprechen Sie folgende Affirmation: »Möge die Liebe meines Herzens diesen Raum jetzt erfüllen und uns schützen.«

Am Ende bleiben Sie wieder mit Blick zur Kreismitte stehen. Fassen Sie sich nach ein paar tiefen Atemzügen an den Händen, und treten Sie gemeinsam in den Kreis. Öffnen Sie Ihre Sinne und Ihren Geist für neue Möglichkeiten und Erfahrungen in dieser Umgebung. Lassen Sie kritische Gedanken und Urteile beiseite. Sie befinden sich in Ihrem heiligen Raum. Erklären Sie sich bereit, sich an ihm zu erfreuen und für die Übungssitzungen hierher zurückzukehren.

Suchen Sie sich als nächstes mit Ihrem Partner zusammen einen Platz aus, wo Sie bequem liegen oder sitzen können. Dies wird die Grundlage für Ihre Forschungsreise zum Hohen Sex sein. Es kann aus einem Bett, einer Matratze, einem Stück Schaumstoff oder einem kleinen Teppich am Boden bestehen. Legen Sie auf diesen Platz ein schönes Laken oder eine schöne Decke, und rahmen Sie ihn mit Pflanzen, Blumen und Kerzen ein.

Stellen Sie vier Kerzen um das Bett oder die Decke auf, eine für jede der vier Himmelsrichtungen. Dabei verbeugen Sie sich in jede Richtung, um die Inspiration und den Schutz durch die vier Naturelemente einzuladen, die diese Richtungen repräsentieren:

Der Norden steht für das Element Luft – für Wissen und Intelligenz. Ihre Einladung kann lauten: »Ich rufe die Kräfte des Nordens, die mächtigen Winde der Veränderung und Umwandlung. Mögen sie uns Intelligenz und Urteilskraft bringen.«

Der Süden steht für das Element Wasser – für Fließen, Vertrauen, Unschuld. Versuchen Sie es mit folgender Einladung: »Ich rufe die Kräfte des Südens, der heilenden Wasser der Tiefe. Mögen sie unsere Herzen reinigen und unsere Emotionen voll Unschuld und Vertrauen fließen lassen.«

Der Westen repräsentiert das Element Erde – Erdung, Gleichgewicht, Stärke und Selbstbeobachtung. Ihre Einladung kann sich an folgendes Beispiel anlehnen: »Ich rufe die Kräfte des Westens, die transformierenden Mächte der Erde, die alles zum Wachsen bringen. Mögen sie uns Erneuerung, Gesundheit und kreative Anregungen bringen.«

Der Osten steht für das Element Feuer – für Erleuchtung, Leidenschaft, Klarheit, Schönheit und Offenbarung. Sagen Sie zum Beispiel: »Ich rufe die Kräfte des Ostens, die reinigenden Feuer der Erleuchtung. Mögen sie uns helfen, unseren Geist zum Leuchten zu bringen, auf daß er uns Weisheit und Einsicht schenkt.«

Durch diese Einladungen bekennen Sie sich im Einklang mit der tantrischen Sichtweise dazu, mit den vier Urkräften des Universums – Wasser, Erde, Luft und Feuer – verbunden zu sein, aus denen auch Ihr Körper besteht.

Nehmen Sie sich noch einen Augenblick Zeit, um sich an der zarten Stimmung zu erfreuen, die Sie geschaffen haben: Pflanzen und Blumen, weiches Licht, Duftnebel in der Luft und besänftigende Klänge.

Beenden Sie die Zeremonie mit der Herz-zu-Herz-Begrüßung.

Hinweise

Ab jetzt werde ich Sie vor jeder Übung bitten, Ihren heiligen Raum vorzubereiten. Das heißt nicht, daß Sie jedes Mal das ganze Ritual zur Weihung des Raumes wiederholen müssen. Es wird Ihnen aber zugute kommen, wenn Sie zumindest mit einem kürzeren Ritual eine deutliche Grenze zu Ihrem Alltagsleben ziehen.

Die Verschmelzungsumarmung

Nachdem Sie Ihren heiligen Raum eingerichtet haben, sind Sie jetzt bereit, ihn in Gebrauch zu nehmen. Was wäre ein besserer Anfang als eine lange, innige Umarmung?

Sinn und Nutzen

Auch wenn Umarmungen für Sie leicht und selbstverständlich sein mögen, habe ich doch festgestellt, daß viele

Menschen dabei befangen sind. Im Arm gehalten zu werden ist eine so einfache, tiefe, ersehnte Erfahrung, die trotzdem anfangs Scheu und manchmal auch stärkere emotionale Reaktionen hervorrufen kann.

Umarmungen sind wichtig für uns, liebevolle Umarmungen haben sogar eine therapeutische Wirkung. Sie können uns das Gefühl wiedergeben, zärtlich geliebt und beschützt zu werden – diese ursprüngliche, wortlose Sicherheit und das Wohlbehagen, das wir als Kinder unschuldig gefordert haben, uns als Erwachsene aber selten zu erleben gestatten. Statt dessen umgeben wir uns oft mit Schutzwällen und Widerständen, die uns davor bewahren sollen, zu intensiv zu fühlen. Je tiefer wir uns auf die Übungen und den Hohen Sex einlassen, desto deutlicher können solche Widerstände hervortreten.

Vorbereitungen

Wenn ich Menschen mit dem Umarmen vertraut mache, sagen sie oft, daß sie in diesen Augenblicken körperlicher Nähe mehr über einander erfahren, als durch tagelangen verbalen Austausch. Einige typische Reaktionen auf diese Übung sind:

»Ich habe mich gefühlt, als ob du mich einfach grabschen wolltest. Mir war das zu heftig.«

»Du warst ganz sanft und offen. Ich hatte das Gefühl, daß ich dir vertrauen kann.«

»Du hast dich so angespannt angefühlt, da konnte ich mich auch nicht entspannen.«

»Du hast mich wie eine zarte Wolke eingehüllt, und ich bin einfach dahingeschmolzen.«

Seien Sie bei dieser Übung einfach offen für alles, was passieren kann, und seien Sie auch darauf vorbereitet, Ihrem Partner ehrlich mitzuteilen, was Sie empfunden haben.

Nehmen Sie sich fünfzehn Minuten Zeit für diese Übung.

Machen Sie diese Übung mit Ihrem Partner zusammen.

Die Übung

Fangen Sie damit an, sich anzuschauen, welche Gefühle bei Ihnen während einer Umarmung hochkommen, indem Sie aufeinander zugehen und sich umarmen. Versuchen Sie dabei ganz natürlich zu sein und nichts Besonderes daraus zu machen. Umarmen Sie sich drei Minuten lang. Das kann Ihnen lange vorkommen, weil wir uns normalerweise ebenso flüchtig umarmen, wie wir uns die Hand geben, aber Sie werden dadurch Zeit haben, Ihre Reaktionen genau zu erforschen.

Lösen Sie sich dann vorsichtig voneinander, schließen Sie Ihre Augen, und fühlen Sie nach, wie Sie die Umarmung empfunden haben. Achten Sie darauf, ob Widerstände auftauchen.

Diese Widerstände können ein Zeichen für Grenzen sein, die Sie sich bewußt oder unbewußt gesetzt haben.

Waren Sie zurückhaltend oder nervös? Sind irgendwelche Körperteile verkrampft geblieben? Haben Sie zeitweise den Atem angehalten? Wenn ja, warum? War das Ausdruck einer Angst vor Nähe, die Sie sich vielleicht etwas genauer anschauen möchten?

Und wie ging es Ihnen mit Ihrem Partner? Überprüfen Sie jetzt auch, wie Sie sich mit ihm gefühlt haben.

Setzen Sie sich dann einander gegenüber.

Partner A beginnt ehrlich mitzuteilen, was er selbst gefühlt und wie er Partner B empfunden hat. Partner B ist empfänglich und hört aufmerksam zu.

Wenn Partner A fertig ist, erzählt Partner B, wie er die Umarmung empfunden hat.

Bei einigen Paaren sieht man anfangs oft die – so nenne ich sie – »Donald-Duck-Umarmung«. Sie kommen wie zwei Cartoon-Enten zusammen, bei denen sich nur die Oberkörper treffen, während die Unterleiber voneinander wegstreben. Dieser Austausch vermittelt das Gefühl: »Gut, sind wir freundlich miteinander, aber wir sollten uns nicht zu nahe kommen.«

Im Hohen Sex wünschen wir uns eine innige Umarmung, an der der ganze Körper beteiligt ist und die aus vollem Herzen kommt. Diese Umarmung nenne ich Verschmelzungsumarmung. Dabei gehen Sie wie folgt vor:

Sie stehen sich gegenüber und nutzen dabei den ganzen Raum für Ihren Abstand. Beginnen Sie mit einer Herz-zu-Herz-Begrüßung im Stehen.

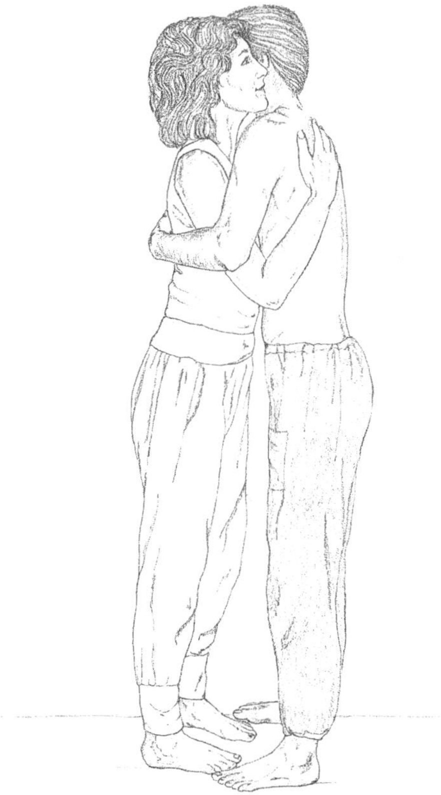

Die Donald-Duck-Umarmung.

Dann gehen Sie langsam aufeinander zu, behalten dabei Augenkontakt und bleiben so entspannt wie möglich. Atmen Sie tief und voll, aber ohne jede Anstrengung. Wenn Sie direkt voreinander stehen, breiten Sie Ihre Arme in einer Geste des Willkommens aus, bei der sich auch Ihre Hände für den anderen öffnen.

Beim Berühren schmiegen Sie sich mit dem Brustkorb aneinander und legen langsam die Arme umeinander. Lassen Sie Ihre Hände spüren, daß Sie

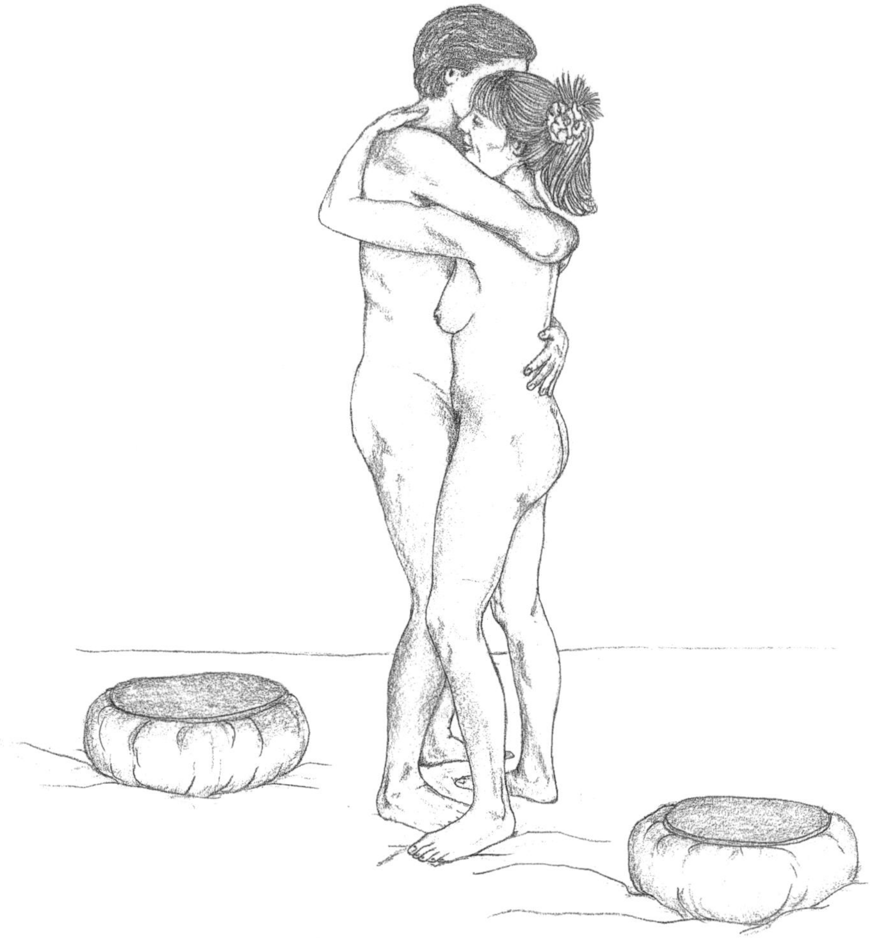

Die Verschmelzungsumarmung.

wirklich Fleisch, Knochen und Muskeln halten, ohne Druck auszuüben. Das Ziel besteht nicht darin, sich fest zu drücken – Liebe läßt sich nicht in ausgeübtem Druckgewicht pro Quadratzentimeter messen –, sondern sich mit dem ganzen Körper zu umarmen.

Lassen Sie Ihr Becken los, damit es sich vorwärtsbewegen und das Becken Ihres Partners berühren kann. Schmiegen Sie sich auch mit den Oberschenkeln und den Bäuchen aneinander. Lassen Sie Ihre Knie leicht gebeugt, um damit Ihr Gleichgewichtsempfinden und Ihre Erdung zu festigen. Entspannen Sie sich am ganzen Körper immer mehr, um miteinander verschmelzen und sich vertrauensvoll in eine Umarmung fallen lassen zu können, in der Sie sich so sicher und gelöst fühlen wie als Kind im Arm Ihrer Mutter.

Beginnen Sie nach ein, zwei Minuten auf den Atemrhythmus Ihres Partners zu achten. Stimmen Sie Ihre eigene Atmung harmonisch darauf ein, so daß Sie gemeinsam sanft ein- und ausatmen. Wenn sich Ihre Atmung leicht und harmonisch im selben Rhythmus vollzieht, fahren Sie ein paar Minuten damit fort; andernfalls können Sie warten, bis Sie etwas mehr Erfahrung haben und sich das gemeinsame Atmen natürlich ergibt. Sie müssen sich nicht anstrengen. Bei dieser Übung geht es darum, sich anzunehmen und zu empfangen, sich zu genießen und ineinander zu tauchen. Daher kommt die Bezeichnung Verschmelzungsumarmung.

Beenden Sie die Übung mit der Herz-zu-Herz-Begrüßung.

Hinweise

Vielleicht finden Sie Anweisungen für das Umarmen überflüssig, aber nachdem Sie die Verschmelzungsumarmung mehrmals praktiziert haben, werden Sie entdecken, daß auch diese simple Handlung im Hohen Sex in eine Kunst verwandelt werden kann. Nach und nach werden Sie feststellen, wie dabei zwischen Ihnen und Ihrem Partner eine wundervolle Energie fließt. Die Grenzen zwischen Ihnen beiden scheinen sich aufzulösen, und Sie verwandeln sich in ein einziges, vibrierendes Energiefeld.

Wenn Sie allein sind, können Sie die gleichen Gefühle wie bei der Verschmelzungsumarmung hervorrufen, indem Sie sich auf einem weichen Teppich vor einem Kaminfeuer oder in Ihrem Bett zusammenrollen oder sich auf andere Weise ein warmes, kuscheliges und wohltuendes Gefühl verschaffen.

Widerstände überwinden

An diesem Punkt mögen Sie denken: Ein heiliger Raum, eine Verschmelzungsumarmung und die Verheißung sexueller Ekstase – das klingt ja alles großartig. Aber wie soll ich dahin kommen, so, wie ich jetzt bin? Was ist mit all meinen Ängsten, Zweifeln mit meiner Scheu und meinem Zögern? Und was ist mit der Skepsis meines Partners?

Wir neigen zu der Annahme, daß wir gegen unsere sogenannten »negativen« Emotionen wenig tun können, weil wir glauben, daß Gefühle kommen und gehen, wie es ihnen gefällt, und es nicht in unserer Macht steht, sie zu beeinflussen. In der Hoffnung, sie mögen verschwinden, verstecken wir Gefühle, die wir ablehnen oder die wir verleugnen möchten, und zeigen nur die, die als akzeptabel gelten. Im Hohen Sex ist es jedoch wichtig, daß wir uns unsere Ängste, Projektionen und Phantasien eingestehen und sie unserem Partner mitteilen.

Sie haben bereits damit begonnen, die Bedingungen für Nähe herzustellen. Jetzt ist es an der Zeit, nach innen zu schauen und zu sehen, ob Sie unausgesprochene Ängste und Vorbehalte haben, die Sie daran hindern, sich in Gegenwart Ihres Partners sicher und entspannt zu fühlen. Nachdem Sie jetzt in der Verschmelzungsumarmung die Herzensverbindung gespürt haben, ist der Zeitpunkt gekommen, auf einer tieferen Ebene darüber offen miteinander zu sprechen. Wenn Sie Ihre negativen Gefühle verstecken, verstärken Sie sie, aber durch das Mitteilen in einer aufrichtigen und vertrauensvollen Atmosphäre verlieren diese ihre Macht.

Sexuelle Ekstase ist nicht damit vereinbar, daß Sie Ihre Gefühle verstekken, weil die Verheimlichung eine Spaltung in Ihnen erzeugt, und das wiederum hindert Sie daran, sich dem Liebesspiel von ganzem Herzen hinzugeben. Das letzte Ziel im Hohen Sex besteht aber gerade darin, sich auf Erfahrungen so tief wie möglich einzulassen.

Ich arbeite oft mit Paaren, die nicht verstehen, warum die sexuelle Anziehungskraft zwischen ihnen verschwunden ist, obwohl sie sich noch lieben. Nach ein paar Sitzungen wird deutlich, daß sie im Laufe der Zeit Groll aufgestaut haben. Wenn die Partner dann zusammenkommen, fühlen sie sich emotional verkrampft und folglich auch von ihren sexuellen Gefühlen abgeschnitten. Sie haben Angst, den anderen zu verletzen oder der Beziehung zu schaden, wenn sie ihre Gefühle ehrlich mitteilen.

Im Rahmen des Hohen Sex fallen viele unserer negativen Emotionen unter die Kategorie »sexuelle Ängste«. Solche Ängste beruhen auf allen möglichen falschen Vorstellungen davon, was es heißt, das Liebesspiel intensiver zu erleben oder uns zu öffnen und zu äußern, was wirklich in uns vorgeht. Angst kann zu der Sorge führen, verletzt zu werden, lächerlich zu erscheinen oder unseren Partner zu enttäuschen.

Einige führt Sex zur Heiligkeit; für andere ist er der Weg in die Hölle ... es kommt ganz auf den persönlichen Standpunkt an.

Henry Miller
Die Welt des Sexus

Von diesen Konditionierungen können Sie sich am leichtesten dadurch befreien, daß Sie Ihre sexuellen Ängste herausfinden und äußern.

Sinn und Nutzen

Diese Übung hilft Ihnen, negative Einstellungen zu erkennen und loszulassen, Ihre sexuelle Energie freizusetzen und Vertrauen und Intimität in Ihrer Partnerschaft zu vertiefen. Sie ist eine einfache Kommunikationsübung, die aus drei Teilen besteht: sexuelle Ängste äußern, sexuelle Phantasien mitteilen und eine sexuelle Gipfelerfahrung beschreiben.

Auch wenn Sie die drei Übungsfolgen einzeln machen können, empfehle ich Ihnen, sie alle in einer Sitzung zu machen. Sie ergänzen sich gegenseitig, und nach meiner Erfahrung schlägt die Stimmung mit jeder Folge stärker von Angst in Freude um.

Vorbereitungen

Bereiten Sie den heiligen Raum vor, und betreten Sie ihn.

Nehmen Sie sich für jede Folge dieser dreiteiligen Übung fünfzehn bis zwanzig Minuten Zeit.

Da dies eine verbale Übung ist, sollten Sie auf Musik und andere Ablenkungen verzichten. Wenn Sie zuhören, sollten Sie Ihren Partner beim Sprechen auf keinen Fall unterbrechen, es sei denn, Sie verstehen nicht, was er sagt. Dann können Sie ihn bitten, sich deutlicher auszudrücken.

Wenn Sie diese Übung allein machen, können Sie einen Kassettenrecorder benutzen, um sich Ihre Antworten noch einmal anzuhören oder sie in Ihr Tagebuch zu schreiben.

Legen Sie fest, wer Partner A und wer Partner B ist.

Die Übung

Beginnen Sie mit einer Herz-zu-Herz-Begrüßung und einer Verschmelzungsumarmung. Wenn Sie alleine sind, machen Sie die Herz-zu-Herz-Begrüßung für sich selbst.

Überlegen Sie sich, inwieweit Sie bereit sind, über sexuelle Ängste mit Ihrem Partner zu sprechen. Hier einige häufige Ängste meiner männlichen Seminarteilnehmer: »Ich bin zu klein.« »Ich mache es nicht so, wie sie es gerne hat.« »Ich komme zu schnell.« »Wenn ich ihr meine Phantasien erzähle, lehnt sie mich ab.«

Typische weibliche Ängste sind: »Er findet mich körperlich nicht attraktiv.« »Er wird mich nicht so anfassen, wie ich es gerne mag.« »Ich werde keinen Orgasmus bekommen.«

Setzen Sie sich bequem einander gegenüber, ohne sich zu berühren. Behalten Sie während der ganzen Übung Augenkontakt.

Partner B bittet Partner A freundlich: »Sage mir, wovor du beim Sex Angst hast!«

Partner A hat fünf Minuten Zeit, diese Frage zu beantworten; Partner B achtet darauf, daß die Zeit eingehalten wird. Schauen Sie, ob Sie die Angst mit ein, zwei Sätzen beschreiben können. Erzählen Sie dann ein kurzes, jüngst vergangenes Erlebnis als Beispiel dafür.

So könnte Partner A, eine Frau, zum Beispiel sagen: »Am meisten habe ich Angst davor, mich in deiner Gegenwart selbst zu befriedigen. Ich nehme an, das ist ein alter Glaubenssatz von mir, daß ich denke, wenn ich mit jemandem zusammen bin, darf ich sexuelle Lust nur beim Koitus erleben. Wenn ich mich selbst lustvoll berühre, könntest du ja denken, du seist nicht gut genug.«

Dann könnte A dazu übergehen, folgende Geschichte zu erzählen: »Als wir vor zwei Tagen zusammen geschlafen haben, hatte ich das Gefühl, daß du etwas zu früh in mich eingedrungen bist. Meine Klitoris war total erregt, und ich habe mir sehr gewünscht, daß sie gestreichelt würde. Im Grunde hätte ich das am liebsten selbst getan. Ich habe mir auch vorgestellt, es in deiner Gegenwart zu tun, aber das habe ich mich noch bei niemandem getraut. Es macht mir zuviel Angst.«

Partner B schenkt A seine volle Aufmerksamkeit und hört zu, ohne zu unterbrechen. Unterstützen Sie sich durch tiefes, langsames und bewußtes Atmen dabei, in Ihrer Mitte zu bleiben. Die Beobachtung Ihres Atems hilft Ihnen, neutraler Zeuge dessen zu sein, was Ihr Partner erzählt, statt sich davon persönlich betroffen zu fühlen. Sollten Sie sich kritisiert fühlen – und das wird wahrscheinlich auch dann der Fall sein, wenn kein einziges kritisches Wort an Sie gerichtet wird –, dann widerstehen Sie der Versuchung, sich zu »wehren« oder zu verteidigen. Vielleicht sehen Sie die Dinge völlig anders, aber der Zweck dieser Übung besteht nicht darin zu entscheiden, was richtig oder falsch ist, sondern Ihrem Partner zu helfen, Ängste aufzulösen, die die sexuelle Ekstase blockieren. Sie sind eine schweigende Hilfe. Ihr stilles und anteilnehmendes Beobachten ist heilsam für Partner A, der seine Ängste mutig offenlegt.

Wenn Partner A zu sprechen aufhört, bevor die Zeit abgelaufen ist, kann Partner B helfen, indem er fragt: »Sage mir, wovor du noch Angst beim Sex hast!« Dann kann Partner A vielleicht über eine weitere Angst sprechen.

Spätestens nach sieben Minuten sollte Partner A zu sprechen aufhören. Schließen Sie Ihre Augen, und atmen Sie tief. Jetzt fragt Partner B Partner A: »Bist du bereit, die Grenzen zu überschreiten, die du dir selbst gesetzt hast?«

Antwortet Partner A mit ja, dann nimmt er sich jetzt die Zeit, sich eine positive, wohltuende Umgebung bildhaft vorzustellen, in der sich sein Liebesspiel ohne die dargestellten Ängsten frei entfalten kann. In dieser Phantasie fühlen Sie sich erfüllt. Sie bekommen, was Sie brauchen, und alles entwickelt sich auf lustvolle und liebevolle Weise. Lautet die Antwort nein, sollten Sie das Nein auch aussprechen und zugeben, daß Sie weiterhin Grenzen brauchen, um sich zu schützen. Die bloße Tatsache, daß Sie sich diese Grenzen eingestehen, ist der erste Schritt zu ihrer Überwindung. Entspannen Sie sich mit dem Verständnis, daß Sie diese Übung vielleicht mehrmals machen müssen, bevor Sie weitergehen können.

Dann tauschen Sie die Rollen. Partner A bittet Partner B: »Sage mir, wovor du beim Sex am meisten Angst hast!«

Partner B antwortet nach der gleichen Struktur. Zuerst beschreibt er die Angst, dann gibt er ein Beispiel, und schließlich erzählt er Partner A, ob er bereit ist, das einschränkende Verhaltensmuster umzuwandeln.

Während Partner B spricht, widersteht er ebenfalls jeder Versuchung, auf das zu »antworten«, was Partner A gesagt hat. Bei dieser Übung geht es nicht um Reaktionen auf die Gefühle Ihres Partners oder um Rechtfertigungen. Konzentrieren Sie sich auf Ihre eigene Realität, auf Ihre eigenen Ängste, ob sie denen Ihres Partners nun ähneln oder nicht. Während Partner B spricht, achtet Partner A wieder darauf, daß die Zeit eingehalten wird.

Nach sieben Minuten hören Sie auf. Es kommt nicht auf einen erschöpfenden Katalog Ihrer sämtlichen Ängste an, sondern auf die Erfahrung, Ihrem Partner eine oder zwei Ängste mitzuteilen. Beenden Sie die Übung mit einer Herz-zu-Herz-Begrüßung und einer Verschmelzungsumarmung

Sexuelle Phantasien mitteilen

Jetzt gehen Sie zum nächsten Teil dieser Übung über, in dem Sie eine sexuelle Phantasie beschreiben. Überlegen Sie sich eine Phantasie, die Sie bereit sind, Ihrem Partner mitzuteilen.

Wenn ich dies die Teilnehmer in meinen Seminaren bitte, höre ich oft nervöses Gelächter und den Vorschlag, diese Übung zu verschieben. Viele Menschen schämen sich dieser Phantasien, vor allem wenn sie sie in Verbindung mit Sex haben. Vielen Frauen wurde als kleines Mädchen gesagt, sie sollten an »solche Dinge« gar nicht denken. Und Partner fühlen sich oft durch die sexuellen Phantasien des anderen bedroht, weil sie denken: »Warum braucht er denn Phantasien, wo ich doch für ihn da bin? Bin ich ihm nicht genug?«

Tantra hat dazu eine völlig andere Einstellung, die alles akzeptiert, was wir sind – einschließlich der Gedanken und Gefühle, die wir normalerweise unterdrücken oder geheimhalten. Diese Sicht ermöglicht Ihnen die Entdekkung, daß das Mitteilen sexueller Phantasien heilsam ist und sogar Spaß machen kann, weil Ihr Sexleben dadurch aufregender wird.

Dieses Mitteilen heißt nicht, daß Sie die Phantasien auch ausagieren müssen. So, wie Sie über diese Vorstellungen nachgedacht haben, ohne sich laut zu äußern, können Sie darüber auch sprechen, ohne sie in die Tat umsetzen zu müssen. Sie können völlig frei darüber verfügen. Aber unterstützen Sie sich gegenseitig, und haben Sie keine Angst, ins Detail zu gehen, wenn Sie an der Reihe sind. Gerade das Mitteilen unserer sonderbarsten und freizügigsten Phantasien und Träume schenkt uns oft ein Gefühl von großer Erleichterung. Außerdem gibt es uns manch-

---

Phantasie kann die Poesie der Sexualität sein …

Sheila Kitzinger
Sexualität im Leben einer Frau

---

mal auch die Möglichkeit, unserem Partner indirekt zu sagen, wie wir gern geliebt werden möchten.

Einige Menschen haben keine sexuellen Träume oder Phantasien. Wenn sie sich sexuell auf jemanden einlassen, erleben sie so intensive Körperempfindungen, daß sie sich ganz in die Gefühle, das Atmen und die Berührungen verlieren. Ihr Denken oder ihre Vorstellungskraft ist visuell nicht beteiligt. Sollte das bei Ihrem Partner der Fall sein, dann fordern Sie ihn auf, diese Empfindungen zu beschreiben.

Beginnen Sie mit der Herz-zu-Herz-Begrüßung und der Verschmelzungsumarmung.

Sie sitzen sich bequem gegenüber, ohne sich zu berühren, und halten Augenkontakt.

Dieses Mal kann Partner A als erster zu Partner B sagen: »Erzähle mir einen sexuellen Traum oder eine sexuelle Phantasie von dir.«

Dann teilt Partner B die Phantasie bis in lebhafte Einzelheiten fünf bis sieben Minuten lang mit.

Partner A achtet auf die Zeit und schenkt B seine ungeteilte Aufmerksamkeit und Unterstützung. Wenn Partner B nichts zu sagen weiß, kann Partner A ihm freundlich weiterhelfen, indem er Fragen stellt wie: »Welche Träume, Visionen oder Vorstellungen hattest du in letzter Zeit über dein Liebesleben?« Oder: »Denk doch mal an die Zeit, als du ein Teenager warst, oder an eine Zeit, als du lange keinen Sex hattest. Hast du da phantasiert? Wie hast du dir Sex vorgestellt und mit wem?« Unterstützen Sie Ihren Partner auch dann, wenn er weiter schweigt. Der Prozeß entwickelt sich innerlich bei ihm in jedem Fall auf seine eigene Weise. Nutzen Sie diese Übung als Gelegenheit, dankbar und geduldig zu sein und diese Form der Zusammenarbeit schätzen zu lernen, bei der Sie sich gegenseitig einen so tiefen Einblick in Ihr Wesen gewähren.

Wenn Partner B mit dem Sprechen zu Ende gekommen ist, sagt Partner A: »Danke, daß du mir deinen Traum bzw. deine Phantasie erzählt hast.«

Tauschen Sie anschließend die Rollen. Jetzt bittet Partner B Partner A, eine sexuelle Phantasie mitzuteilen.

Beenden Sie die Übung wieder mit einer Herz-zu-Herz-Begrüßung und einer Verschmelzungsumarmung.

Wenn Sie dann soweit sind, fangen Sie mit dem dritten und letzten Teil dieser Übung an.

Eine sexuelle Gipfelerfahrung beschreiben

Eine sexuelle Gipfelerfahrung zu beschreiben ist nicht nur heilsam, sondern stellt auch eine Möglichkeit dar, sich und Ihrem Partner beizubringen, was sich beim Liebesspiel für Sie am schönsten anfühlt. Es geht nicht darum, sich mit einer Erfahrung zu brüsten. Sie untersuchen einfach eine besonders schöne Erfahrung, wie sie im einzelnen verlief, warum sie so schön für Sie war und wie Sie im gegenwärtigen Rahmen die Bedingungen für ein ähnliches Erlebnis wieder herbeiführen können. Ihre schönste Erfahrung kann den Koitus einschließen oder auch nicht. Wenn Sie keine sexuelle Gipfelerfahrung zu erzählen haben, dann wählen Sie statt dessen Ihr schönstes sinnliches Erlebnis.

Wenn Sie in einer festen Beziehung leben, rate ich Ihnen, sich die schönste Erfahrung mitzuteilen, die Sie mit Ihrem augenblicklichen Partner erlebt haben. Auf diese Weise können Sie die Übung mit guten Gefühlen abschließen und sich gegenseitig daran erinnern, was Ihr Liebesspiel bereichert. Bei einer späteren Wiederholung dieser Übung können Sie dann vielleicht auch ohne weitere Mißklänge eine Gipfelerfahrung mitteilen, die Sie mit einem früheren Liebhaber gemacht haben.

Legen Sie eine kurze Pause ein, bevor Sie anfangen. Stehen Sie auf, strekken Sie sich, bewegen Sie sich im Raum, sprechen Sie, oder stoßen Sie Laute aus, lockern Sie Ihre Schultern und Ihren ganzen Körper. Sollte die Atmosphäre bedrückend und ernst geworden sein, dann laufen und springen Sie herum oder necken sich gegenseitig.

Beginnen Sie mit einer Herz-zu-Herz-Begrüßung und einer Verschmelzungsumarmung.

Dann setzen Sie sich gegenüber und halten sich an den Händen. Schließen Sie für eine Minute die Augen, und atmen Sie tief und langsam. Nehmen Sie sich Zeit, um richtig zu sich zu kommen.

Partner B spricht Partner A mit Namen an und sagt: »Erzähle mir von einer sexuellen Gipfelerfahrung, die du gemacht hast.«

Partner A bezieht folgende Punkte mit ein: den Ablauf des Erlebnisses, die ungewöhnlichen und lustvollen Momente, warum er die Erfahrung so lustvoll fand und welche Momente er auch von anderen Erfahrungen her kennt.

Rufen Sie sich jedes Detail der Erfahrung ins Gedächtnis, zum Beispiel, daß Sie vorher ganz entspannt oder sehr erregt waren, Vertrauen hatten, sich Zeit zum Spielen nahmen, alles andere für eine Weile vergaßen und ähnliches mehr. Wenn Ihnen diese Muster erst einmal klarwerden, wissen Sie genauer, was Sie brauchen, um eine so lustvolle Erfahrung wieder herbeizuführen.

Während Partner B aufmerksam zuhört, achtet er wieder auf die Zeit – fünf bis sieben Minuten –, ohne Kommentare abzugeben. Fragen stellt er nur, um bestimmte Details klären zu helfen. Dann wechseln Sie die Rollen, und Partner A stellt die Fragen, während Partner B antwortet.

Beenden Sie die Übung mit einer Verschmelzungsumarmung und einer Herz-zu-Herz-Begrüßung. Reden Sie zusammen über Ihren beiderseitigen Wunsch, bei lustvollen Erfahrungen vom anderen so unterstützt zu werden, wie Sie es gerne haben, und auch dem anderen ebensolche Hilfe zuteil werden zu lassen.

Hinweise

Für die meisten Menschen ist die Kommunikation über solche Themen nicht unbedingt selbstverständlich, sie erfordert also Sensibilität und Einfühlungsvermögen. Sollten Sie miteinander sehr schüchtern sein, ist es leichter, wenn Sie sich zu Beginn dieser Übung nicht anschauen. Der redende Partner kann sich hinlegen und die Augen schließen, während der zuhörende Partner dicht neben ihm sitzt.

Wenn Sie mit einem Partner zusammenarbeiten, der sich sträubt, sich auf Hohen Sex einzulassen, während Sie ganz begeistert dabei sind, ist diese Übung eine gute Möglichkeit für Sie, Ihren Partner durch Ihr eigenes Beispiel dafür zu erwärmen. Wenn Sie Ihren Partner selbst in jenen Momenten unterstützen und offen für ihn bleiben, in denen er nichts zu sagen weiß, wird er von Ihrer positiven Haltung berührt sein und nach und nach ähnlich reagieren. Vielleicht dauert das einige Sitzungen, bei denen Ihr Partner nur wenig oder nichts wirklich Aufschlußreiches sagt. Aber wenn Sie selbst dann für ihn offen bleiben, werden Sie Ihren Liebsten mit Ihrer Liebe und Begeisterung anstecken.

Wenn Sie die drei Folgen dieser Übung abgeschlossen haben, sollten Sie mindestens eine Stunde, besser noch bis zum nächsten Tag damit warten, sich gegenseitig Ihre Reaktionen bei diesem Austausch mitzuteilen. Nehmen Sie sich Zeit, die Informationen zu verarbeiten und den negativen Beiklang verhallen zu lassen, den die Worte des anderen für Sie vielleicht gehabt haben.

Sollten Sie dann das Bedürfnis verspüren, die Ereignisse zu besprechen, konzentrieren Sie sich dabei auf folgende Punkte: Was war für Sie bei diesem Austausch der schwierigste Augenblick? Was haben Sie gelernt, um Ihre Beziehung zu verbessern und zu bereichern? Achten Sie darauf, daß bei diesem Gespräch ein Partner zuhört, während der andere spricht. Unterbrechen Sie sich nicht.

Wahrscheinlich wurden durch diese drei Übungen viele heikle Punkte berührt und Emotionen aufgewühlt. Vielleicht wurden auch Gefühle verletzt. Sie können sich zum Beispiel darüber aufregen, daß Ihr Partner von einer Phantasie oder von einem sexuellen Gipfelerlebnis berichtete, bei dem Sie nicht vorkommen. Versuchen Sie nicht zu unterdrücken oder zu verleugnen, daß Sie sich darüber aufregen, aber ergehen Sie sich auch nicht in gegenseitigen Anklagen. Bleiben Sie um Ihrer Beziehung willen offen und konstruktiv. Sie haben wertvolle Informationen darüber erhalten, wie Ihr Partner am besten zu Höhepunkten sexueller Lust gelangt. Es wäre sehr schade, wenn Sie diese Chance zu lernen, wie Sie eine bessere Geliebte oder ein besserer Liebhaber werden können, aufgrund von verletztem Stolz oder eines beleidigten Egos verschenken würden.

Andererseits können Sie sich auch sehr stimuliert und bereit fühlen, eine bestimmte sexuelle Phantasie in die Tat umzusetzen oder mit den Liebespraktiken zu experimentieren, die einmal zu Ihren lustvollsten sexuellen Erlebnissen geführt haben. In diesem Fall entspannen Sie sich, lassen Sie es geschehen und genießen Sie es.

Einige Phantasien sind leichter zu verdauen als andere. Was machen Sie zum Beispiel, wenn Ihr Partner die Phantasie hat, mit Ihrer besten Freundin zu schlafen? Ihre erste Reaktion ist wahrscheinlich, daß Sie verzweifelt sind oder sich wertlos fühlen. Denken Sie aber daran, daß jeder Mensch sexuelle Phantasien hat. Vor allem Männer haben die Tendenz, bei fast jeder attraktiven Frau, die sie treffen, Phantasien zu entwickeln. Psychologen sagen, daß Männer alle drei Sekunden an Sex denken, während Frauen nicht ganz so oft Sex im Kopf haben – nur alle sechs Sekunden! Es ist wichtig, sich klarzumachen, daß die Ehrlichkeit Ihres Partners der beste Beweis dafür ist, daß er sich auf Ihr gemeinsames Wachsen einlassen will, sonst würden Sie diese persönliche Phantasie gar nicht zu hören bekommen.

Meiner Erfahrung nach ist die Wahrheit erotisch. Es gibt nichts, was stimulierender, erfrischender und erregender ist, als mit der Wahrheit konfrontiert zu werden. Sie enthüllt Ihre tiefsten Emotionen und verlangt, daß Sie Ihr wahres Wesen authentisch offenlegen. Durch das Mitteilen Ihrer Ängste, Phantasien und Gipfelerfahrungen haben Sie also einen wichtigen Schritt auf dem Weg getan, sich für Hohen Sex zu öffnen. Diese Vision Ihres inneren Geliebten ist zum festen Bestandteil der Menschlichkeit geworden, die Sie beide miteinander teilen.

Wege zur Vertiefung der Intimität

Unsere tiefste Sehnsucht in der Beziehung zu einem anderen Menschen ist die nach Intimität. Mit Intimität meine ich Nähe, Anteilnahme und das subtile Aufeinander-Eingestelltsein, die in einer Beziehung die Grundlage dafür bilden, daß wir gemeinsam immer feinere Gefühlsebenen erleben und erforschen können. Im Rahmen des Hohen Sex heißt Intimität, daß Sie so, wie Sie es im zweiten Kapitel gelernt haben, sich selbst als liebsten Gast in Ihrem eigenen Herzen willkommen zu heißen, jetzt Ihren Partner auf die gleiche Weise lieben und annehmen.

Aus dieser Sicht bedeutet Intimität nicht, daß wir im herkömmlichen Sinne romantisch berauscht der Liebe verfallen. Intimität heißt auch nicht einfach Zusammensein, sondern verlangt eine feine Balance zwischen Alleinsein und Verbundenheit.

Lieben heißt, in eine Heimat zurückkehren, die wir niemals verlassen haben, heißt, uns erinnern, wer wir sind.

Sam Keen
Die Lust an der Liebe

Viele Menschen glauben, daß Sex der schnellste Weg ist, um die Tür zur Intimität zu öffnen, und sind frustriert, wenn sie nach dem Koitus feststellen, daß sich keine Nähe entwickelt hat. In diesem Kapitel stelle ich Ihnen Intimität als eine Reihe subtiler Fähigkeiten vor, als eine Kunst, die erlernt werden muß, bevor wir uns der sexuellen Vereinigung zuwenden. So betrachtet, ist Sexualität die Krönung der Kunst, miteinander intim zu sein.

Wenn Sie Ihrem Partner schon einmal eine Massage gegeben haben, als er abgespannt war, wenn Sie Wege gefunden haben, Ihre Liebste aufzumuntern, als sie deprimiert war, dann haben Sie die Intimität dadurch bereits zwischen sich vertieft.

Ich lade Sie jetzt ein, Ihr Repertoire zu erweitern und mit vier Kunstfertigkeiten für die Vertiefung von Intimität zu experimentieren, die zu den liebevollsten und sinnlichsten gehören, die im Hohen Sex für diese Zwecke entwickelt wurden.

Diese Übungen können einzeln und jede in ihrer eigenen Zeit und in ihrem eigenen Rahmen gemacht werden. Sie können Sie aber auch als fließenden Ablauf betrachten, wobei jede Übung zur nächsten überleitet. Von der subtilen Sinnlichkeit des Rituals des sinnlichen Erweckens können Sie leicht zum Feiern der tanzenden Götter übergehen. Anschließend machen Sie mit der ruhigen, meditativen Übung »Seelenblick« weiter, bei der Sie die erweckte Energie wieder nach innen in Ihre eigene Mitte nehmen.

Diese Abfolge erzeugt ein klares energetisches Muster. Von der Andacht und der bewußten sinnlichen Empfänglichkeit, die für das Ritual des sinnlichen Erweckens erforderlich sind, gehen Sie über zu den energiegeladenen Spielen der tanzenden Götter. Nach dem Tanzen fällt es Ihnen leicht, bei der Übung »Seelenblick« auf natürliche Weise still zu werden und zusammenzuschwingen. Im Hohen Sex setze ich vor Ruhephasen oft sehr dynamische Übungen ein, um eine lebendige Stille zu erzeugen – eine Stille, die pulsiert vor Energie. Diese Kombination von Lebendigkeit und Stille ist ein ganz wesentliches Element des Hohen Sex.

Diese Praktiken gehen sehr tief und beruhen darauf, daß wir drei Haltungen entwickeln, die sich gegenseitig ergänzen:

- *Konzentrieren Sie sich immer auf das bestmögliche Ergebnis.*
- *Beobachten Sie sich selbst genau, und bleiben Sie in jedem Augenblick und in jeder Situation aufmerksam für Ihre Gefühle, Wünsche und Reaktionen.*
- *Entwickeln Sie eine offene Haltung für die paradoxen Aspekte des Hohen Sex.*

Wenn Sie für Paradoxien offen bleiben, können Sie lernen, sich in scheinbar absurden Momenten zu entspannen und gleichzeitig über Ihre alten Grenzen hinauszugehen, sich auf den gegenwärtigen Augenblick zu konzentrieren und sich gleichzeitig auf ein Ziel zuzubewegen.

Das Ritual des sinnlichen Erweckens

Rufen Sie sich einen zauberhaften Tag Ihres Lebens ins Gedächtnis – einen besonders schönen Geburtstag, Ihren Hochzeitstag oder eine bestandene Prüfung –, einen Tag, an dem Sie mit Liebe, Aufmerksamkeit und Geschenken überschüttet wurden. Erinnern Sie sich an Ihre Aufregung, an Ihr Gefühl von tiefer Freude und Ihre Hochstimmung, an die süße Vorfreude auf die Geschenke, an das reichliche und schön zubereitete Essen und die köstlichen Getränke, die Wärme und Nähe, die Sie zu Ihren Lieben empfanden. Ein solches Ereignis können Sie Ihrem Partner mit dem Ritual des sinnlichen Erweckens bereiten.

Sinn und Nutzen

Mit diesem Ritual führt jeder Partner den anderen in ein ganzes Spektrum überraschender und wunderbarer sinnlicher Erfahrungen ein, die unsere alltäglichen Eindrücke weit übertreffen. Bei dieser Übung kann der einfache Akt, eine Traube zu essen, Ihnen ebensoviel Intensität und Üppigkeit vermitteln wie ein königliches Festmahl. Plötzlich werden Sie überflutet von einer Fülle neuer sinnlicher Eindrücke: Die rundgeformte Traube durchtränkt mit ihrem weichen Fruchtfleisch und der Süße ihres Saftes Ihr ganzes Wesen und wird zu einer erotischen, fast orgastischen Erfahrung.

Diese Zeremonie kann auch eine große Hilfe sein, wenn ein Partner das Reich des Hohen Sex mit Begeisterung erforscht, der andere aber eher eine zögernde Haltung einnimmt. Sie gibt einem begeisterten Partner die Chance, den anderen spielerisch in eine Welt voll sinnlicher Freuden zu locken und ihm damit Mut zu machen, sich selbst auch weiter vorzuwagen.

Meistens nehmen wir unsere fünf Sinne als selbstverständlich hin. Vielleicht schnuppern wir für einen Augenblick dem Hauch Parfüm nach, der eine vorübergehende Frau umgibt, oder dem Duft von frischgemähtem Gras an einem Sommertag. Gelegentlich sind wir entzückt über das Lied eines Vogels, über das weiche Fell eines Kätzchens oder die Schönheit eines nackten Körpers. Aber meistens dämpfen wir unsere sinnlichen Reaktionen, indem wir ihnen nicht unsere volle Aufmerksamkeit schenken. Wir hören Musik, während wir telefonieren; wir lesen beim Essen Zeitung oder vergessen, beim Sonntagsspaziergang auf die Schönheit der Natur zu achten, weil wir über Weltpolitik diskutieren. Die Folge ist, daß unsere Gefühle nicht sehr intensiv sind. Alles, was durch unsere Sinne zu uns kommt, scheint gedämpft und schwach zu sein. Und aus eben diesem Grund kann das Erwecken unserer Sinne ein so zauberhaftes Erlebnis sein. Die Erfahrung, wirklich zu schmecken, zu riechen, zu sehen, zu fühlen und zu hören, wird für uns zur wunderbaren Überraschung. Wie William Blake sagte: »Wenn die Türen der Wahrnehmung weit geöffnet werden, erscheint uns alles, wie es wirklich ist: unendlich.«

Vorbereitungen

Partner A gibt, Partner B empfängt. Der empfangende Partner wird eine Augenbinde tragen, um sich besser auf seine Empfindungen konzentrieren und Ablenkungen ausschalten zu können, die die Erfahrung sonst verwässern würden. Überraschungen sind das Schlüsselelement; der empfangende Partner darf nicht wissen, was ihn erwartet.

Wenn Sie der aktive Partner sind, planen Sie die Atmosphäre sorgfältig, die Sie für Ihren Partner schaffen möchten. Als Anregung können Sie sich das Bild eines verzauberten Gartens vor Augen rufen, wie wir ihn zum Beispiel in der persischen Mythologie finden, wo die Liebenden, gekleidet in Seide und Gold, von blühenden Mandelbüschen und aromatisch duftenden Obstbäumen umgeben sind. Anmutig ein Rad schwingend, entfaltet ein Pfau seine Pracht. Das Plätschern des Springbrunnens vermischt sich mit den Tönen einer süßen Musik, und Seidenfahnen, gestreichelt von einer sanften Brise, flattern in der Luft. Ein Krug mit Nektar ist für die Liebenden bereitgestellt, die sich zärtliche Worte zuflüstern und sich behutsam füttern und berühren.

Jetzt widmen Sie sich Ihrer eigenen Umgebung. Denken Sie bei der Vorbereitung des Raumes daran, daß Sie Ihren Partner auf eine Phantasiereise mitnehmen. Der Raum soll zur Umgebung für ein sinnliches Fest werden, das Sie Ihrem Liebsten bereiten wollen. Achten Sie darauf, daß die Luft süß und frisch ist. Sie können sie mit einem schönen Duft anreichern, denn solche Wohlgerüche können die lebhafte Vorstellung hervorrufen, sich weit entfernt an einem exotischen Ort zu befinden. Sorgen Sie für sanfte Beleuchtung, stellen Sie ein paar Kerzen auf, und gehen Sie im weiteren so vor, wie bei der Einrichtung Ihres heiligen Raumes im letzten Kapitel.

Musik ist auch hier sehr wichtig. Wählen Sie verschiedene Musikstücke aus (vergleiche Anhang II), welche die sinnlichen Erfahrungen vertiefen, und markieren Sie die Übergänge zwischen den fünf Sinnen mit einer Ruhepause von jeweils etwa einer Minute. Wenn das musikalische Arrangement Ihnen zu aufwendig ist, wählen Sie einfach eine Musik, die Ihnen gefällt, und lassen sie die ganze Zeit spielen, aber behalten Sie die einminütige Pause zwischen jeder Phase, in der Sie Ihrem Partner etwas vorführen, bei, sonst kann Ihr Partner die verschiedensten Sinnesempfindungen nicht so deutlich wahrnehmen.

Im Zentrum des heiligen Raumes stellen Sie vor Ihrem Partner Tabletts mit folgenden Gegenständen bereit:

- einen Zerstäuber mit duftendem Wasser, wie Sie ihn schon bei der Einrichtung Ihres heiligen Raumes benutzt haben;
- eine Auswahl an Duftessenzen, die Ihrem Partner gefallen – Pfefferminz- oder Eukalyptusöl sind gut für den Anfang, weil sie die Lungen reinigen. Anschließend können Sie süßere und geheimnisvollere Düfte benutzen wie Ylang-Ylang und Gardenie.
- Musikinstrumente wie Glöckchen, Zimbeln, Flöten, Maracás (Rasseln), Harmonikas oder tibetische Klangschalen;
- mehrere Gegenstände für sinnliche Berührungen wie ein Stückchen Fell und Federn. Ich mag Pfauenfedern besonders gern, weil sie so lang, biegsam und weich sind.
- sinnliches Essen wie Trauben ohne Kerne, Lychees oder kleine Stückchen frische Ananas sowie Partysticker, ein Glas mit einem Schluck seines oder ihres Lieblingslikörs und ein paar Stückchen Pfefferminzschokolade.

Führen Sie dieses Ritual nicht nach dem Essen durch, sondern am besten mit leerem Magen, damit Partner B die Geschmacksvarianten intensiver wahrnehmen kann.

Das Ritual selbst sollte ungefähr eine Stunde dauern. Sorgen Sie dafür, daß Sie anschließend nichts vorhaben. Sie sollten bei dieser wunderschönen Erfahrung auf keinen Fall unter Zeitdruck stehen.

Partner B, der empfangende Partner, soll für längere Zeit möglichst bequem sitzen, während Partner A ihm diese Erfahrungen bereitet.

Bei der folgenden Übungsbeschreibung gehe ich davon aus, daß Partner B der Mann ist, der das Ritual empfängt, und Partner A die Frau, die es anleitet, aber Sie können natürlich selbst entscheiden, wer von Ihnen zuerst an der Reihe ist. Später tauschen Sie die Rollen.

Die Übung

Partner A zündet die Kerzen und das Räucherwerk an, läßt die Musik laufen und stellt das Tablett mit dem Essen in die Mitte, wo die anderen Gegenstände schon versammelt sind.

Dann verbinden Sie Partner B im Nebenzimmer mit einem Seidenschal behutsam die Augen.

Sagen Sie mit sanfter Stimme zu Partner B: »Entspanne dich einfach, und genieße diesen Ausflug. Denke daran, die ganze Zeit tief zu atmen, vor allem, wenn du etwas Neues erlebst. Sei offen für alles, was geschieht. Ich nehme dich mit auf eine Reise zu einem uralten tantrischen Tempel, weit weg, in eine andere Zeit und einen anderen Raum. Du hast nichts zu tun, als tief zu atmen, dich zu entspannen, zu genießen und zu empfangen.« Von jetzt an wird nicht mehr geredet.

Führen Sie Partner B vorsichtig durch die Tür ins Heiligtum. Halten Sie alle zwei, drei Schritte kurz an, und atmen Sie dicht am Ohr Ihres Partners tief durch, um auch ihn zum tieferen Atmen anzuregen.

Jetzt können Sie anfangen, die Sinne einen nach dem anderen zu erwecken.

Riechen

Nachdem Sie Partner B hingesetzt haben, führen Sie eine Flasche Pfefferminzöl dicht unter seine Nase, achten aber darauf, daß sie seine Haut nicht berührt – das Öl ist stark und könnte in der Nase brennen. Lassen Sie ihn den Duft tief einatmen. Das wird seine Stirnhöhlen reinigen und im Gehirn eine angenehme Frische hervorrufen.

Dann halten Sie ihm langsam einen Duft nach dem anderen unter die Nase, wobei Sie sein Gesicht niemals direkt berühren, damit er tief inhalieren und jeden Duft voll genießen kann. Machen Sie zwischen den einzelnen Düften eine bis zwei Minuten Pause; in dieser Zeit können Sie auch verschiedene Arten von Musik spielen. Das wird die Vorfreude Ihres Partners auf das nächste Ereignis ebenso steigern wie sein Empfindungsvermögen.

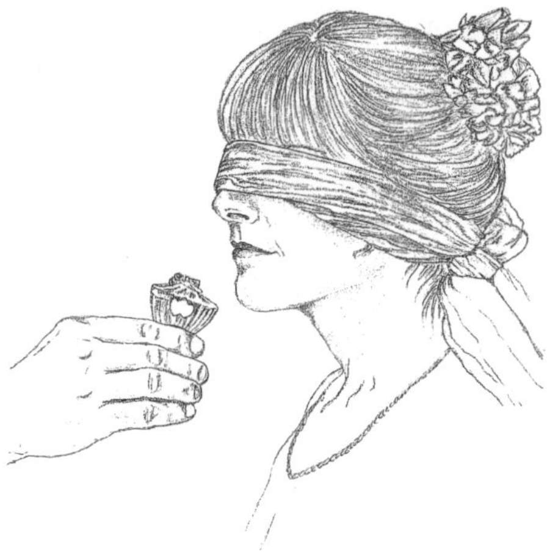

Jetzt vermitteln Sie Ihrem Partner zusätzlich ein Gefühl von Klärung und Reinigung, indem Sie eine Musik spielen, die das Geräusch von fließendem Wasser oder Wellenrauschen enthält. Richten Sie den Zerstäuber über den Kopf Ihres Partners, und lassen Sie das zarte Spray ein paarmal sein Gesicht benetzen. Dieser duftende Nebel hat sofort eine erfrischende Wirkung. Falls nötig, fordern Sie Ihren Partner wieder auf, tiefer zu atmen. Dann legen Sie eine Ruhepause von etwa einer Minute ein, um den Übergang zur nächsten Übungsfolge anzukündigen.

Hören

Fangen Sie mit einem einzigen Ton an. Läuten Sie ein Glöckchen, schlagen Sie eine tibetische Klangschale an, oder singen Sie eine Note. Der Ton sollte gleichmäßig und kontinuierlich sein. Tibetanische Klangschalen, bestimmte Glöckchen und japanische Gongs haben eine tiefe beruhigende und zugleich stimulierende Wirkung auf das Gehirn. Der Klang beginnt mit einem lauten Auftakt und setzt sich dann als schwächerer, endlos verklingender Ton fort, der die Aufmerksamkeit des Zuhörers fesselt. Indem der Verstand auf den Vibrationen dieses Klanges »reitet«, wird er geschärft und kann sich zugleich entspannen.

Anschließend können Sie weitere Töne erklingen lassen. Ich bevorzuge dabei Glöckchen oder Klangschalen, weil Sie diese in Kreisen und Spiralen um Ihren Partner herumführen können, während Sie sie spielen. Lassen Sie dabei die Kassette *Tibetan Bells* von Henry Wolfe und Nancy Hennings

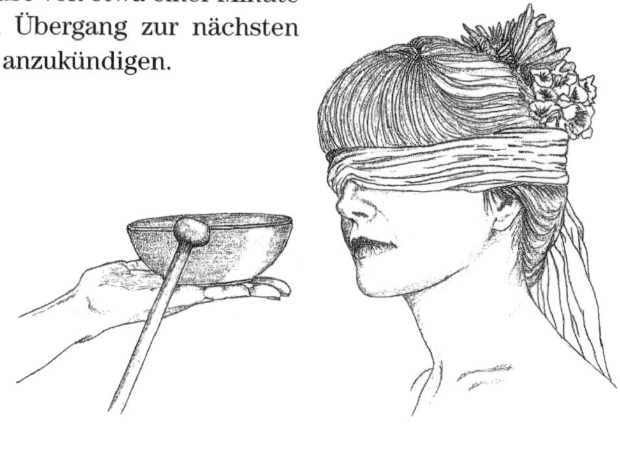

(Celestial Harmonies) laufen (vergleiche Anhang II). Diese Musik ist eine gute Untermalung für die Klänge, die Sie selbst mit Glöckchen erzeugen.

Von schwebenden Klängen umgeben, wird Ihr Partner sich leichter fühlen, als würde er vom Boden hochgehoben und flöge in einem endlos sich weitenden Kreis in den Raum. Sollten Sie keine Glöckchen oder Klangschalen auftreiben können, reicht es auch, wenn Sie nur die Kassette spielen.

Am Ende dieser Übungsfolge lassen Sie wieder Stille eintreten, um den Übergang zur nächsten Überraschung deutlich zu machen. Inzwischen wird Ihr Partner wahrscheinlich lächeln, sich entspannt und offen für die nächste Erfahrung fühlen. Beobachten Sie, wie selbst die stärksten Widerstände unter der Wirkung von zarten Parfüms, Duftnebeln und schwebenden Tönen schwinden.

Schmecken

Zunächst einmal wechseln Sie die Musik und legen ein Stück auf, das Sinnlichkeit suggeriert, wie bestimmte Stücke von Andreas Vollenweider oder von Vangelis. Nehmen Sie dann die Schale mit den Trauben zur Hand. Spießen Sie eine Traube auf einen Stikker, und tauchen Sie sie in den Likör. Führen Sie sie dicht unter die Nase Ihres Partners. Beobachten und genießen Sie, wie Ihr Partner dieses neue sinnliche Signal aufnimmt – den Duft des Likörs schnuppernd, versucht er den Geschmack zu raten, begierig darauf zu probieren. Oft können Sie sehen, wie ihm ein Schauder durch den Körper läuft, während er den »Geschmack« dieses »Geruchs« registriert.

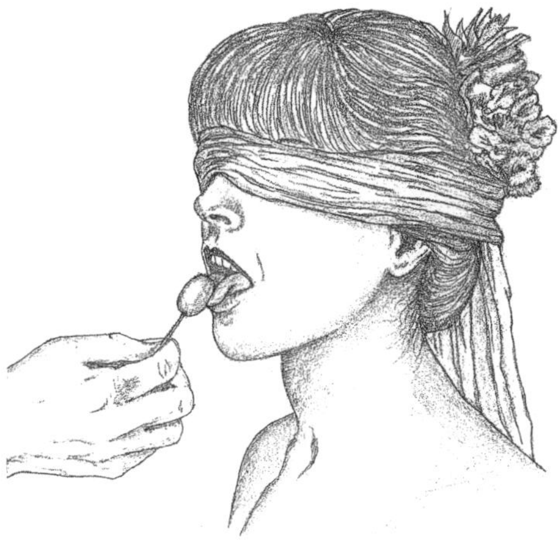

Nach einer Weile streicheln Sie seine Lippen mit der Traube, bieten seinem Mund ihre weiche Rundung und hinterlassen eine Spur vom süßen, brennenden Geschmack des Likörs. Schließlich drücken Sie die Traube gegen seine Lippen, bis diese sich öffnen, und lassen die Frucht ganz langsam in seinen Mund wandern. Dann tauchen Sie Ihren Finger in den Likör und streicheln die Lippen Ihres Partners damit. Lassen Sie sich Zeit dabei.

Lauschen Sie etwa eine Minute nur der Musik. Danach geben Sie dem Partner ein Stück Pfefferminzschokolade. Lassen Sie ihm Zeit, die Schokolade in seinem Mund schmelzen zu lassen und diesen neuen Geschmack ganz auszukosten. Wieder legen Sie einen Augenblick der Stille ein, bevor Sie zur nächsten Phase übergehen.

Tasten

Beginnen Sie damit, Ihren Partner mit den verschiedenen Gegenständen wie einem weichen, altmodischen Rasierpinsel, einem Seidentuch, einer Feder oder einem Stückchen Fell behutsam und kaum wahrnehmbar zu streicheln. Inszenieren Sie mit Hilfe Ihrer Vorstellungskraft ein ganzes Theaterstück der Berührungen. Streichen Sie mit einer Pfauenfeder über seine Wangen, Nakken und Arme, die Innenseite seiner Ellenbogen, seine Knöchel und Fußsohlen. Kitzeln Sie ihn an den Handinnenflächen und hinter den Ohren. Fahren Sie mit der Feder unter sein Hemd, und kitzeln Sie seine Brustwarzen so lange, bis er sein Lachen nicht mehr zurückhalten kann. Vermitteln Sie ihm mit Hilfe der Feder das Gefühl, beharrlich und frech verführt zu werden.

Nach einem Augenblick der Stille wechseln Sie die Musik und legen jetzt Klänge auf, die das Herz ansprechen, wie zum Beispiel Donna Summer »I Love to Love You, Baby« oder Sande Hershmans »Shine« und »Journey into Love«. Setzen Sie sich hinter oder neben Ihren Partner, und legen Sie Ihre Hand mit äußerster Zartheit, so als hätten Sie ihn nie zuvor berührt, auf sein Herz. Lassen Sie Ihr Herz durch Ihre Hand das seine berühren. Einen Augenblick später legen Sie ihm Ihre andere Hand ins Kreuz, um ihm das Gefühl zu vermitteln, umsorgt und gehalten zu werden. Dabei strahlen Ihre Hände Wärme, Zärtlichkeit und Liebe aus.

Nach einer Weile flüstern Sie Ihrem Partner seinen Namen ins Ohr und fügen hinzu: »Du bist schön, ich habe dich lieb«, oder einen anderen ähnlichen Satz. Flüstern Sie mal in sein rechtes, mal in sein linkes Ohr, so daß er nie weiß, von wo Sie kommen werden. Halten Sie diesen liebevollen Kontakt mindestens fünf Minuten lang aufrecht, damit sich Ihr Partner dabei entspannen kann.

Dann stellen Sie die Musik aus, gehen in die Mitte des Raumes und sagen: »Und jetzt, Liebster, lege deine Hände auf dein Herz. Spüre, wie das Leben dort pulsiert, wie es dich entspannt und dir Freude bringt und die Kraft, dich selbst anzunehmen. Spüre, wie du all die Liebe, die du so oft anderen gibst, jetzt dir selbst schenken kannst.«

Dann legen Sie eine schöne Musik für das Herz auf – mein Lieblingsstück ist »Listen to My Heart Song« auf der Kassette »On Wings of Song: Many Blessings«. An diesem Punkt des Rituals steigt aus dem Herzen der Menschen oft ein tiefer Seufzer der Erleichterung auf. Während das Herz überfließt vor Gefühlen, können Tränen aufkommen. Lassen Sie die Musik drei bis fünf Minuten lang fortspielen, und bleiben Sie dann einen Augenblick lang ganz still.

Spielen Sie anschließend eine weitere Musik für das Herz, vielleicht Ihr schönstes Liebeslied. Setzen Sie sich vor Ihren Partner, und nehmen Sie vorsichtig seine Hand in die Ihre. Dann erforschen Ihre Finger sich gegensei-

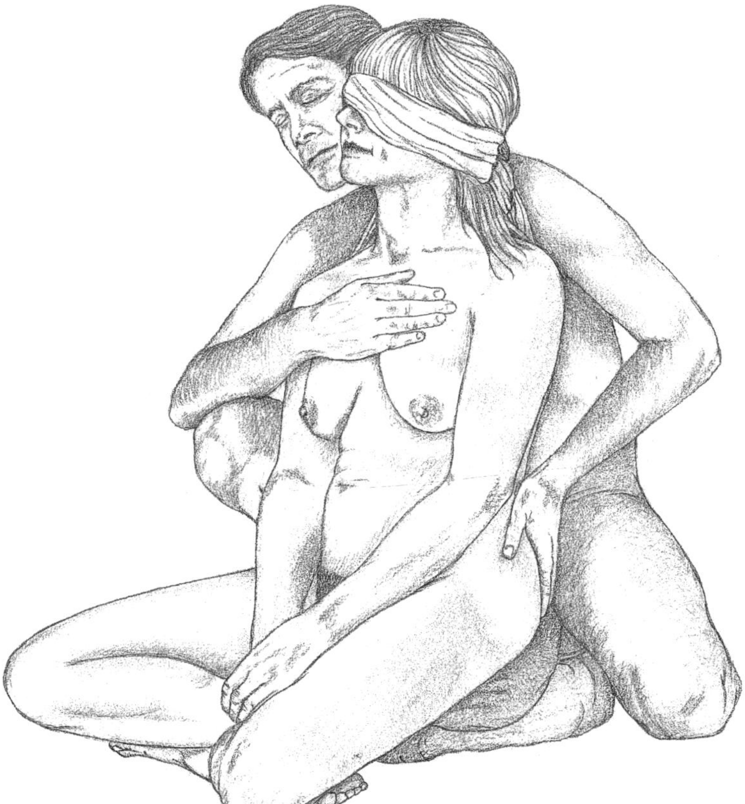

tig, spielerisch und langsam, mit so zarten Berührungen, als ertasteten Sie die Blütenblätter einer Rose. Gehen Sie von seiner Hand weiter zu seinem Arm – ganz, ganz langsam.

Dann gehen Sie zu einer liebevollen, innigen Umarmung über und atmen dabei zusammen. Spüren Sie, wie Ihre Herzen gemeinsam schlagen, und genießen Sie die Nähe zwischen sich. Spüren Sie die Dankbarkeit dafür, ein solches Geschenk machen und annehmen zu dürfen. Bleiben Sie ein paar Minuten so verbunden, und legen Sie dann wieder einen Augenblick der Stille ein.

Sehen

Nehmen Sie ihm vorsichtig die Augenbinde ab. Vermeiden Sie jedes Reden. Schauen Sie einander eine Weile schweigend in die Augen. Für die meisten Menschen ist dies eine sehr tiefgehende Erfahrung! Wenn sie auf diese zauberhafte Weise wieder zum Sehen und zum Licht geführt werden, können viele Menschen ein Leuchten wahrnehmen, das das Gesicht ihrer Liebsten umgibt, ein Strahlen, das sich ausweitet und die ganze Umgebung in ein neues Licht taucht. Fordern Sie Ihren Partner auf, sich mit neuen Augen im Raum umzuschauen – sich die Blumen anzusehen, die Kristalle, die Instrumente auf den Tabletts in der Mitte des Raumes, die Bilder, die Sie an die Wand gehängt haben, den Lichtschein der Kerzen – und schließlich Sie. Dann sitzen Sie sich einfach mit zugewandten Gesichtern eine Weile schweigend und wie neu geboren gegenüber. Schließlich rücken Sie für eine Verschmelzungsumarmung zusammen.

Vielleicht möchte Partner B Ihnen nach einer Weile seine Eindrücke von dieser Reise gerne mitteilen. Worte können helfen, die Erfahrung in der Erinnerung zu verankern. Danach verbringen Sie vielleicht eine Nacht zusammen, in der Sie sich sehr zärtlich und sinnlich lieben. Nehmen Sie wahr, wie Ihre Berührungen, Ihr Riechen, Sehen und Hören jetzt eine neue Frische haben, weil Sie sich füreinander geöffnet und verletzlich gemacht haben.

Hinweise

Beim nächsten Mal wechseln Sie die Rollen. Versuchen Sie aber nicht, zwei Rituale des sinnlichen Erweckens an ein und demselben Tag durchzuführen, denn dann ist die zweite Reise wahrscheinlich nicht so intensiv. Lassen Sie sich Zeit, erst einmal wieder in die »gewöhnliche Welt« zurückzukehren. Gerade dieser Kontrast macht diese Reise zu so einer reichen und lohnenswerten Erfahrung. Der aktive Partner hat dann auch genug Zeit, das Ritual sorgfältig zu planen und vorzubereiten.

Die tanzenden Götter

Ein weiteres Mittel zur Vertiefung von Intimität ist unsere Vorstellungskraft, die Fähigkeit, vor unserem inneren Auge eine Vision unserer Möglichkeiten zu entwerfen, damit wir dann unsere Talente einsetzen können, um unsere Vorstellungen zur Wirklichkeit werden zu lassen.

Die Macht der Vorstellungskraft wird überall eingesetzt. Viele Sportler visualisieren zum Beispiel ganz genau, wie sie optimale Leistungen erbringen können. »Wenn Sie sich erst einmal trauen, sich Ihr Ziel bildlich vorzustellen, werden Sie überflutet von Ideen, wie Sie das Bild realisieren können«, sagt die Olympia-Sportlerin Marilyn King. Beim Bericht über ihr Training als Hochspringerin erzählt sie, daß sie jeden Sprung vorher im Geiste bis in die kleinste Einzelheit durchgeht.

»Ich stehe am Start, atme ein, atme aus, finde meine Mitte und lasse einen geistigen Film ablaufen«, sagt sie. »Dabei stelle ich mir vor, wie ich meinen ersten Schritt mache, meinen zweiten Schritt, in der Kurve beschleunige, meine Füße in den Boden drücke. Dann schnellt mein Körper nach oben und vornüber, beugt sich wieder nach hinten ...« Statt einfach nur zu denken: »Ich werde diesmal höher springen als je zuvor«, stellt Sie sich ganz genau vor, wie sie dieses Ziel erreichen wird. Diese Präzision ist auch ein wesentlicher Lernschritt auf dem Weg zur sexuellen Ekstase. Wenn wir neue Wege ausprobieren, müssen wir immer auch mit Fehlschlägen, Fehlstarts und Enttäuschungen rechnen. Aber je besser Sie sich vorstellen können, wie Sie für den richtigen Schritt oder die richtige Situation vorgehen wollen, desto mehr haben Sie von den Übungen in diesem Buch und desto leichter können Sie sie in Ihr Liebesleben integrieren.

Vorstellungskraft ist nicht das gleiche wie Phantasie. Wenn wir phantasieren, schwelgen wir in Ereignissen, von denen wir nicht unbedingt erwarten, daß sie auch eintreten. Mit Hilfe unserer Vorstellungskraft hingegen können wir die Wirklichkeit vorwegnehmen. So ist es zum Beispiel reine Phantasie, darauf zu warten, daß Sie im Lotto gewinnen und damit Ihre sämtlichen finanziellen Probleme lösen. Wenn Sie sich aber die Erfüllung vorstellen, die Ihnen Ihr schönster sexueller Traum verspricht, kann Ihnen das die Macht zu seiner Realisierung verleihen, denn es liegt durchaus im Bereich Ihrer Möglichkeiten, daß Sie Ihr sexuelles Potential verwirklichen. Die Vorstellungskraft enthüllt uns nicht nur, welche Hindernisse uns von Veränderung und Wachstum ablenken, sondern zeigt uns auch Wege, diese Hindernisse zu erforschen und zu überwinden. Sie schlägt eine Brücke zwischen dem, was wir sind, und dem, was wir sein können.

Sinn und Nutzen

Zu dieser Zeremonie haben mich alte tantrische Praktiken inspiriert. So haben sich zum Beispiel die Anhänger der Göttin Shakti, die berühmt war für ihre Schönheit und Weiblichkeit, symbolisch in die Göttin selbst verwandelt und dadurch das ganze Spektrum weiblicher Qualitäten verkörpert. In anderen Ritualen haben die Anhänger des Gottes Shiva, der auch als »Herr des Tanzes« bekannt ist, ekstatische Tänze aufgeführt, um die magischen Kräfte des Gottes herbeizurufen.

Bei dieser Übung sind Sie aufgerufen, die spielerische Energie Shaktis

---

Shakti ist die Macht, die kreiert und zerstört, der Mutterleib, aus dem alle Dinge hervortreten und in den alles wieder zurückkehrt ... Shakti ist spontane Vibration; die Fülle ihres glücklichen Zustands und die Freude, die aus ihr hervorbricht, zwingen sie zur Selbstentfaltung.

Ajit Mookerjee
Kali

---

und die schöpferische Macht Shivas auf Ihre eigene Weise auszudrücken und sich als Gott und Göttin zu begegnen. Westlichen Menschen, denen diese Bildersprache nicht geläufig ist, kann das anmaßend vorkommen. Aber denken Sie an die Götter Griechenlands, Ägyptens oder der Hindu-Mythologie, die als übersinnliche Wesen sehr menschliche Eigenschaften hatten und gar nicht so sehr über den Menschen standen, wie es vielleicht den Anschein haben mag. Auch sie haben unter Eifersucht, Wut, Leidenschaft und anderen menschlichen Emotionen gelitten und uns trotzdem die Anmut und Pracht von Wesen vermittelt, die es wagen, die Grenzen des Möglichen zu überschreiten. Was immer sie tun, sie tun es total. Sie sind ein Spiegel für unser eigenes unbegrenztes Potential. Wenn Sie sich erst einmal erlauben, Ihrer inneren Schönheit Ausdruck zu verleihen, werden Sie auf den Geschmack dieser Qualitäten auch in sich kommen. Lassen Sie Ihre Skepsis einfach beiseite, und werfen Sie sich wie ein guter Schauspieler mit ganzem Herzen in Ihre Rolle. Vielleicht halten Sie die bloße Idee, sich wie ein Gott oder eine Göttin aufzuführen, für Unsinn. Aber wenn Sie diese Haltung aufgeben und den Versuch einfach wagen, haben Sie den ersten Schritt auf dem Weg zu der Erfahrung, sich göttlich zu fühlen, bereits getan.

Viele Menschen haben eine Scheu zu tanzen, weil Sie feste Vorstellungen im Kopf haben, wie ihr Tanz auszusehen hat. Sie müssen aber nicht wie Nijinsky, Isadora Duncan, Fred Astaire oder Ginger Rogers tanzen. Öffnen Sie sich einfach für die natürliche Ausdrucksfähigkeit Ihres Körpers, und Ihre Scheu wird allmählich verschwinden. Ihr Körper weiß bereits, wie er gerne tanzt.

Bei diesem Tanz ist alles erlaubt, und Sie haben keine anderen Ziele, als Ihrem innersten Wesen voller Freude Ausdruck zu verleihen und Ihren Partner in verführerischer, sinnlicher Anmut Schönheit erleben zu lassen. Der Tanz ist die Sprache der Seele.

Vorbereitungen

Bereiten Sie Ihren heiligen Raum vor. Sorgen Sie dafür, daß Sie viel Platz für Bewegungen haben. Das Licht sollte nicht direkt auf den Tänzer gerichtet sein, damit Ihre Gesten und Ihre Haut weich erscheinen. Verteilen Sie Teelichter in kleinen Gläsern im Raum; ihr flackerndes Licht zaubert eine geheimnisvolle und festliche Atmosphäre hervor. Beide Partner sollten Ihre Lieblingsmusik bereithalten (mindestens fünfzehn bis zwanzig Minuten lang). Tragen Sie sinnliche und bequeme Kleidung, in der Sie gut tanzen können und sich schön fühlen. Ich trage dabei am liebsten einen *Pareo* aus Tahiti, den ich um meine Hüften schlinge, eine Blume im Haar und sonst nichts.

Ein Wort zum zuschauenden Partner: Schenken Sie Ihrem Partner Ihre volle Aufmerksamkeit und bedingungslose Unterstützung. Schauen Sie mit einer liebevollen, akzeptierenden Haltung zu. Denken Sie immer daran, daß Ihr Partner den Mut hat, seine innersten Qualitäten vor Ihnen auszubreiten, und lassen Sie ihn durch den

Ausdruck Ihrer Augen wissen, daß Sie diese Offenheit zu schätzen wissen.

Die Übung

Bei dieser Übung tanzt ein Partner, während der andere ihm zuschaut. Der Zuschauer wartet zunächst allein im heiligen Raum auf den Auftritt und läßt eine »Bühne« für die Darstellung frei, während der Tänzer sich nebenan vorbereitet.

Meistens ermuntere ich Frauen, zuerst zu tanzen, weil es ihnen leichter fällt, sich fließend und verführerisch zu bewegen. Ich fange also mit der Beschreibung eines weiblichen Tanzes an, den ich den »Tanz Shaktis« nenne.

Der Tanz Shaktis

Spazieren Sie anmutig in den Raum, und bleiben Sie vor Ihrem Partner stehen. Schauen Sie ihm in die Augen. Machen Sie im Stehen die Herz-zu-Herz-Begrüßung, um ihm zu sagen: »Ich danke dir für das Geschenk deiner Anwesenheit.« Der Zuschauer kann die Begrüßung im Sitzen erwidern.

Jetzt schalten Sie die Musik ein und treten in die »Mitte der Bühne«. Vergessen Sie den Menschen, der Ihnen zuschaut, vergessen Sie alles bis auf Ihren Atem. Sie sind allein mit sich. Kehren Sie für einen Augenblick zurück zu der Übung »Ihren inneren Geliebten wecken«, und verbinden Sie sich erneut mit dem Gefühl, liebenswert und schön zu sein und die unerschöpfliche Fähigkeit einer Göttin zu haben, Rollen und Formen ständig zu wechseln.

Gehen Sie etwas in die Knie, richten Sie Ihre Aufmerksamkeit auf den Nabelbereich, und lassen Sie Ihren Atem ganz bis dort hinunter fließen. Dies ist das Zentrum Ihrer Schwerkraft, Ihr Anker, Ihr Kraftort. Je besser Sie sich von diesem Zentrum aus bewegen können, desto stärker ist Ihre Kraft, und desto besser sind Sie im Gleichgewicht.

Fühlen Sie die Musik, und lauschen Sie ihrem Echo im eigenen Körper nach. Beginnen Sie, sanft Ihren Rhythmus aufzunehmen. Lassen Sie sich von Ihrem Körper zum Fluß der Musik tragen, bis Sie spontan zu tanzen beginnen, ohne Ihre Bewegungen vorher festzulegen.

Bewegen Sie sämtliche Körperteile einschließlich Kopf und Nacken. Wenn Sie Hals und Kopf steif halten, behält Ihr Kopf die Kontrolle und verhindert, daß der Geist des Tanzes Sie erfaßt. Lassen Sie zu, daß Ihr Körper sich jeder Bewegung ganz hingibt. Sie werden spüren, wie eine Bewegung der Hüften hochwellt bis zum Nacken und wie die Bewegungen Ihrer Arme sich bis in Ihre Füße fortsetzen können – wie die Wellen in einem windbewegten Meer.

Lassen Sie den Atem tief in Sie hineinströmen und Ihre Bewegungen tragen. Finden Sie zu dem Tanzstil, den Sie wirklich genießen. Es ist nicht wichtig, welcher das ist – das beckenbetonte Stampfen afrikanischer Tänzer, die weich fließenden Bewegungen der Bauchtänzerin oder das dynamische Hüpfen des Rock'n'Roll. Sie geben keine Vorstellung, um einem Publikum zu gefallen. Sie tanzen vor allem, um sich selbst zu genießen.

Vielleicht sind Sie anfangs schüchtern. Das ist ganz natürlich. Es ist riskant, sich so zu zeigen. Aber fassen Sie Mut, und bleiben Sie bei Ihrem Tanz. Kreativität heißt, sich ins Unbekannte vorzuwagen. Es ist immer ein Wagnis, das Vertraute hinter sich zu lassen, aber große Chancen warten auf Sie. Jetzt ist der Augenblick gekommen, sich auf die Göttin, die tanzende Göttin in Ihnen, einzustimmen.

Atmen Sie noch tiefer, und verstärken Sie Ihre Bewegungen. Feuern Sie sich mit Hilfe Ihrer Stimme selbst zum Tanzen an, mit Tönen, die spontan in Ihnen entstehen – Seufzer, Knurren, Lieder, Gesänge. Lassen Sie los, und übergeben Sie die Führung an den Tanz. Fühlen Sie sich schön, geliebt, erfüllt. Bleiben Sie in Kontakt mit Ihrem inneren Geliebten – jetzt sind Sie diese Kraft, eine Göttin, die der Freude, der Harmonie und göttlicher Gewißheit Gestalt verleiht.

Lassen Sie die göttliche Energie in Ihnen anwachsen. Sie sind Shakti, die Frau in ihrer reinsten Verkörperung, anziehend und verführerisch. Wenn Sie diese Verbindung zu Ihrer inneren Shakti spüren können, öffnen Sie die Augen, und zeigen Sie die Göttin Ihrem Liebsten. Lassen Sie in Ihren Augen die Lebendigkeit der Göttin widerscheinen, zeigen Sie mit Ihrem Lächeln das Strahlen einer Frau, die in sich selbst verliebt ist, verhelfen Sie durch Ihren Körper der göttlichen Anmut, Verspieltheit und Spontaneität zum Ausdruck. Offenbaren Sie deren Kraft durch die Tiefe Ihrer Atmung und das Spiel Ihrer Stimme.

Werden Sie zur Göttin. Lassen Sie den ganzen Raum von ihr erfüllt sein. Beobachten Sie, wie es sich anfühlt, Ihren Partner anzuschauen, während Sie ihm diese strahlende Macht zeigen. Überwinden Sie Ihre übliche Scheu, und genießen Sie Ihre eigene Schönheit unter den Blicken eines anderen Menschen. Denken Sie daran, Sie sind nicht auf Anerkennung aus. Bleiben Sie bei sich. Wenn Zweifel und Schüchternheit Sie überkommen, schließen Sie wieder für einen Moment Ihre Augen, atmen tief und kräftig und konzentrieren sich auf die Bewegung Ihres Körpers und die Töne Ihrer Stimme, um zentriert zu bleiben. Je mehr Sie sich unter dem Blick Ihres Partners entspannen, desto besser können Sie die Kraft genießen, welche uns durch die ungeteilte Aufmerksamkeit und Liebe eines anderen Menschen zuteil wird.

Erforschen Sie die verschiedenen Elemente Ihrer göttlichen Energie – das Fließen des Wassers, die Explosivität des Feuers, die Leichtigkeit der Luft, die Kraft der Erde, die Anmut des Panthers, das verführerisch geschmeidige Gleiten der Schlange. Während Sie den vielen Dimensionen Ihres Seins freien Lauf lassen, erleben Sie, daß all dies in Ihnen verborgen ist und darauf wartet, sich zeigen zu dürfen. Sie haben wirklich das kreative Potential und die spielerische Freiheit der Göttin, die Sie in Ihrer Vorstellung sind. Sie sind frei von Alltagssorgen, und Sie können sich über kulturelle und anerzogene Beschränkungen mit Leichtigkeit hinwegsetzen.

So tanzen Sie fünfzehn bis zwanzig Minuten lang, bis Sie spüren, daß das Ende Ihres Tanzes gekommen ist. Dann bleiben Sie vor Ihrem Partner still stehen und tauschen mit ihm eine Herz-zu-Herz-Begrüßung aus.

Wenn Sie dann nicht mehr außer Atem und wieder »zu sich gekommen« sind, kann Ihr Partner Sie als die Göttin ansprechen, die er jetzt in Ihnen entdeckt hat: »Schöne Shakti (wenn er möchte, kann er Sie natürlich auch bei Ihrem eigenen Namen nennen), du bist mein ganzes Entzücken. Ich ehre dich als Verkörperung der kreativen Energie, die uns alle mit Leben erfüllt.« Dann kann er Ihnen sagen, was ihn an Ihrem Tanz besonders erfreut hat.

Beenden Sie den Austausch mit einer Verschmelzungsumarmung. Und nun wird der zuschauende Partner zum Tänzer.

Der Tanz Shivas

Als männlicher Partner befolgen Sie die gleichen Schritte, wie sie oben beschrieben wurden. Aber natürlich werden Sie in Ihrem Tanz die männlichen Aspekte der Gottheit betonen, die durch Shiva personifiziert wird, den Hindu-Gott, der unzählige verschiedene Gestalten annehmen kann – Zauberer, Schöpfer, Krieger, Clown, Zerstörer und Verführer.

Auch Sie bereiten sich im Nebenraum vor und betreten dann den heiligen Raum, um vor Ihrer »Shakti« zu tanzen.

Als Mann ist es besonders wichtig für Sie, daß Sie sich geerdet und fest mit dem Boden verwurzelt fühlen, um Ihre eigene Kraft spüren zu können. Achten Sie also darauf, daß Sie sich am Anfang die Zeit nehmen, Ihre Augen zu schließen und sich zu zentrieren – Ihren Bauch, die Oberschenkel und die Knie zu entspannen, wobei Ihre Füße fest auf dem Boden stehen und Sie in den Knien leicht nachgeben.

Sie sind der Gott Shiva – der Gott, der in der tantrischen Tradition die Materie beseelt, wenn er sich mit Shakti vereint, und damit unzählige reale Formen erschafft. Versetzen Sie sich tief in das Gefühl Ihrer eigenen Göttlichkeit hinein – denken, fühlen und glauben Sie daran, daß Sie ein Gott sind –, bevor Sie Ihre Augen öffnen und Ihre Partnerin anschauen.

Denken Sie an den inneren Geliebten, und tauchen Sie tief in das Wesen des Tanzes ein. Finden Sie den Mann in sich, und zeigen Sie Ihrer Partnerin stolz seine göttlichen Qualitäten.

Erforschen Sie im Tanz Ihr ganzes Spektrum an männlichen Eigenschaften. Trommeln Sie mit den Fäusten gegen Ihren Brustkorb wie ein männlicher Gorilla, der seinem Widersacher gegenübersteht. Fühlen Sie die Kraft des Bullen, den Mut des Löwen, die Würde des Kriegers, die geduldige Geschicklichkeit des Jägers, die Anmut des Athleten. Tanzen Sie mit der ganzen Hingabe eines Medizinmannes.

Wenn es Ihnen hilft, können Sie sich auch die Eigenschaften von Männern vergegenwärtigen, von denen Sie in Ihrem Leben beeindruckt waren. Visualisieren Sie deren Stärke, Mut oder sexuelle Anziehungskraft. Stellen Sie sich vor, mit Ihrem Tanz diese Eigenschaften zu verkörpern und ihnen Ausdruck zu verleihen.

Wenn Sie zu Ende gekommen sind, bleiben Sie vor Ihrer Partnerin stehen und tauschen eine Herz-zu-Herz-Begrüßung mit ihr aus. Dann sagt Ihre Liebste zu Ihnen: »Schöner Shiva (oder Ihren Namen), du bist mein ganzes Entzücken, und ich ehre den grenzenlosen Geist, der sich mir in deinem Tanz gezeigt hat.« Dann erzählt sie Ihnen, was ihr am meisten an Ihrem tänzerischen Ausdruck von Macht und Energie, Kraft und Anmut des Shiva in Ihnen gefallen hat.

Beenden Sie den Austausch mit einer Verschmelzungsumarmung.

Der Tanz von Shakti und Shiva

Sie können diese Sitzung mit einem gemeinsamen Tanz von Shakti und Shiva abschließen, bei dem Sie erforschen, wie es aussieht, wenn Sie beide sich mit und aus Ihrer inneren Kraft begegnen. Bleiben Sie im Bewußtsein Ihrer eigenen Göttlichkeit verankert. Bewegen Sie sich dicht aufeinander zu, und schauen Sie sich dabei in die Augen.

Spiegeln Sie gegenseitig die Bewegungen des anderen, erkunden Sie den Flug des Adlers und die Geschmeidigkeit der Schlange. Probieren Sie auch den sinnlichen Löffeltanz aus, bei dem ein Partner sich mit dem Rücken gegen Brustkorb und Bauch des anderen schmiegt. Tanzen Sie Rücken an Rükken, Nase an Nase, Stirn an Stirn. Geben Sie lustvolle, wilde Töne von sich, Tierstimmen, verführerische Geräusche.

Wenn Sie alle Möglichkeiten nach Herzenslust durchgespielt haben, beenden Sie den Tanz, in dem Sie sich gegenüberstehen, sich mit Brustkorb und Bauch berühren und in den Knien leicht nachgeben. Spüren Sie den feinen Energieströmen im Körper nach. Nehmen Sie bewußt den Atemrhythmus Ihres Partners wahr.

Schaffe ein Gleichgewicht. Innen und Außen sind keine Gegensätze. Sie stellen Bewegungen ein und derselben Energie dar, zwei Ufer ein und desselben Flusses, und gäbe es nur ein Ufer, könnte der Fluß nicht fließen.

Osho Rajneesh

Verharren Sie danach still. Sie haben jetzt männliche und weibliche Elemente harmonisch ausbalanciert. So im Gleichgewicht, können Sie sich langsam und mühelos in einem gemeinsamen sanften Tanz bewegen, bei dem niemand »drängt« oder irgend etwas »tut«. Achten Sie in diesem ausgeglichenen Zustand einmal darauf, wo das Zentrum Ihrer Schwerkraft liegt – weder in Ihnen noch im anderen, sondern irgendwo in der Mitte zwischen Ihren beiden Unterleibern und Brustkörben, dort, wo sich Ihre Energien begegnen. Genießen Sie das Gefühl, an diesem Punkt der Mitte angelangt zu sein, ein Teil des anderen und trotzdem in sich selbst zentriert zu sein.

Hinweise

In meinen Seminaren ist es für viele Menschen ein wichtiger Durchbruch, wenn sie sich vor anderen als Göttin oder Gott entspannt und spontan bewegen können. Sie erkennen, daß es bei diesem Tanz nicht darum geht, andere Menschen oder ein archetypisches Vorbild nachzuahmen, sondern mehr und mehr zu dem zu werden, der sie wirklich sind.

Es erfordert Mut, sich anderen darzustellen. Sorgen Sie sich nicht darum, daß Sie nicht gut genug sein könnten. Jede Ihrer Bewegungen ist so, wie sie ist, vollkommen, denn sie zeigt Ihre Einzigartigkeit als Mensch. Auch wenn Sie sich verletzlich und unsicher fühlen, verstärken Sie durch Ihre Bereitschaft, sich im Tanz einem anderen Menschen vorbehaltlos zu zeigen, das Gefühl von Intimität, Vertrauen und Verspieltheit zwischen sich und Ihrem Partner.

Wenn Sie dem Tanz Ihres Partners zugeschaut haben und anschließend Ihre Kommentare äußern, sollten Sie jede Kritik vermeiden, weil dadurch Spontaneität und Begeisterung einen Dämpfer erhalten. Verstärken Sie statt dessen lieber das, was Ihnen gefallen hat, indem Sie es überzeugend loben. Verspieltheit – die Fähigkeit, sich selbst und Ihrem Partner ein Lächeln zu schenken und zusammen von ganzem Herzen zu lachen, ist eine Kunst im Hohen Sex. Diese spielerische Haltung gibt Ihnen ein Gespür für Neues und Unerwartetes sowie die Chance, Konflikte kreativ umzuwandeln.

Der Seelenblick

Nach dem aktiven Ausdruck im Tanz sind Sie jetzt bereit, sich mit dem »Seelenblick« auf stillere und tiefere Weise mit Ihrem Partner zu verbinden. Sie werden Ihre eigene Göttlichkeit dabei noch intensiver spüren und gemeinsam zu einem Gefühl von Frieden und innerer Leere gelangen, das über die Grenzen der Persönlichkeit hinausreicht.

Diese Meditation beruht auf einer Technik, die Oscar Ichazo, der Begründer der Arica-Schule, entwickelt hat, und die ich der tantrischen Sicht angepaßt habe.

Sinn und Nutzen

Das Wohltuendste am Seelenblick ist, daß er die Energiefelder von Menschen harmonisiert. Dem Stimmen von Musikinstrumenten für ein Konzert vergleichbar, schafft er die optimalen Bedingungen für ein angenehmes Zusammenschwingen von zwei Partnern.

In der tantrischen Tradition übten die Schüler sich in der Kunst des Schauens, indem sie ihre Augen auf ein *Yantra* – eine geometrische Form, die ein bestimmtes energetisches Muster symbolisiert – oder das Bildnis einer Gottheit richteten, die eine bestimmte Tugend wie Mitgefühl oder Mut verkörperte. Indem der Schüler konzentriert auf das Yantra schaute, wurde er eins mit dessen Form und der dahinterstehenden Kraft. Auf gleiche Weise können Sie eins werden mit der Energie, die sich in der äußeren Form Ihres Geliebten ausdrückt, wenn Sie diese Form so lange konzentriert betrachten, bis sie sich auflöst. Dann erfahren Sie den anderen als Teil Ihrer selbst.

Sich in die Seele zu blicken ist eine heikle Kunst. Normalerweise sind Menschen zu schüchtern, um jemandem direkt in die Augen zu schauen oder sich selbst länger in die Augen schauen zu lassen. Sie halten vielleicht einem kurzen Blick von wenigen Sekunden stand und wenden sich dann ab. Lange Blicke empfinden wir als aufdringlich. Die Augen geben Ihren Einblick in die Geheimnisse eines Menschen – Scheu, Ärger, Angst oder Unschuld. Es kann also sein, daß Sie bei der Seelenblick-Meditation mit Bereichen in sich konfrontiert werden, die Sie als unangenehm empfinden. Beim Seelenblick beobachten Sie diese Widerstände einfach, ohne etwas dagegen oder dafür zu tun. Dadurch löst sich Ihr Unbehagen langsam auf, und Sie gelangen zu innerer Ruhe und Leere. Das stärkt Ihr Selbstwertgefühl, so daß Sie von der ständigen Selbstkritik Abstand nehmen können.

Vorbereitungen

Richten Sie den heilige Raum her.

Während der ersten fünf Tage sollten Sie den Seelenblick nicht länger als fünf Minuten machen. Dann können Sie die Übung allmählich auf zehn, fünfzehn und zwanzig Minuten ausdehnen. Nehmen Sie sich viel Zeit, um zu verarbeiten, was geschieht.

Sie können sich vor einem Spiel auch allein die Seele blicken. Auch hier sollten Sie anfangs nicht mehr als fünf Minuten konzentriert schauen und dabei besonders auf ein tieferes, langsames Atmen achten. Das hilft Ihnen, zentriert und wach zu bleiben.

Die Übung

Machen Sie zuerst mit Ihrem Partner zusammen ein paar Lockerungsübungen. Dehnen Sie den Hals nach rechts und links, schütteln Sie Ihren Kopf und Ihre Schultern, und atmen Sie dabei tief durch.

Dann setzen Sie sich gegenüber, auf Stühlen oder mit gekreuzten Beinen auf dem Boden sitzend oder kniend. Sollten Sie auf dem Boden sitzen, legen

Sie sich ein dickes Kissen unter das Gesäß, damit Ihre Wirbelsäule aufgerichtet und Ihr Rücken entspannt ist.

Beginnen Sie mit einer Herz-zu-Herz-Begrüßung.

Berühren Sie sich mit Ihrem Partner so, daß Sie sich dabei gut entspannen können, zum Beispiel können Sie sich leicht an den Händen halten.

Atmen Sie tief und langsam, so daß Sie den Atemfluß bis hinunter in Ihren Bauch verfolgen können. Schließen Sie Ihre Augen, und erforschen Sie Körper und Verstand, als ob Sie Ihr Haus abschreiten würden, um eine genaue Inventur sämtlicher Räume vorzunehmen. Tasten Sie Ihren Körper im Geiste ab, um nachzuschauen, ob er irgendwo verspannt ist – vielleicht nehmen Sie verkrampfte Muskeln oder einen angespannten Magen wahr, vielleicht aber auch ein Gefühl von Stärke und Fülle. Akzeptieren Sie einfach alles, wie es ist. Vielleicht fällt es Ihnen zunächst schwer, regungslos zu bleiben, wenn Sie auf körperliche Verspannungen stoßen. Es ist aber möglich, sie einfach zur Kenntnis zu nehmen, zu akzeptieren und dabei mit der Meditation fortzufahren.

Überprüfen Sie Brustkorb und Herz und die Gefühle, die dort sitzen. Sind Sie traurig oder mißtrauisch? Spüren Sie Freude? Ist alles in Ordnung? Falls nicht, können Sie für den jetzigen Augenblick akzeptieren, daß es auch gut ist, sich nicht gut zu fühlen?

Beobachten Sie aufkommende Gedanken. Beurteilen Sie gerade etwas als falsch oder schlecht? Sind Sie mit Ihrem Partner einverstanden? Was ist mit Ihnen? Achten Sie auf sämtliche Unterhaltungen oder Monologe, die sich in Ihrem Kopf abspielen. Akzeptieren Sie diese Gedanken, ohne sich mit ihnen zu identifizieren. Beobachten Sie sie wie Wolken, die am Himmel vorüberziehen.

Wenn Sie sich ruhig fühlen, geben Sie Ihrem Partner ein kleines Zeichen – vielleicht drücken Sie sanft seine Hand – und warten auf das Antwortzeichen. Öffnen Sie Ihre Augen, und verbinden Sie Ihren Blick mit dem Ihres Partners. Schauen Sie entspannt in das linke Auge Ihres Partners. Dieses Auge gilt als das »empfänglichste« Auge, das die Energie des anderen ohne Widerstände aufnimmt, entsprechend der taoistischen Sicht, nach der die linke Körperhälfte Yin, weiblich und empfänglich, die rechte hingegen Yang, männlich und aktiv ist.

Konzentrieren Sie sich ganz auf dieses Schauen, und lassen Sie sich mit jeder Faser Ihres Wesens in den gegenwärtigen Augenblick ziehen.

Sagen Sie stumm zueinander: »Du liebst mich« oder »Wir sind eins«. Während Sie diese Worte für sich wiederholen, öffnen Sie sich für die Liebe und Achtung Ihres Partners. Lassen Sie Ihre Augen zum Fenster Ihrer Seele werden. Normalerweise senden wir durch unsere Augen Energie nach außen, wenn wir die Menschen und Dinge in unserer Umgebung betrachten. Dabei identifizieren wir uns mit den Gegenständen, denen wir unsere Aufmerksamkeit schenken, und vergessen uns selbst. Diese Art des Sehens scheint unsere Energie zu verbrauchen. Jetzt kehren Sie diesen Vorgang um und benutzen Ihre Augen als Magneten, die Energie und Liebe anziehen.

Durch die Stille Ihres Blickes wird sich langsam auch Ihr Denken beruhigen, und Sie werden zu einem Ort der Leere kommen, der Leere eines Spiegels, der alles wiedergibt und selbst doch nichts enthält. In diesem Augenblick der Stille hören Sie auf, sich mit Körper, Verstand und Denken zu identifizieren, und werden sich dessen bewußt, was Meditierende den »inneren Zeugen« nennen – das beobachtende, in sich ruhende Selbst, das alles, was Sie tun und denken, ruhig und leidenschaftslos betrachtet. Genießen Sie es, allmählich zu entdecken, daß Sie Sehen, Denken und Atmen miteinander verbinden können.

Hier, jenseits der individuellen Persönlichkeit, können Sie das Wesen des Menschlichen in Ihrem Partner wahrnehmen, das auch in Ihnen lebendig ist. Genießen Sie es, den anderen ohne jedes Ichgefühl wahrzunehmen, während Sie einfach da sind und auf dem Fluß des Atmens und Schauens dahintreiben – ohne jedes Ziel, vollkommen gegenwärtig im Hier und Jetzt, sich selbst und den anderen von Augenblick zu Augenblick erfahrend.

Ist Ihr Partner ein Mann, können Sie in ihm alle Männer sehen, die Sie jemals gekannt haben. Ist Ihr Gegenüber eine Frau, zeigen sich in ihr alle Frauen, die Ihnen jemals begegnet sind.

Achten Sie auf Ihren eigenen Atemrhythmus und den Ihres Partners. Schauen Sie, ob Sie Ihre Atmung ohne jede Anstrengung langsam aufeinander abstimmen können, bis Sie zusammen ein- und ausatmen. Atmen Sie normal und leicht. Versuchen Sie möglichst nicht zu sprechen. Lassen Sie sich Zeit.

Richten Sie an Ihren Partner still oder laut die Worte: »Ich erkenne und achte dich als Teil meiner selbst.« Kosten Sie das Gefühl der Hingabe und Achtung aus, das mit diesen Worten einhergeht. Während Sie dies bekennen, spüren Sie vielleicht, wie es Ihnen möglich ist, Ihrem Partner sämtliche Wunden zu verzeihen, die er Ihnen zugefügt hat, und die Vorwürfe loszulassen, an denen Sie insgeheim noch festhalten. Wenn nicht, akzeptieren Sie einfach, daß auch unsere Unvollkommenheit Teil des universellen Tanzes ist.

Beenden Sie die Übung mit einer Herz-zu-Herz-Begrüßung.

Hinweise

Wenn Sie gerne im Schneidersitz auf dem Boden sitzen möchten, die Position Ihnen aber unangenehm ist, versuchen Sie es einmal mit mehreren Kissen unter dem Gesäß, so daß Ihr Gesäß höher über dem Boden ist, während

Ihre Knie nach unten zeigen. Das verringert die Spannungin den Beinmuskeln. Oder Sie legen sich unter jedes Knie ein Kissen, so daß sich die Knie auf gleicher Höhe befinden wie Ihr Gesäß. Sie können auch versuchen, im japanischen Stil auf dem Boden zu knien, wobei Sie rittlings auf einem dicken Kissen zwischen Ihren Beinen sitzen. Sie können natürlich auch auf Stühlen sitzen.

Während Sie Ihren Partner mit dem »Seelenblick« betrachten, können Sie plötzlich den Eindruck haben, daß sein »normales« Gesicht verschwindet und durch eine schnelle Folge verschiedener Masken und fremder Gesicher ersetzt wird. Sie sehen Ihr Gegenüber in verschiedenen Lebensaltern, vom Kind bis zum Greis, oder verschiedenen Stimmungen, wutentbrannt, verführerisch oder ernst. Sie können sogar glauben, daß Sie Gesichter Ihres Partners aus »vergangenen Leben« sehen – einen mongolischen Krieger vielleicht oder eine ägyptische Tänzerin.

Wieder hängt es von Ihrer Einstellung ab, wie diese Übung für Sie verläuft. Sie können diese seltsame Erfahrung von sich weisen oder sie als eine Lehre annehmen. Die tantrische Tradition fordert uns auf, die ganze Bandbreite unserer Möglichkeiten als menschliche Wesen zu erforschen. Bei dieser schnell wechselnden Folge von Gesichtern werden Sie sehen, daß uns tatsächlich ein unendliches Spektrum offensteht. Tantra lehrt uns auch, daß physische Formen einem dauernden Wechsel unterworfen und ein Ausdruck von *Maya* sind, der großen Illusion, durch die sich das Bewußtsein in einem ständigen Fluß als Materie manifestiert. Behalten Sie das im Gedächtnis, beobachten Sie alles, was Sie sehen, mit etwas Abstand, und konzentrieren Sie sich auf Ihre Atmung. Dann wird das vertraute Gesicht Ihres Partners schon bald aus den wechselnden fremden Gesichtern wieder auftauchen.

Wenn Ihnen die Seelenblick-Meditation geläufiger ist, können Sie sich damit vor jeder neuen Übung auf Ihren Partner einstimmen oder sie jedes Mal dann machen, wenn Sie das Bedürfnis verspüren, sich tiefer mit ihm zu verbinden.

Die Achtung vor der Ekstase des Körpers

Tantra hat erkannt, daß der Körper in sich alle Anlagen zu seiner eigenen Vervollkommnung trägt. In unserer Kultur ist dieser Respekt vor der dem Körper innewohnenden Weisheit nicht sehr verbreitet. Die meisten Menschen denken, sie müßten den Körper mit dem Kopf regieren. Für sie ist der Kopf der Meister und der Körper eine Art Maschine, ein Wagen, der in jede Richtung gelenkt werden kann, in die der Besitzer zu fahren wünscht.

Da man ihnen beigebracht hat, ihre Körper seien Maschinen, die zu funktionieren haben, die sie reparieren, verändern, disziplinieren und trainieren müssen, haben sie das Gefühl, das verdammte Ding niemals dahin zu kriegen, daß es richtig läuft. Die Folge ist oft, daß sie schließlich ihrem Körper mißtrauen – wie Löwenbändiger, die mit der Peitsche in der Hand in jedem Moment mit einer plötzlichen Rebellion der gezähmten Tiere rechnen.

Den Körper lieben lernen

Wenn wir unseren eigenen Körper nicht lieben können, wie sollen wir dann einen anderen Menschen finden, der ihn liebt? Wie können wir mit unserem Liebsten genießen, was wir selbst nicht schätzen? Wie sollen wir uns beim Liebesspiel unserem Körper hingeben können, wenn wir ihm insgeheim mißtrauen und ihn wie einen Roboter herumkommandieren?

Energie ist ewiges Entzücken.

William Blake

Natürliche Anmut

Wenn die Liebenden im Hohen Sex mit ihrem Körper mehr in Einklang kommen und beim Liebesspiel sinnlicher und geschickter werden, entwickeln sie auf natürliche Weise ein Gefühl für »Stil«. Aber das ist eine völlig andere Art von Stil, als wir ihn aus der Modewelt kennen. Sie sind nicht unbedingt todschick angezogen oder haben eine makellose Figur, sondern sie fühlen sich wohl in ihrem Körper und mit sich selbst. Die Anmut ihrer Bewegungen vermittelt das Gefühl eines vitalen Wohlbefindens und eines natürlichen Selbstwertgefühls. Dieses Gefühl wächst von innen und ist nicht von gesellschaftlichen Trends abhängig. Für tantrische Liebende ist der Körper ein enger Freund, der ganz unabhängig von Alter, Form oder Hautfarbe akzeptiert, umsorgt und geschätzt wird.

Vor vielen Jahren habe ich einmal an einem Tantra-Training in Frankreich teilgenommen, bei dem der Leiter das Thema körperliche Schönheit ganz dramatisch und provokativ angegangen ist. Er fragte die Teilnehmer, wer von ihnen es sich zutraue, sich auszuziehen und seinen Körper zu zeigen. Um es ihnen leichter zu machen und die Sache mit etwas Humor aufzulokkern, wurde jeder Teilnehmer aufgefordert, einen originellen Weg für dieses Entkleidungsmanöver vor der Gruppe zu finden. Einige legten Bauchtanzmusik auf und führten einen Striptease vor. Andere wünschten sich von der Gruppe, daß sie sie singend und händeklatschend begleitete. Eine Frau wollte, daß wir unsere Augen so lange geschlossen hielten, bis sie ganz nackt sei. Die meisten von uns durchlebten peinliche Momente, in denen wir dachten: Meine Brüste sind zu klein, meine Oberschenkel zu dick, mein Hintern sieht aus wie eine Birne ... Wie soll ich es bloß aushalten, daß alle das sehen? Bei den meisten Menschen war hinter ihrer spielerischen Fassade Anspannung verborgen, die aus der unausgesprochenen Angst entstand, ihr Körper würde nicht akzeptiert werden.

Schließlich war Michel an der Reihe, ein Mann, der seit vielen Jahren Tantra studiert hatte. Obwohl er in der Gruppe sehr engagiert war, hatte er sich bislang eher im Hintergrund gehalten. Er war zu irgendeiner Zeit seines Lebens einmal schwer verletzt worden und humpelte auffällig. Während er langsam in die Mitte der Gruppe ging, setzte mir fast das Herz aus. Würde er es wagen, sich auszuziehen?

Anders als die übrigen bat Michel einfach um Stille. Er setzte sich hin mit der Ungeschicklichkeit eines Menschen, dessen Oberschenkelmuskeln nicht sehr kräftig sind. Er schien sich seines Körpers nicht im geringsten zu schämen und akzeptierte dessen Behinderung ganz offensichtlich als einfache Tatsache. Er begann, seine Schuhe aufzuschnüren, und kurz darauf kamen ein Paar krummer Füße zum Vorschein, dann zwei sehr dünne Beine und dann ein mit tiefen Narben bedeckter Oberkörper.

Michel machte so langsam weiter, als befände er sich allein in seinem Schlafzimmer. Seine Hände bewegten sich ruhig, seine Bewegungen insgesamt waren fließend. In seinen blauen Augen glänzten die Stärke und Festigkeit eines Kämpfers, der sich auf ein fernes Ziel konzentriert. In seinem Stolz lag eine Spur von Trotz, und zugleich umgab seine gelassenen Züge ein Strahlen; sein Verhalten wirkte sehr konzentriert und irgendwie demütig. Nachdem er mit dem Auskleiden zu Ende gekommen war, blieb die Gruppe noch eine ganze Weile absolut still und brach dann spontan in Applaus aus.

Für mich war Michels »Vorstellung« eine Offenbarung. In wenigen Minuten hatte er den Mythos entlarvt, der uns alle gefangen hält, daß nämlich Schönheit sich in vollkommenen Formen zeigt. Aber wenn die Schönheit, die er enthüllte, nicht die des Körpers war, woher stammte sie dann? Die Antwort, die sich mir damals offenbarte, lautet: *Schönheit entstammt dem Geist. Nicht dem Geist werden die Kleider umgehängt, sondern er ist es, der den Körper ›kleidet‹!* Dieser Mann wußte, daß er *nicht* sein Körper war. Weder identifizierte er sich mit dessen Form, noch verurteilte er ihn, und trotzdem war sein Körper sein Freund.

Ein solcher Mensch ist eine Ausnahme. Fast alle – vor allem die Frauen unter uns – haben Scheu, sich zu entkleiden. In meinen Gruppen fällt mir auf, daß viele Menschen in ihren Kleidern verlegen aussehen, als ob sie versuchten, etwas zu verstecken. Und ich bin immer wieder erstaunt zu sehen, wie anmutig die Körper derselben Menschen in ihrem natürlichen Zustand sind. In dieser Anmut spiegelt sich der Geist, der in der Form verborgen ist.

Der Körper als Tempel

Im Hohen Sex wird der Körper nicht als Hindernis für einen reinen und freien Geist betrachtet, sondern als Sprungbrett für den Flug des Geistes. Um zu den Höhen ekstatischer Sexualität aufsteigen zu können, müssen Sie fest in Ihren Körper verwurzelt sein. Der Körper ist Ihr Tempel, der Sitz einer einzigartigen Gottheit – und die sind Sie. Als Tempelwächterin oder -wächter achten Sie dieses Gebäude und sorgen dafür, daß der Geist in Hochstimmung bleibt, indem Sie den Tempel sauber und gesund halten, damit er der Gottheit – dem inneren Geliebten –, die ihn bewohnt, Geborgenheit bietet.

In diesem Buch werden Sie lernen, wie Sie durch die Pforten dieses Tempels eintreten können, um seine geheimen Gärten und Wasserfälle aufzusuchen und die anderen herrlichen Orte und Plätze der Lust, die er Ihnen bietet.

Sie lernen, den Körper als einen erstaunlich intelligenten und empfindsamen Organismus zu verehren, denn er stellt die höchste Entwicklungsstufe der Evolution dar. Aus tantrischer Sicht ist der Körper das Werkzeug für die Transformation des Bewußtseins, der Schmelztiegel, in dem das Schwermetall körperlicher Energie zum puren Gold der Ekstase veredelt werden kann. Und wenn wir den Körper lieben und seine verborgene Weisheit entdekken, können auch wir wie die tantrischen Seher zu dem Verständnis gelangen, daß jemand, der die Wahrheit über den Körper erkennt, damit die Wahrheit über das gesamte Universum erfährt.

Auch wenn Sie im Hohen Sex keine Muskelpakete und keine filmreifen Kurven brauchen, ist es doch wichtig, daß Sie durch gesunde Ernährung, Körperübungen, tiefe Atmung und Entspannung zu einem optimalen körperlichen Wohlgefühl gelangen. Als Entspannungshilfe empfehle ich Ihnen mindestens einmal wöchentlich eine Ganzkörpermassage. Für den Hohen Sex brauchen Sie einen biegsamen, geschmeidigen Körper, der beim Liebesspiel leicht und mühelos seine Position wechseln kann.

Wenn wir uns schwach und deprimiert fühlen, sind wir unseren unbewußten Impulsen ausgeliefert. Sind wir angespannt, ängstlich und besorgt, haben wir nicht genügend Konzentration und Lebenskraft, um aus dem Liebesspiel eine bewußte Erfahrung zu machen, die beide Partner befriedigt und bereichert.

Sie müssen wie Michel erkennen, daß Ihr Körper Ihr Freund ist. Das bedeutet, ihn so zu akzeptieren, wie er im Augenblick ist – und nicht, wie er sein könnte oder würde, wenn Sie ihn erst einmal »bearbeitet« hätten. Auf diese Weise können Sie und Ihr Körper zu Liebespartnern werden, die nach einer langen Zeit des Zusammenlebens eine tiefe Kameradschaft entwickelt haben. Sie haben keine Hemmungen voreinander, müssen sich nichts beweisen oder sich gegenseitig verändern. Sie stehen in einem kontinuierlichen Austausch miteinander, der so natürlich verläuft wie Ebbe und Flut.

So betrachtet ist das »Arbeiten« mit dem Körper keine schwere und ernste Angelegenheit, sondern ein lustvolles, spielerisches Feiern des Lebens.

Verbotene Räume erschließen

Um sich auf die folgenden Übungen vorzubereiten und sie voll für sich nutzen zu können, stellen Sie sich einmal vor, daß Sie das prächtigste Schloß, in dem Sie aufwuchsen – Ihren Körper –, erst vor kurzem geerbt haben und jetzt zurückkehren, um dort zu leben. Ganz langsam besichtigen Sie die vielen Räume und besuchen jeden Tag einen anderen.

Manche Zimmer sind gemütlich und lichtdurchflutet. Sie sind Ihnen noch aus Ihrer Kindheit bekannt, und Sie fühlen sich wohl in ihnen. Diese Zimmer entsprechen den Teilen Ihres Körpers, die Sie akzeptieren und mit denen Sie sich verbunden fühlen – zum Beispiel Ihrem Brustkorb oder Ihrem Gesicht.

Andere Räume, möglicherweise Ihre Oberschenkel und Ihr Becken, sind dunkel und »böse« oder verschlossen und wurden Ihnen von Kindheit an verboten. Wieder andere wurden niemals richtig eingerichtet und müssen renoviert werden.

Diese Wanderung durch das Schloß

ist nicht immer leicht, besonders wenn es darum geht, die dunklen, verbotenen Räume aufzuschließen. Manchmal können Sie das Gefühl haben, als wären bestimmte Teile Ihres Körpers wie

Die Wahrheit über den Körper wissen, heißt, sich seiner Regungen bewußt zu sein, seiner Impulse und Beschränkungen, heißt zu spüren, was im Körper abläuft. Wenn ein Mensch die Verspannungen, Verhärtungen oder Ängste seines Körpers nicht fühlt, verleugnet er demnach die Wahrheit seines Körpers.

Alexander Lowen
Liebe und Orgasmus

erstarrt. Sie sind total verschlossen und lassen überhaupt keine Empfindungen zu, im Bett vermitteln Ihnen die Berührungen Ihres Liebsten an diesen Stellen kaum oder gar kein Gefühl von Lebendigkeit. In solchen Momenten wissen Sie nicht, wie Sie sich öffnen und zulassen können, daß die Berührungen Ihres Liebsten Sie im Innersten erreichen. Tatsächlich fühlen Sie sich wie abgeschnitten von sich selbst. Wie kommt das?

Als Kinder sind wir unschuldige Wesen, die vor Leben nur so sprühen und deren Bewegungen und Energien im Fluß sind. Untersuchungen haben gezeigt, daß wir ein gesundes Körperbild entwickeln, wenn man uns in diesen Jahren hält, mit uns schmust und uns streichelt. Diese spontane Vitalität wird aber nach und nach eingeschränkt. Unsere natürliche Neigung, unseren Körper und das Leben zu bejahen, wird durchkreuzt von den wohlmeinenden, aber negativen Konditionierungen, welche die Gesellschaft uns auferlegt, »dies« und »das« nicht zu tun und uns vor allem »da unten« nicht anzufassen.

Auf diese Weise gelangen viele von uns zu dem Glauben, daß unsere natürliche Lebensweise verkehrt, wenn nicht sogar gefährlich ist, und wir unterdrücken lebendige Gefühle wie Begehren, Anziehung, Erregung und Abenteuerlust. Wenn wir uns verkrampfen und zurückziehen, um Verletzungen zu vermeiden, kommt der Energiefluß zum Stillstand. Wir spüren vielleicht keine Schmerzen, aber auch keine Lust. Diese Verkrampfung findet nicht nur im genitalen Bereich, sondern überall im Körper statt und beeinträchtigt uns in unserer Sexualität.

So zieht sich zum Beispiel unsere Kehle zusammen, und das Gesicht verkrampft sich und erstarrt, wenn wir in der Kindheit laute Regungen wie Schluchzen, Schreien und Brüllen unterdrücken. Die Beine fühlen sich steif und unbeweglich an, wenn der Drang zu treten, sich herumzurollen oder zu tanzen an seinem Ausdruck gehindert wird. Und – das ist besonders wichtig – wenn wir die Analmuskeln zusammenziehen, um Ärger zu unterdrücken, oder die Genitalmuskeln kontrahieren, damit verbotene sexuelle Gefühle sich nicht ihren Weg bahnen können, halten wir unser Becken fest, das dadurch steif und unbeweglich wird. Das sind typische Reaktionen, die sich, wenn sie in der Kindheit als Reaktion auf elterliche Verbote und Ablehnungen oft genug wiederholt werden, allmählich zu Gewohnheiten verfestigen und bestimmte Körperbereiche gänzlich abtöten. Wilhelm Reich, ein Pionier auf dem Gebiet der Psychotherapie und Sexologie, war der erste, der diesen Abtötungsprozeß erkannte; er bezeichnete ihn als »Körperpanzerung«.

So entsteht Angst vor unserer Fähigkeit, Lust zu empfinden. Empfindsam sein heißt verletzlich sein – man könnte uns ja weh tun! Also halten wir uns zurück. In bestimmten Körperteilen bleibt unsere Energie eingefroren, und der Körper fühlt sich in diesen Bereichen steif und tot an. Das Verbot, unsere Genitalien zu berühren, zu achten, zu lieben und zu genießen, verschließt eine Quelle für unsere Empfindungsfähigkeit. Wir bauen einen Panzer um uns herum, um uns vor tiefen Gefühlen zu schützen, die wir als potentielle Bedrohung empfinden.

Die Verletzungen, die unserem Körper auf diese Weise zugefügt wurden, müssen geheilt werden. Im Hohen Sex lernen Sie, die verletzten Bereiche zu erkennen, zu erforschen und zu heilen, indem Sie sie akzeptieren, zärtlich umsorgen und liebevoll berühren.

Aufgestaute Energien freisetzen

Je besser Sie in der Lage sind, emotional und körperlich »zu fließen«, desto intensiver erleben Sie auch orgastische Lust. Emotionale und sinnliche Beweglichkeit ist die Sprache des Liebesspiels. Sie können in der Liebe nicht orgastisch sein, wenn Sie in Ihrer Wut oder Ihrem Lachen nicht orgastisch sind, das heißt, wenn Sie aufgebauten Energien nicht Ausdruck verleihen und sie nicht wirklich loslassen können.

Der Körper kann eine ungeheure energetische Aufladung erzeugen. Aber er kann diese Aufladung nicht auf unbestimmte Zeit beibehalten, ohne Schaden zu nehmen. Die Aufladung muß entladen werden, wenn die Körperprozesse harmonisch ablaufen sollen. Verleihen Sie gespeicherter Energie durch Bewegung, Laute und ein dynamisches Liebesspiel Ausdruck, entladen Sie sie. Die energetische Aufladung, Entladung und Neuaufladung stellen den natürlichen Kreislauf des Lebens dar. Er kehrt auch im Liebesspiel wieder, das mit der Erregung und Aufladung sexueller Energie beginnt und in der orgastischen Entladung seinen Höhepunkt findet, auf die dann wieder Entspannung und Neuaufladung folgen.

Wenn Ihnen dieser Prozeß geläufig ist, werden Sie die Praktiken für Fortgeschrittene lernen, bei denen Sie eine größere energetische Aufladung erzeugen und diese dann, statt sie zu entladen, im Körper halten und die Energie in höhere lustvolle und ekstatische Ebenen kanalisieren. Der erste Schritt besteht jedoch darin, die Energie freizusetzen, die im Körper durch Blockierungen, verursacht durch Erziehung und frühere Beziehungen, eingeschlossen ist. Das kann anfangs unangenehm sein, bahnt Ihnen aber den Weg zu einem ganzen Spektrum lustvoller Gefühle.

Die drei Schlüsselmethoden für den Aufbau und die Entladung von Energie

Es folgen drei wichtige Schlüsselmethoden, die Ihnen sowohl bei der energetischen Entladung als auch bei der Aufladung des Körpers helfen: tiefes Atmen, Bewegung und Laute ausstoßen. Denken Sie von jetzt ab bei jeder Übung daran, daß Sie diese drei Elemente auch gleichzeitig anwenden können, ob Sie allein oder mit Partner üben. Durch die kombinierte Anwendung dieser drei Methoden wächst die Fähigkeit des Körpers, ein hohes Maß an Energie zu erzeugen und zu halten, was als intensivere und ausgedehntere körperliche Erregung erlebt wird.

Tiefes Atmen

Der unmittelbarste Weg, Energie im Körper aufzubauen, besteht darin, daß Sie mehr Sauerstoff zu sich nehmen, indem Sie tiefer und voller atmen und sich vorstellen, daß die Luft nicht nur Ihre Lungen, sondern Ihren ganzen Bauch füllt. Anschließend atmen Sie ebenso tief aus. Wenn Ihre Atmung aktiver wird, steigt Ihre Energie, und die Nervenenden unter der Haut werden sensibilisiert, was sich in kribbelnden und vibrierenden Empfindungen zeigt, als perlten Sektbläschen unter Ihrer Haut. Denken Sie also während der gesamten Übung immer daran, tief zu atmen.

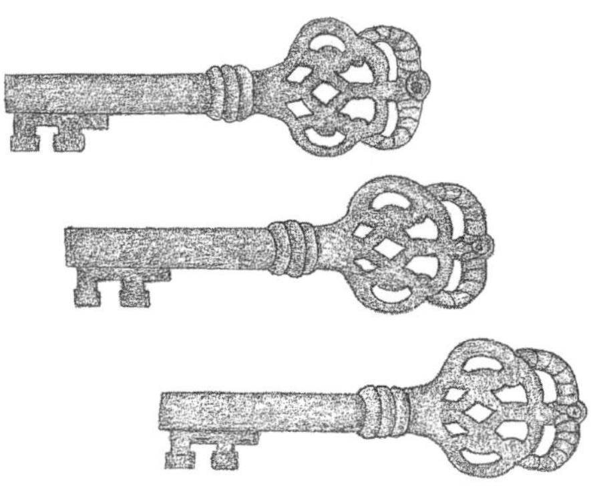

Ein paar tiefe, gleichmäßige Atemzüge wirken innerhalb weniger Minuten auf den ganzen Körper, steigern und intensivieren seine Lebendigkeit, indem der Stoffwechsel angeregt wird und die Blut- und Energiezufuhr zu den lebenswichtigen Organen zunimmt.

Die Nasenatmung fördert unsere Konzentration, verlangsamt den Stoffwechsel des Körpers und hält die Energieaufladung zurück. Das Einatmen durch den Mund dagegen unterstützt die energetische Aufladung, das Ausatmen durch den Mund beschleunigt die Freisetzung von Emotionen. Richtig weinen können Sie zum Beispiel nur, wenn Sie durch den Mund atmen.

Bewegung

Wann immer es möglich ist, sollten Sie Ihre Gefühle durch Bewegung ausdrücken. Agieren Sie mit dem ganzen Körper aus, was Sie innerlich fühlen oder was Sie zu sagen haben. Es ist sehr viel schwerer, die Energie im Körper ins Fließen zu bringen, wenn Sie bewegungslos bleiben, als wenn Sie tanzen und springen oder sich körperlich anders bewegen. Mangelnde Bewegung begünstigt Verkrampftheit und Steifheit des Körpers, wodurch wiederum Ihre Energie behindert und Gefühle blockiert werden. Wenn Sie den Körperteil, der sich bewegt, gleichzeitig visualisieren, werden selbst durch kleinste Bewegungen die Empfindungen in diesem Bereich verstärkt – eine Schlüsselmethode im Hohen Sex.

Laute ausstoßen

Wir neigen dazu, uns unseren Gefühlen gegenüber zu verschließen, aber Ekstase kann nur entstehen, wenn wir ihnen freien Lauf lassen. Erlauben Sie sich also bei den Übungen, von ganzem Herzen zu seufzen, zu schreien und zu weinen. Bremsen Sie Ihren stimmlichen Ausdruck nicht, halten Sie nichts zurück. Die Fähigkeit, Gefühle laut auszudrücken, ist maßgeblich für eine gute Gesundheit. Laute und Töne verleihen Ihrer Energie Farbe und Klang. Es erleichtert Sie, wenn Sie sich mit Lauten äußern, und Ihr Partner weiß besser, was Sie fühlen.

Sie können zum Beispiel mit dem Ausatmen tiefe Seufzer von sich geben oder beim Tanzen Töne aus dem Bauch kommen lassen. Und beim Liebesspiel werden Sie erleben, daß ganze Welten zwischen stummem Sex, wobei Sie sich jegliche Laute versagen, und dem Ausdruck Ihrer Gefühle durch Laute liegen – zwischen stummer Zurückhaltung, die auf inneren Verboten beruht, und dem wilden Gesang der Hingabe an explodierende Energien.

Die Übungen zu den drei Schlüsselmethoden öffnen uns die Tür zu einem reicheren Ausdruck unserer sexuellen Gefühle und erotischen Empfindungen.

Das Reinigungsritual

Sinn und Nutzen

Dieses Ritual verleiht Ihnen das Gefühl, fest im Körper zentriert zu sein, und diese Verankerung ist im Hohen Sex deshalb ganz entscheidend, weil wir uns in unserem Körper auf Ekstase zubewegen. Sie können das Reinigungsritual auch regelmäßig dafür einsetzen, den Übergang von Ihren Alltagsbeschäftigungen zur heiligen Atmosphäre Ihres Trainings im Hohen Sex zu markieren.

Vorbereitungen

Sie können die Anleitungen für diese und die folgenden Übungen wie Bühnenanweisungen lesen. Sie und Ihr

Partner sind aufgefordert, Szenen auf eigene Weise aufzuführen. Dem verspielten Kind und dem Schauspieler in Ihnen wird es sicher Spaß machen, diese Rituale für Körperbewußtheit zu gestalten.

Diese Praktiken sind am wirkungsvollsten, wenn Sie sie mit einer spielerischen Haltung und ohne *das* ideale Ziel vor Augen machen, an dem Sie sich zu messen hätten. Es reicht völlig aus, wenn Sie bei jeder Übung mit ganzem Herzen dabei sind. Sollten Zweifel auftauchen, ob Sie es gut genug machen, dann kämpfen Sie nicht dagegen an; nehmen Sie einfach zur Kenntnis, daß diese Gefühle da sind, und fahren Sie in Ruhe mit der Übung fort.

Halten Sie die vorgegebene Reihenfolge ein. Sie können sämtliche Übungen im Laufe eines Abends machen. Am besten machen Sie und Ihr Partner die ersten drei Übungen gleichzeitig, aber getrennt in verschiedenen Räumen und kommen dann für die weiteren Übungen wieder zusammen. Durch diese anfängliche Trennung können Sie sich auf Ihren eigenen Körper konzentrieren, der andere wird für Sie geheimnisvoller, und Sie begegnen sich dann mit gespannter Freude.

Bevor Sie anfangen, vereinbaren Sie mit Ihrem Partner einen Zeitpunkt für Ihr Zusammentreffen. Nehmen Sie sich genügend Zeit, in der Sie nicht abgelenkt werden. Für die vollständige Übungsfolge brauchen Sie ungefähr drei Stunden. Die erste Übung dauert etwa fünfundvierzig Minuten.

Die Übung

Sitzen Sie allein zehn Minuten lang ruhig da. Atmen Sie tief und gleichmäßig. Beobachten Sie, wie Ihre Gedanken kommen und gehen. Sagen Sie sich, daß Ihr Verstand eine Nebenrolle spielt und jetzt der Körper der Hauptdarsteller ist, dem Sie Ihre ganze Aufmerksamkeit schenken. Unterstützen Sie diese Konzentration auf Ihren Körper mit beruhigenden, entspannenden und heilenden Gedanken wie: »Ich liebe und schätze meinen Körper so, wie er ist«, oder: »Die Beziehung zu meinem Körper wird jeden Tag schöner.« Stellen Sie sich vor, daß Sie sich auf einen großen Anlaß vorbereiten, und führen Sie jeden Schritt mit einer gewissen Feierlichkeit durch.

Wenn Sie sich ruhig und in Ihrer Mitte fühlen, stehen Sie auf, entkleiden sich langsam und gehen unter die Dusche. Duschen Sie zunächst ganz heiß. Das entspannt die Muskeln und zieht Ihre Lebensenergie ganz ins Körperinnere. Atmen Sie gut aus, während Sie das Wasser etwas länger über jene Muskeln laufen lassen, die sich verspannt anfühlen. Stellen Sie sich vor, wie sich die Muskeln unter dem Wasser allmählich lockern und sich die Anspannung löst, während Sie weiterhin tief atmen.

Wenn Sie sich entspannt fühlen, gehen Sie zu kaltem Wasser über. Drükken Sie mit Lauten aus, wie Ihr Körper auf den Schock reagiert. Halten Sie einen Körperteil nach dem anderen unter das kalte Wasser, angefangen mit Ihren Beinen, dann Rückgrat, Arme, Brustkorb und Bauch, Hals, Gesicht und Schädeldecke. Die Kälte wirkt zusammenziehend, holt auf diese Weise die Körperenergie zur Hautoberfläche und beschleunigt den Blutkreislauf. Atmen Sie kräftig unter dem kalten Wasser, springen, schreien und grölen Sie, um ganz lebendig zu werden. Dann steigen Sie neu belebt aus der Dusche, bereit für weitere Abenteuer.

Trocknen Sie sich langsam und zärtlich ab, und konzentrieren Sie sich dabei ganz auf das Gefühl des trockenen, sauberen Handtuchs auf Ihrer Haut.

Dann widmen Sie sich sorgfältig Ihren Händen. Säubern Sie sie gründlich, und schneiden Sie sich die Nägel. Da Sie gleich intimen Kontakt in verschiedenster Form haben werden, ist es wichtig, kurze, saubere Nägel zu haben, damit Sie sich und den anderen nicht verletzen. Reiben Sie sich die Hände mit einer Handcreme ein, damit sich die Haut bei Berührungen schön weich anfühlt.

Putzen Sie sich die Zähne, und achten Sie darauf, daß Ihr Atem frisch ist. Auch wenn das für Sie alltägliche Verrichtungen sind, sollten Sie dabei nicht in die übliche Routine verfallen. Mit einer feierlichen Haltung können all diese Aktivitäten zu etwas Besonderem werden. Tröpfeln Sie etwas Pfefferminzöl auf Ihre Zunge, damit Ihr Atem frisch ist, oder spülen Sie sich den Mund mit Ihrem Mundwasser.

Männer sollten sich vor jeder

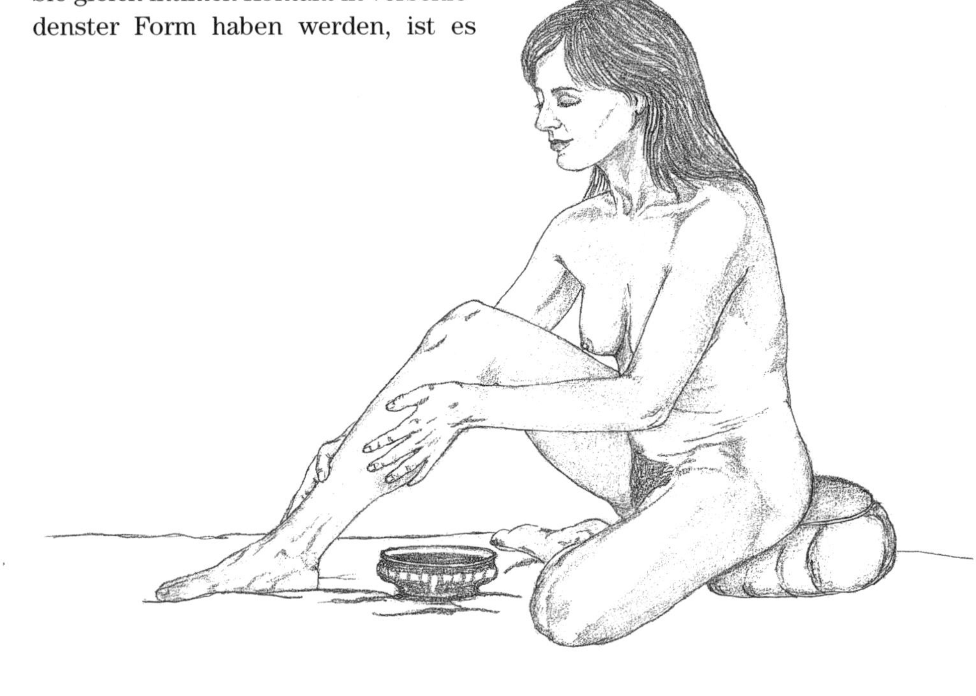

Übungssitzung rasieren. Ein Stoppelbart ist für die Haut der Frau unangenehm.

Ich trage für diesen Anlaß am liebsten Düfte auf. Wenn Sie Ihren Körper in Parfüms und Pflanzenessenzen einhüllen, schaffen Sie damit eine zum Verwöhnen einladende romantische Atmosphäre. Tragen Sie verschiedene Düfte auf die einzelnen Körperteile auf, um Ihren Partner zu überraschen und zu entzücken:

- *Pfefferminze* auf dem Nabel weckt ein Gefühl von innerer Kraft und Zentriertheit.
- *Lavendel* auf den Schläfen und hinter den Ohren entspannt und beruhigt.
- *Ylang-Ylang* oder *Vanille* auf dem Perineum (Damm) wirkt sexuell stimulierend und erwärmt das Hautgewebe in diesem Bereich. Achten Sie darauf, das reine Pflanzenextrakt der Ylang-Ylang-Blüte zu verwenden; künstliche Duftstoffe können Ihre Haut reizen.
- *Zitrone* oder *Lemongras* auf den Beinen regt den Kreislauf an.
- *Eukalyptus* auf dem Brustkorb und dem Lungenbereich hilft, die Atemwege zu öffnen.
- *Sandelholz* zwischen den Augenbrauen und auf dem Scheitel fördert Ruhe und Meditation.

Frisch, sauber und energiegeladen sind Sie jetzt bereit, die Kraft Ihres Körpers mit Hilfe der Grundhaltung zu wecken und zu festigen.

Die Grundhaltung

Diese Übung stellt eine einfache und doch ganz wichtige Möglichkeit dar, sich mit der Erde verwurzelt zu fühlen und im Körper geerdet zu sein.

Sinn und Nutzen

Diese Übung weckt die Energie im Körper, Sie werden sie auch noch bei späteren Übungen anwenden. Sie ist besonders nützlich, wenn Sie feststellen, daß Sie von einer Übung abschweifen oder Angst haben, sich einer bestimmten Situation zu stellen.

Vorbereitungen

Sie müssen auf festem Boden stehen. Matratzen oder ähnlich weiche Unterlagen sind nicht geeignet. Stellen Sie sich möglichst auf einen dünnen Teppich, auf einen Kachel- oder Holzfußboden.

Nehmen Sie sich drei bis fünf Minuten Zeit.

Die Übung

Sie stehen mit den Füßen parallel etwa schulterbreit auseinander und flach auf dem Boden. In den Knien geben Sie leicht nach, als ob Sie Ski fahren wollten, wobei Sie Ihren Rükken gerade halten, der Kopf nach vorne schaut und der Oberkörper ebenso gerade aufgerichtet ist wie

Ihre Rückenwirbel und die ganze Wirbelsäule vom Kreuz bis zum Schädelrand.

Lassen Sie Ihre Arme locker neben dem Körper hängen. Entspannen Sie Kiefer und Bauch, atmen Sie durch den Mund.

Machen Sie es sich jetzt in dieser Haltung bequem. Spüren Sie, wie Sie fest mit dem Boden verwachsen sind und dabei ganz wach und jederzeit bereit sind, zu Bewegungen überzugehen. Versuchen Sie, den Oberkörper aus dieser Grundhaltung nach beiden Seiten kreisen zu lassen, sich vor- und zurückzubeugen und zum Tanzen und Springen überzugehen, während Sie zentriert und kraftvoll bleiben. Lassen Sie das Gefühl von Stärke und Verwurzelung wachsen.

Wenn Sie während dieser Übung Schmerzen in den Waden oder in den Oberschenkeln verspüren, schaukeln Sie leicht nach hinten, und verlagern Sie Ihr Körpergewicht auf die Hacken. Das verringert die Spannung. Sie können auch versuchen, Ihr Körpergewicht langsam vom rechten auf den linken Fuß und wieder zurück zu verlagern.

Schließen Sie die Übung mit einer Herz-zu-Herz-Begrüßung für sich selbst ab.

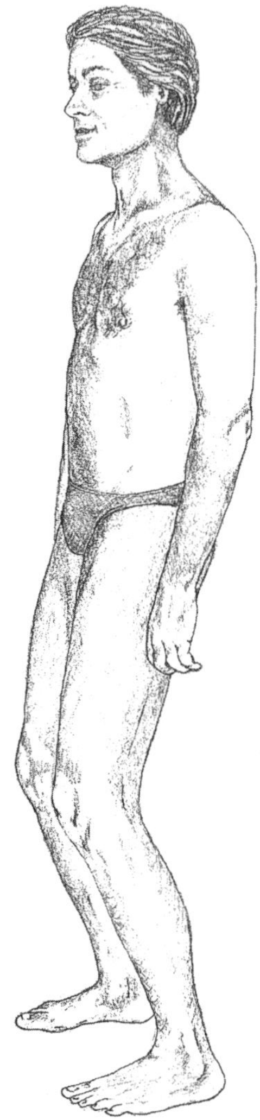

Die Grundhaltung.

Die Kunst erotischer Berührungen

Die nächsten drei Übungen führen Sie in die Kunst erotischer Berührungen ein und räumen dem Berühren wieder seinen rechtmäßigen Platz im Reich der Sinne und der Emotionen ein. Vielen Menschen ist in der Kindheit Zuwendung in Form von Berührungen, Umarmungen und Zärtlichkeiten vorenthalten worden. Untersuchungen haben gezeigt, daß dieser Mangel zu aggressivem Verhalten führen kann. Weil Schmusen oft als Vorspiel für den Liebesakt statt als ein sich selbst genügendes Zärtlichsein betrachtet wird, neigen manche Menschen, vor allem Frauen, dazu, sich auch dann auf Sex einzulassen, wenn sie eigentlich einfach nur im Arm gehalten und gestreichelt werden möchten.

Streicheln mit einer Feder

Sinn und Nutzen

Wie die Verschmelzungsumarmung erfüllen auch die Übungen für die erotischen Berührungen den Wunsch nach sinnlichem Kontakt ohne sexuelle Vereinigung und bahnen uns den Weg zu einer ganzheitlichen Sexualität.

Vorbereitungen

Sie brauchen für das Streicheln mit einer Feder, das Streicheln mit den Fingerspitzen und das Gleiten und Rutschen insgesamt etwa neunzig Minuten, wobei die einzelnen Übungen natürlich ineinander übergehen. Planen Sie auch ein, daß Sie die Übungen vielleicht länger machen möchten.

Sie benötigen ein paar lange, zarte Federn – Pfauenfedern eignen sich am besten –, mit denen Sie sich gegenseitig äußerst sanft und behutsam berühren können. Damit wirken Sie der im geschäftigen Alltagsleben vorherrschenden Tendenz entgegen, sich lediglich kurz und ohne viel Gefühl zu berühren.

Sie brauchen außerdem ein gutes Olivenöl oder ein anderes dickflüssiges Massageöl Ihrer Wahl.

Legen Sie eine sanfte, sinnliche Musik auf.

Bei den folgenden Anweisungen gibt Partner A, und Partner B empfängt. Der Gebende kann leicht bekleidet sein, während der Empfangende nackt sein sollte. Sorgen Sie dafür, daß es warm genug ist.

Die Übung

Als Mann betreten Sie zuerst den heiligen Raum. Stimmen Sie sich auf Ihren inneren Shiva ein, auf Ihre eigene innere Anmut. Spielen Sie eine Begrüßungsmusik, und warten Sie still und besinnlich auf Ihre Partnerin.

Als Frau nehmen Sie Kontakt mit

Ihrer inneren Shakti auf, Ihrer eigenen inneren Anmut, und betreten den heiligen Raum, wenn Sie die Musik hören, die Ihr Partner aufgelegt hat.

Schauen Sie sich mit einer neugewonnenen Zuneigung an, die nicht durch die Vergangenheit belastet ist. Es ist jetzt an der Zeit, jedes Mißtrauen gegen den anderen, alle Sorgen um die Zukunft sowie Vorbehalte, die auf vergangenen Ereignissen beruhen, beiseite zu lassen, Ihren Körpern gegenseitig Achtung zu erweisen und von ganzem Herzen Frieden miteinander zu schließen.

Denken Sie daran, während der ganzen Übung die drei Schlüsselmethoden anzuwenden – tiefes Atmen, Bewegung und Laute ausstoßen.

Beginnen Sie mit einer Herz-zu-Herz-Begrüßung, und gehen Sie dann zu einer Verschmelzungsumarmung über.

Partner A hilft Partner B behutsam, sich hinzulegen.

Partner B schließt die Augen.

Partner A beginnt langsam, Partner B am ganzen Körper sanft mit der Feder zu streicheln. Auf den Schultern und am Hals beginnend, streicheln Sie ganz allmählich und zärtlich den gesamten Körper von oben nach unten, und zum Schluß berühren Sie den Kopf.

Partner A muß darauf achten, tief zu atmen, während er Partner B mit der Feder streichelt und streift, und die Energie seines Herzens – seine Anteilnahme, Achtung und Liebe – bewußt durch seine Arme in die Berührungen fließen zu lassen. Die Feder sollte die Haut von Partner B kaum berühren. Je subtiler die Berührungen, desto größer die energetische Aufladung.

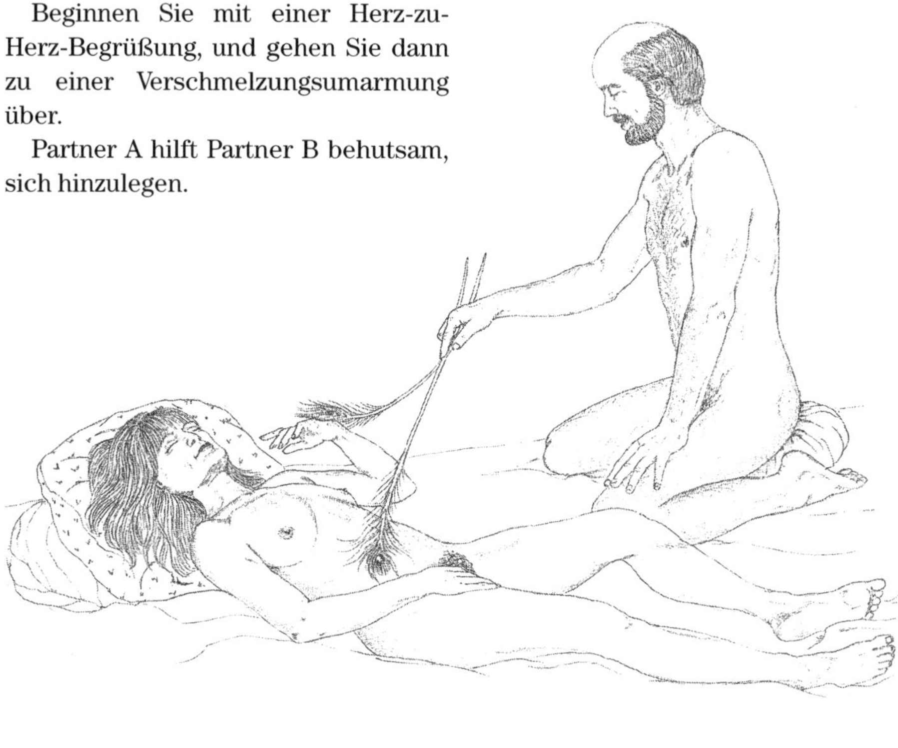

Partner B drückt seinen Genuß durch Seufzer und Töne aus, welche die Empfindungen wiedergeben, die seinen Körper durchströmen. Bewegen Sie sich langsam und sinnlich, öffnen Sie sich für die Berührungen, damit die Feder Ihren Körper überall erreichen kann.

Wechseln Sie anschließend die Rollen. Wenn Sie sich am ganzen Körper kitzeln, müssen Sie beide unweigerlich lächeln und lachen. Sie können diese spielerische Wirkung noch verstärken, indem Sie bestimmte, sehr empfindsame Körperstellen kitzeln – wie Ohrläppchen, Armbeugen, Handgelenke, Hände, Fußgelenke, die Innenseite der Oberschenkel – und die Reihenfolge der Berührungen plötzlich und unerwartet immer wieder verändern.

Mit den Fingerspitzen streicheln

Der ganze Körper ist eine einzige erogene Zone, und das gilt besonders für die Fingerspitzen. Die Akupunktur weiß, daß die Meridiane, die die Energie durch den Körper befördern, in den Fingerspitzen enden, so daß diese in der Lage sind, die Energie vom einen Körperteil zum anderen präzise zu übertragen.

Sinn und Nutzen

Bei dieser Übung werden Sie die Fingerspitzen als Zauberstäbe und elektrische Leitungen benutzen, mit deren Hilfe die Energie des Gebenden auf den Empfangenden übertragen wird. Die Übung ist keine Massage. Lassen Sie Ihre Fingerspitzen zu sinnlichen Antennen werden, mit denen Sie den Körper Ihres Partners »lesen« und seine erotischen Zonen entdecken und stimulieren.

Vorbereitungen

Spielen Sie weiterhin eine sanfte, sinnliche Musik.

Die Übung

Partner A reibt sich kräftig die Hände, um sie zu wärmen und energetisch aufzuladen. Setzen Sie Ihre Fingerspitzen wie Pfauenfedern ein, berühren Sie Partner B am ganzen Körper. Dabei streichen Sie so leicht über seine Haut, daß Sie sie kaum berühren.

Sie können auch kleine Kreise und Striche auf der Haut ziehen. Das kann eine konkrete elektrische Spannung erzeugen, die sich für den empfangenden Partner anfühlt, als zerplatze Schaum auf seiner Haut. Sollte Partner B nichts spüren, versuchen Sie ihn zunächst mit langen, festen Bewegungen zu streicheln, gehen allmählich zu leichteren Berührungen über und kommen zum Schluß wieder zum Streicheln mit den Fingerspitzen zurück, im Rhythmus mit den Reaktionen des Partners.

Berühren Sie sämtliche erotischen Zonen des Körpers, die geläufigen und

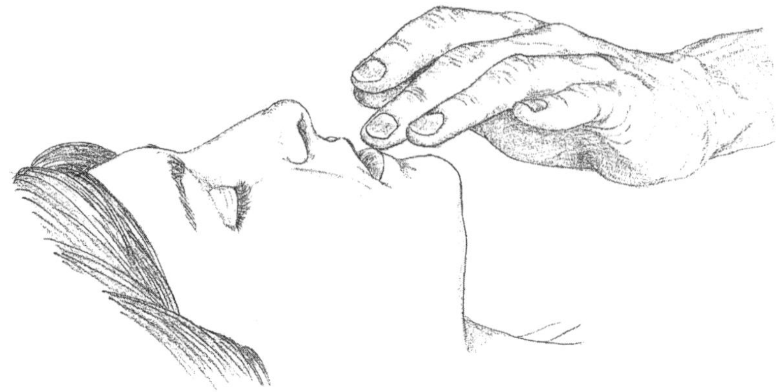

Streicheln mit den Fingerspitzen.

auch die weniger geläufigen: die Stelle hinter den Ohren, Augenlider, Wangenknochen und Augenbrauen, Lippen, die zarte Innenseite der Ellenbogen und Handgelenke, die Handinnenflächen, sowohl die Umgebung als auch Brustwarzen und Nabel selbst, die Schambeingegend, die Innenseiten der Oberschenkel, die Kniebeugen, die Innenseiten der Fußgelenke, Fußsohlen und Stellen, die Sie selbst entdecken.

Wenn Sie den ganzen Körper in leichte Streichelberührungen eingehüllt haben, stellen Sie sich mit gespreizten Beinen und in Blickrichtung auf seinen Kopf in Taillenhöhe über Ihren Partner, beugen sich zu ihm hinab und streichen mit beiden Händen mit gleichmäßigen, fließenden Bewegungen vom Nabel nach oben über seinen Brustkorb und seine Schultern und dann seine Arme hinab, wobei Sie gut ein- und ausatmen. Wiederholen Sie diese Bewegungen drei- bis viermal, und stellen Sie sich dabei vor, sämtliche Teile des Oberkörpers energetisch miteinander zu verbinden. Dann treten Sie ein paar Schritte zurück. Danach stellen Sie sich mit gespreizten Beinen über die Unterschenkel Ihres Partners und beginnen mit den gleichen, den Partner nur leicht berührenden Bewegungen, diesmal vom Nabel aus über Unterleib, Oberschenkel, Beine und Füße hinabzustreichen.

Anschließend lassen Sie Partner B ein paar Minuten ruhen und schließen dann diesen Teil der Übung mit einer Verschmelzungsumarmung ab.

Setzen Sie sich gegenüber, und schauen Sie sich an. Partner B erzählt Partner A, was er beim Streicheln mit den Fingerspitzen am meisten genossen hat.

Wenn Sie den verbalen Austausch beendet haben, wechseln Sie die Rollen.

Schließen Sie die Übung mit einer Herz-zu-Herz-Begrüßung ab.

Hinweise

Oft teilen Menschen sich beim Liebesspiel nicht mit, was sie wirklich gern haben, und vor allem, wo sie gern berührt werden möchten. Nutzen Sie also den verbalen Austausch als Gelegenheit, Ihrem Partner genau zu sagen, was Sie in der Liebe mögen.

Beim Streicheln mit den Fingerspitzen wie auch bei der nächsten Übung sollte der Gebende beachten, sich nicht ins Geben zu verlieren und seine eigenen Körperempfindungen nicht zu vergessen, denn das macht müde. Achten Sie darauf, daß Sie beim Geben tief atmen und bequem sitzen, damit Ihr Energiefluß nicht blockiert wird.

Gleiten und sich aneinander reiben

Mit dieser Übung rückt die sexuelle Begegnung stärker ins Blickfeld, und Sie gehen dabei von den feinsinnigen Empfindungen der vorigen Übungen zu ausgeprägt erotischen Gefühlen über. Sie kommen in den Genuß eines überaus sinnlichen, ausgedehnten Körperkontakts.

Sinn und Nutzen

Diese Übung macht Ihre Körper lichtempfindlich, leitet dann zu einer Entspannungsmassage über, um Verspannungen zu beseitigen, und bereitet Sie damit für die nächste Stufe vor.

Vorbereitungen

Weil Sie sich für diese Übung stark mit Öl einreiben müssen, sollten Sie den Fußboden oder Ihr Bett mit einer dikken Schicht Handtücher schützen. Ich nehme für diese Übung am liebsten Olivenöl. Da die Oliven im heißen Sonnenlicht gereift sind, kann Ihr Körper mit etwas Gespür diese Sonnenwärme aufnehmen. Für viele Menschen ist der Gedanke an Sonnenschein sexuell stimulierend. Olivenöl ist außerdem sehr gut für die Haut. Wählen Sie für diese Übung eine Musik, die etwas dynamischer und rhythmischer ist.

Die Übung

Nehmen Sie etwas Olivenöl, geben Sie ein paar Tropfen Pfefferminzöl und Gardenie hinzu, und reiben Sie sich gegenseitig am ganzen Körper leicht damit ein.

Dann stellen Sie sich dicht zusammen, und jeder windet sich mit seinem Körper in langsamen, wellenförmigen Bewegungen wie eine Schlange um den Körper des Partners herum. Erkunden Sie alle Möglichkeiten, umeinander herumzugleiten und zu schlüpfen.

Jetzt legt ein Partner sich hin, während der andere über ihn hinweggleitet, wobei Sie mit verschiedenen Körperteilen sinnlich übereinander rutschen und dafür Hände, Füße, Gesicht, Arme, Beine, Genitalien, Gesäß und Rücken benutzen. Wenn Sie sich mit den Armen abstützen, können Sie zum

Beispiel Ihre Brüste oder Genitalien langsam über den ganzen Körper Ihres Partners gleiten lassen und sich, angefangen bei den Füßen, über Beine, Bekken, Bauch und Brust zum Gesicht hochbewegen. Oder Sie rutschen über dem Brustkorb Ihres Liebsten hin und her und gleiten dann nach unten zu den Genitalien.

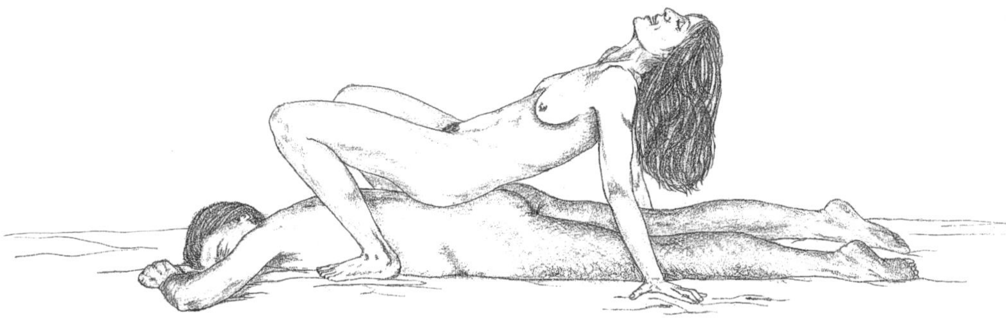

Gleiten und sich aneinander reiben.

Atmen Sie tief, entspannen Sie sich, und bleiben Sie bei Ihrer spielerischen Haltung. Verbinden Sie sich über Ihr ganzes Gewicht mit Ihrem Partner, aber benutzen Sie auch Ihre Hände zum Abstützen, damit Sie ihm nicht zu schwer werden.

Der liegende Partner muß nicht passiv bleiben. Sie können zusammen eine Art Ballett der langsamen Bewegungen aufführen, indem Ihre Körper sich harmonisch zusammen winden und ineinander verschlingen.

Wechseln Sie die Rollen, damit der unten liegende Partner auch einmal oben liegen kann.

Wenn Sie mit Ihrem »Schlangenspiel« zu Ende gekommen sind, bleibt ein Partner auf dem Rücken liegen, während der andere, am Kopfende sitzend, ihm leicht die Verspannungen im Nacken wegmassiert. Nehmen Sie den Kopf Ihres liegenden Partners so vorsichtig in die Hände, als wäre er eine Schale aus feinstem chinesischen Porzellan. Heben Sie ihn ein wenig an, und drehen Sie ihn vorsichtig von einer Seite zur anderen. Streichen Sie mit Ihren Fingerspitzen ganz zart am Ende der Wirbelsäule, am Schädelrand und den Nacken entlang, wobei Sie darauf achten sollten, tief zu atmen, und zwar, ohne sich ruckartig zu bewegen, mit den abwärts führenden Berührungen einzuatmen und mit den aufwärts führenden Berührungen auszuatmen. Nach dem Nacken können Sie noch den Kopf massieren und die Kopfhaut sanft mit Ihren Fingern bearbeiten. Dann können Sie Ihre Massage auf den oberen Rükken, auf Schultern und Arme ausdehnen. Wechseln Sie die Rollen.

Beenden Sie die Übung mit einer

Herz-zu-Herz-Begrüßung. Dann waschen Sie sich das Öl vom Körper.
Für einige Menschen ist das Abenteuer für diesmal hier zu Ende. Machen Sie sich keine Sorgen, wenn Sie jetzt müde sind. Hören Sie auf, und sparen Sie sich die folgenden Übungen für das nächste Mal auf.

Sollten Sie aber noch genug Energie haben, empfehle ich Ihnen ausdrücklich, mit den folgenden Übungen weiterzumachen. Ihr Körper ist jetzt so sensibilisiert und energetisch aufgeladen, daß Sie diesen Zustand nutzen sollten, um sich Zugang zu bislang unerschlossenen Quellen Ihrer sexuellen Energie zu schaffen.

Dehnen mit der Viereckübung

Es kann viel Spaß machen, mit Ihrem Partner zusammen Hüftgelenke, Knie und Knöchelgelenke sowie die Muskeln, die Beckenboden und Hüftknochen verbinden, zu dehnen.

Sinn und Nutzen

Durch diese Übung wird Ihr Becken offener und beweglicher und damit auf die Praktiken für Fortgeschrittene in späteren Kapiteln vorbereitet. Diese Übung zeigt Ihnen auch, wie Sie mit Ihrem Partner zusammen in einen Körperdialog treten, indem Sie lernen zu vertrauen, zu führen und zu folgen, loszulassen und einen gemeinsamen Rhythmus zu finden.

Vorbereitungen

Wenn Sie es mögen, können Sie die Übung mit sanfter, rhythmischer Musik untermalen. Ich mag für diese Zwecke gern *Totem* von Gabrielle Roth oder *White Winds* von Andreas Vollenweider.

Sie brauchen viel Platz für weite, kreisende Bewegungen. Nehmen Sie sich zwanzig Minuten Zeit.

Die Übung

Beginnen Sie mit einer Herz-zu-Herz-Begrüßung.

Sitzen Sie mit geradem Rücken, die Beine vor sich in einem Winkel von 45 Grad gespreitzt und ausgestreckt. Wenn Sie Ihre Beine nicht so strecken können, daß sie flach auf dem Boden liegen, können Sie sich ein kleines Kissen unter jedes Knie schieben.

In dieser Position sitzen Ihr Partner und Sie sich so gegenüber, daß sich Ihre Fußsohlen berühren. Beugen Sie sich aus der Taille mit möglichst gerader Wirbelsäule vor, und fassen Sie sich fest bei den Handgelenken. Schauen Sie sich in die Augen, und atmen Sie ein paarmal tief durch. Achten Sie darauf, daß Sie beide gut Ihr Gleichgewicht halten können, bequem sitzen und sich in die Augen schauen können.

Jetzt fangen Sie an, sich vorsichtig vor- und zurückzulehnen. Atmen Sie bei der Rückwärtsbewegung durch den Mund ein und, während Sie nach

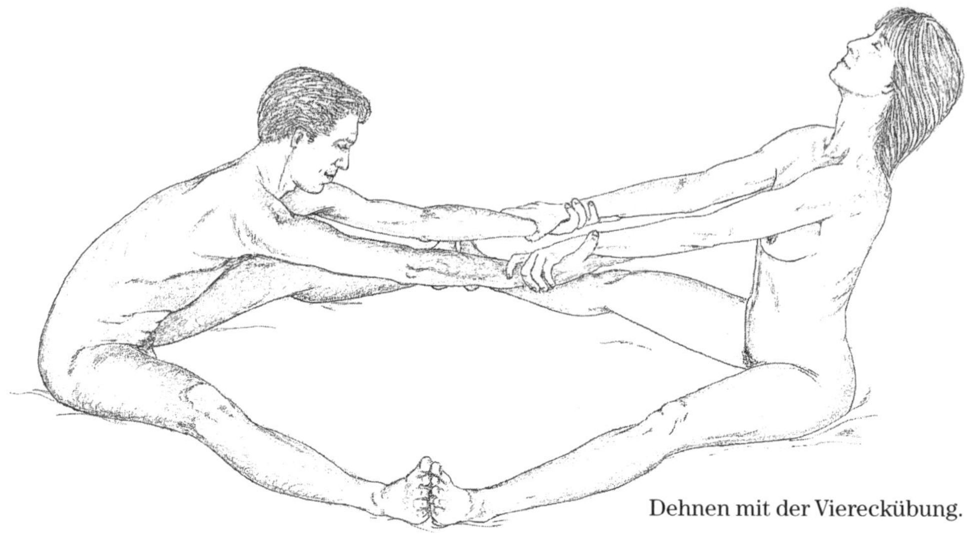

Dehnen mit der Viereckübung.

vorne kommen, durch den Mund aus. Stellen Sie sich vor, daß Ihr Atem Ihre Bewegungen trägt. Erinnern Sie sich an die drei Schlüsselmethoden, und benutzen Sie Ihre Stimme. Seufzen und ächzen Sie beim Ausatmen, um auszudrücken, was Sie gerade empfinden. Probieren Sie aus, wie weit Sie sich vor- und zurücklehnen können, und beachten Sie, daß Sie Ihren Bewegungsspielraum durch tiefes Atmen vergrößern können. Wenn Ihre Gelenke sich allmählich dehnen und entspannen, werden Sie imstande sein, sich beim Einatmen mit dem Rücken auf den Boden zu legen und beim Ausatmen so weit vorzukommen, daß Sie mit Ihrer Stirn den Boden zwischen den Oberschenkeln Ihres Partners berühren können.

Halten Sie beim Experimentieren mit dieser Schaukelbewegung Ihre Wirbelsäule gerade, indem Sie sich aus der Taille vorbeugen. Lassen Sie die Arme die ganze Zeit gerade ausgestreckt. Es geht weniger darum, sich zu ziehen und zu schieben, als vielmehr zuzulassen, daß Sie, gezogen von Ihrem eigenen Körpergewicht, mit dem Oberkörper abwechselnd vor- und zurückkommen. Halten Sie Ihren Nacken locker, indem Sie den Kopf von Zeit zu Zeit ein paarmal auf dem Hals kreisen lassen. Denken Sie daran, weiterhin tief ein- und auszuatmen und dabei Laute von sich zu geben. Nach einer Weile können Sie versuchen, einen Arm nach vorn und den anderen nach hinten zu strecken, während Ihr Partner gegengleiche Bewegungen macht.

Machen Sie dann mit kreisenden Bewegungen aus der Taille weiter, zuerst im und dann gegen den Uhrzeigersinn. Von diesen Bewegungen, die eine ausgezeichnete Vorbereitung auf das körperliche Zusammenspiel im Hohen

Sex sind, können Sie mühelos zu einem rhythmischen Körpertanz übergehen.

Diese Übung verlangt kontinuierliche, fließende Bewegungen, achten Sie also darauf, nicht abrupt zu stoppen und neu anfangen zu müssen. Spüren Sie, wie Hüftgelenke, Kniegelenke und Kreuz sich lockern. Das hilft Ihnen, das Becken beim Liebesspiel zu entspannen.

Achten Sie auf das Zusammenspiel mit Ihrem Partner. Wann und wie übernehmen Sie die Führung? Wann geben Sie nach und überlassen sich seiner Führung? Nutzen Sie diese Übung auch dafür, sich typische Verhaltensmuster in Ihrer Beziehung deutlich zu machen und herauszufinden, wo Sie Widerstand leisten und wo Sie auf den anderen eingehen. Lockern Sie Ihre Gelenke immer mehr, ohne die Grenzen dessen, was für Sie körperlich und psychisch angenehm ist, zu überschreiten. Lassen Sie zu, daß Ihre Bewegungen vom Atem getragen werden.

Beenden Sie die Übung mit einer Herz-zu-Herz-Begrüßung.

Sprechen Sie anschließend ein paar Minuten über Ihre Gefühle bei dieser Übung. Stehen Sie dann auf, schütteln Sie Ihre Hände, Arme und Beine aus, wackeln Sie mit den Hüften, und genießen Sie das kribbelnde, aber entspannte Gefühl, wieder auf Ihren eigenen Füßen zu stehen. Vielleicht fällt Ihnen auf, daß Ihr Becken sich weiter und offener anfühlt. Dieses Lockern und Zentrieren ist für die Freisetzung Ihres sexuellen Potentials ganz wesentlich.

Hinweise

Wie bei der Herz-zu-Herz-Begrüßung sollten Ihre Bewegungen auch bei dieser Übung aus Taille und Hüfte kommen, ohne daß Sie dabei Ihren Rücken beugen. Rücken und Wirbelsäule sind stets gerade.

Treiben Sie sich nicht an, und überdehnen Sie Ihre Gelenke nicht. Wenn Sie Probleme mit dem Rücken haben, machen Sie diese Übung am besten zuerst einmal allein, damit Sie Ihre Grenzen kennenlernen und berücksichtigen können. Ziehen Sie auf keinen Fall zu heftig aneinander. Seien Sie vorsichtig, und respektieren Sie gegenseitig Ihre Grenzen.

Gemeinsames Hocken

Dies ist eine uralte Übung, die über die Jahrhunderte hinweg in den verschiedenen Kulturen die unterschiedlichsten Formen angenommen hat. Wenn Sie sich »hinhocken«, verbinden Sie sich instinktiv mit der Erde, mit Ihrer animalischen Natur und Ihren Körperwurzeln.

Sinn und Nutzen

Hocken stärkt den Beckenboden und die Unterleibsmuskeln, massiert den Darm, entspannt den Anus, lockert

Hüft-, Knie- und Fußgelenke und streckt die Wirbelsäule.

Hockübungen sind besonders gut für Frauen, die beim Liebesspiel gern oben liegen, weil sie die Oberschenkelmuskeln stärken und die Frau sich leichter auf- und abbewegen kann.

Vorbereitungen

Für diese Übung brauchen Sie genug Platz, falls Sie einmal nach hinten fallen, während Sie versuchen, in der Hocke die Balance zu halten.

Ziehen Sie für diese Übung keine Hosen an.

Die Füße stehen flach auf dem Boden, damit die Fußgelenke so weit wie möglich gedehnt werden. Ihr Gewicht ruht in der Mitte zwischen Zehenspitzen und Fußballen. Sollte es Ihnen anfangs schwerfallen, die Füße beim Hocken flach am Boden zu halten, können Sie sich ein paar flache Polster unter die Fersen legen.

Nehmen Sie sich fünfzehn Minuten Zeit.

Spielen Sie eine sanfte, rhythmische Musik.

Die Übung

Die Partner stehen sich gegenüber und schauen sich in die Augen. Halten Sie möglichst während der ganzen Übung Augenkontakt.

Dann gehen Sie langsam in die Knie und sinken in die Hocke. Atmen Sie tief durch den Mund, und spüren Sie, wie der Atem von innen Ihren Brustkorb und Ihre Rippen, die inneren Organe in diesem Bereich und den ganzen oberen Rücken massiert und dehnt.

Während Sie Ihre Füße flach am Boden lassen und die Hände seitwärts zeigen, ohne den Boden zu berühren, beginnen Sie sanft vor- und zurückzuschaukeln. Durch dieses Schaukeln verlagert sich der Druck von einer Muskelpartie zur anderen, so daß immer ein Muskelbereich gedehnt wird, während der andere sich entspannt. Spielen Sie in beiden Richtungen mit Ihrem Gleichgewicht.

Ihre Knie ruhen am besten unter Ihren Achselhöhlen, so können Schultern und Brustkorb locker bleiben. Lassen Sie den Kopf locker hängen,

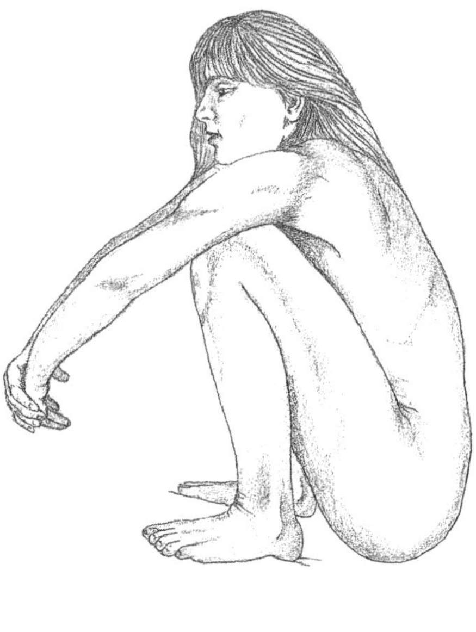

und versuchen Sie nicht, ihn mit Anstrengung gerade zu halten.

Wenn Sie so eine Weile vor- und zurückgeschaukelt sind, stellen Sie sich vor, daß vom Ende Ihrer Wirbelsäule ein Anker hängt, der Sie nach unten zieht. Ohne die Haltung Ihrer Füße zu verändern, kreisen Sie jetzt langsam um diese Achse. Sie werden bemerken, daß dabei die Beckenmuskeln, die seitwärts zu den Hüftgelenken führen, durch eine leichte Drehbewegung gedehnt werden.

Bewegen Sie sich auch von einer Seite zur anderen, und probieren Sie sämtliche kleinen und großen Bewegungen aus, die in dieser Position möglich sind.

Geben Sie beim Ausatmen ein gesundes Ächzen oder Stöhnen von sich, und beachten Sie, wie Sie sich mit Hilfe dieser Laute noch weiter entspannen können.

In dieser Haltung stellen Sie sich vor, über Ihrem Partner zu hocken und ihn in dieser Position zu lieben. Dann, während Sie den Kopf weiter locker hängen und die Knie gebeugt lassen, heben Sie langsam Ihr Gesäß und spüren dabei die Kraft in Ihren Oberschenkelmuskeln. Nach ein paar Augenblicken senken Sie das Gesäß wieder und wiederholen diese Bewegung in rhythmischer Folge, zunächst langsam und dann schneller werdend, hoch und runter. Ächzen oder seufzen Sie dabei.

Damit fährt jeder von Ihnen etwa

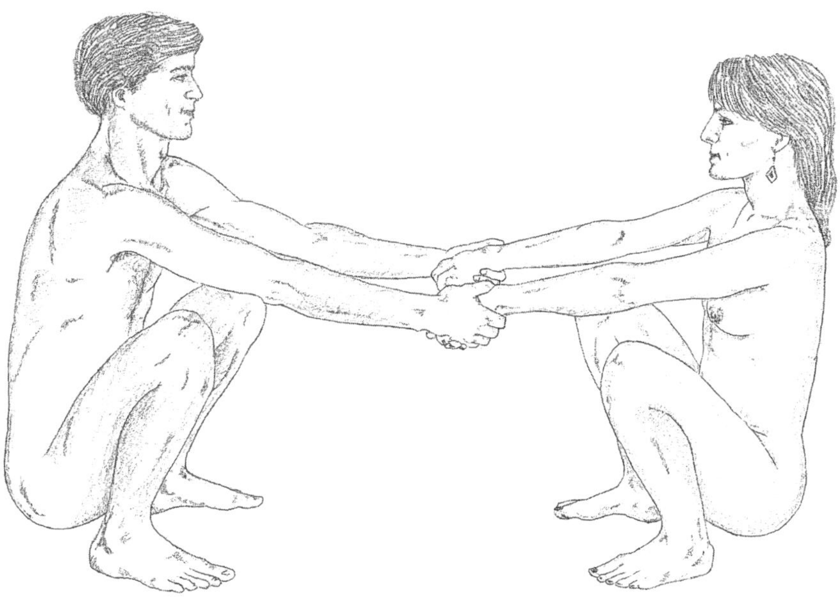

Gemeinsames Hocken.

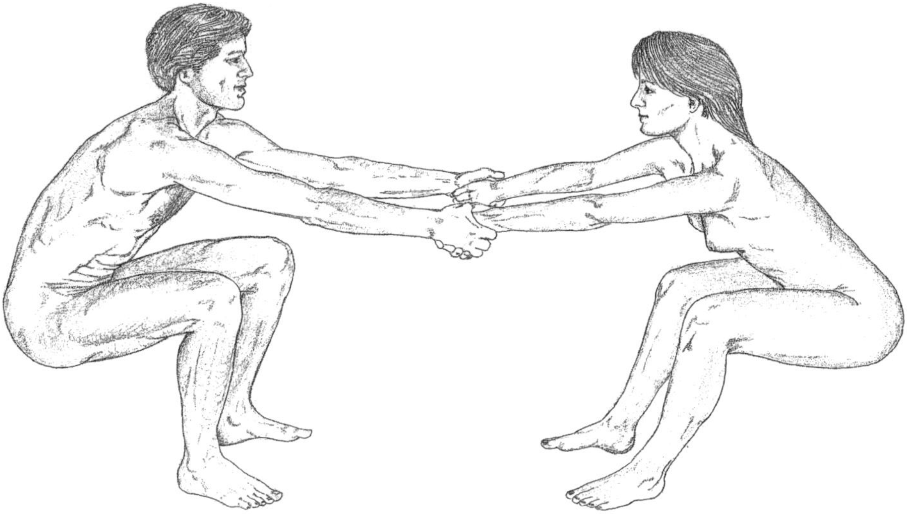

Hocken und wiegen.

drei Minuten für sich fort. Dann strekken Sie Ihre Hände aus, umfassen die Hände oder Handgelenke Ihres Partners und beginnen die Übung in dieser Haltung gemeinsam noch einmal von vorn. Achten Sie darauf, daß Ihre Füße dicht zusammenstehen, während Ihre Arme die ganze Zeit über wegen ihrer Hebelwirkung straff gedehnt sind. Ziehen Sie sanft aneinander, damit Sie vorsichtig vor- und zurückschaukeln. Dann können Sie die Seitwärtskreise

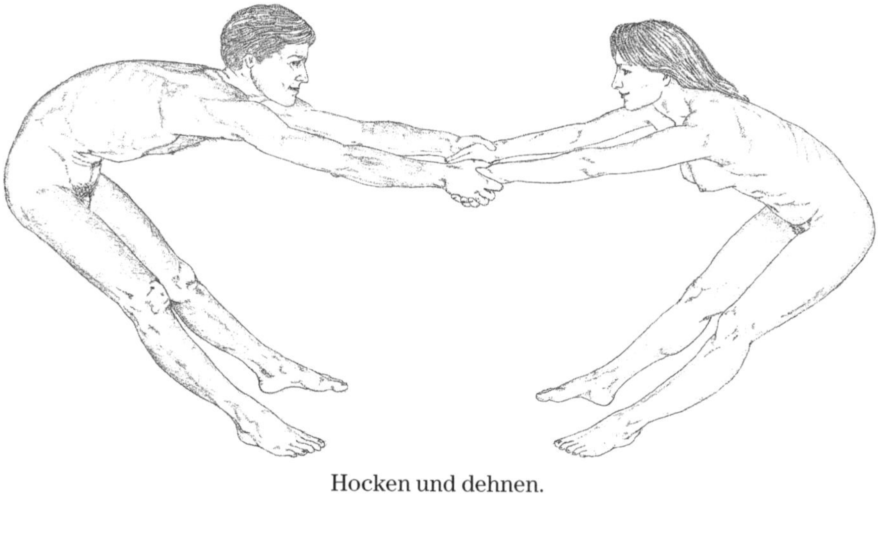

Hocken und dehnen.

und die anderen Bewegungen ausprobieren.

Versuchen Sie, zusammen hochzukommen, sich wieder herunterzulassen und die Position, in der die Spannung am größten ist, eine Weile zu halten. Spüren Sie, welche Kraft und welches Gleichgewicht Ihnen diese scheinbar so unangenehme Haltung verleiht. Achten Sie auch darauf, wie Sie im Kraftzentrum direkt unterhalb Ihres Nabels deutlich spüren können, wo der kritische Punkt zwischen Schieben und Ziehen liegt. Dabei müssen Sie lediglich das Gewicht Ihrer beiden Körper gegeneinander ausbalancieren, um diese Position halten zu können. Diese dynamische Körperhaltung kann zu einem Bild für Ihre Beziehung insgesamt werden.

Hinweise

Sie brauchen Einfühlungsvermögen und Vertrauen, damit Sie das feine Gleichgewicht erreichen, das hier erforderlich ist. Das kann sehr viel Spaß machen. Wie schon bei anderen Übungen können Sie auch hier durch eine spielerische Haltung vermeiden, daß Sie sich steif und ungeschickt fühlen.

Die Beckenschaukel

Diese Übungen beruhen auf der Entdeckung Wilhelm Reichs und seiner Nachfolger auf dem Gebiet der bioenergetischen Therapie, daß die Freisetzung der orgastischen Energie im ganzen Körper auf das engste mit den Schaukelbewegungen des Beckens verbunden ist und durch bestimmte Atemrhythmen noch verstärkt wird. Mit der folgenden Übung lernen Sie, den orgastischen Reflex zu simulieren und Muskelverspannungen aufzulösen, die die orgastische Entladung bislang behindert haben. Es ist durchaus möglich, daß Sie bei diesen Übungen einen genitalen Orgasmus erleben.

Sinn und Nutzen

Zur Beckenschaukel wurde ich durch die Arbeit meines Freundes Jack Painter angeregt, dem Erfinder der Posturalen Integration, einer Methode der Körperarbeit. Sie fördert die Beweglichkeit Ihres Beckens, und Sie üben dabei den Wechselrhythmus von Vorwärtsstoßen und Zurückziehen, der die Grundbewegungen für das dynamische Liebesspiel darstellt.

Das Becken ist Ihr Kraftwerk, der Ort, wo Sie Ihre sexuelle Energie erzeugen, speichern und umverteilen. Bei diesen Beckenübungen können Sie einen Punkt erreichen, an dem Emotionen freigesetzt werden, die mit Ihrer Erziehung und Ihrer sexuellen Vergangenheit zu tun haben. Wenn Sie diese Emotionen loslassen, wird Ihr Becken von Ängsten und Verspannungen befreit und Ihr erotisches Empfindungsvermögen vertieft.

Meistens spüren Sie wahrscheinlich nur bestimmte Bereiche Ihres Beckens wie die Hüftgelenke oder die Gesäßknochen, auf denen Sie sitzen. Der Beckenboden dagegen – das Gesäß, der Anus und das Perineum – bleibt relativ empfindungslos. Diese Empfindungslosigkeit ist aber eher angelernt als ein natürlicher Zustand. Eine rigide Reinlichkeitserziehung zum Beispiel treibt Menschen oft dazu, zum Zweck der Darmkontrolle sämtliche Beckenmuskeln zusammenzuziehen.

Mit Hilfe der Beckenschaukel können Sie den Beckenbereich allmählich öffnen, wobei Sie rhythmische Schaukelbewegungen, ausdrucksvolle Laute und die Atmung einsetzen, um die energetische Aufladung in diesem Bereich zu erhöhen. Der Pumpeffekt auf die Beckenmuskeln steigert die Blutzufuhr, was wiederum die sexuellen Empfindungen in den Genitalien verstärkt. Die erhöhte Aufladung trägt beim Liebesspiel zum Orgasmus bei.

Vorbereitungen

Mit den vorigen Übungen haben wir den ganzen Körper energetisch aufgeladen. Jetzt können Sie sich darauf konzentrieren, die Energie im Becken zu mobilisieren. Sie werden diese Aufladung an der prickelnden Wärme im Beckenboden und in den Genitalien ebenso erkennen wie am Schwitzen, dem Feuchtwerden der Genitalien und den leichten, reflexähnlichen Vibrationen, mit denen der Körper sich auf sexuelle Aktivitäten vorbereitet.

Diese Empfindungen werden Sie mit einer schnellen, betonten Atmung verbinden, um die sexuelle Erregung im ganzen Körper zu verteilen. Dabei gibt es keinen festen Ablauf, denn die Beckenschaukel ist keine stereotype Aerobic-Übung, sondern eine Einstimmung auf die natürlichen körperlichen Vorgänge der erotischen Auf- und Entladung.

Meiner Erfahrung nach gibt es eine energetische Verbindung zwischen Becken, Kehle und Augen. Um dem Becken in dieser Übung ein Maximum an Beweglichkeit zu entlocken, ist es wichtig, Augenkontakt zu halten, den Nacken zu bewegen, die Kehle zu öffnen und Seufzer und Schreie herauszulassen. Wenn das Becken sich öffnet und mit Energie auflädt, können lange unterdrückte Emotionen zum Vorschein kommen. Vielleicht verspüren Sie das Bedürfnis, zu weinen oder vor Wut zu brüllen. Verleihen Sie diesen Emotionen einfach Ausdruck, während Sie mit den Bewegungen fortfahren. Regen Sie sich über diese Gefühle nicht auf, und lassen Sie sich davon auch nicht abhalten – sie loszulassen wird heilsam und befreiend für Sie sein.

Diese Übung besteht aus zwei Formen der Beckenschaukel: Die abwärts führende Beckenschaukel ist eine sanfte weibliche Methode, das Becken mit Energie aufzuladen; die aufwärts führende Beckenschaukel ist dynamischer, entspricht den spontanen Beckenbewegungen beim orgastischen

Reflex und ist Ihnen von daher bereits geläufig. Es ist wichtig, daß Sie mit beiden Formen der Beckenschaukel Ihre Erfahrungen machen, um herauszufinden, welche für Sie wohltuender ist.

Halten Sie die ganze Zeit über Augenkontakt mit Ihrem Partner. Wenn Sie die Übung allein machen, stellen Sie sich vor einen Spiegel, damit Sie sich selbst in die Augen schauen können, um zentriert zu bleiben.

Nehmen Sie sich dreißig Minuten Zeit für diese Übung, und sorgen Sie dafür, daß Sie nicht unterbrochen werden. Ein abruptes Aufhören kann die Muskel- und Atemverspannungen verstärken, die Sie gerade zu heilen versuchen.

Sie können für diese Übung eine dynamische Musik wie afrikanische Trommelrhythmen (vergleiche Anhang II) auflegen.

Die Übung

Als Vorbereitung können beide Partner durch den Raum marschieren, mit aller Kraft wiederholt »Ha!« rufen, wobei Sie im Takt der Trommelmusik fünf bis zehn Minuten lang mit den Füßen aufstampfen und herumspringen. Dann stellen Sie sich in etwa einem halben Meter Abstand gegenüber auf. Nehmen Sie die Grundhaltung ein, und schauen Sie sich in die Augen. Wenn Sie allein üben, stellen Sie sich vor einen Kleiderspiegel, in dem Sie sich ganz betrachten können.

Lassen Sie die Arme locker an den Seiten herunterhängen. Achten Sie darauf, daß die Verbindung zwischen Nacken und der ganzen Länge Ihrer Wirbelsäule sich entspannt, damit die Empfindungen und Bewegungen von Ihrer Wirbelsäule ungehindert in Nacken und Kopf hochsteigen können.

Schließen Sie die Augen, und konzentrieren Sie sich auf Ihre inneren Empfindungen. Achten Sie darauf, gut verwurzelt und im Gleichgewicht zu sein. Atmen Sie durch den Mund tief in Ihren Bauch ein, und lassen Sie den Bauch locker. Entspannen Sie Genital- und Analmuskeln. Dabei stellen Sie sich vor, tief bis in den Magen und weiter bis hinunter in den Genitalbereich, Ihr sexuelles Zentrum, zu atmen.

Nach ein paar Minuten öffnen Sie die Augen und schauen sich an. Die körperliche Erregung zu halten, während Sie miteinander in Kontakt bleiben, ist eine weitere Schlüsselmethode im Hohen Sex.

Jetzt beginnen Sie mit der abwärts führenden Beckenschaukel.

Die abwärts führende Beckenschaukel

Fangen Sie an, Ihr Becken vor- und zurückzuschaukeln. Lassen Sie Brustkorb und Wirbelsäule entspannt und aufgerichtet, damit die Schaukelbewegungen nur vom Becken vollführt werden. Mit dem Einatmen stoßen Sie vor, ohne die Beckenmuskeln anzuspannen. Auch die Gesäßmuskeln sollten sich dabei nur sanft und leicht zusammenziehen. Versetzen Sie sich bei diesem Vorwärtsstoßen in das Gefühl, etwas »aktiv zu verfolgen«, wie beim vorwärtsdrängenden, dynamischen Element des Liebesspiels.

Beim Ausatmen lassen Sie Ihr Becken zurückfallen und entspannen Oberschenkel-, Gesäß- und Beckenmuskeln. Das ist kein »Tun« – Sie lassen das Becken einfach in seine natürliche Lage zurückfallen. Bei dieser Rückwärtsbewegung versetzen Sie sich in das Gefühl loszulassen.

Während Ihr Oberkörper weiter ruhig und entspannt bleibt, bewegt sich nur Ihr Becken vor und zurück. Vielleicht hilft es Ihnen, sich vorzustellen, daß Ihr Becken, aufgehängt an der horizontalen Achse Ihrer Hüften, wie von selbst vor- und zurückschwingt. Halten Sie die Knie leicht gebeugt, und achten Sie darauf, daß sie bei den Beckenbewegungen nicht mitgehen.

So schaukeln Sie mit kräftigen Bewegungen mindestens fünf Minuten lang vor und zurück, ziehen dabei die beteiligten kräftigen Muskeln im rhythmischen Wechsel zusammen und lassen sie wieder los. Setzen Sie mit den Bewegungen auch Ihre Stimme ein, und geben Sie jedes Mal, wenn Ihr Becken wieder an seinen Platz zurückfällt, ein sanftes und sinnliches »Ha!« von sich.

Mit etwas Übung werden Sie spüren können, wie sich die Erregung aufbaut, besonders wenn Sie allmählich lernen, das Vorstoßen Ihres Beckens mit dem Einatmen und das Entspannen der beteiligten Muskeln mit dem Ausatmen präzise zu koordinieren.

Allmählich werden Sie schneller und lauter, lassen immer kräftigere Bewegungen und Laute zu, als würden Sie sich dem Orgasmus nähern. Dabei kann Ihr Atem in ein Hecheln übergehen, Ihre Schreie können höher werden und statt aus dem Bauch jetzt aus dem Brustkorb kommen.

Halten Sie dieses schnellere Tempo etwa drei Minuten lang durch. Dann werden Sie langsamer, lassen auch die Stimme wieder tiefer werden und den

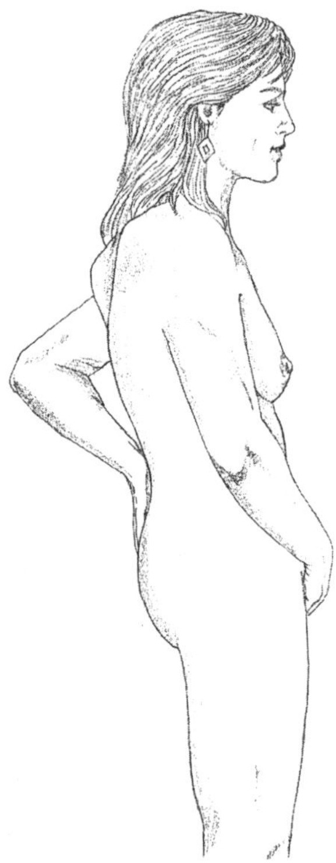

Die abwärts führende Beckenschaukel.

»Ha«-Laut beim Ausatmen in Ihr sexuelles Zentrum fallen, als ob Sie ihn durch die Genitalien aus dem Körper drücken wollten. Lassen Sie den Atem in den Bauch fließen. Atmen Sie weiter ein, während Ihr Becken nach vorn schaukelt, und wieder aus, während es in seine natürliche Lage zurückfällt. Lassen Sie das »Ha« tiefer werden und im Bauch nachschwingen. Dieses »Abkühlen« kann ebenfalls etwa drei Minuten dauern.

Jetzt können Sie erneut anfangen, sich allmählich wieder zu einem schnelleren Tempo und einem Höhepunkt der Erregung steigern und dann langsamer werden, ohne die Bewegungen ganz einzustellen. Diesmal beziehen Sie den übrigen Körper in das Schaukeln mit ein. Lassen Sie die Beckenbewegungen wie Wellen durch Oberkörper, Hals und Kopf laufen, während Sie mit dem »Ha!« und der Bauchatmung fortfahren und weiter Augenkontakt halten. Machen Sie so drei bis fünf Minuten weiter.

Setzen Sie diesen Kreislauf von Aufladung und Entladung etwa fünfzehn Minuten lang fort, werden Sie dann langsamer und hören auf. Schließen Sie Ihre Augen, und richten Sie Ihre Aufmerksamkeit nach innen auf Ihr Becken und Ihre Genitalien, wobei Sie in den Knien leicht nachgeben und Ihr Becken entspannen. Achten Sie auf kribbelnde, pulsierende Empfindungen, auf Wärme und Lebendigkeit. Wenn Sie das spüren, sind Sie mit der Aufladung und Beweglichkeit des Beckens, die eine Grundvoraussetzung für Hohen Sex sind, ein gutes Stück vorangekommen.

Die aufwärts führende Beckenschaukel

Jetzt können wir mit dieser Übung fortfahren, kehren dabei aber die Bewegungen um, so daß Ihr Becken mit dem Einatmen leicht nach hinten und nach oben kippt, während es mit dem Ausatmen nach unten und nach vorne fällt.

Nehmen Sie die Grundhaltung ein, entspannen Sie die Beckenbodenmus-

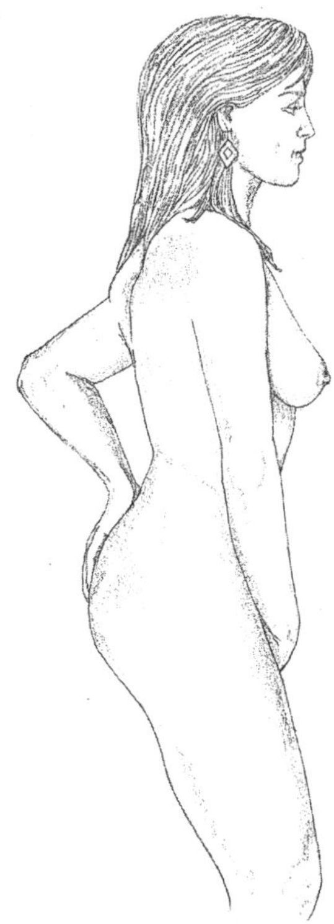

Die aufwärts führende Beckenschaufel.

keln, und lassen Sie die Arme locker neben dem Körper hängen.

Beginnen Sie wieder mit der Bekkenschaukel. Kippen Sie Ihr Becken mit dem Einatmen zurück, und lassen Sie es beim Ausatmen nach vorn fallen, wobei Sie sämtliche Becken-, Genital- und Gesäßmuskeln entspannen.

Dann drücken Sie Ihren Rücken beim Einatmen leicht durch und kippen Ihr Becken nach hinten. Mit dem Ausatmen stoßen Sie nach unten und drücken mit dem Laut »Ha!« nach vorn, um Spannungen loszulassen und den Beckenbereich zu öffnen. Und wieder sollte das Becken sich nicht nach oben und unten bewegen, sondern vor- und zurückschwingen, als wäre es in einer horizontalen Achse aufgehängt. Stellen Sie sich Ihr Becken als einen großen Ball vor, der wie von selbst vor- und zurückrollt.

Wenn Sie diese Bewegung erst einmal erfaßt haben, können Sie das Schaukeln und das »Ha!« verstärken. Stellen Sie sich beim Einatmen vor, die Liebesenergie Ihres Partners mit Genitalien und Becken aufzusaugen.

Achten Sie auf den Unterschied zwischen dieser Bewegung und der vorigen. Viele Menschen finden diese Bewegung männlicher. Es scheint einen natürlichen Impuls zu geben, mit dem Ausatmen vorstoßen zu wollen, und viele genießen das Machtgefühl, das diese Bewegung ihnen verleiht.

Sie können diese »Macho«-Erfahrung noch verstärken, wenn Sie Anus und Gesäß zusammenziehen, während Sie beim Ausatmen mit dem Becken vorstoßen. Als Frau können Sie sich vorstellen, einen erigierten Penis zwischen Ihren Beinen zu haben und damit in Ihren Partner, der vor Ihnen steht, einzudringen. Auf diese Weise können Sie die aggressive Seite Ihrer Sexualität in Form einer wilden Entladung spielerisch ausleben.

Spüren Sie den Wechselrhythmus zwischen Aufnehmen der Energie mit dem Einatmen und Abgeben der Energie mit dem Ausatmen. Lassen Sie diesen Rhythmus Ihren ganzen Körper erfassen.

Fahren Sie mit dieser Übung etwa fünfzehn Minuten lang fort. Dann werden Sie langsamer und hören auf. Schließen Sie Ihre Augen, und achten Sie wieder auf sämtliche neuen Empfindungen im Beckenbereich.

Hinweise

Führen Sie die abwärts- und die aufwärtsführende Beckenschaukel dynamisch und lange genug aus, damit Ihr Körper wirklich energetisch aufgeladen wird. Daß das der Fall ist, werden Sie daran merken, daß Sie schwitzen, Ihr Körper sich heiß und lebendig anfühlt, Ihr Atem schneller geht und ein Kribbeln Ihre Genitalien durchströmt.

Vielleicht ist es anfangs für Sie zu anstrengend, sich auf die Übung zu konzentrieren und gleichzeitig Ihrem Partner in die Augen zu schauen. Sollte das zutreffen, dann halten Sie Ihre Augen zunächst geschlossen, und zwar so lange, bis Sie das Gefühl haben, daß Sie die Übung beherrschen und Spaß daran haben. Dann öffnen Sie Ihre Augen. Sie können die Augen auch abwechselnd schließen und öffnen. Achten Sie darauf, wie unterschiedlich die Gefühle sind, die dabei auftauchen. Es kann durchaus sein, daß Sie diese Übung längere Zeit regelmäßig machen müssen, bevor Sie spüren können, wie feinfühlig und beweglich Ihr Becken dabei wird.

Wenn Sie während dieser Übung gar nichts spüren, verspannen Sie dabei vielleicht Kehle, Mund oder Nacken. Versuchen Sie diese Körperbereiche zu öffnen und zu entspannen, indem Sie an Ihrem Daumen nuckeln oder saugende Bewegungen und Geräusche mit Ihrem Mund machen. Das setzt festgehaltene Energien in der Kehle frei, was wiederum eine Entspannung des Beckens bewirkt.

Sollten Sie nach mehreren Sitzungen immer noch nichts spüren, dann warten Sie, bis Sie die Übungen aus dem neunten und zehnten Kapitel gemacht haben, die die Empfindungsfähigkeit Ihres Beckens nachhaltig verstärken.

Sie können die Beckenempfindungen bei dieser Übung auch verstärken, indem Sie sich eine Hand leicht gewölbt über Genitalien und Beckenboden und die andere ins Kreuz legen. Stellen Sie sich vor, Ihr Becken wie eine Schale zu halten. Spüren Sie, wie diese Berührung Ihnen das Gefühl gibt, unterstützt und akzeptiert zu werden sowie verwurzelt zu sein.

Wenn Sie das Gefühl haben, daß die Beckenschaukel für Sie zu diesem Zeitpunkt noch zu schwierig ist, können Sie allmählich darauf hinarbeiten, indem Sie zunächst einmal mit dem »Beckenprellen« anfangen, das auch für sich genommen eine nützliche Übung ist. Für das Beckenprellen gelten grundsätzlich die gleichen Anleitungen wie für die beiden Versionen der Beckenschaukel, aber Sie machen es im Liegen. Dabei heben Sie Ihr Becken vom Boden, lassen es fallen und wieder hochprellen. (Decke oder Kissen unterlegen!) Lassen Sie dieses Auf- und Abprellen allmählich schneller und heftiger werden. Beim Beckenprellen heben Sie Ihr Becken mit dem Einatmen an und lassen es beim Ausatmen mit einem explosiven »Ha!« zurück auf die Matratze fallen.

Vielleicht können Sie Ihre Zweifel, mit denen Sie diese Anweisungen zunächst vielleicht befolgen, allmählich auch aufgeben und dazu übergehen, spielerisch einen Orgasmus zu simulieren.

Der aufblühende Lotos

Nachdem Sie Ihre Energie mit der Beckenschaukel aktiv und dynamisch geweckt und erweitert haben, werden Sie es genießen, die Energie wieder nach innen an einen Ort der Stille und des Friedens zu leiten, und zwar mit Hilfe einer Übung, die ich den »aufblühenden Lotos« nenne. Die Stille besinnlicher Momente erhält eine ganz lebendige Qualität, wenn ihr energiegeladene, dynamische Übungen vorausgehen.

Sinn und Nutzen

Die Position des aufblühenden Lotos wird im Tantra, im Yoga und im Zen und in vielen anderen spirituellen Traditionen angewendet. Diese Haltung fördert Selbstbetrachtung, Ruhe und Gelassenheit und macht es Ihnen leicht, das Innere Ihres Körpers bis in feinste Regungen wahrzunehmen.

In der horizontalen Lage hat die Energie beim Liebesspiel die natürliche Tendenz, sich im Becken zu sammeln, aber in der vertikalen Position können wir leicht eine Verbindung zwischen Becken und Kopf herstellen, was es uns möglich macht, die sexuelle Energie in subtilere und ekstatischere Empfindungen umzuwandeln.

Auch wenn es beim aufblühenden Lotos nicht auf bestimmte Bewegungen ankommt, erfordert er doch ebensoviel Übung wie die Beckenschaukel. Je lockerer und bequemer Sie in der Lotoshaltung sitzen können, desto leichter finden Sie Zugang zum Hohen Sex.

Vorbereitungen

Sie können diese Haltung allein oder zusammen mit einem Partner üben. Suchen Sie sich ein festes, bequemes Polster oder Sitzkissen. Das runde Meditationskissen, das in der Zen-Tradition verwendet wird *(Zafu)*, eignet sich wahrscheinlich am besten.

Richten Sie den heiligen Raum her.

Sorgen Sie dafür, daß Sie möglichst wenig durch Ablenkungen und Geräusche gestört werden. Sie können eine friedliche, entspannende Musik auflegen.

Nehmen Sie sich zwanzig Minuten Zeit für diese Übung.

Die Übung

Sie sitzen so auf dem Kissen, daß Ihr Bauch sich entspannt und die Knie den Boden berühren können. Kreuzen Sie Ihre Beine im indischen Stil, und ziehen Sie sie unter Ihr Gesäß.

Lassen Sie Ihren Bauch locker. Ich nenne das den »Buddha-Bauch«. Damit Ihre Taille nicht beengt ist, sollten Sie weder Gürtel noch Schärpen tragen. Halten Sie Ihren Rücken gerade, aber entspannt. Ihr Hals sollte mit der Wirbelsäule eine Linie bilden, Ihr Kinn zeigt leicht in Richtung Brustkorb, und Ihre Schultern sind entspannt.

Legen Sie Ihre Hände auf die Knie. Sie können die Handteller in einer empfänglichen Haltung nach oben zeigen lassen, oder die Hände ruhen in einer Haltung von Kraft und Erdung mit den Handtellern nach unten auf den Knien. Um einen Geschmack von Meditation zu bekommen, können Sie die Hände auch im Schoß ineinander legen; beide Handteller weisen dabei nach oben, die rechte Hand ruht in der

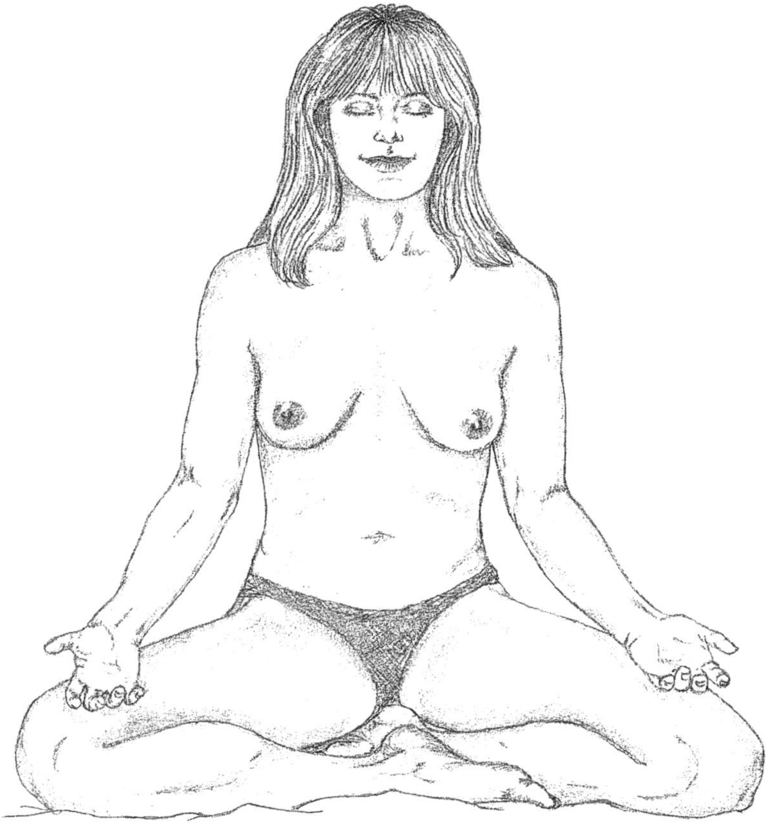

Der sich öffnende Lotos.

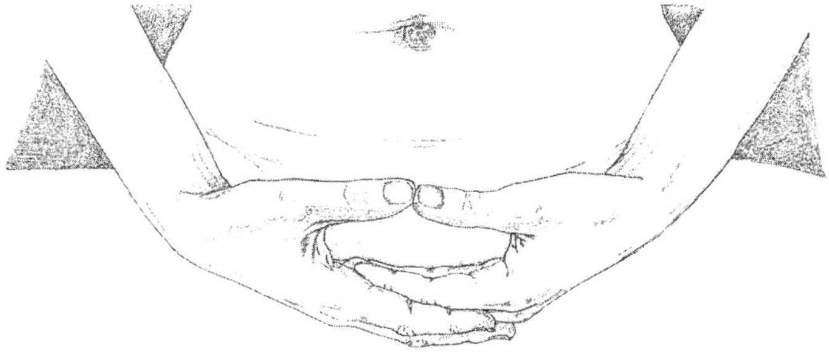

Handhaltung beim Meditieren.

linken, und die Daumen berühren sich. Experimentieren Sie mit diesen verschiedenen Handhaltungen, und achten Sie darauf, wie sich Ihre Stimmung entsprechend verändert.

Atmen Sie langsam und gleichmäßig durch die Nase, und spüren Sie, wie die Luft durch Ihre Nasenlöcher ein- und austritt, wie die warme Luft ein- und die kalte ausströmt. Entspannen Sie Ihre Kiefermuskeln.

Sitzen Sie zwanzig Minuten lang, und beobachten Sie Ihren Atem.

Steuern und dirigieren Sie Ihre Gedanken nicht. Beobachten Sie einfach alles, was Ihnen durch den Kopf geht. Genießen Sie es, in einer entspannten, betrachtenden Haltung einfach nur Zeuge zu sein.

Schließen Sie die Übung mit einer Herz-zu-Herz-Begrüßung für sich oder Ihren Partner ab.

Hinweise

Ihre Knie sollten in dieser Position den Boden berühren. Das entspannt den Bauch und öffnet die Körpervorderseite. Sie können diese Kniehaltung unterstützen, indem Sie sich ein größeres Kissen unter das Gesäß schieben und damit Ihr Becken anheben.

Die Lotoshaltung wird Ihnen schwerfallen, wenn Ihre Oberschenkel- und Hüftmuskeln verkrampft sind. Üben Sie das Stretching mit der Viereckübung und das gemeinsame Hokken, um diese Muskeln zu lockern. Es ist wichtig, daß Sie sich allmählich mit dieser Position anfreunden, bis Sie bequem so sitzen können, denn sie ist eine Vorbereitungsübung auf die Praktiken für Fortgeschrittene im zwölften Kapitel. Sitzen Sie täglich mindestens zehn Minuten in dieser Haltung.

Die innere Flöte öffnen

Vielleicht ist Ihnen die Vorstellung von einer inneren Flöte, die auf einer vertikalen Linie in Ihrem Körper verläuft, zunächst etwas fremd. Stellen Sie sich einmal vor, einer Musik zu lauschen, an der alles stimmt – mit der Ausnahme, daß das wichtigste Instrument fehlt. Das kann Rock'n'Roll ohne die elektrische Leadgitarre sein oder ein Flötenkonzert von Mozart ohne Flöte. Sie hören den Rhythmus, das Stück kommt Ihnen vage bekannt vor, aber irgendwie fehlt das Wesentliche, das, was alles zusammenhält, die Stimmung prägt und der Musik Leben einhaucht.

Oft erleben wir Sex wie ein Musikstück, bei dem das entscheidende Instrument fehlt. Das Zusammenspiel fängt schön an, aber das Crescendo verläuft stockend, die Instrumente sind schlecht gestimmt, und das Stück hat keine Tiefe. Irgendein Element fehlt, so daß das Liebesspiel sich nicht richtig entfalten und zu keiner harmonischen Melodie finden kann. In diesem Kapitel werden Sie die innere Flöte als das Instrument kennenlernen, das Ihre sexuellen Energien zum »Klingen« bringt. Sie werden die innere Flöte in sich entdecken und lernen, Ton um Ton darauf zu spielen. Während Sie den Kanal der inneren Flöte öffnen, lernen Sie außerdem, Ihre Erregung zu verstärken und Ihre sexuelle Energie im ganzen Körper zu verteilen. Ohne die innere Flöte können sich die sexuellen Klänge, die nur auf dem Instrument Ihrer Genitalien gespielt werden, nicht so mühelos zu einer ganzen Symphonie erweitern, bei der der ganze Körper mitspielt. Indem Sie dies lernen, werden Sie begreifen, daß die weit verbreitete Annahme, der sexuelle Orgasmus sei ein rein genitales Ereignis, ein großer Irrtum ist.

Liebe ist der geheime Schlüssel, der die Tür zum Göttlichen öffnet. Lache, liebe, sei lebendig, tanze, singe, werde zum hohlen Bambus, und laß Seinen Gesang durch dich fließen.

Osho Rajneesh

In der Tradition der Taoisten heißt dieser geheime Kanal der »hohle Bambus«. Ich nenne ihn die innere Flöte, weil ich ihn als ein Instrument erlebe, auf dem sich – wie ich es mir und anderen beibringen kann – höchst ekstatische Lieder spielen lassen. Wie der Name schon sagt, ist dieser Kanal ein innerer Pfad, der am Perineum beginnt – dem Damm zwischen Anus und Genitalien – und in der Mitte des Körpers bis zum Scheitel hochsteigt. Einige Frauen stellen sich den Anfang lieber in der Vagina vor, weil sie ihn dort leichter fühlen können.

Die innere Flöte entdecken

Die Entdeckung Ihrer inneren Flöte kann zu einer Erfahrung werden, die Sie zutiefst verwandelt. Nehme ich zum Beispiel James, einen international bekannten Fotografen, einen sehr attraktiven Mann, der an mehreren meiner Trainingsprogramme teilnahm. Er beklagte sich vor allem darüber, daß er wie besessen davon gewesen sei, die jungen Modelle zu verführen und zu erobern, mit denen er arbeitete. Damit hatte er zwar viel Erfolg, aber allmählich begriff er, daß er diesen Drang absolut nicht unter Kontrolle hatte. Statt als guter Liebhaber fühlte er sich als Sklave seiner eigenen sexuellen Triebe. »Ich hechele meinem Penis hinterher wie ein Hund, der seinen eigenen Schwanz im Kreis jagt«, sagte er zu den anderen. Ich erzählte ihm von der Möglichkeit, seine sexuelle Energie zu transformieren, indem er sie sich innerlich entfalten und im Körper nach oben fließen ließ, statt sie mit der Ejakulation wegzuschleudern. Ich sagte ihm, daß dieses Vorgehen, auch wenn es ihm im Augenblick noch fremd vorkäme, ihm helfen würde, stärker mit seiner femininen und rezeptiven Seite in Berührung zu kommen.

Ich sah, wie James sich während des Trainings sehr damit abmühte, seinen Sextrieb in eine andere Richtung zu lenken. Mit seinen tief sitzenden sexuellen Gewohnheiten war er kein leichter Fall, aber er gab sich bei den Übungen sehr viel Mühe. Dann geschah es. Eines Morgens kam er in die Sitzung und erzählte uns von einer schönen Liebesbegegnung, die er letzte Nacht mit seiner Freundin Elsa, einer wunderbaren Frau, gehabt hätte.

»Ich war ganz entspannt, als Elsa zu mir kam, mich verführen wollte und sagte: ›Du brauchst gar nichts zu tun. Ich möchte alles machen.‹«, erzählte er. »Ich stimmte bereitwillig zu. Ich fühlte mich nicht besonders erregt, aber ein solches Angebot konnte ich einfach nicht ausschlagen. Sie streichelte meinen Körper sehr sanft und langsam, dann massierte und küßte sie meine Genitalien. Das war sehr angenehm für mich, aber obwohl ich sehr schnell eine Erektion bekam, verspürte ich keinen Impuls, auf die übliche männliche Art die Initiative zu ergreifen. Ich lag einfach da und nahm entgegen, was sie mir gab.

Ich war mir der Übungen mit der

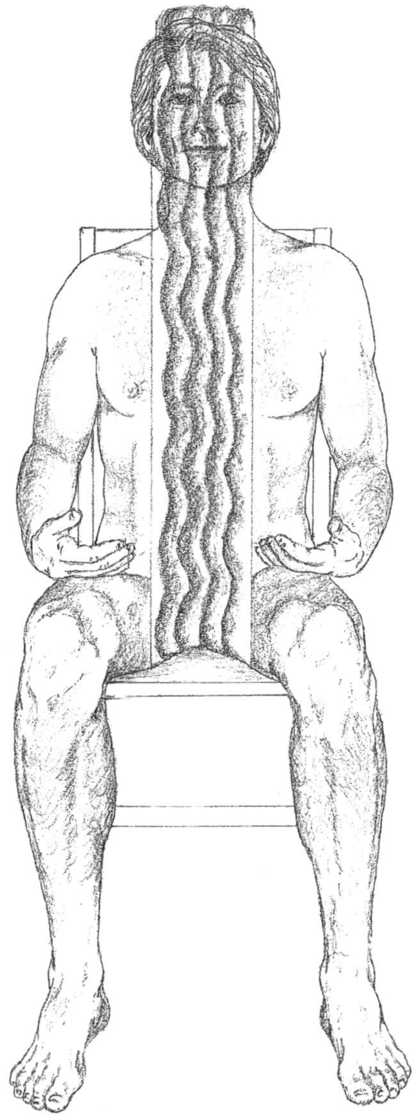

Die innere Flöte, ein geheimer Kanal für sexuelle Energie.

inneren Flöte, die wir im Training gemacht hatten, wohl bewußt, aber an diesem Punkt war ich völlig entspannt und für alles offen, ohne etwas Bestimmtes zu erwarten. Ich spürte, wie ich mich meinem genitalen Orgasmus näherte, aber anstatt dies voranzutreiben, wie ich es gewöhnlich tue, blieb ich vollkommen passiv. Als der Orgasmus einsetzte, kam es zu einer plötzlichen, raschen Energiebewegung im Körper. Die Energie schoß auf geradem Wege durch den ganzen Körper hoch bis zum Gehirn, wo es zu einem viel intensiveren Orgasmus kam – zu einem wahren Feuerwerk, bei dem die Feuerwerkskörper ganz still in den schönsten Farben am Himmel explodierten. Das alles geschah sehr schnell, aber ich nahm diese Energiebewegung ganz deutlich wahr; wie eine Kugel oder, besser gesagt, wie eine kleine Flutwelle schoß die Energie hoch bis in mein Gehirn. Es war eine äußerst belebende Erfahrung. Ich hatte das Gefühl, daß all die Übungen, die ich gemacht hatte, jetzt schließlich doch noch Früchte trugen.«

James entdeckte, daß er dem Genuß des explosiven männlichen Orgasmus diesen neuen, eher inneren und stillen Orgasmus entgegensetzen konnte. Von jetzt an ruhte er viel mehr in sich und erlebte den Orgasmus nicht mehr als rein genitalen Reflex, sondern auch als sanfte ekstatische Vibration, die er auf den ganzen Körper ausdehnen konnte.

Ein feingeschliffener Pfad

Obwohl die innere Flöte nicht als anatomisches Faktum anerkannt ist, folgt sie den physischen und neurologischen Pfaden im Körper, welche die endokrinen Drüsen miteinander verbinden. Diese sieben Drüsen – die Geschlechtsdrüsen, die Adrenalindrüse, die Bauchspeicheldrüse, die Thymusdrüse, die Schilddrüse, die Hirnanhangdrüse und die Zirbeldrüse – regulieren die Lebenskraft und den Energiefluß im Körper. Durch Öffnung der inneren Flöte mit Hilfe der folgenden Praktiken »durchspielen« Sie diese feingeschliffenen Pfade und erzeugen damit ein Gefühl von Vitalität, Verjüngung und gesteigerter sexueller Energie.

Imagination ist die Fähigkeit, vor Ihrem geistigen Auge eine Idee oder ein Bild zu kreieren. Beim kreativen Visualisieren benutzen Sie Ihre Imagination, um ein klares Bild der Dinge zu entwerfen, die Sie manifestieren wollen. Dann fahren Sie fort, sich regelmäßig auf dieses Bild oder die Idee zu konzentrieren und ihm so lange positive Energie zu schicken, bis es objektive Realität wird ... oder mit anderen Worten: bis Sie tatsächlich erreichen, was Sie visualisiert haben.

Shakti Gawain
Kreatives Visualisieren

Den tantrischen und taoistischen Meistern war dieses Verjüngungsmittel wohl bekannt, und die innere Flöte wird in mehreren alten Schriften erwähnt. In dem Buch *Yoga und Geheimlehren Tibets* beschreibt W. Y. Evans-Wentz eine Übung, mit der der fortgeschrittene Meditierende, der die Kunst der Selbstverjüngung erlernt, einen Nervenkanal visualisiert, der von einem ganz bestimmten Punkt zwischen seinen Beinen bis zum Scheitel hoch verläuft und die folgenden Eigenschaften besitzt: »rot wie Lackharzlösung, hell wie die Flamme einer Lampe, die mit Sesamöl gespeist wird, gerade wie der Spitzwegerich und hohl wie das Innere eines leeren Röhrchens aus Papier.«

Auch wir werden unsere innere Flöte mit Hilfe von Visualisierungen wahrnehmen, denn die Vorstellungskraft ist ein mächtiges Instrument zur Beeinflussung physiologischer Abläufe. Die moderne Wissenschaft steht mit der Erforschung dieser Vorgänge noch ganz am Anfang.

Zur Erfahrung der inneren Flöte gelangt man nicht durch intellektuelle Überzeugung, sondern durch häufiges Experimentieren. Ihre Existenz kann nicht wissenschaftlich bewiesen werden, aber die Arbeit mit der inneren Flöte führt zu nachweisbaren Ergebnissen, die zeigen, daß dadurch etwas in Bewegung gerät. Lassen Sie sich bei aller möglichen Skepsis bitte nicht davon abhalten, an dieser Übung voll teilzunehmen. Auch hier gilt wieder, daß es ohne Übung keinen Meister gibt. Viele Menschen kommen niemals in den segensreichen Genuß des Hohen Sex, weil sie sich einfach nicht vorstel-

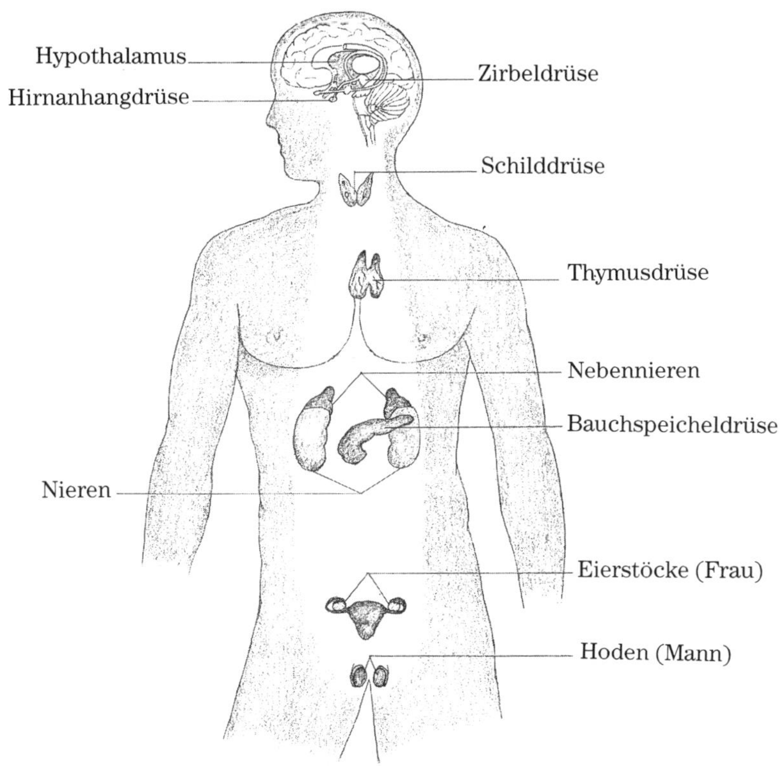

Die endokrinen Drüsen und das Gehirn regulieren Ihren Energiefluß.

len können, daß auch sie einen solchen Kanal öffnen können.

Sie werden sehen, daß die innere Flöte Ihnen nichts von den Genüssen nimmt, die Ihnen Ihr augenblickliches Liebesspiel schenkt. Sie wird Ihr Liebesspiel im Gegenteil bereichern, Ihre Empfindungen abwandeln und vertiefen und eine Vielzahl verschiedener orgastischer Erfahrungen – implosiv, explosiv, genital oder ausgedehnt auf Kopf und Gehirn – anbieten.

Die Chakren

Als Vorspiel für das Öffnen der inneren Flöte möchte ich Sie bitten, sich einmal konkret vorzustellen, was es heißt, diesen Kanal zwischen Genitalien und Gehirn zu öffnen. Sie werden lernen, selbst auf dieser Flöte zu spielen, und zwar mit Hilfe der sieben Fingerlöcher, die den sieben Chakren oder Energiezentren des Körpers entsprechen. Die Chakren sind die symbolische Darstellung der Energiefelder, die von den körpereigenen endokrinen Drüsen erzeugt werden, welche ich schon erwähnt habe.

Um sich ein besseres Bild von diesen Abläufen machen zu können, stellen Sie sich eine Windmühle vor. Der Wind bläst durch die Flügel der Mühle und treibt sie dadurch an, das Korn zu mahlen, aus dem das Mehl für unser Brot entsteht. Auf ähnliche Weise stimuliert die Energie, die zum Beispiel durch das Kehlkopf-Chakra in den Körper eintritt, die Schilddrüse, beeinflußt das Zellwachstum im Körper und regt die Atmungsorgane an.

B. K. S. Iyengar, ein zeitgenössischer indischer Lehrer des Hatha Yoga, beschreibt die Funktion der Chakren folgendermaßen: »Wie Antennen Radiowellen auffangen und diese durch Empfangsgeräte in Töne umgewandelt werden, fangen die Chakren kosmische Vibrationen auf und verteilen sie im ganzen Körper.«

Sie werden Ihre eigenen Empfindungen während der folgenden Übungen besser verstehen, wenn Sie begreifen, wie die sexuelle Energie auf ihrem Weg durch die Chakren umgewandelt werden kann, während Sie die innere Flöte öffnen. Sie müssen nicht an die Existenz von Chakren glauben, um aus den Übungen in diesem Kapitel für sich Nutzen ziehen zu können. Lassen Sie die »Glaubensfrage« einfach beiseite, folgen Sie meinen Vorschlägen, und machen Sie Ihre eigenen Erfahrungen.

Typische Chakraempfindungen sind zum Beispiel das plötzliche Grummeln im Magen, wenn wir nervös sind, der Kloß im Hals, wenn wir starke Gefühle haben, die wir mitteilen möchten, ohne Worte dafür zu finden, oder auch die warmen, erotischen, schmelzenden Gefühle im Unterleib bei sexueller Erregung.

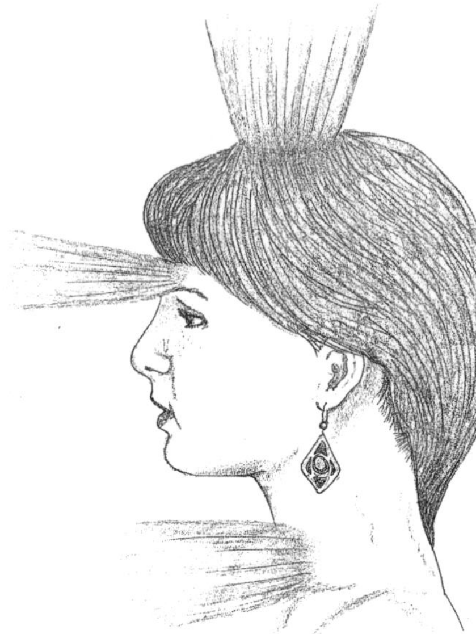

In den höher gelegenen Chakren strahlt die Energie trichterförmig ein bzw. aus.

Die Mitte unseres Brustkorbs ist ein Ort für besonders viele und intensive

---

Das Geheimnis der höheren Ebenen von Yoga besteht in der Stimulation und im Einsatz der verborgenen Nerven- und Gehirnzentren, die Sitz der spirituellen Zentren sind, die in der Philosophie des Yoga Chakren *genannt werden, sowie im Einsatz des einzigen Brennstoffes, der für diese Zwecke absolut unentbehrlich ist – der sexuellen Energie.*

Elisabeth Haich
Sexuelle Energie und Yoga

Empfindungen, denn hier befindet sich das Herzchakra. Erinnern Sie sich zum Beispiel an eine Zeit, als Sie Ihren Liebsten lange nicht gesehen hatten und dann zum Flughafen fuhren, um ihn abzuholen. Die Masse der Passagiere wälzte sich durch die Sperre, und Sie haben sich fast den Hals verrenkt, um einen Blick auf Ihren Partner zu erhaschen. Endlich kam auch er durch die Sperre, winkt Ihnen zu und lächelte, und Sie hatten das Gefühl, als würde Ihnen vor lauter Liebe gleich das Herz zerspringen. Was Sie da spürten, war nicht Ihr physisches Herz, obwohl auch dieses an solchen Vorgängen beteiligt ist und schneller schlägt. Ihre Liebe floß vielmehr aus dem Herzchakra, das andererseits genauso Schauplatz für unseren Liebeskummer ist.

Eine Landkarte für die sieben Kraftzentren oder Chakren

Wenn Ihre sexuelle Energie durch die innere Flöte steigt, wird sie, während sie sich durch die einzelnen Chakren bewegt, umgewandelt, was sich in unterschiedlichen Empfindungen, Gefühlen und Farben äußert. Jede Farbe drückt eine energetische Stimmung aus – wie zum Beispiel die Farbe Gelb strahlende Fröhlichkeit vermittelt. Nach und nach werden Sie einen Geschmack von den spezifischen Empfindungen in allen sieben Chakren bekommen.

Das Sexualchakra

Das erste Chakra entspricht dem Sexzentrum und wird assoziiert mit dem Gebären und sämtlichen Empfindungen, die sich auf Leben und Überleben beziehen. Wenn die Energie ungehindert durch dieses Chakra fließt, spüren Sie, wie der sexuelle Trieb Sie anfeuert, wild zu sein, sich zu entladen oder zur Erfüllung zu gelangen. Manche Menschen nehmen diese feurige Energie vor ihrem inneren Auge als dunkelrote Farbe wahr, die sich in den Unterleib ergießt, so wie wir auch sagen: »Ich sehe rot«, wenn wir sehr zornig sind. Im Sexualchakra können Sie viel Lebendigkeit und Lebensfreude verspüren, wie sie für mich zum Beispiel die Figur des Alexis Zorbas verkörpert.

Wenn dieses Chakra verschlossen ist und die Energie hier nicht ungehindert fließen kann, erlebt man negative Gefühle wie eine gewisse Ängstlichkeit, sexuelle Schuldgefühle, die Angst, sexuell zu kurz zu kommen oder keinen vollständigen Orgasmus zu erleben. Ein solcher Mensch kann sich sowohl körperlich als auch emotional sehr bedürftig fühlen und außerstande sein, ohne Partner auszukommen.

Das Nabelchakra

Das zweite Chakra liegt direkt unterhalb des Nabels. Es ist das natürliche Gleichgewichts- und Bewegungszentrum des Körpers. In der chinesischen und in der japanischen Tradition, wo dieses Zentrum *Hara* genannt wird, betrachtet man es als Quelle für die körperliche Lebenskraft und als Zentrum der Schwerkraft in den Kampfsportarten. Wenn Ihre Energie ungehindert durch dieses Zentrum fließt, fühlen Sie sich stark, vital und spüren die Lebendigkeit, die uns ein gesunder, entspannter Körper schenkt. Einer meiner Lehrer sagte: »Hier äußert das Tao des Sex sich in Fließen und Bewegung.« Die sexuelle Energie drückt sich dann durch die Bewegungen des Beckens sowie durch Tanz und körperliche Verspieltheit aus.

Wenn dieses Chakra verschlossen und damit der Fluß sexueller Energie behindert ist, kann ein Mensch ungelenk, verspannt, überkritisch gegen andere, unzufrieden, eifersüchtig, konkurrenzorientiert sein und zu plötzlichen aggressiven Ausbrüchen neigen. Typisch für diesen verschlossenen Zustand ist auch das »Komm-Geh-Syndrom«, das in Beziehungen so häufig erlebt wird: »Ich will mit dir zusammensein, aber laß mich in Ruhe.« Der Orgasmus wird auf eine Vorführung reduziert, bei der es um sportliche Leistung, Erfolg und Entladung geht. Man drängt so stark auf den »Superorgasmus« zu, daß er einem oft vorenthalten bleibt.

Die Farbe dieses Zentrums ist Orange, Ausdruck von Lebendigkeit.

Das Solar-Plexus-Chakra

Dieses Chakra liegt in der Mulde direkt unterhalb der Mitte des letzten Rippenbogens. Hier wird die sexuelle Energie als persönliche Macht wahrgenommen, als Charisma und Selbstbewußtsein – die Fähigkeit, die eigene Person in die Welt zu projizieren und die Dinge nach dem eigenen Willen zu gestalten. Wenn dieses Chakra entspannt und offen ist, haben die Liebenden das Gefühl, ihre Emotionen zu beherrschen und eine gleichberechtigte Partnerschaft führen zu können. Im Liebesspiel drücken sie ihre Kraft zu Umwandlung und Eroberung aus, während sie ihre Energien austauschen. Der Orgasmus kann hier als höchster Ausdruck persönlicher Macht erlebt werden: »Du gehörst mir.«

Für Menschen mit einem verspannten oder blockierten Solar-Plexus-Chakra ist Sex bedrohlich. Sie befürchten, im Orgasmus ihre Energie zu verlieren, keinen Orgasmus zu bekommen oder ihn nicht zu verdienen, und Männer empfinden ihr vorzeitiges Ejakulieren als unheilbares Leiden. Die Farbe dieses Zentrums ist Gelb, Ausdruck strahlender Fröhlichkeit.

Das Herzchakra

Dieses Chakra befindet sich im Brustkorb, und zwar genau in der Mitte der Verbindungslinie zwischen den beiden Brustwarzen. Hier wird die sexuelle Energie als Wunsch erfahren, im anderen aufzugehen und mit ihm zu verschmelzen – beide haben das Gefühl, ein Teil des anderen zu sein. Es ist eine wahre Lust, Liebe, Freude und Lachen miteinander zu teilen, ein verspieltes Kind zu sein, zu geben um des Gebens willen. Wenn dieses Zentrum ent-

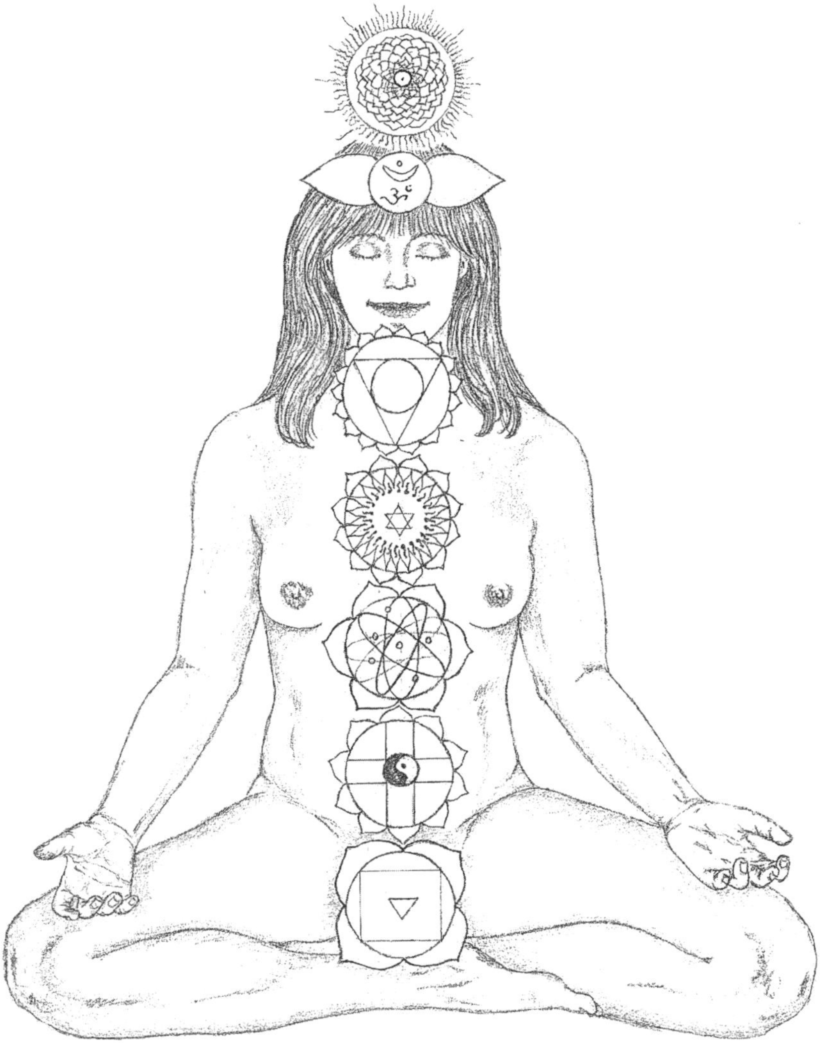

Eine Skizze der sieben Chakren – die lebenswichtigen Energiezentren.

spannt und offen ist, empfinden Sie Vertrauen, Anteilnahme und Mitgefühl. Wenn es verschlossen ist, sind Sie voller Zweifel, Zynismus und Streitsucht.

Dieses Chakra stellt auch einen Wendepunkt auf der Reise der Energie durch die innere Flöte nach oben dar. Bis jetzt war die Energie auf den physischen Körper ausgerichtet, wurde von der Schwerkraft der Erde nach unten gezogen und bedurfte der Entladung durch die Ejakulation. Wenn Liebe und Sex sich treffen, machen Sie qualitativ andere Erfahrungen. Denken Sie an den Unterschied zwischen »Sex« und »sich lieben«. Wenn das Herz nicht beteiligt ist, bleibt Sex eine rein körperliche Angelegenheit. Sie erleben eine momentane Befriedigung, die aber einseitig bleibt. Durch Liebe hingegen wird Sex in eine Erfahrung umgewandelt, die reicher, heilsamer und ekstatischer ist.

Die Farbe dieses Chakras ist Grün, Ausdruck der Hoffnung und der frühlingshaften Neugeburt unserer Kreativität.

Das Kehlkopfchakra

Wenn dieses Chakra geöffnet ist, wissen Sie, wer Sie sind und was Sie wollen, und Sie können dem auch Ausdruck verleihen. Sie sind mit sich zufrieden und können auch dann Sie selbst bleiben, wenn Sie neue Initiativen ergreifen, anders sind als andere oder andere Sie für eingebildet und unsozial halten. Sie genießen es zum Beispiel, beim Liebesspiel laut zu schreien, sich wild zu äußern oder Ihre Gefühle ehrlich mitzuteilen. Auf dieser Ebene wissen Sie genau, was Ihnen in der Liebe gefällt und welche Art von Liebhaber Sie schätzen.

Ist dieses Zentrum verschlossen, fragen Sie sich ständig, was man von Ihnen erwartet, und Sie tendieren dazu, eher den Wünschen und Bedürfnissen Ihres Partners nachzukommen, als Ihre eigenen Bedürfnisse zu erkennen und ihnen zu folgen. Das Resultat ist, daß Sie dazu neigen, andere zu imitieren und den Orgasmus vorzutäuschen, um sich nicht minderwertig zu fühlen. Die orgastischen Empfindungen bleiben flach und unwirklich, als ob nicht Sie, sondern jemand anderes sie erlebt.

Die Farbe dieses Chakras ist Violett, Ausdruck tiefer Weisheit.

Das Stirnchakra
oder das Dritte Auge

Umgewandelt und verfeinert, gelangt die Energie auf ihrem Weg in der inneren Flöte aufwärts an einen Punkt in der Mitte der Stirn, zwischen und hinter den Augenbrauen. Wenn das geschieht, fühlen Sie sich wie ein Mensch, der nach einer langen Kletterpartie auf dem Gipfel des Berges angekommen ist. Die Energie ist rein, frisch und klar und verbunden mit einem gesteigerten Gefühl von Weite und Freiheit. Sie entdecken die Kraft von Intuition und Imagination und haben innere Visionen – aus diesem Grund ist dieses Chakra im Osten auch als »Drittes Auge« bekannt. Sie folgen Ihren Ahnungen und verstehen die Dinge unmittelbar, ohne Vernunft und Logik. In diesem Zentrum wird die Energie oft als inneres Licht erlebt.

Wenn dieses Zentrum verschlossen ist, verliert die sexuelle Erfahrung alles Geheimnisvolle und Aufregende, und das Leben insgesamt erscheint stumpf und ohne tieferen Sinn. Das Universum ist dann ohne jedes höhere Bewußtsein oder eine höhere Intelligenz, die uns über die Enge von »ich« und »mein« hinausträgt.

Die Farbe dieses Chakras ist Blau, Ausdruck der Kühle, des Panoramablicks über Berggipfel, die Farbe des wolkenlosen blauen Himmels, durch den der Fallschirmspringer zur Erde hinabsegelt.

Das Scheitel- oder Kronenchakra

Wenn die Energie schließlich Ihren Scheitel erreicht, spüren Sie die Freude darüber, mit allen Dingen und Menschen in Ihrer Umgebung verbunden zu sein. Sie haben das Gefühl, sich über die Grenzen Ihres Körpers hinaus ausdehnen zu können, als wären Sie der reine Raum und überlebensgroß. Auf dieser Stufe wird sexuelle Liebe zur ekstatischen, mystischen Erfahrung, und Sie werden auf körperlicher, emotionaler und spiritueller Ebene mit Ihrem Partner eins. Hier wissen Sie tief im Inneren, ob Sie sich durch Ihr Verhalten weiterentwickeln und Ihr Leben erfüllt gestalten. Durch dieses Zentrum gelangen Sie ins Reich der Seele – ins Reich von Frieden, Stille und Wundern. Dieses Zentrum ist Sitz einer höheren Schöpferkraft und bildet die Brücke zwischen Materie und Geist.

Wenn dieses Zentrum geöffnet ist, sind Sie auf natürliche Weise spontan und verspielt und konzentrieren sich auf das, was hier und jetzt passiert. Sie lassen sich nicht von alten Gewohnheiten beherrschen. Ist dieses Zentrum dagegen verschlossen, haben Sie die Neigung, in Phantasiewelten oder in einer utopischen Zukunft zu leben, die Sie – so glauben Sie – in der »wirklichen« Welt nicht realisieren können. Sie sind nicht imstande, die sexuelle Erfahrung in eine Seelengemeinschaft zu verwandeln. Die Farbe dieses Zentrums ist Weiß, Ausdruck von Klarheit, Ausgewogenheit und Erleuchtung.

Sexuelle Energie erzeugen

Die Chakren arbeiten miteinander sozusagen als ein »Verbundsystem«, in dem jedes Chakra die Energie der anderen beeinflußt. Ist ein Chakra verspannt oder aus dem Gleichgewicht geraten, beeinträchtigt das auch die anderen Chakren und verringert ihre Lebenskraft. Wird dagegen ein Chakra geheilt und entspannt sich, belebt das auch sämtliche anderen Chakren.

Die innere Flöte hat unter anderem den Vorzug, daß sie als »Bewässerungssystem« eingesetzt werden kann, das Ihre Energie gleichmäßig auf sämtliche Chakren verteilt und damit Ihre Gesundheit und Lebenskraft fördert – wie Wasser auf ein Blumenbeet geleitet wird und die Blumen blühen läßt. In dem Maße, in dem Sie lernen, Ihre Chakren mit Hilfe der drei Schlüsselmethoden – Atmung, Bewegung und Laute – und durch Visualisierung zu stimulieren, kann sich Ihre Energie ausdehnen.

In diesem Kapitel geht es hauptsächlich darum, sexuelle Energie zu erzeugen und zu lernen, sie durch die innere

Flöte zu kanalisieren. Das ist ein langsamer Prozeß, der sich Schritt für Schritt entfaltet; glauben Sie also nicht, Sie müßten die innere Flöte mit sämtlichen sieben Chakren gleich beim ersten Versuch ganz öffnen. Im Augenblick kümmern wir uns erst einmal um die Vorarbeiten. Sie werden drei bis sechs Wochen lang wöchentlich mehrmals üben müssen, um die Kunst, sexuelle Energie zu erzeugen und durch die innere Flöte zu leiten, gründlich zu erlernen. Dann werden Sie imstande sein, die orgastischen Empfindungen auf den ganzen Körper auszuweiten.

Frauen kann diese Übung helfen, ihre sexuelle Lust beträchtlich zu steigern, und sie zeigt ihnen auch, wie sie ohne Penetration zum vaginalen Orgasmus kommen können. Männern verhilft diese Übung zu größerer sexueller Ausdauer, einer stärkeren Erektion und zu der Fähigkeit, lustvolle Empfindungen über den genitalen Bereich hinaus im ganzen Körper zu verteilen.

Jede der folgenden Übungen sollten Sie zunächst für sich machen. Anschließend können Sie die verschiedenen Elemente zu einer einzigen, vielseitigen Erfahrung verweben.

Die PC-Pumpe

Der »Pubococcygealmuskel« oder »PC-Muskel« breitet sich am Beckenboden in Schmetterlingsform aus, um Anus und Genitalien mit Gesäßknochen und Beinen zu verbinden. Er ist der Hauptmuskel des Beckenbodens und kontrolliert das Öffnen und Schließen von Harnröhre, Samenkanal, Vagina und Anus.

Ihr PC-Muskel ist der Muskel, auf den Sie sich verlassen müssen, wenn Sie zum Beispiel in einem Stau stecken und dringend Wasserlassen müssen, aber die Umstände es nicht erlauben. Dann verlangen Sie Ihrem PC-Muskel das Letzte ab, um den Harnfluß zu stoppen. Er arbeitet wie ein Ventil, das den Genitalbereich verschließt und öffnet, und Sie können dabei auch wahrnehmen, wie sich der Bereich um den Anus herum zusammenzieht. Männer spüren den PC-Muskel, wenn Sie mit aller Kraft den letzten Harntropfen herauspressen wollen. Frauen spüren ihn besonders deutlich, wenn sie in der Austrittsphase der Geburt aktiv mitpressen.

Sinn und Nutzen

Beim Sport spannen Sie Ihre Muskeln an und dehnen sie, damit sie sich lokkern und mit Blut füllen und der Körper warm, gelenkig und beweglich wird. Das gleiche Prinzip gilt auch hier. Sie werden lernen, den PC-Muskel zusammenzuziehen, damit er elastischer und lebendiger wird.

Bei Männern stimuliert diese Übung die Blutzufuhr zum Penis und fördert sowohl die Fähigkeit, die Erektion zu halten, als auch das Lustempfinden. Frauen gewinnen durch diese Übung, die PC-Pumpe, die Fähigkeit, den Penis mit der Vagina fester zu umschließen und damit die erotischen Empfindungen beider Partner zu verstärken. Diese Pump-Übung bereitet Ihren PC-Muskel nicht nur auf sexuelle Praktiken vor, sondern Sie können mit ihrer Hilfe auch die sexuelle Energie in der inneren Flöte nach oben schnellen lassen.

Beim Koitus kommt es spontan zu diesem rhythmischen Zusammenziehen und Entspannen der PC-Pumpe. Auch beim Orgasmus ist dieser Vorgang in Intervallen von Sekundenbruchteilen einer der wichtigsten Bewegungsabläufe. Indem Sie diese Bewegung langsam und bewußt durchführen, lernen Sie, die orgastischen Empfindungen beim Liebesspiel zu intensivieren.

Vorbereitungen

Bereiten Sie den heiligen Raum vor.

Nehmen Sie sich für die erste Sitzung fünfundzwanzig Minuten Zeit.

Tragen Sie lockere Kleidung, die Hüften und Genitalien nicht beengt.

Lassen Sie sich auf diese Übung von ganzem Herzen ein. Das Trainieren der PC-Pumpe gleicht den Stoßbewegungen des Beckens. Diese scheinbar so einfachen Bewegungen erfordern sehr viel Übung, bis wir sie fließend und kontinuierlich ausführen können.

Üben Sie anfangs ohne Musik, damit Sie sich besser konzentrieren können.

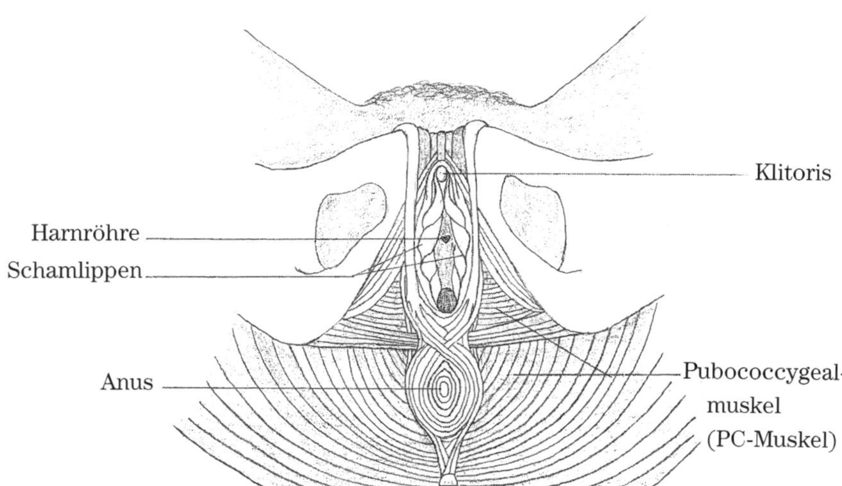

Die PC-Muskeln.

Die Übung

Sie können diese Übung sitzend, stehend oder auf dem Rücken liegend machen. Die erste Phase dieser Übung nenne ich »pulsieren«.

Pulsieren

Fangen Sie an, den PC-Muskel schnell und kurz zusammenzuziehen und wieder loszulassen. Vielleicht ziehen Sie dabei anfangs auch die Unterleibs- und Anusmuskel an, weil Sie die einzelnen Muskeln noch nicht voneinander unterscheiden können. Manche Menschen ziehen dabei sogar die Schultern hoch. Aber wenn Sie den PC-Muskel mit etwas Übung entdecken und seine Lage spüren, können Sie die anderen Muskeln beim Pumpen entspannen. Der PC-Muskel liegt genau zwischen Genitalien und Anus, richten Sie also Ihre Aufmerksamkeit auf diesen Bereich, und machen Sie kurze, schnelle, pulsierende Bewegungen mit dem PC-Muskel, bis Sie ein gutes Gespür für diesen Muskel entwickelt haben.

Jetzt nehmen Sie die Atmung hinzu. Atmen Sie ein, ziehen Sie gleichzeitig den PC-Muskel zusammen, und lassen Sie dabei den restlichen Körper und vor allem Ihre Schultern ganz entspannt. Mit dem Ausatmen entspannen Sie auch den PC-Muskel. Wiederholen Sie diesen Vorgang etwa drei Minuten lang in Ihrem natürlichen Atemrhythmus. Halten Sie weder beim Ein- noch beim Ausatmen den Atem an.

Versuchen Sie nach einer Weile herauszufinden, ob Sie ein Kribbeln oder Prickeln im Genitalbereich wahrnehmen. Falls nicht, fahren Sie mit den Zuckungen des PC-Muskels fort, bis Sie diese Empfindungen wahrnehmen. Begrüßen Sie sämtliche Empfindungen wie Hitze, Kühle, Kribbeln, Herabsinken oder Ausdehnen. Das sind Anzeichen dafür, daß Ihr Üben Wirkung zeigt.

Pumpen

Wenn Sie soweit sind, gehen Sie zur nächsten Phase über, die ich »pumpen« nenne. Ziehen Sie den PC-Muskel beim Einatmen zusammen. Wenn Sie ganz eingeatmet haben, lassen Sie den Muskel mit angehaltenem Atem sechs Sekunden lang angezogen. Stellen Sie sich vor, daß Sie Wasserlassen müssen und versuchen, den Harn aus einer vollen Blase zurückzuhalten. Dadurch werden Sie ein besseres Gespür für den PC-Muskel bekommen.

Dann atmen Sie aus, entspannen dabei den PC-Muskel und pressen ihn langsam nach vorn, als ob Sie Harn oder Stuhlgang herausdrücken wollten. Wiederholen Sie diese beiden Abläufe fünf Minuten lang abwechselnd.

Diese Bewegungsfolge von Einatmen bei gleichzeitigem Zusammenziehen des PC-Muskels, Atem anhalten, ausatmen und den Muskel wieder entspannen, nenne ich die PC-Pumpe, die wir von jetzt ab fortlaufend anwenden werden.

Frauen können ihre Empfindungen bei dieser Übung durch Visualisierungen noch verstärken. Stellen Sie sich vor, daß Ihre Vagina ein Mund ist, der mit Hilfe der PC-Pumpe langsam eine mittelgroße, reife, saftige Pflaume verschlingt. Dabei saugen Sie die Pflaume von der vaginalen Öffnung tief ins Innere der Vagina. Malen Sie sich diese Vorstellungsbilder farbig aus: Mit Ihrem »unteren Mund« nuckeln Sie den Saft aus der Pflaume, massieren das zarte Fruchtfleisch und saugen die Frucht tiefer und tiefer in sich hinein. Wenn sich Ihnen dieses Bild gut eingeprägt hat, stellen Sie sich vor, wie Ihre Vagina statt an einer Pflaume am Penis Ihres Partners saugt, ihn küßt, »melkt« und massiert, bis er so tief in die Vagina hineingezogen wird, daß er nicht länger widerstehen kann und größer und größer wird.

Männer stellen sich bei der PC-Pumpe vor, daß ihr Penis den Eingang zur feuchten, empfangsbereiten Vagina ihrer Partnerin berührt. Mit jeder Pumpbewegung baut sich Ihre Penetrationskraft stärker auf, wächst Ihre Potenz, kommen Sie dem Eingang zur Vagina näher, bis Ihr Penis spielerisch und neckend deren äußere Lippen berührt und dann sanft hineinstößt. Konzentrieren Sie sich beim Eindringen ganz auf die Pumpbewegungen. Je kräftiger Sie pumpen, desto stärker ist Ihr Penis im vaginalen Kanal präsent, wird größer und größer und füllt schließlich den ganzen Raum aus.

Spüren Sie die Verstärkerwirkung Ihres Atems auf die rhythmischen Bewegungen der PC-Pumpe. Mit dieser Übung beginnen Sie, die innere Flöte zu öffnen, und Sie werden im Verlauf der folgenden Übungen spüren, wie die Empfindungen in Ihrem Genitalbereich sich vertiefen und sich im ganzen Becken ausbreiten.

Hinweise

Frauen können durch Anwendung der PC-Pumpe beim Liebesspiel einen »müden« Penis wieder zum Leben erwecken, indem sie mit Hilfe ihrer Vaginalmuskeln an ihm saugen und ihn massieren. Und bei den Praktiken für Fortgeschrittene werden Sie die PC-Pumpe für die Kunst eines genußvollen inneren Liebesspiels einsetzen, für das keinerlei äußere Bewegungen erforderlich sind.

Männer wie Frauen sollten den PC-Muskel eine ganze Woche lang täglich mindestens zehn- bis fünfzehnmal zusammenziehen und wieder loslassen. Nach einer Woche steigern Sie das Pumpen auf mindestens dreißig Kontraktionen täglich. Damit dieser Muskel sich entwickeln und kräftiger werden kann, ist ein regelmäßiges Üben erforderlich. Nach zehn Tagen täglicher Übung werden Sie spüren, daß Ihre Genitalien empfindsamer geworden sind.

Allmählich können Sie die PC-Pumpe dann auch bei anderen Aktivitäten wie beim In-der-Sonne-liegen, Lesen oder Fernsehen üben. Nach meiner Erfahrung werden Sie in Ihrem Liebesspiel innerhalb einer Woche einen Unterschied wahrnehmen, wenn Sie in diesem Zeitraum dreißig Kontraktionen pro Tag machen.

Wenn Ihr PC-Muskel nicht mithalten kann – wenn Sie ihn zum Beispiel mit angehaltenem Atem nicht sechs Sekunden lang anspannen können –, heißt das, daß der Muskel zu schwach ist, um die Anforderungen zu erfüllen, die Sie jetzt an ihn stellen. Aber durch regelmäßiges Üben wird dieser Muskel schon bald elastischer werden, so daß Sie seine Bewegungen besser steuern können.

Einige Sexologen empfehlen hundert bis zweihundert Kontraktionen täglich, aber solche sportlichen Hochleistungen sind gar nicht nötig, es sei denn, Sie genießen das Pumpen so sehr, daß Sie mühelos diese Zahlen erreichen. Machen Sie keine Schwerarbeit aus dieser Übung. Und übertreiben Sie es nicht, denn dadurch könnten Sie, vor allem am Anfang, wund werden.

Das sexuelle Atmen

Sinn und Nutzen

Das sexuelle Atmen ist eine grundlegende Technik für das Spielen auf der inneren Flöte. Mit der PC-Pumpe kombiniert, versetzt es Sie in die Lage, sexuelle Empfindungen zu verstärken und im ganzen Körper zu verbreiten und damit Leben, Bewußtheit und Lust in Körperbereiche zu bringen, die bislang relativ empfindungslos waren.

Vorbereitungen

Sorgen Sie dafür, daß Sie sich ohne Ablenkungen ganz auf diese Übung konzentrieren können. Nehmen Sie sich dreißig Minuten Zeit.

Richten Sie den heiligen Raum her.

Sie können die Übung nackt oder in lockerer, bequemer Kleidung machen, die Ihre Atmung nicht behindert.

Bei dieser Übung gehen Sie mit subtilen Energien um. Zuerst spüren Sie vielleicht kaum etwas und fragen sich, ob Sie alles richtig machen. Keine Sorge – in dem Maße, wie Sie sich auf den Rhythmus des sexuellen Atmens einstimmen, werden die Gefühle intensiver.

Verspannen Sie sich bei der Übung nicht. Bleiben Sie locker, und setzen Sie nur die hierfür erforderlichen Muskeln ein.

Die Übung

Legen Sie sich auf den Rücken, und lassen Sie Ihre linke Hand sanft auf Ihren Genitalien ruhen. Legen Sie die rechte Hand über die linke. Stellen Sie sich vor, Ihre Genitalien zu umsorgen und zu schützen. Schließen Sie Ihre Augen.

Schürzen Sie Ihre Lippen, als wollten Sie an einem dicken Strohhalm saugen, und atmen Sie sanft und tief durch Ihren Mund ein. Erzeugen Sie mit Hilfe des Luftstroms beim Einatmen ein leises Geräusch. Dann entspannen Sie Lippen und Kiefer und

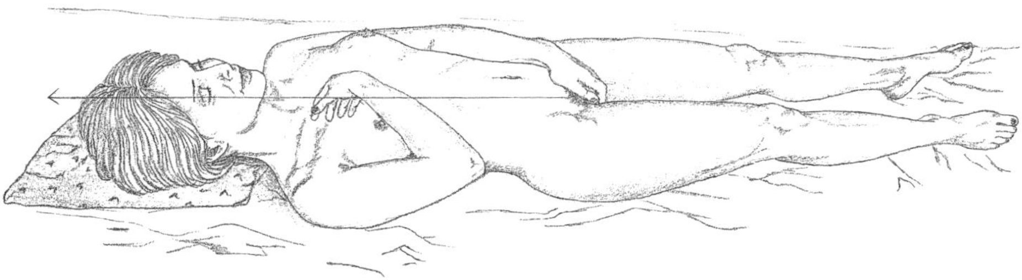

Das sexuelle Atmen.

lassen die Luft herausfließen. Atmen Sie auf diese Weise ein und aus, bis es so ganz natürlich abläuft. Stellen Sie sich vor, ein Säugling zu sein, der Nahrung und Wärme aus der Brust der Mutter aufnimmt. Wenn Ihnen das lieber ist, können Sie sich auch vorstellen, oralen Sex zu haben. Versetzen Sie sich ganz in diese lustvollen Bilder hinein, und lassen Sie sich davon wohlig entspannen.

Wenn Sie sich dann lebendig und entspannt zugleich fühlen, verbinden Sie das sexuelle Atmen mit der PC-Pumpe. Beim Einatmen ziehen Sie den PC-Muskel zusammen, beim Ausatmen entspannen Sie ihn. Lassen Sie sich ein paar Minuten Zeit, um sich an diesen Ablauf zu gewöhnen.

Jetzt stellen Sie sich beim Einatmen vor, die Luft durch die Genitalien in Ihren Körper zu saugen. Beim Ausatmen fließt die Luft durch Ihre Genitalien wieder hinaus. Zunächst stellen Sie sich beim Einatmen vor, daß die Luft nur in Ihren Beckenbereich fließt. Wenn Ihnen dieser Vorgang dann geläufig ist, stellen Sie sich vor, daß die Luft durch Ihre Genitalien in den Körper kommt, in die innere Flöte fließt und nach oben steigt.

Während die Luft in Ihre innere Flöte steigt, achten Sie auf sämtliche Empfindungen – ein Kribbeln, Wärme oder ein Gefühl von warmem rieselndem Wasser. Denken Sie beim Ausatmen daran, die Luft durch die innere Flöte im Körper abwärts- und durch Ihre Genitalien hinausfließen zu lassen.

Fahren Sie damit mindestens fünf Minuten fort. Finden Sie allmählich Ihren eigenen Rhythmus, und konzentrieren Sie sich auf dieses innere Bild. Verstärken Sie die Empfindungen im Genitalbereich durch Ihre Atmung und die PC-Muskelkontraktionen.

Während Ihre linke Hand weiter auf Ihren Genitalien ruht, beginnen Sie jetzt, mit dem Einatmen Ihre rechte Hand parallel zum Atemfluß in der inneren Flöte zu bewegen, bei den Genitalien beginnend und am Ende der Einatmung bei Ihrer Stirn oder Ihrem Scheitel ankommend, je nachdem was sich für Sie natürlicher anfühlt. Hier machen Sie eine Pause und halten den Atem zehn Sekunden lang an. Mit dem

Ausatmen bewegen Sie Ihre Hand dann den Körper abwärts zurück zu den Genitalien. So folgen Sie mit den Handbewegungen der Spur des aufsteigenden und wieder absinkenden Atemflusses in der inneren Flöte.

Malen Sie Ihre Vorstellungsbilder bis in alle Einzelheiten aus. Beim Einatmen stellen Sie sich vor, wie die Luft durch Ihre Genitalien in Ihren Körper eintritt und die sexuelle Energie die innere Flöte hoch und durch sämtliche sieben Chakren mit nach oben trägt. Stellen Sie sich vor, Ihr Atem sei ein Fahrstuhl, die PC-Pumpe der Motor und die innere Flöte der Fahrstuhlschacht, durch den der Atem sich auf und ab bewegt. Wenn Sie einatmen und

Der Geist ist der Meister,
Imagination das Werkzeug und der
Körper das Baumaterial . . .

Paracelsus

den PC-Muskel zusammenziehen, beginnt der Fahrstuhl seine Reise aufwärts durch alle sieben Stockwerke – die sieben Chakren Ihres Körpers.

Vor Ihrem inneren Auge sehen Sie, wie der Fahrstuhl den ersten Stock – Ihr Nabelzentrum – erreicht, und während die Tür sich öffnet, werfen Sie für den Bruchteil einer Sekunde einen kurzen Blick in dieses Stockwerk, um zu sehen, was Sie dort vorfinden: ein Gefühl von Wärme und Rundheit, von zufriedener Fülle oder vielleicht auch den Wunsch, nicht gestört zu werden. Fixieren Sie sich nicht auf bestimmte Erwartungen. Bleiben Sie offen für das, was Sie vorfinden – eine Farbempfindung, ein Bild, eine Stimmung oder auch überhaupt nichts –, und fahren Sie dann mit demselben Atemzug weiter zum dritten, vierten und fünften Stock. Diese schnelle Überprüfung wird Ihnen helfen, allmählich ein Bild von den einzelnen Chakren zu bekommen.

Fahren Sie so weit, wie Ihr Atemzug Sie trägt – vielleicht bis zum fünften Stock –, und atmen Sie dann aus. Jetzt fangen Sie von vorn an, so tief und langsam einzuatmen, daß der Atem Sie den ganzen Weg bis zum siebten Stockwerk hochtragen kann. Sie werden schnell den Bogen heraushaben, wie Sie mit einem Atemzug durch sämtliche sieben Chakren nach oben steigen können. Begleiten Sie mit Ihrer rechten Hand weiterhin den Energiefluß in der inneren Flöte. Wenn er Ihren Scheitel erreicht, machen Sie eine Pause, halten den Atem an und lassen dabei Ihren Körper entspannt.

Beim Ausatmen bewegen Sie Ihre Hand abwärts und spüren oder stellen sich vor, wie die Energie von Ihrem Scheitel durch die innere Flöte im Körper hinab- und durch die Genitalien hinausfließt. Beim Ausatmen lassen Sie los und entspannen Ihren ganzen Körper. Am Ende der Ausatmung lassen Sie Ihre rechte Hand wieder auf der linken etwas oberhalb des Schambeins ruhen.

Wenn es Ihnen schwerfällt zu visualisieren, daß die Luft Ihren Körper durch die Genitalien verläßt, versuchen Sie es einmal mit der folgenden einfachen Technik: Atmen Sie völlig entspannt aus, und lassen Sie den Atem mühelos hinausfließen, ohne jeden Versuch, ihn zu kontrollieren. Dann atmen Sie weiter aus. Sie werden feststellen, daß Sie Ihren Bauch einziehen, während Sie fortfahren, die Luft hinauszupressen. Atmen Sie so kräftig aus, wie nur möglich. Ihr Bauch wird sich noch weiter zusammenziehen, und Sie werden leichte Kontraktionen im Beckenboden wahrnehmen – vielleicht zuckt das Becken sogar ein wenig – und das konkrete Gefühl haben, die Luft durch diesen Körperteil hinauszupressen.

Sie können diesen Ablauf noch weiter unterstützen, indem Sie auch die Bewegung Ihrer Augen diesem Rhythmus anpassen. Halten Sie die Augen geschlossen, und unmittelbar bevor Sie mit dem Einatmen beginnen, schauen Sie hinter den geschlossenen Augenlidern nach unten zu Ihren Genitalien. Mit dem Einatmen rollen Sie Ihre Augen langsam nach oben, während auch Ihre Hand vor dem Körper nach oben wandert, bis Sie am Ende des Atemzugs zum Scheitel hochschauen. Beim Ausatmen schauen Ihre Augen dann in die Gegenrichtung.

Fahren Sie mindestens fünf Minuten lang damit fort.

Nach und nach wird die Energie Ihres Atems überall in der inneren Flöte vibrieren und im ganzen Körper die verschiedensten Stimmungen oder Gefühle hervorrufen. In diesem Stadium müssen Sie nichts mehr tun und spüren nur noch, wie der Atem in die innere Flöte hineinfließt.

Hinweise

Bei dieser Übung geht es nicht darum, ein bestimmtes Ziel anzusteuern. Tatsächlich kann zuviel Anstrengung zum Hindernis werden. Wenn Ihnen die Bewegungsabläufe von Atmung, Händen und Augen allmählich geläufiger werden und Sie den Luft- und Energiestrom in der inneren Flöte visualisieren können, entspannen Sie sich immer mehr und nehmen neue Empfindungen im Körper wahr. Zwingen Sie Ihren Atem nicht mit Anstrengung durch alle sieben Chakren. Konzentrieren Sie sich darauf, die innere Flöte zu öffnen, indem Sie Empfindungen in den Genitalien wecken, die Sie dann mit dem Atem aufnehmen und im Körper aufwärts leiten. Dabei gehen Sie immer nur so weit, daß Sie dabei entspannt bleiben können.

In meinen Workshops entwickeln Menschen die verschiedensten Bilder für den Atemstrom im Körper. Manche sehen ihn durch den Beckenbereich in die innere Flöte fließen. Andere fühlen diesen Fluß so, wie Sie die Luft durch ihre Nasenlöcher strömen fühlen. Und für einige ist dieser Ablauf eher ein Gedanke, eine Vorstellung. Probieren Sie sämtliche Methoden aus, und schauen Sie, welche für Sie am besten funktioniert.

Sie können den Atemfluß auch mit Ihrer linken Hand statt mit der rechten begleiten, wenn das für Sie bequemer ist.

Sylvia, eine Psychotherapeutin und Mutter von vier Kindern, berichtete mir begeistert, wieviel schöner ihr Liebesleben durch diese Praktiken geworden ist. »Meistens war ich beim Liebesspiel immer etwas zerstreut«, sagte sie, »als brächte ich die verschiedenen Abläufe nicht zusammen. Körper, Atem und Sinne schienen alle unterschiedlich zu reagieren und verschiedenen Rhythmen zu folgen. Nichts schien im Einklang zu sein. Ich spürte Distanz zu meinen Empfindungen. Wenn ich jetzt beim Liebesspiel die innere Flöte visualisiere, die PC-Pumpe und den sexuellen Atem einsetze, ist das ein Unterschied, als hätte ich mir vorher den Film immer nur angeschaut und würde jetzt selbst darin mitspielen. Alles verbindet sich miteinander. Ich bin, was ich fühle. Ich kann mich auf jede Empfindung einschwingen, ich kann sie ausweiten, vertiefen. Das ist ganz wunderbar, besonders wenn ich oben liege. Mein Mann meint, ich wäre eine großartige Geliebte geworden, weil ich seinen Penis mit der PC-Pumpe stimulieren und ihm so oft, wie ich will, zur Erektion verhelfen kann, und ich bin auch am ganzen Körper viel erregter als früher. Diese Praktiken haben mir geholfen, mich völlig auf alles einzulassen.«

Üben Sie das sexuelle Atmen zusammen mit der PC-Pumpe kontinuierlich mehrere Wochen lang mindestens zehn bis fünfzehn Minuten jeden zweiten Tag. Bauen Sie es in andere Aktivitäten ein, vor allem in Ihr Liebesspiel.

Sie brauchen Ihrem Partner gegenüber nicht einmal zu erwähnen, daß Sie diese Techniken üben. Schließen Sie beim Liebesspiel einfach Ihre Augen, genießen Sie das Zusammensein, und atmen Sie durch die innere Flöte. Sie können das sexuelle Atmen auch zusammen genießen, wenn Sie sich hinlegen, um zu schmusen, oder vor und nach dem Liebesakt. Nach und nach wird Ihre Lust dadurch intensiver werden.

Das Beckenwiegen

Das Beckenwiegen ergibt sich ganz natürlich aus den beiden vorigen Übungen. Wenn Sie den PC-Muskel betätigen und sexuell atmen, verbreitet sich die sexuelle Erregung im Becken und löst dort wiegende Bewegungen aus. Das sind die gleichen grundlegenden Bewegungen, die auch der orgastische Reflex im Körper auslöst.

Sie können sich bei dieser Übung fühlen, als ritten Sie auf einem Pferd. Behalten Sie dieses schöne Bild weiterhin im Auge: Das Pferd symbolisiert die Macht und Stärke der sexuellen Energie, die Sie dem Hohen Sex entgegenträgt. Sie sind in Liebe miteinander verbunden: Sie reiten das Pferd, und das Pferd trägt Sie. Gemeinsam reisen Sie zur Ekstase.

Sinn und Nutzen

In dieser Übung werden Sie die Verbindungsmuskeln zwischen Kreuzbein und Hüftknochen lockern, die bei mangelnder Übung leicht steif werden und sich verkrampfen. Ein lockeres und lebendiges Kreuzbein ist aber ganz wesentlich für die Umwandlung der sexuellen »Rohenergie« in eine feinere Kraft, die durch die innere Flöte im ganzen Körper aufwärts steigen und sämtliche anderen Zentren beleben kann.

Das Beckenwiegen wird diesen Prozeß nachhaltig unterstützen.

Vorbereitungen

Das Beckenwiegen ist eine einfache Körperübung. Sie brauchen dafür lediglich ein ziemlich festes Kissen zum Sitzen, zum Beispiel ein Zafu-Kissen. Sie können auch mehrere Decken nehmen, die sie fest zusammenrollen und zusammenbinden.

Bevor Sie mit dem Beckenwiegen beginnen, sollten Sie sich mit dem Gedanken anfreunden, daß alles, was bei dieser Übung geschieht, für sich gut ist. Sie müssen kein bestimmtes Ziel erreichen, keine raffinierte Technik beherrschen. Sie wiegen einfach Ihr Bekken, um lebendiger und erregter zu werden, etwas Neues auszuprobieren und Ihren Spaß zu haben.

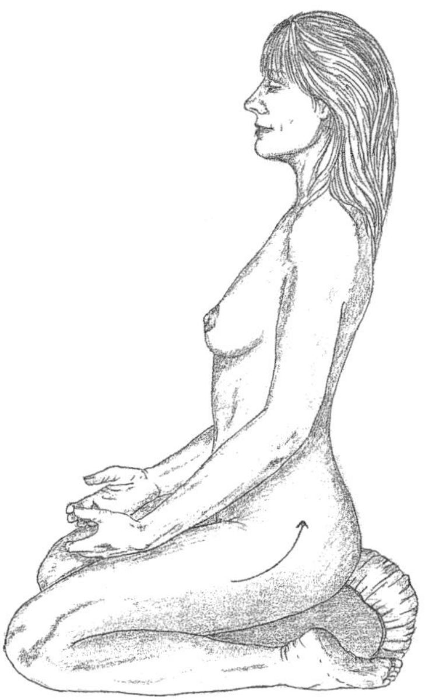

Das Beckenwiegen: einatmen.

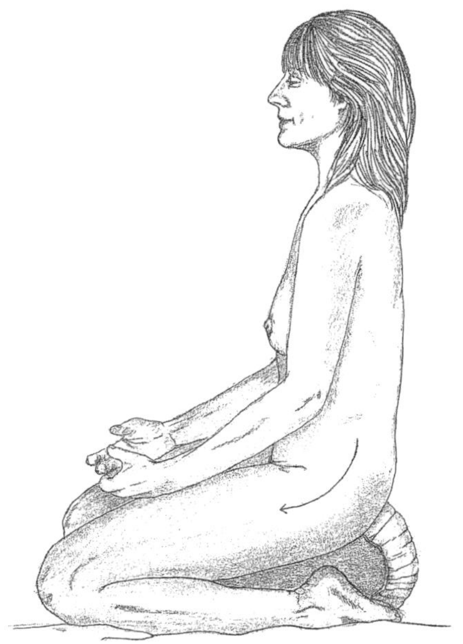

Das Beckenwiegen: ausatmen.

Um eine entspannte Atmosphäre zu zaubern, können Sie eine sanfte, sinnliche Musik auflegen, Melodien, die an orientalische Schlangenbeschwörer erinnern, an die Mevlana-Musik der drehenden Derwische oder an Meeresrauschen.

Sie machen diese Übung am besten mit leerem Magen. Ein voller Magen könnte den Energiefluß im Becken behindern und zu Übelkeit führen.

Für das Beckenwiegen müssen Sie bereits die Lockerungsübungen für das Becken aus dem fünften Kapitel, das Dehnen mit der Vierecksübung, das Hocken und die Beckenschaukel beherrschen. Falls nötig, nehmen Sie sich zehn Minuten Zeit, um diese Übungen noch einmal durchzugehen, bevor Sie anfangen.

Nehmen Sie sich dreißig Minuten Zeit für diese Übung.

Beide Partner sollten zehn Tage lang allein üben und erst dann für den zweiten Teil der Übung wieder zusammenkommen.

Die Übung

Knien Sie sich im japanischen Stil auf den Boden, die Füße zeigen mit den Zehenspitzen nach hinten und liegen unter dem Gesäß, die Beine sind parallel. Schieben Sie sich das Kissen zwischen Ihre Oberschenkel, und knautschen Sie es so zurecht, daß es gegen das Perineum, den Damm zwischen Genitalien und Anus, drückt und Ihr Becken trägt. Diese Position, bei der Sie rittlings auf dem Kissen sitzen, stützt Ihren Rücken gut ab, und das Becken bleibt dabei beweglich.

Achten Sie darauf, daß Ihr Perineum direkt mit dem Kissen in Kontakt ist. Bei Männern sollte das Kissen gegen die Hoden drücken.

Lassen Sie Ihren Bauch locker, schnallen Sie alle Gürtel ab.

Wirbelsäule und Nacken sind gerade aufgerichtet, der Körper ist entspannt, das gilt besonders für Schultern und Kiefer. Lockern Sie Ihre Schultern ein wenig, und reißen Sie den Mund weit auf, um Spannungen zu vertreiben.

Ihre Hände ruhen so im Schoß, wie es Ihnen angenehm ist. Schließen Sie die Augen. Rufen Sie sich eine Zeit aus Ihrer Kindheit ins Gedächtnis, in der Sie Spaß an wiegenden oder rhythmischen, wippenden Bewegungen hatten. Vielleicht fuhren Sie Karussell, ritten auf dem Bein eines Erwachsenen oder saßen auf einer Wippe. Auf jeden Fall saßen Sie dabei so, daß etwas gegen Ihren Schoß und Ihre Beine drückte, bewegten sich im Takt und fühlten sich wohl. Als Kind haben Sie diese angenehmen Empfindungen wahrscheinlich mit wiegenden Bekkenbewegungen verstärkt – das tun die meisten Kinder.

Versetzen Sie sich in diese Situation zurück, und wiederholen Sie diese Bewegungen, ein leichtes Vor- und Zurückwiegen des Beckens. Spüren Sie, wie Ihre Genitalien sich dabei leicht am Kissen zu reiben beginnen. Lassen Sie die Augen geschlossen.

Gehen Sie zu rhythmischen Bewegungen über, und steigern Sie dann Ihr Tempo, wobei Sie auch schneller atmen. Fahren Sie ein paar Minuten damit fort, und verstärken Sie den Rhythmus, bis Sie ein leichtes Kribbeln in den Genitalien spüren.

Richten Sie Ihre Aufmerksamkeit auf den Genitalbereich, und genießen Sie diese Empfindungen. Sie können Atmung und Wiegebewegungen zwischendurch auch verlangsamen und dann wieder beschleunigen. Verstärken Sie die Gefühle in Ihren Genitalien mit Hilfe von Erinnerungsbildern an reitende oder andere rhythmische Bewegungen. Genießen Sie diese Gefühle, und entspannen Sie sich damit, während Sie fortfahren, sich vor- und zurückzuwiegen.

Jetzt stellen Sie sich vor, daß Ihr Becken an einer horizontalen Achse hängt, die an Ihren Hüftgelenken befestigt ist. Wiegen Sie Ihr Becken, als könne es an dieser Achse ungehindert vor- und zurück-, aber nicht auf- und abschaukeln. Halten Sie den übrigen Körper entspannt und ruhig, vor allem Schultern und Nacken.

Spüren Sie dieses Wiegen in Genitalien, Anus und Perineum, und reiben Sie sich mit diesen Körperteilen am Kissen. Freunden Sie sich mit diesem Wiegerhythmus an. Lassen Sie Ihre Erregung zu. Spielen Sie mit den Bewegungen wie ein Kind, das zum ersten Mal sexuelle Empfindungen für sich entdeckt. Fahren Sie fünf bis zehn Minuten damit fort.

Jetzt stimmen Sie Ihren Atem auf die Bewegungen ab. Das Bild von der horizontalen Achse, die quer durch das Becken verläuft, immer noch vor Augen, atmen Sie ein, während Sie Ihr Becken zurückwiegen, und aus, während Sie es vorwärtswiegen. Sie können durch Nase oder Mund atmen, je nachdem, was angenehmer für Sie ist. Fahren Sie mit dem Beckenwiegen fort, und beobachten Sie dabei ein paar Minuten lang Ihren Atem.

Wenn Sie das Gefühl haben, Atmung und Bewegungen mühelos koordinieren zu können, verbinden Sie beides mit Ihren genitalen Empfindungen. Während Sie Ihr Becken langsam zurückwiegen, atmen Sie tief ein und halten den Atem zehn Sekunden an. Die Rückwärtsbewegung Ihres Beckens sollte so mühelos verlaufen, daß Kreuz und Bauch dabei locker und entspannt bleiben. Sie werden sich fühlen, als dehne die Luft Ihren Bauch und drücke gegen Ihre Genitalien. Nach zehn Sekunden lassen Sie los, atmen langsam aus und wiegen Ihr Becken vor. Wiederholen Sie diese tiefe »Bauchatmung« zwei oder drei Minuten lang, um eine Verbindung zwischen Atmung und sexuellem Zentrum herzustellen.

Fühlen Sie, wie der Atem tiefer und tiefer in Ihr Becken vordringt. Geben Sie mit dem Ausatmen einen Ton oder einen Seufzer wie »Aaah!« von sich. Spüren Sie, wie Sie sich mit diesem Ton entspannen und dabei loslassen können.

Wenn Sie das Gefühl haben, das Bekkenwiegen in dieser Form zu beherrschen, nehmen Sie die PC-Pumpe hinzu. Beim Einatmen und Zurückwiegen ziehen Sie den PC-Muskel zusammen und halten den Atem drei Sekunden an. Dann atmen Sie aus, wiegen das Becken vor und entspannen den PC-Muskel. Fahren Sie damit fünf Minuten lang fort.

Konzentrieren Sie sich weiterhin auf den Zusammenhang zwischen Atmung und Genitalien. Experimentieren Sie mit Atmung und Wiegebewegungen, um herauszufinden, wie Sie lustvolle Empfindungen – ein Kribbeln oder Prickeln in Perineum, Vagina, Klitoris oder Hoden – bewußt hervorrufen können.

Beckenwiegen, PC-Pumpe und sexuelles Atmen

Während Sie Ihr Becken weiterhin mit sanften Wellenbewegungen vor- und zurückwiegen und dabei die PC-Pumpe anwenden, vertiefen Sie Ihre Empfindungen jetzt zusätzlich durch das sexuelle Atmen.

Atmen Sie mit geschürzten Lippen durch den Mund ein, als würden Sie an einem dicken Strohhalm saugen, und stellen Sie sich vor, die Luft durch Ihr sexuelles Zentrum in den Körper zu ziehen, während Sie Ihr Becken nach hinten wiegen und den PC-Muskel anspannen.

Beim Ausatmen stellen Sie sich vor, daß die Luft zugleich mit Ihrer Energie durch Ihr sexuelles Zentrum aus dem Körper fließt, während Sie das Becken vorwiegen und den PC-Muskel entspannen. Fahren Sie damit ein paar Minuten lang fort.

Wenn Sie dann erregt werden, visualisieren.Sie, daß die Erregung sich mit Hilfe Ihres Atems im ganzen Becken verteilt.

Hinweise

Viele Menschen verwechseln das Beckenwiegen mit dem Vor- und Zurückbewegen des ganzen Oberkörpers, vor allem, wenn ihr Becken steif ist. Das können Sie vermeiden, indem Sie bewußt darauf achten, daß sich Ihr Brustkorb nicht mit bewegt. Nur wenn sich das Becken wie von selbst bewegt, werden Kreuzbein und Hüftgelenke allmählich lockerer.

Wenn das Knien im japanischen Stil Ihren Knien wehtut, nehmen Sie am besten ein zweites Kissen. Je höher Sie sitzen, desto geringer ist der Druck auf Ihren Knien. Ist Ihnen das immer noch zu unbequem, können Sie auch auf einem Stuhl mit Kissen sitzen.

Manchen Menschen fällt das Beckenwiegen leichter, wenn sie den Atemrhythmus umkehren – beim Vorwiegen einatmen und beim Rückwärtswiegen ausatmen. Entscheiden Sie nach Gefühl, was besser für Sie ist.

Anfangs spüren Sie die Verbindung zwischen Atmung und Genitalien vielleicht nicht. Seien Sie geduldig, die neuen Empfindungen oder eine verstärkte Sensibilität im Becken können auch später auftreten, wenn Sie gar nicht damit rechnen, beim Liebesspiel oder bei anderen Aktivitäten wie beim Wasserlassen oder bei der Selbstbefriedigung.

Das Beckenwiegen zu zweit

Wenn Sie das Beckenwiegen zehn Tage lang genügend allein geübt haben, können Sie es mit Ihrem Partner gemeinsam machen.

Vorbereitungen

Für diese Übung muß Ihr Atem frisch sein. Nehmen Sie sich also Zeit, sich gründlich die Zähne zu putzen und einen Tropfen Pfefferminzöl auf die Zunge zu geben, bevor Sie anfangen.

Die Übung

Knien Sie sich im japanischen Stil gegenüber. Lassen Sie Ihren Körper entspannt und den Bauch locker.

Sie werden sich mit Ihrem Partner über den Atem verbinden, atmen Sie also während der ganzen Übungsfolge durch den Mund.

Schauen Sie sich ein paar Sekunden in die Augen, und begrüßen Sie sich von Herz-zu-Herz. Schließen Sie dann Ihre Augen.

Fangen Sie mit dem Beckenwiegen an, und fahren Sie drei Minuten lang damit fort.

Wenn Sie spüren, daß Sie Ihren Rhythmus gefunden haben und zentriert und bei sich sind, öffnen Sie Ihre Augen und schauen Ihren Partner an, während Sie mit dem Beckenwiegen fortfahren. Sie müssen Ihre Beckenbewegungen nicht sofort harmonisch aufeinander abstimmen. Lassen Sie sich nicht von irgendwelchen Ängsten aus der Ruhe bringen. Dies ist ein Spiel und keine Schulstunde. Sie sind wie Kinder, die Spaß daran haben, auf ihren Schaukelpferden zu reiten.

Wenn Ihnen das mühelos gelingt, fangen Sie an, Ihre Rhythmen und Energien aufeinander einzustellen. Probieren Sie selbst die verschiedenen Möglichkeiten aus, in einem gemeinsamen Rhythmus zu atmen und sich zu wiegen. Achten Sie darauf, wer von Ihnen flacher, wer tiefer atmet, damit Sie zu einem gemeinsamen Atemrhythmus finden können, bei dem Sie sich beide wohl fühlen. Lassen Sie sich Zeit, bleiben Sie entspannt, und stimmen Sie sich aufeinander ein.

Dann rücken Sie näher zusammen und fassen sich bei den Händen. Haben Sie Vertrauen zueinander und in die Übung. Schauen Sie, ob Sie in Ihrem Herzen spüren können, daß Sie mit Ihrem Partner eins sind. Beginnen Sie mit der Seelenblick-Meditation, die Sie im vierten Kapitel gelernt haben. Sie schauen sich an, atmen zusammen ein, wiegen beide das Becken zurück und lassen sich dabei von dem Gefühl erfüllen, Ihren Partner »zu trinken« und ganz in sich aufzunehmen. Dann atmen Sie zusammen aus, wiegen beide Ihr Becken vor und stellen sich vor, daß

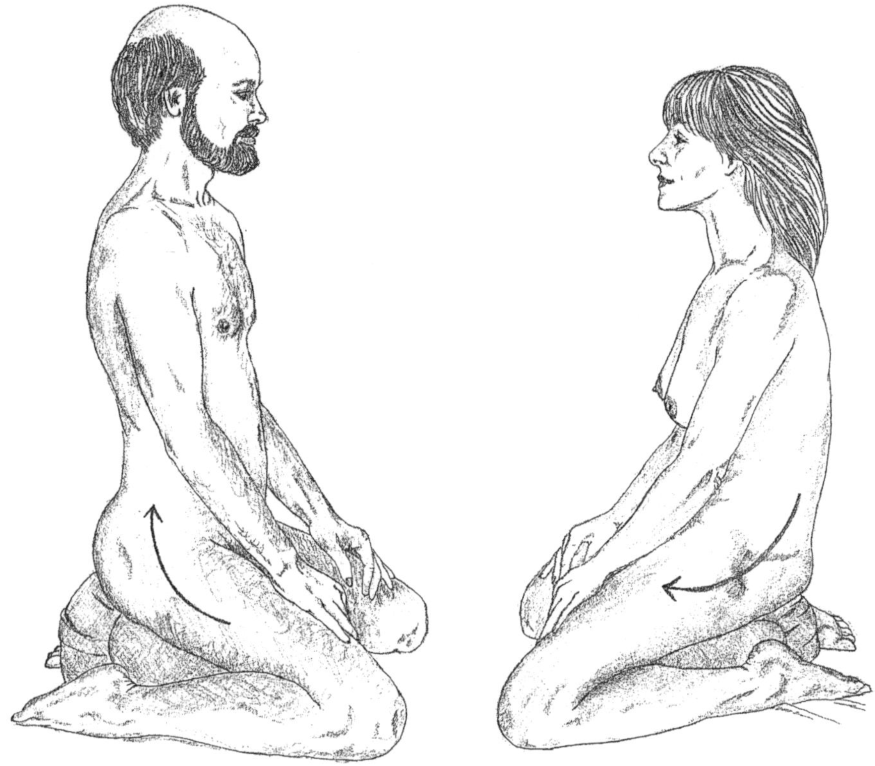

Beckenwiegen zu zweit.

Sie sich mit Ihrer ganzen Energie Ihrem Partner hingeben. Fahren Sie damit fünf Minuten lang fort.

Umkehratem im Gegenrhythmus

Wenn Sie jetzt mit Atmung und Bewegungen im Fluß sind, versuchen Sie, im Gegenrhythmus vorzugehen. Partner A atmet ein, wiegt sein Becken zurück, zieht den PC-Muskel zusammen und stellt sich vor, die Energie von Partner B ganz in sich aufzunehmen. Im gleichen Rhythmus atmet Partner B aus, wiegt sein Becken vor, entspannt den PC-Muskel und gibt Partner A seine Energie.

Während Sie sich in diesem Gegenrhythmus einschwingen, stellen Sie sich vor, Ihren Partner mit Hilfe von Atmung, Anschauen und Wiegen zu lieben. Partner B stellt sich beim Ausatmen vor, Partner A einen Kuß zuzupusten. Sie schürzen Ihre Lippen und blasen die Luft wie durch einen dicken Strohhalm seinen Lippen zu. Spüren Sie, wie Sie Ihrem Partner mit dem

Atem auch Ihre Energie und Ihre Liebe einhauchen.

Partner A spürt beim Einatmen die sanfte Atembrise seines Partners und nimmt sie auf, als ob er sie in vollen Zügen tränke. Lassen Sie den Atem Ihres Partners zusammen mit Ihrem eigenen ganz in sich hinein und durch die innere Flöte abwärts über Kehlkopf, Brustkorb, Zwerchfell, Nabel und Unterleib bis in Ihre Genitalien fließen. Dort halten Sie den Atem am Ende der Einatmung eine Sekunde lang an, während Sie den PC-Muskel anspannen.

Beim Ausatmen wiegen Sie Ihr Bekken vor und stellen sich dabei vor, daß die Energie, die in Ihren Genitalien gespeichert ist, durch die innere Flöte im Körper nach oben steigt und durch Ihren Mund zu den Lippen Ihres Partners gepustet wird, der jetzt an der Reihe ist, sie einzuatmen. Fahren Sie damit fünf bis zehn Minuten lang fort.

Spüren Sie, wie die Nähe und Vertrautheit zwischen Ihnen wächst; Sie sind beide Teil einer Energie, eines Bewußtseins, eines Herzens. Ich nenne diese Übung auch gern den »Kuß des Geistes«. Fahren Sie damit noch mindestens fünf Minuten behutsam fort.

Atmen Sie tief, und entspannen Sie sich immer mehr. Sie können später auch Rhythmus und Geschwindigkeit verändern. Dann werden Sie langsamer, lassen die Wiegebewegungen ausklingen und kommen zum Ende.

Schließen Sie Ihre Augen, und richten Sie Ihre Aufmerksamkeit für eine Minute nach innen, auf den Punkt direkt unterhalb des Nabels im Unterleib – Ihr Kraftzentrum. Es ist wichtig, daß Sie sich am Ende einer Partnerübung aus der Zweisamkeit wieder lösen und in Ihr Alleinsein zurückkehren, um sich selbst, Ihre Individualität und Ihre Kraft wieder unabhängig vom anderen spüren zu können. Fühlen Sie, wie Ihre Energie sich durch den Austausch mit Ihrem Partner verändert und erweitert hat.

Nach einer Herz-zu-Herz-Begrüßung können Sie sich abschließend eine Viertelstunde Zeit nehmen, um sich über Ihre Erfahrungen zu unterhalten. Beantworten Sie sich dabei die Frage, ob durch den Atem eine feine Verbindung zwischen Ihnen entstanden ist, ob der Atem stark oder sanft genug war, ob Sie sich aufeinander einstellen konnten und was Sie beim nächsten Mal ändern oder noch lernen müssen.

Beenden Sie diesen Austausch, indem Sie sich mitteilen, was Ihnen bei dieser Übung am besten gefallen hat.

Hinweise

Wenn Sie bei dieser Übung den Atem nicht direkt austauschen wollen, atmen Sie durch die Nase. Oder Sie setzen sich neben Ihren Partner mit dem Mund an seinem rechten Ohr und atmen in das Ohr hinein, damit er Ihren Atemstrom fühlen und hören und sich darauf einstellen kann.

Es dauert oft eine Zeitlang, bis sich ein gemeinsamer Rhythmus entwikkeln kann. Sie müssen daran arbeiten, ohne sich aber zu verspannen, ohne ungeduldig oder ernst zu werden, denn dann konzentrieren Sie sich zu sehr auf die Technik und sind in der Vorstellung befangen, Sie müßten alles »richtig« machen. Bei so viel Anspannung geht dann überhaupt nichts mehr. Machen Sie eine Pause, finden Sie zurück zu Verspieltheit und Humor, und fangen Sie dann noch einmal ganz von vorn an.

Selbstliebe-Rituale

Wissen Sie noch, wie es war, als Sie zum ersten Mal entdeckten, wie schön sich sexuelle Empfindungen anfühlen? Können Sie sich noch an das elektrische Kribbeln und die lebendige Wärme zwischen den Beinen erinnern, als Sie rittlings auf dem Ast des Baumes saßen und sich an der rauhen Rinde rieben? Oder wie Sie, ohne sich dabei etwas zu denken, den Duschkopf zwischen Ihre Beine richteten und spürten, wie das warme Wasser über Ihre Klitoris oder Ihren Penis rieselte? Was für eine fein prickelnde, unerwartete Lust!

In meinen Seminaren können sich viele daran erinnern, daß diese ersten Erkundungen voll unschuldiger Freude waren und sie die freundlichen Botschaften des Körpers wie eine Einladung empfanden, am Tanz des Lebens teilzunehmen. Aber das konnte und durfte nicht sein. Die Erwachsenen hatten es verboten. Es war gefährlich. Hinter der namenlosen Angst stand die Vorstellung, daß die sexuellen Organe eine derart furchterregende Macht ausüben konnten und Sitz von so ungezügelten Trieben und Leidenschaften waren, daß sie strikt unter Kontrolle gehalten werden mußten.

So brachten unsere Erzieher die Sexualorgane in schlechten Ruf. Diese Körperteile wurden heftig verdammt und erhielten entsprechend gemeine, abstoßende Namen: Schwanz, Ständer, Schleimstengel für das männliche Organ, und Loch, Fotze, Möse für das weibliche. Die Göttlichkeit dieser Körperteile wurde geleugnet. Unsere Kraft wurde gebrochen und damit auch die natürliche Fähigkeit des Körpers, Ekstase und Freude durch Gefühle zu erleben, die ihren Ursprung in den Genitalien haben.

Als wir dann anfingen, Sex mit einem Partner zu erleben, kann diese Selbstablehnung dazu geführt haben, daß wir unsere Sexualorgane ebenso zwanghaft versteckten wie die Gefühle, die für uns mit diesen Körperteilen verbunden waren. Über solche Dinge sprach man nicht, schon gar nicht mit dem Liebsten. Die Folge ist, daß es uns wahrscheinlich schwer fiel, wenn nicht ganz unmöglich war, unserem Partner zu sagen, wie er uns berühren sollte und was wir dabei empfinden.

Tatsächlich ist der einzig sichere Weg zur sexuellen Befriedigung für viele Menschen, daß sie heimlich masturbieren. Aber Masturbation ist auch mit Schuldgefühlen verbunden, und man hat uns beigebracht, sie sei schädlich. Wenn Kinder dabei ertappt werden, bestraft man sie oder droht ihnen mit schrecklichen Folgen. Kürzlich hörte ich eine sehr schöne kleine Geschichte zu diesem Thema. Ein kleines Mädchen, das man warnte, es würde blind werden, wenn es zuviel masturbierte, erwiderte: »Kann ich es denn nicht wenigstens so lange machen, bis ich eine Brille tragen muß?«

Sich selbst lieben lernen

Dieses Kapitel bietet Ihnen eine neue Sicht. Unser Ziel hier besteht darin, die Kunst der Selbstliebe von Grund auf neu zu lernen, indem wir unsere Einstellung zu unseren Sexualorganen ändern und anfangen, diese und uns selbst ohne Schuldgefühle lustvoll zu lieben.

Schuldgefühle überwinden

Negative Einstellungen zur Masturbation können noch lange, nachdem Menschen glauben, sich sexuell befreit zu haben, im Verborgenen weiter wuchern. Dazu fällt mir ein Vorfall aus meinem eigenen Leben ein, der mir zeigte, wie tiefgreifend mich solche Tabus noch beeinflußten. Es war Ende der siebziger Jahre. Ich hatte eines meiner ersten Tantra-Seminare geleitet. Stundenlang hatte ich Menschen die Praktiken beigebracht, mit denen auch Sie nach diesem Buch experimentieren, und war folglich ziemlich erregt. Ich ging nach Hause und wartete ungeduldig auf Alan, meinen Liebespartner, in der Hoffnung, ihn zu einer schönen Liebesnacht verführen zu können. Er lächelte mich an, als er hereinkam, und nahm mich liebevoll in den Arm, und ich verlängerte diese Geste geschickt zu einer ausgedehnten, zärtlichen Umarmung. Schnell hatten wir uns ausgezogen und geduscht und waren ins Bett geschlüpft.

Zitternd und erregt wartete ich darauf, daß er sich mir zuwandte. Mein Begehren war so stark, daß ich mich schämte, die Initiative zu ergreifen. Das war ein wohlbekanntes Verhalten von mir: Je stärker ich ihn begehrte, desto unfähiger war ich, es ihm zu zeigen. Ich warf mich im Bett herum, drehte und wendete mich und begann dann mit einer schüchternen Hand, seinen Brustkorb zu streicheln. Ich legte meinen Arm um seine Schulter und küßte ihn aufs Ohr. Aber er lag schlaff da, ohne sich zu rühren. Nach einer Weile gestand ich ihm: »Weißt du, ich muß dir sagen, daß ich ziemlich erregt bin und wahnsinnig gerne mit dir schlafen würde.«

Von seiner Seite kam nur die schläfrige Antwort: »Ja, ich weiß, aber ich bringe heute nichts mehr. Ich bin müde. Laß mich schlafen. Ein andermal.«

Ich konnte nicht glauben, was ich da gerade gehört hatte. War es möglich, daß er mich in einem solchen Augenblick wirklich im Stich ließ? Ich lag verloren, erregt und verzweifelt neben ihm. Was sollte ich mit all der Energie jetzt anfangen? Wohin damit? Wie sollte ich mit dieser Situation umgehen? Ich wagte nicht, mich selbst zu befriedigen, was ein natürlicher Ausweg aus dieser Lage gewesen wäre. Seine Gegenwart schüchterte mich ein. Aber dort im Bett liegend, fing ich an, über all die Augenblicke in meinem Leben nachzudenken, in denen ich nichts unternommen hatte, um meine sexuellen Bedürfnisse zu befriedigen. Ich verspürte eine wachsende Frustration, und schließlich hielt ich es nicht mehr länger aus. Diesmal mußte ich etwas unternehmen.

Ganz diskret krabbelte ich aus dem Bett und lief auf Zehenspitzen in das Wohnzimmer, fest entschlossen, die Verantwortung für meine Lust selbst in die Hand zu nehmen. Natürlich hatte ich schon oft in meinem Leben masturbiert, aber dieses Mal war es etwas anderes. Ich wollte einen Weg finden, um mit der Selbstliebe meine sexuellen Wunden zu heilen. Als ich anfing, mich am ganzen Körper zu streicheln und mich meinen Genitalien näherte, ertappte ich mich bei dem Gedanken: Was geschieht, wenn Alan jetzt hereinkommt? Du kannst dich wirklich nicht so gehenlassen. Du wirst ihn noch aufwecken... und so weiter. Aber statt zuzulassen, daß diese Gedanken mich abhielten, atmete ich tief und benutzte die Wellen der Lust als Kraft, die mich über diese Schuldgefühle hinwegtrug. Mir kam es vor, als ob sämtliche negativen Stimmen über Masturbation, die ich jemals im Leben gehört hatte, in mir laut wurden, aber ich blieb bewußt bei meiner wachsenden sexuellen Erregung und den lustvollen Empfindungen und gab nicht auf. *Ich* ließ mich nicht im Stich. Ich achtete nicht weiter auf den Gedanken, mir schnell und verstohlen zum Orgasmus zu verhelfen, nahm mir Zeit und machte ein Fest daraus, mich am ganzen Körper lustvoll zu berühren, bis ich wirklich bereit war für den wunderbarsten Höhepunkt.

An diesem Abend entdeckte ich die Selbstliebe als eine heilende Kraft und beschloß, sie in meine Arbeit einzubeziehen. Ich gelangte plötzlich zu dem Entschluß, der mich schockierte und zugleich freudig erregte: Nächstes Mal würde ich mir in Alans Gegenwart selbst Lust schenken und ihn damit anregen, das gleiche zu tun. Ich wußte mit intuitiver Sicherheit, daß das unser Sexleben um eine neue Form von Erotik und Lebendigkeit bereichern würde. Und ich behielt recht.

Die heilende Kraft der Lust

Im Hohen Sex müssen wir uns von den negativen Vorstellungen befreien, die wir mit der Masturbation verbinden. Aus diesem Grund habe ich den Begriff *Masturbation* auch durch *Selbstliebe* ersetzt. *Masturbation* hat etwas Kaltes und Klinisches an sich, etwas Verstohlenes und Verschämtes, das Menschen von den Gefühlen ihres Herzens abschneidet und verhindert, daß sie sich selbst annehmen. *Selbstliebe* dagegen legt nahe, daß wir uns selbst von Herzen Lust schenken, daß Lust heilsam und gut für uns ist und wir sie feiern und genießen sollten. Dieses Wort impliziert auch, daß der ganze Körper und nicht nur ein Teil daran beteiligt ist.

Ich weiß, daß es einigen von Ihnen schwer fällt zu glauben, daß wir die lebenslangen Schuldgefühle, die mit allen Arten von Selbstbefriedigung verbunden sind, ablegen können. Ich kann Ihnen aber versichern, daß ich in meinen Seminaren oft erlebt habe, wie Menschen durch Selbstliebe-Rituale verändert und von ihren Hemmungen befreit wurden.

Ich weiß, daß Sie falsche Vorstellungen und den Aberglauben über dieses Thema ablegen können, wenn Sie mutig sind. Sie sind nicht allein. Alfred Kinsey, der 1948 das bahnbrechende Buch *Das sexuelle Verhalten des Mannes* geschrieben hat, hat festgestellt, daß sich bereits zu dieser Zeit vierundsechzig Prozent aller Frauen und vierundneunzig Prozent aller Männer selbst befriedigten, lange Zeit vor der sogenannten sexuellen Revolution der sechziger Jahre. In ihrer jüngeren Untersuchung weiblicher Sexualität von 1981 (in den USA) berichtet Shere Hite, daß sich von den dreitausend Frauen, die ihre Fragebögen beantworteten, zweiundachtzig Prozent mit Genuß selbst befriedigten.

Selbstbefriedigung ist ein natürliches Verhalten. Alexander Lowen, der Begründer der bioenergetischen Therapie, erinnert sich an eine Unterhaltung mit seinem Lehrer, dem Psychotherapeuten und Sexologen Wilhelm Reich, bei der dieser sagte: »Der Patient, der nicht befriedigend masturbieren kann, hat seine Analyse noch nicht abgeschlossen.« Reichs Aussage bedeutet, daß die Fähigkeit, sich selbst Lust zu schenken, ein Schlüsselindikator für Selbstannahme ist.

Diese Übung soll Ihnen daher helfen, sich von sexuellen Schuldgefühlen und Ängsten zu befreien. Meistens kommen diese Ängste in dem Augenblick hoch, wo Sie anfangen, sich selbst zu befriedigen. An diesem Punkt haben Sie die Wahl: Entweder Sie hören auf die Konditionierungen aus Ihrer Vergangenheit und fühlen sich schuldig, oder Sie atmen tief ein und finden den Mut, neue Dimensionen der Selbstbefriedigung zu erforschen und sich von Ängsten und Schuldgefühlen durch eine positive Erfahrung zu heilen, bei der Sie Ihre Lust bewußt steuern.

Die Kunst der Selbstliebe ist für den Hohen Sex ganz wesentlich. In gewisser Weise ist sie der Urquell, der auch alles andere speist. In diesem Kapitel haben Sie zum ersten Mal in diesem Buch die Gelegenheit, die bisherigen Trainingsschritte in einem sicheren und geschützten sexuellen Rahmen

Wenn Sie einmal das Zentrum Ihrer Lust kennen, können Sie Ihre Lust auch besser mit einem anderen Menschen teilen. Darum geht es bei Tantra: wahrzunehmen, wer Sie sind, indem Sie sich selbst und Ihre Lust kennenlernen. Denn nur dann können Sie die Lust schenken, nach der Sie suchen, und die Lust annehmen, die Ihnen geschenkt wird.

Ashley Thirlby
Das Tantra der Liebe

miteinander zu verbinden, wobei Sie selbst völlig die Kontrolle behalten. Sie lernen, sich selbst erotisch so zu stimulieren, wie Sie es sich immer von anderen gewünscht haben. Damit bereiten Sie sich darauf vor, Ihrem Partner genau zu zeigen, was Sie erregt und wie er Ihnen das am besten geben kann. Während der folgenden Übungen werden Sie entdecken, daß Sie selbst die Quelle für Ihren eigenen Orgasmus sind. Sie können einen innengelenkten Höhepunkt entdecken, den Sie völlig selbständig herbeiführen, und zwar durch die Verbindung von Selbstbefriedigung, PC-Pumpe, sexuellem Atmen und Öffnen der inneren Flöte. Je geschickter Sie diese Methode beherrschen, desto geschickter und unabhängiger sind Sie als Geliebte oder als Liebhaber. Bei dieser Übung wird auch deutlich, daß es bei Ihnen liegt, ob Sie intensivere Orgasmen erleben. Ihr Partner kann Ihnen zwar zum Orgasmus verhelfen, aber nicht dazu, orgastisch zu sein. Sie sind dafür verantwortlich, wie sich Ihr Körper im Orgasmus bewegt, wie Ihre Muskeln zusammenspielen, wie Tiefe und Rhythmus Ihrer Atmung die Lust fördern und wie diese noch weiter vertieft und verlängert werden kann. Sie sind in der einzigartigen Position, gleichzeitig zu geben und zu empfangen, und lernen dabei, Atmung, Bewegung, Vorstellungskraft und Stimme einzusetzen, um die sexuelle Erregung auf den ganzen Körper auszudehnen.

Betty Dodson, Autorin von *Sex for one – Die Lust am eigenen Körper*, sagte kürzlich auf einer Tagung: »Für mich ist Masturbation eine Art sexueller Meditation. Ich wurde während des Masturbierens einmal von Wissenschaftlern überwacht. Mein Gehirn zeigte Thetawellen: Anzeichen für Tiefenentspannung. Während der Körper sich bewegt und die Lust wächst, ist das Gehirn also in einem meditativen Zustand. Ich hatte den ersten tollen Orgasmus, dann den zweiten, den dritten. Ich war bereits eine Stunde dabei, aber in der zweiten Stunde fing es an, wirklich interessant zu werden. Du steuerst dann nicht mehr auf etwas zu, du bist bereits angekommen. Du bist fortwährend in Ekstase. Es geht darum, die Lust anwachsen zu lassen, in Schweiß auszubrechen und über die orgastische Reaktion in den Zustand danach, in Ekstase zu kommen. Dann spürst du, wie ein heißkalter Schauer nach dem anderen dir über den Körper rieselt, und du mußt nirgendwo mehr hin. Du bist angekommen. Du mußt weitermachen und weitermachen bis zum Exzeß und auf den Wellen der Lust reiten, bis du in Ekstase ausbrichst.«

Betty beschreibt, wie schön es ist, über seine gewöhnlichen Grenzen hinauszugehen und sich vom ersten Grad der Lust – dem Orgasmus, der gewöhnlich eine momentane Spannungsentladung darstellt – auf den zweiten Grad der Lust – orgastisch zu sein – zuzubewegen und damit diese Erfahrung zu einem Dauerzustand werden zu lassen.

Masturbation in der Erfahrung des Androgynen ist ein bewußter *Akt, denn sie wird verstanden und akzeptiert und mit einer Phantasie durchgeführt, die es der Seele erlaubt, an dieser Erfahrung des Körpers ohne Scham und Schuldgefühl teilzuhaben.*

June Singer
Nur Mann – nur Frau?

Statt daß Sie den Orgasmus »haben« oder »machen«, »werden« Sie orgastisch.

Vielleicht klingen diese Erfahrungen so außergewöhnlich, daß Sie meinen, sie lägen nicht im Bereich Ihrer Möglichkeiten. Aber das stimmt nicht. Nach der ersten Stunde Selbstliebe und selbst nach dem Orgasmus können Sie Wege finden, Ihre lustvollen Empfindungen immer länger auszudehnen. Man kann Lust regelrecht »trainieren«.

Das Selbstliebe-Ritual

Im Selbstliebe-Ritual werden Sie sich mit Berührungen, Positionen, Atemrhythmen, Phantasien und Musik vertraut machen, mit deren Hilfe Sie Ihre Lust vertiefen, halten und intensiver spüren können. Dann lernen Sie, Ihre Lust bewußt in andere Körperteile zu leiten.

Sinn und Nutzen

Aus der Sicht des Hohen Sex zielt Selbstliebe nicht auf längere und schönere Entladungsorgasmen und Ejakulationen ab. Das ist lediglich ein angenehmer Nebeneffekt. Das wirkliche Ziel besteht vielmehr darin, den genitalen Orgasmus in die Ekstase des ganzen Körpers umzuwandeln.

Dieser Vorgang erfordert Disziplin, denn Sie werden sich zunächst sexuell erregen, um unmittelbar vor dem Höhepunkt, dem »point of no return«, innezuhalten. Wir sind daran gewöhnt, Masturbation als Spannungsabfuhr zu erleben, es mag also zunächst keine erfreuliche Aussicht für Sie sein, vor dem Höhepunkt aufzuhören. Aber Sie werden sehen, daß es sich lohnt, denn die Lust, auf die Sie kurzfristig verzichten, ist sehr viel geringer, als die Lust, die Sie mit Hilfe dieses Vorgehens allmählich aufbauen.

Diese Form der Selbstliebe kommt vor allem Männern zugute, die vorzeitig ejakulieren oder Schwierigkeiten haben, die Erektion zu halten, denn sie lernen dabei, ihre orgastische Reaktion zu kontrollieren. Sie hilft auch, die Erektion zu verlängern, denn die Erregung kann sich so lange aufbauen, bis sich der Mann bewußt entscheidet loszulassen, und dadurch wird die Ejakulation für ihn viel intensiver. Männern, die Erektionsprobleme haben, fällt die Selbstliebe am leichtesten, wenn sie dabei allein sind, und sie sollten sich mindestens einen Monat lang dreimal die Woche Zeit dafür nehmen. Erst wenn Sie feststellen, daß sich Ihr Erektionsvermögen verbessert hat, sollten Sie zu den nächsten Schritten übergehen.

Frauen berichten, daß sie durch das Selbstliebe-Ritual schneller sexuell erregt werden und sich diese Erregung leichter über den genitalen Bereich hinaus im Körper ausbreiten kann und sinnliche Empfindungen intensiviert. Diese Beschleunigung der weiblichen Reaktion verringert die »Erregungslücke«, die oft den Grund für Reibungen zwischen Männern und Frauen liefert, weil sie sich zeitlich nicht aufeinander einstimmen können. Weil Männer im allgemeinen mehr auf genitalen Sex aus sind, sind sie innerhalb weniger Minuten zum Liebesspiel bereit, während Frauen, bei denen das Herz eine größere Rolle spielt, meistens viel mehr Zeit und Vorbereitung brauchen. Durch die Rückmeldungen, die ich von den Paaren in meinen Seminaren erhalte, weiß ich, daß Selbstliebe diese Lücke schließen hilft: Männer lernen, ihre genitalen Empfindungen auszudehnen und der Erregung des ganzen Körpers mehr Aufmerksamkeit zu schenken, während Frauen genital schneller erregt werden.

Vorbereitungen

Die folgenden Übungen sollten in der vorgegebenen Reihenfolge, aber nicht alle in einer Sitzung gemacht werden. Üben Sie jede Folge einen Monat lang so oft, wie Sie können, mindestens aber zwei- bis dreimal die Woche. Wenn Ihnen die Übung dann geläufig ist und viel Spaß macht, können Sie zur nächsten Phase übergehen.

Anders als die oft so eilig erledigte Selbstbefriedigung kann das Selbstliebe-Ritual vor allem zu Anfang bis zu einer Stunde dauern. Es ist ganz wichtig, daß Sie sich soviel Zeit lassen, wie Sie möchten und brauchen. Nach drei, vier Sitzungen werden Sie dann wahrscheinlich nur noch eine halbe Stunde benötigen. Sorgen Sie dafür, daß Sie nicht gestört werden können und daß Sie viel Zeit haben.

Richten Sie Ihren heiligen Raum her. Schaffen Sie sich eine phantasievolle erotische Umgebung, vielleicht mit Stoffen, Bildern und Musik.

Besonders wichtig ist, daß Sie angenehme Gleitmittel zur Hand haben (zum Beispiel ein Gleitgel auf wasserlöslicher Basis, z. B. Femilind), denn mit Hilfe dieser Mittel werden Berührungen viel erotischer. Die damit angefeuchteten Finger können sanft gleiten und mit gleichmäßiger, rhythmischer Geschwindigkeit über Ihre Haut streichen, ohne diese allerdings zu reizen.

Ich möchte hier noch ein paar Worte zum Gebrauch eines Vibrators für die Verstärkung der genitalen Stimulation einfügen. Selbst wenn diese Geräte bei manchen Menschen Wunder wirken, empfehle ich doch, sie – wenn überhaupt – nur gelegentlich zu benutzen, denn sie haben die Tendenz, die Nervenenden in den männlichen und weiblichen Genitalien sowie das umliegende Gewebe zu betäuben und damit das Empfindungsvermögen zu verringern. Im Hohen Sex liegt die Betonung nicht auf verstärkter Stimulation, sondern darauf, für immer feinere Empfindungen im ganzen Körper bewußter zu werden. Mit anderen Worten, statt eine Trommel immer lauter zu schlagen, lernen wir, einem ganzen Orchester zu lauschen.

Bevor Sie anfangen, entspannen Sie sich in einem warmen Bad, dem Sie beispielsweise drei Tropfen Lavendelöl zur Entspannung, drei Tropfen Ylang-Ylang zur sexuellen Anregung und drei Tropfen Pfefferminzöl zum Wachbleiben beigeben. Achten Sie darauf, daß Ihre Nägel kurz geschnitten sind.

Die Übung

Legen Sie Ihre liebste, stark rhythmusbetonte Musik auf.

Entkleiden Sie sich, spreizen Sie Ihre Beine, und betrachten Sie Ihre Genitalien in einem Spiegel. Für Frauen kann das zur völligen Neuentdeckung werden, denn wenn wir nicht selbst unsere Genitalien betrachten, erfahren wir wahrscheinlich niemals, wie unsere geöffnete Vagina eigentlich aussieht.

Streicheln Sie Ihre Genitalien, und prägen Sie sich ihr Aussehen ein, indem Sie Ihre Augen schließen und schauen, ob das Bild Ihrer Genitalien vor Ihrem inneren Auge erhalten bleibt. Dann öffnen Sie Ihre Augen, schauen erneut in den Spiegel und schließen die Augen wieder, damit das Bild sich verfestigt. Das machen Sie so lange, bis Sie Ihre Genitalien auch bei geschlossenen Augen deutlich vor sich sehen. Rufen Sie sich dieses Bild während des Selbstliebe-Rituals so oft wie möglich ins Gedächtnis. Es wird Ihnen helfen, sich mit diesem kostbaren Teil Ihres Körpers anzufreunden und ihn ebenso achten zu lernen wie Nase, Hände oder Füße.

Als Vorspiel für die Selbstliebe reiben Sie sich jetzt ganz sinnlich mit Öl ein. Lassen Sie sich Zeit, und beziehen Sie Ihren ganzen Körper ein. Einige Männer fühlen sich dabei unwohl und werden ungeduldig, weil sie sich gewöhnlich ausschließlich auf die genitale Stimulation konzentrieren. Lassen

Sie sich durch diese alten Gewohnheiten nicht hindern. Erforschen Sie, was sich gut anfühlt, und suchen Sie nach neuen Orten der Lust: Brustwarzen, Hals, Innenseiten der Oberschenkel. Ihr ganzer Körper hat das Potential, orgastisch zu sein, und diese Selbsterforschung ist ein wichtiger Schritt auf dem Weg zum Hohen Sex.

Nachdem Sie diese Massage beendet haben, legen Sie sich auf Ihr Bett. Ihr Körper ist entspannt, die Hände liegen neben Ihnen, und Sie atmen tief ein bis hinunter in Ihre Genitalien. Schließen Sie die Augen, und nehmen Sie sich einen Moment Zeit, die Schwingungen der Musik mit dem ganzen Körper aufzunehmen.

Rufen Sie sich ein angenehmes Ereignis aus Ihrem Leben ins Gedächtnis. Visualisieren Sie eine Zeit, in der Sie sich sicher, geliebt, zuversichtlich und offen gefühlt haben. Wie bei der Übung zur Erweckung des inneren Geliebten versenken Sie sich auch hier ganz in diese Szene. Spüren Sie, wie das Blut durch Ihre Venen fließt, wie Ihr Herz schlägt und die Lebensenergie in Nabel und Bauch pulsiert. Versetzen Sie sich in ein Gefühl von Erwartungsfreude, von Erregung, als würden Sie sich auf ein Treffen mit Ihrem oder Ihrer Liebsten vorbereiten. Diesmal jedoch sind Sie für sich selbst Liebhaber und Geliebte zugleich.

Während Ihre Oberarme weiter auf dem Boden ruhen, haben Sie jetzt die Unterarme hoch und richten Ihre Aufmerksamkeit auf Ihre Hände, in die Sie hineinatmen, um sie mit Energie zu füllen. Ihre Hände werden Ihnen die geheimen Türen Ihres Tempels erschließen, damit Sie, verlockt durch dieses lustvolle Angebot, eintreten und Ihrem inneren Geliebten begegnen können. Spüren Sie, während Sie tief atmen und Ihre Hände mit erhobenen Unterarmen eine Minute lang schütteln, wie Ihre Fingerspitzen elektrisch zu kribbeln beginnen. Jetzt lassen Sie Ihre Hände zart und leicht wie eine Feder über Ihren nackten Körper wandern.

Streicheln Sie Ihren Körper, atmen Sie in jede Empfindung hinein, spüren Sie Ihre Haut bis in feinste Einzelheiten, die warmen und weichen und auch die kalten und abweisenden Stellen. Massieren Sie die kalten Körperteile, um sie zu wärmen, schenken Sie ihnen Liebe, Zuwendung und Zärtlichkeit.

Sie berühren sich überall. All das sind Sie, und Sie sind schön. Sie verdienen diese Lust in jedem Augenblick. Es gibt für Sie jetzt nichts anderes als den Genuß dieses Augenblicks.

Während Ihre Hände über Ihren Körper wandern, malen Sie sich die Liebesszene aus, die Sie zu Anfang visualisiert haben. Erinnern Sie sich daran, wie Ihr Liebster Sie berührt hat und wie Sie darauf reagierten. Dieser Liebste sind jetzt Sie. Sie sind der Liebhaber, und Ihr Körper ist die Geliebte. Versetzen Sie sich in diese Szene hinein, als würden Sie sie jetzt erleben, und atmen Sie in Ihre Gefühle hinein. Ihre Hände, die Hände Ihres Liebsten, berühren Sie, und Ihr Körper antwortet mit Bewegungen – er windet und wölbt sich den Berührungen entgegen, achtet und empfängt sie.

Überlassen sie Ihrem Körper die Führung, und finden Sie heraus, welche Körperhaltung Sie am meisten erregt.

Frauen:
Die verbotene Frucht erkunden

Lassen Sie Ihre Hände über Ihren Bauch gleiten, und kraulen Sie sanft Ihr Schamhaar. Berühren Sie vorsichtig Ihre Schamlippen. Necken Sie sich mit leichten Berührungen – ohne Eile. Streicheln Sie Becken, Perineum und Anus.

Dann befeuchten Sie Ihre großen und kleinen Schamlippen, Ihre Klitoris sowie die Öffnung und das Innere der Vagina mit dem Gleitmittel. Genießen Sie die Weichheit der inneren Schamlippen, die sich unter den Berührungen Ihrer Finger wie Blütenblätter öffnen. Erspüren Sie das feuchte Innere und wie die elastischen Wände sich um Ihre Finger schließen. Fühlen Sie, wie Ihr innerer Tempel sich feucht und weich für Liebe, Leben und Freude öffnet. Dann befeuchten Sie mit Ihrem Gleitmittel das Perineum zwischen Vagina und Anus und schließlich den Anus selbst.

Experimentieren Sie mit verschiedenen Formen des Streichelns, mit leichten und festen Berührungen. Ziehen Sie leicht am Schamhaar. Stimulieren Sie mit neckenden Berührungen den Bereich um Ihre Klitoris, ziehen Sie mit den Fingern immer enger werdende Kreise, und fahren Sie leicht über die Klitoris. Welcher Teil der Klitoris ist bei der direkten Stimulation empfindsamer, der Schaft oder die Eichel der Klitoris, die linke oder die rechte Seite? Versuchen Sie die Klitoris zwischen Daumen und Zeigefinger zu halten oder mit beiden Zeigefingern den Schaft auf- und abzufahren. Wenn Sie herausgefunden haben, welche Berührungen Sie genießen, setzen Sie sie – sich rhythmisch und gleichmäßig steigernd – fort und lassen Ihre Erregung wachsen.

Streicheln Sie den Bereich um Ihren Anus, spannen Sie die Analmuskeln an, und lassen Sie sie wieder los. Akzeptie-

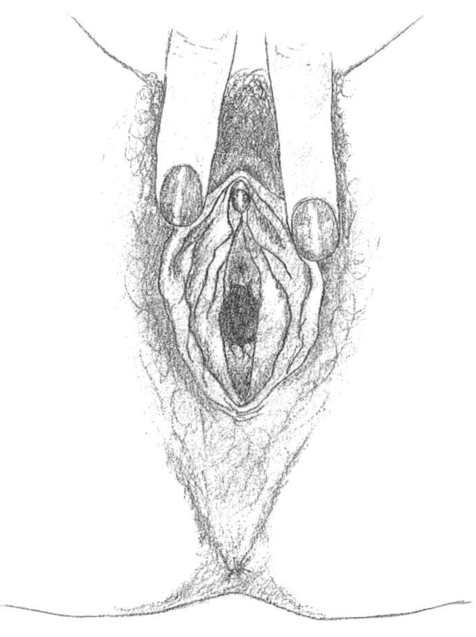

Die Vagina befeuchten.

ren Sie auch diesen Körperteil als Lustinstrument. Wie Sie später in diesem Buch noch entdecken werden, birgt der Anus für Männer wie für Frauen ein großes orgastisches Potential. Vielleicht möchten Sie auch ausprobieren, was ich »Stimulationsüberlagerung« nenne: das gleichzeitige Streicheln von Klitoris und Brustwarzen. Für viele Frauen ist das außerordentlich lustvoll. Oder Sie führen etwas in Ihre Vagina ein und simulieren damit die rhythmischen Bewegungen des Penis beim Liebesspiel. Manche Frauen benutzen dazu ihre Finger, andere nehmen eine Penisnachbildung oder einen penisähnlichen Gegenstand. Die Stimulationsüberlagerung von klitoraler und vaginaler Reizung kann Ihre Erregung extrem steigern, bis Sie kurz vor dem Orgasmus sind. Bleiben Sie hier stehen, ohne zum orgastischen Reflex überzugehen.

Männer: Den Zauberstab entdecken

Als erstes reiben Sie Ihren Bauch mit dem Gleitmittel ein und streicheln ihn. Dann befeuchten Sie den Genitalbereich – Skrotum, Perinal- und Analbereich – und zum Schluß Ihren Penis. Genießen Sie den Penisschaft, Ihr Zepter. Berühren Sie ihn zunächst ganz zart, dann umschließen Sie ihn mit beiden Händen und beginnen Ihre Hände von unten nach oben zu bewegen, sanft ziehend und die Haut streichelnd, den empfindsamen Ring um die Eichel spürend. Lassen Sie die Bewegungen schneller werden, während Sie Ihren Penis mit rhythmischen Auf- und Abbewegungen massieren. Ertasten Sie die empfindsame Haut des Hodens, dann des Perineums, während Sie es mit beiden Händen streicheln. Stellen Sie Ihre Beine auf, um diesen Körperteil besser anfassen zu können, fahren Sie mit Ihren Fingern um den Anus, und akzeptieren Sie auch ihn als erogene Zone. Spielen Sie damit, kitzeln Sie sich dort.

Manche Männer brauchen eine lange, kräftige Massage, bevor ihr Penis reagiert. Wenn das für Sie zutrifft, lehnen Sie sich mit dem Rücken gegen eine Wand, um Perineum, Skrotum und Hoden leichter berühren zu können. Drücken Sie mit beiden Händen fest gegen das Perineum. Darunter liegt die

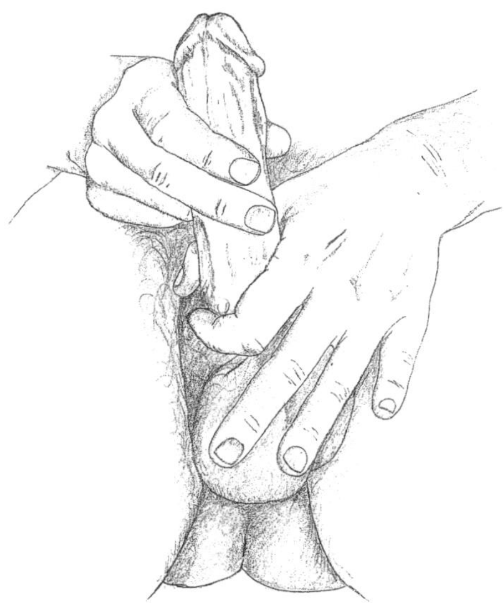

Den Penis befeuchten.

Prostatadrüse. Durch das Massieren des Perineums wird die Prostata stimuliert, was wiederum die sexuelle Erregung steigert. Am besten üben Sie hierfür mit zwei Fingern gleichmäßig Druck aus – achten Sie auf kurz geschnittene Nägel – und pressen die Finger dann regelmäßig und rhythmisch gegen diesen Bereich, während Sie im gleichen Rhythmus Ihren Penis streicheln. Je fester Sie Druck auf das Perineum ausüben, und je schneller Sie streicheln, desto rascher wächst auch Ihre Erregung.

Männer und Frauen:
Das sexuelle Feuer ausbreiten

Während Sie sich mit einer Hand stimulieren, streicheln Sie mit der anderen den ganzen Bereich im Umkreis Ihrer Genitalien, einschließlich Anus und Unterleib. Atmen Sie insgesamt tiefer, und bewegen Sie sich stärker, um die Wärme und Lebendigkeit der Erregung auf diese Körperteile auszudehnen.

Beim Einatmen visualisieren Sie, wie Sie die lustvolle Energie, Ihr sexuelles Feuer, von den Genitalien in Ihr Becken hereinziehen. Unterstützen Sie den Visualisierungsprozeß mit den saugenden Bewegungen der PC-Pumpe, und stellen Sie sich wie beim sexuellen Atmen vor, daß mit dem Einatmen durch Ihre Genitalien eine warm prickelnde Lust in den unteren Teil der inneren Flöte gesaugt wird.

Beim Ausatmen stellen Sie sich vor, wie das sexuelle Feuer sich ausbreitet und Ihr ganzes Becken mit Wellen der Lust erfüllt. Sie können diese Energieverteilung zusätzlich unterstützen, indem Sie Ihren Bauch langsam und kreisförmig streicheln.

Fahren Sie fort, sich selbst zu lieben, bis Sie fast zum Höhepunkt oder bis unmittelbar vor den Orgasmus kommen. Dann hören Sie mit der Stimulation ganz auf und atmen ein, halten die lustvolle Energie im Körper und lassen sie Ihr Becken füllen. Halten Sie sie einen Augenblick lang, und lassen Sie die Energie dann los, damit sie sich beim Ausatmen ausbreiten kann. Sie haben der Versuchung zu einer schnellen Spannungsentladung widerstanden. Das ist ein wichtiger Augenblick auf Ihrem Weg zur sexuellen Ekstase.

Die lustvolle Energie
zum Herzen lenken

Jetzt beginnen Sie von neuem, sich zu stimulieren. Lassen Sie sich Zeit – Sie sprinten nicht auf eine Ziellinie zu, sondern spazieren langsam durch schöne Wälder. Wenn Zweifel, Frustration oder das dringende Bedürfnis nach dem Höhepunkt aufkommt, beobachten Sie diese Gefühle, ohne ihnen nachzugeben. Konzentrieren Sie sich weiter auf Ihre Atmung, und fahren Sie mit der Selbststimulation fort.

Dieses Mal werden Sie die lustvolle Energie zum Herzzentrum lenken, dem Punkt genau zwischen den Brustwarzen in der Mitte Ihres Brustkorbs. Auf dem Höhepunkt der Erregung atmen Sie einmal tief und schnell ein wie ein

Taucher, kurz bevor er zum Meeresboden hinabsteigt, spannen Ihren PC-Muskel an und stellen sich vor, die sexuelle Energie durch die innere Flöte bis zum Herzzentrum hochzuziehen. Benutzen Sie Ihre Vorstellungskraft. Sie leiten, ziehen, saugen das Feuer der Erregung hoch zum Mittelpunkt Ihres Brustkorbs. Unterstützen Sie diese Energiebewegung, indem Sie mit Ihrer Hand gleichzeitig sanft von den Genitalien bis zum Herzen am Körper hinaufstreichen.

Halten Sie den Atem ein paar Sekunden an. Nehmen Sie den restlichen Körper bewußt wahr, und entspannen Sie ihn ganz bis auf den PC-Muskel. Das fällt Ihnen zunächst vielleicht

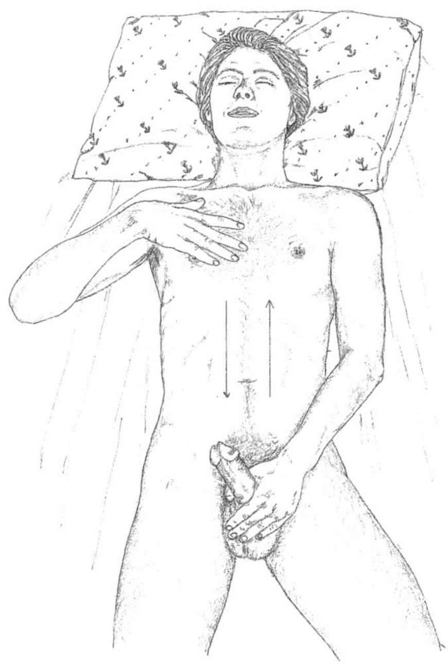

Die Energie zum Herzchakra leiten.

schwer, wird aber mit zunehmender Übung immer leichter.

Mit dem Ausatmen entspannen Sie sämtliche Beckenbodenmuskeln und stellen sich vor, daß die Energie wieder in Ihre Genitalien hinunterfließt und durch diese den Körper verläßt. Dabei lassen Sie Ihre Hand vom Brustkorb zu den Genitalien hinabgleiten. Wie schon beim sexuellen Atmen betonen und unterstützen die Handbewegungen den Auf- und Abwärtsfluß der Energie.

Nehmen Sie die genitale Stimulation wieder auf. Wie schon zuvor bauen Sie Ihre Erregung auf, und wenn Sie sich dem Höhepunkt nähern, hören Sie mit der Stimulation auf, schließen das »untere Tor« – das heißt, Sie ziehen den PC-Muskel zusammen – und atmen einmal tief ein, wobei Sie die Energie der Erregung den ganzen Weg hoch bis zu Ihrem Brustkorb saugen. Lassen Sie Ihren Brustkorb so entspannt wie möglich, damit er vom Druck der eingeatmeten Luft sanft gedehnt werden kann. Spüren Sie, wie Ihr Brustkorb sich weitet und vibriert. Halten Sie Ausschau nach kribbelnden Empfindungen von Wärme und Weite. Das ist eine erste kleine Kostprobe dessen, was ich »den Orgasmus des Herzens« nenne. Nachdem Sie den Atem ein paar Sekunden angehalten haben, atmen Sie aus, lassen alle Spannung los und kehren mit Ihrer Aufmerksamkeit vom Herzen wieder zurück zum sexuellen Zentrum.

Bewegen Sie sich dreimal auf diesen

Höhepunkt der Erregung zu. Jedes Mal hören Sie kurz vor dem Orgasmus auf, leiten in Ihrem eigenen Rhythmus die Energie zum Herzzentrum hoch und halten ein paar Sekunden den Atem an, bevor Sie zulassen, daß die Energie durch die innere Flöte wieder in die Genitalien hinabfließt und durch diese den Körper verläßt. Jeder dieser drei Zyklen sollte fünf bis zehn Minuten dauern.

Und jetzt lassen Sie sich fallen! Nach dem dritten Zyklus belohnen Sie sich mit einer vollen orgastischen Entladung.

Üben Sie diese Technik mindestens einen Monat lang dreimal die Woche. Dann werden Sie allmählich die Früchte ernten können. Sie lernen einen bislang unkontrollierbaren Reflex bewußt zu steuern. Das macht Sie stärker und freier. Sie selbst bestimmen den Weg Ihrer sexuellen Lust.

Die Energie zum Dritten Auge hochlenken

Diese Übung beruht auf einer alten und weit verbreiteten Technik, die sich in den tantrischen Schriften findet. Über das ekstatische Potential des Dritten Auges sind viele Bücher geschrieben worden, und Sie werden in einem späteren Kapitel noch weiter damit experimentieren. Im Augenblick reicht es zu wissen, daß das Hochlenken der lustvollen Energie zum Dritten Auge zu bewußtseinserweiternden Erfahrungen führt.

Wenden Sie diese Technik erst an, nachdem Sie geübt haben, die Energie bis zum Herzzentrum hochzuziehen.

Wie bei der vorigen Übung, bei der Sie das Herzzentrum stimuliert haben, beginnen Sie damit, die Lustenergie durch die innere Flöte hochzuziehen und diesen Energiefluß mit einer Aufwärtsbewegung Ihrer Hand zu unterstützen. Mit dem Einatmen rollen Sie die Augäpfel nach oben, so daß Ihre Augen hoch zum Dritten Auge schauen, wenn Ihre Einatmung beendet ist. Halten Sie dabei Ihre Augen weiter ganz oder halb geschlossen. Das hilft Ihnen, die Energie an diesem Punkt zu halten.

Wie schon zuvor halten Sie Ihren Atem ein paar Sekunden an, während Sie Ihren Körper so weit wie möglich entspannen. Es ist sehr wichtig, den

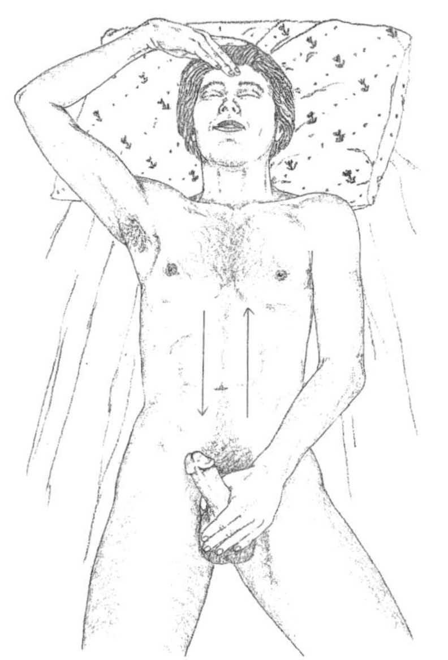

Die Energie zum Dritten Auge leiten.

Körper entspannt zu lassen. Auch bei angehaltenem Atem und Verschluß der unteren Pforte sollte der restliche Körper ganz entspannt sein.

Manche Teilnehmer fühlen sich in diesem Stadium sehr leicht und schwebend, als ob ihre Energie sich über die Grenzen ihres Körpers hinaus ausweitet. Dabei spielt das Anhalten des Atems und die Konzentration auf das Dritte Auge eine große Rolle, denn dadurch entsteht das Gefühl von Leichtigkeit.

Dann atmen Sie aus und schicken die Energie durch die innere Flöte hinunter zu den Genitalien und durch diese aus dem Körper.

Hinweise

Bei der Selbstliebe besteht die größte Herausforderung für Männer darin, nicht zu ejakulieren. Das ist auch beim Liebesspiel wichtig; ich werde darum im folgenden ein paar Hinweise geben, wie Sie die Erregung länger halten und den Samenerguß steuern können, damit dieser, statt ein unwillkürlicher Reflex zu sein, zu einem bewußten Akt wird.

Bei manchen Männern kann die Ejakulation durch Anspannung der Gesäß- oder Beckenmuskulatur ausgelöst werden. Wenn Sie spüren, daß Sie auf den »point of no return« zusteuern, bleiben Sie vollkommen ruhig und entspannen die Anal- und Genitalmuskeln, während Sie Ihre Zunge gegen den höchsten Punkt Ihres Gaumens drücken. Dieser Druck vermittelt Ihnen das Gefühl, fest verankert zu sein, und das hilft Ihnen, die Ejakulation hinauszuzögern.

Unmittelbar vor dem Höhepunkt kann der Mann oder seine Partnerin seinen Penis umfassen und dabei mit Daumen und Zeigefinger das Frenulum, das Bändchen direkt hinter der Eichel, zusammendrücken. Versuchen Sie es mit einer Hand und dann mit beiden, um zu sehen, was sich für Sie besser anfühlt. Sie können zehn Sekunden lang einen sanften Druck ausüben

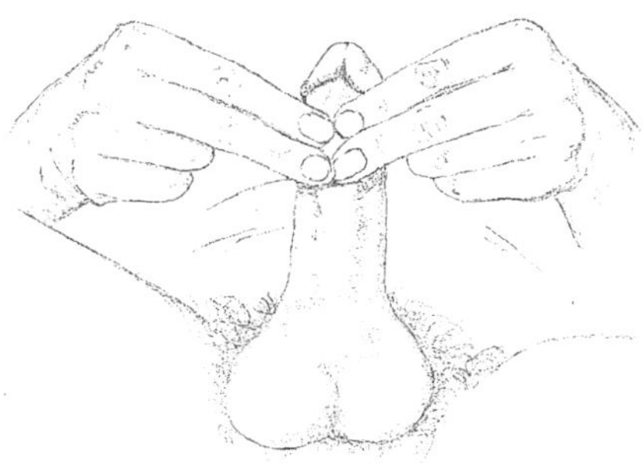

Unterhalb der Eichel drücken, um die Ejakulation zu vermeiden.

oder fünf Sekunden fest und tief drükken. Drücken Sie auf jeden Fall so lange, bis der Ejakulationsdrang abklingt. Wenden Sie diese Methode bei jeder Selbstliebe-Sitzung mehrmals an. Sie ist auch für Ihre Partnerin eine indirekte Hilfe, den Orgasmus hinauszuzögern.

Machen Sie unmittelbar vor Beginn einer Selbstliebe-Sitzung dreißig PC-Muskelkontraktionen. Das Zusammenziehen der Analmuskeln hat eine pumpende und massierende Wirkung auf die Prostatadrüse. Diese vorbeugende Massage kräftigt die Drüse und hilft, die Ejakulation während der Selbststimulation zu verzögern.

Sie können vor dem Höhepunkt auch tief und fest den Perineumpunkt drücken, der in der Mitte zwischen Skrotum und Anus liegt. Sie erkennen diesen Punkt daran, daß Sie an dieser Stelle wenig oder keinen Widerstand spüren, weil sich dort eine kleine Vertiefung befindet. Wenn Sie frühzeitig

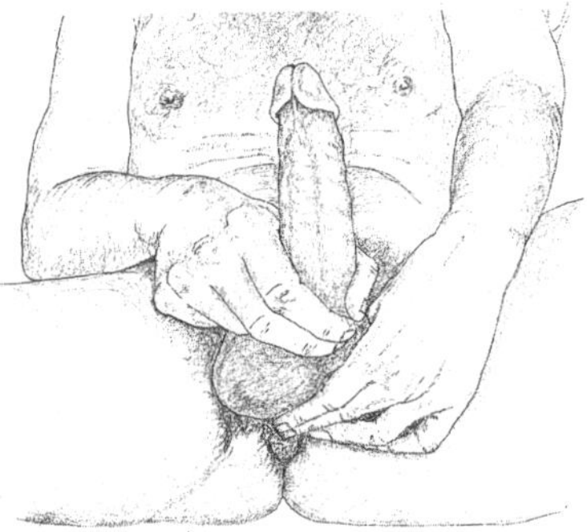

Gegen das Perineum drücken, um die Ejakulation zu vermeiden.

genug vor der Ejakulation den Perineumpunkt exakt drücken, verhindern Sie damit den Eintritt des Samens in die Harnröhre. Drücken Sie nicht zu dicht am Skrotum oder am Anus, sonst verfehlen Sie den Zweck der Übung. Sie können von vorn auf das Perineum drücken oder mit der Hand von hinten über das Gesäß kommen. Drücken Sie fest zu.

Ein Vorteil dieser Methode ist, daß Sie die lustvollen Empfindungen genießen können, die mit den Pumpbewegungen der Prostata zu Beginn des Orgasmus einhergehen, und trotzdem den Samenerguß vermeiden, der gewöhnlich damit gekoppelt ist. Auf diesem Wege können auch Männer mehrere Orgasmen erleben. Sie brauchen dann keine Wiederaufbau- oder Regenerationsphase nach jedem Orgasmus und können ihre Erektion halten. Das ist auch für Frauen höchst angenehm, weil das Liebesspiel dann so lange dauert, daß sie mehrmals zum Orgasmus kommen können. Sollte der Ejakulationsorgasmus aber doch passieren, lassen Sie los, genießen ihn und nehmen nach ein paar Minuten die Stimulation wieder auf.

(Für ausführlichere Informationen über dieses Thema empfehle ich zwei ausgezeichnete Bücher: *Sexual Solutions* von Michael Castleman und *The Tao of Sexology* von Dr. Stephen Chang.)

Erwarten Sie nicht, sofort einen »kosmischen« Orgasmus zu erleben, wenn Sie die Energie durch die innere Flöte nach oben leiten. Damit setzen Sie sich nur unnötig unter Druck und werden mit Sicherheit enttäuscht. Es geht bei der Selbstliebe nicht darum, einen Orgasmus zu »bekommen«, sondern darum, Ihr Spektrum an lustvollen Empfindungen zu vergrößern und sich selbst so zu lieben und zu akzeptieren, wie Sie sind. Das ist Ihre Ausgangssituation. Seien Sie also nicht verzagt, wenn zu Beginn nicht gleich die Sterne funkeln. Vielleicht spüren Sie anfangs keinerlei Verbindung zwischen Herz und Genitalien. Haben Sie Geduld, fahren Sie fort zu üben, und schließlich wird es passieren, besonders dann, wenn Sie die Stimulation kontinuierlich mit Hilfe der drei Schlüsselmethoden – Atmung, Bewegung und Laute – verstärken.

Manche Menschen finden Selbstbefriedigung langweilig. Dieser Widerstand, sich selbst etwas Schönes zu schenken, beruht wahrscheinlich auf früheren negativen Selbstbefriedigungserfahrungen oder auf einer geringen Selbstachtung, die Sie generell daran hindert, Dinge in Ihrem Leben zu einem positiven Abschluß zu bringen. Experimentieren Sie eine Weile mit dieser Übung. Sollten Sie dann immer noch das Gefühl haben, daß Ihr Problem sexueller Natur ist – wie zum Beispiel Anorgasmie oder vorzeitige Ejakulation –, suchen Sie am besten eine Sexualberatung auf. Keines dieser Probleme ist unüberwindbar.

Bei der Selbstliebe können unangenehme Gefühle hochkommen, weil Sie mehr Lust erleben, als Ihr Körper halten kann, oder weil Ihr Körper sich empfindungslos anfühlt und nicht reagiert. Sollten bestimmte Körperteile wie taub sein, richten Sie Ihre Aufmerksamkeit dorthin und wenden die drei Schlüsselmethoden an, damit Energie in diese Bereiche fließt. Diesen Energiefluß werden Sie an kribbelnden, vibrierenden Empfindungen, Spasmen, Kontraktionen, der Entspannung eines Muskels oder einem angenehmen Gefühl wie von leicht prikkelndem Sekt unter der Haut bemerken.

Wenn die Empfindungen zu intensiv werden, verringern und verlangsamen Sie die Stimulation, atmen Sie tiefer, damit die Intensität sich im ganzen Körper verteilen kann. Gehen Sie auf jeden Fall behutsam und geduldig mit sich um. Ihre Grenzen sind ein Schutz und sorgen dafür, daß Sie nur soviel Energie aufnehmen, wie Ihr »System« in diesem Stadium verarbeiten kann. Respektieren Sie also Ihre Grenzen, und weiten Sie sie ganz allmählich Schritt für Schritt aus.

Der sexuelle Dialog

Bislang haben wir uns in der »sicheren Zone« der Selbstliebe bewegt – das heißt, wir waren dabei allein. Wenn Sie jetzt mehr Zutrauen in Ihre Fähigkeiten haben, Ihr Lustgefühl zu akzeptieren und bewußt zu steuern, können Sie Ihre Intimsphäre verlassen und dazu übergehen, sich in Anwesenheit Ihres Partners selbst zu lieben.

Für mich war die Selbstliebe in Gegenwart meines Partners die heikelste und schwierigste Herausforderung. Aus Berichten meiner Seminarteilnehmer weiß ich, daß das für viele Menschen zutrifft. Aus diesem Grund habe ich eine wunderbare Methode entwikkelt, mit deren Hilfe Sie diese möglicherweise bedenkliche und unangenehme Situation »entdramatisieren« können. Ich nenne diese Methode den »sexuellen Dialog«. Humorvoll und verspielt angelegt, kann dieser Dialog Ihnen helfen, alte sexuelle Wunden zu heilen, negative Einstellungen zu männlichen und weiblichen Genitalien durch positive zu ersetzen, einen entscheidenden Schritt auf Ihren Partner zuzugehen und die Intimität mit ihm zu vertiefen. Wenn Sie den sexuellen Dialog erst einmal geführt haben, wird es Ihnen sehr viel leichter fallen, sich in Gegenwart eines anderen Menschen selbst zu lieben.

Sinn und Nutzen

Mit dieser Übung bekommen Sie eine leichte und wirkungsvolle Methode an die Hand, alte Verhaltensmuster wie Schüchternheit, Scham und Schuldgefühle in bezug auf die »verbotenen Körperteile« umzuwandeln, indem Sie diesen eine Stimme verleihen und zuhören, was sie Ihnen zu sagen haben. Sie experimentieren mit einem Dialog zwischen Ihren Genitalien und teilen sich auf witzige und reizvolle Weise Ihre sexuellen Vorlieben mit.

Vorbereitungen

Wie schon gesagt, stehen unsere Sexualorgane in unserer Kultur in schlechtem Ruf und werden mit groben und abfälligen Namen bezeichnet, als ob man die Möglichkeit ausschließen wollte, daß auch nur ein einziger Mensch über die Liebe zu seinen Genitalien zu spirituellem Wachstum und Ekstase finden kann. Um sie aus diesem abwertenden Kontext zu befreien und sie mit Achtung zu behandeln, schlage ich Ihnen vor, neue Namen für Ihre Sexualorgane zu erfinden und sie für Ihr neues Leben in der Welt des Hohen Sex umzutaufen. Ich nenne den Penis beim Liebesspiel *Vajra*, ein tibetanisches Wort, das »Donnerkeil« oder »Machtzepter« und auch Penis bedeutet. Weitere Namen für den Penis im östlichen Kulturkreis sind: »das Horn«, »der Krieger«, »der Held«, »der Eroberer«, »der Jadestengel« und »der Zauberstab«. Die Vagina nenne ich *Yoni*, was in Indien »Vulva« im Sinne von »der große Schoß der Schöpfung« bedeutet. Andere östliche Namen für die Vagina sind: »Tal der Lust«, »schimmerndes Juwel«, »Perle«, »Lotusblüte«, »feuchte Höhle«, »reifer Pfirsich«, »Zaubergarten« und »Vollmond«.

Erblicke im Shiva Lingam die Schönheit gegossenen Goldes, die Festigkeit der Himalaya Berge, die Zartheit eines sprießenden Blattes, die lebensspendende Kraft des Sonnenballs; sieh den Reiz seiner funkelnden Juwelen!

Linga Purana

Sie können diese Namen benutzen oder, noch besser, Ihre eigenen Kosenamen erfinden, die für Sie eine freundliche, positive Bedeutung haben. Ich werde in einigen Übungen die Bezeichnung Vajra und Yoni benutzen, und Sie können diese Worte jederzeit durch Ihre eigenen ersetzen. Statt die heilige Begegnung im Liebesspiel mit Begriffen wie »bumsen« verächtlich abzutun, empfehle ich Ihnen eindringlich, positive Metaphern auch dafür zu verwenden: »Liebste, darf ich heute nacht deinen Zaubergarten aufsuchen?« oder »Darf ich im Tal des Entzückens verweilen?« oder »Der große Krieger möchte in der Mooshöhle ruhen.«

Das ruft Heiterkeit und Lachen hervor, und genau das möchte ich auch bewirken. Die Übertreibung ist ein gutes Mittel, um Verspieltheit in einen Lebensbereich zu bringen, der bislang mit Negativität und Anspannung beladen war.

Seine Geliebte wird es zu schätzen wissen, wenn ein Mann ihr seine Zärtlichkeit und seine Achtung zeigt, indem er fragt, ob er »in ihren Garten eindringen darf«, und später, ob Vajra »das Tal« wieder verlassen kann.

Vielleicht ist diese Art von Sprache Ihnen anfangs etwas peinlich, sie wird aber mit der Zeit sehr zu schönen Erfahrungen mit dem Hohen Sex beitragen.

Bereiten Sie Ihren heiligen Raum vor.

Beide Partner sollten bei dieser Übung nackt sein.

Nehmen Sie sich dreißig Minuten Zeit für den Dialog.

Die Übung

Sie sitzen sich gegenüber. Umfassen Sie Ihre Genitalien, spüren Sie deren Wärme, und atmen Sie in diesen Körperbereich hinein.

Partner A schließt für einen Moment die Augen und versetzt sich in das Gefühl, diesem Teil Ihres Körpers zu lauschen, um eine wichtige Botschaft zu empfangen. Partner B sitzt ruhig da und wartet darauf, daß A beginnt.

Partner A läßt verschiedene Bilder, Erinnerungen und sexuelle Empfindungen von Vajra oder Yoni hochkommen und reiht diese Bilder zu einer Art Lebensgeschichte zusammen. Bereiten Sie sich darauf vor, Vajra, Ihrem Penis, oder Yoni, Ihrer Vagina, eine Stimme zu verleihen und sie durch Sie sprechen zu lassen. Diese Körperteile werden Ihnen erzählen, wie es ist, mit Ihnen in Ihrem Körper zu leben.

Öffnen Sie Ihre Augen, und halten Sie bis zum Ende der Übung Augenkontakt mit Ihrem Partner. Partner A beginnt, während er seine Genitalien weiter sanft umfaßt, zu sprechen, als wäre er seine Genitalien und diese beschrieben Ihnen beiden, wie es ist, mit Ihnen zu leben. Nehmen wir zum Beispiel an, Partner A ist eine Frau mit Namen Sarah und Partner B ein Mann, der Steven heißt. Sarahs Yoni könnte folgendes erzählen:

»Manchmal tut Sarah so, als gäbe es mich überhaupt nicht. Sie ist dann total ernst und stur. Sie hört nicht auf mich.

Sie braucht ziemlich lange, um aus ihrem Schneckenhaus herauszukommen, und glaubt meistens, daß sie das, was sie wirklich will, niemals bekommen wird. Deswegen bekomme ich oft nicht, was ich brauche.«

Partner B hört zu, während Partner A spricht, und schenkt A seine volle Aufmerksamkeit und Unterstützung.

Partner A nimmt sich ungefähr zehn Minuten Zeit. Hetzen Sie sich nicht. Anfangs brauchen Sie vielleicht etwas mehr Zeit, um auszudrücken, was Sie fühlen. Falls nötig, schließen Sie immer wieder Ihre Augen, konzentrieren sich erneut auf Ihre Genitalien und lauschen Sie, was diese Ihnen erzählen möchten.

Nachdem Sie gesprochen haben, spreizt Partner A die Beine und zeigt seine Genitalien, während Partner B sie sanft streichelt. Hierbei können Schüchternheit, Scham oder Zweifel aufkommen. Es ist wichtig, daß Sie diese Empfindungen akzeptieren, sie zulassen und anerkennen, ohne mit der Übung aufzuhören. Bleiben Sie in Augenkontakt mit Ihrem Partner. Wenn unangenehme Gefühle auftauchen, spüren Sie vielleicht, wie Sie anfangen, sich zu verkrampfen. Dieses instinktive Zurückhalten von Energie ist eine übliche Angstreaktion. Wenn Sie es bemerken, ist das der richtige Moment, um Ihre Atmung zu vertiefen und die Energie loszulassen, damit die Angst sich auflösen kann. Das ist es, was ich »durch schwierige Augenblicke hindurchatmen« nenne. So können Sie jedesmal vorgehen, wenn Sie spüren, daß Sie vor einer unangenehmen Situation zurückschrecken.

Nehmen Sie sich drei Minuten Zeit, Ihre »kostbaren Juwelen« zu zeigen.

Dann sollte Partner B zu Partner A sagen: »Ich danke dir für dieses wunderschöne Geschenk«, und seine Liebste eine Weile an sich drücken.

Beenden Sie diesen Übungsabschnitt mit einer Herz-zu-Herz-Begrüßung und einer Verschmelzungsumarmung.

Wechseln Sie die Rollen. Partner B, der in diesem Fall ein Mann ist, spricht jetzt für seinen Vajra:

»Na ja, ich bin etwas ungeduldig, und Steven tendiert dazu, sich auf den Orgasmus zu fixieren, sobald ich mich nur zu regen beginne! Ich mag Sex, und ich glaube, ich sehe wirklich gut aus und bin sehr zuverlässig. Ich würde Steven niemals im Stich lassen. Aber du bist so eine schöne Yoni, deswegen geht es auch manchmal mit uns durch. Verzeih uns bitte. Ich möchte deine Geheimnisse erfahren, und ich weiß, daß du schüchtern bist. Ich werde sanft und zärtlich mit dir sein.«

Partner A hört aufmerksam zu, während Partner B spricht.

Wenn Partner B zu Ende ist, streichelt er seine Genitalien sanft und zeigt sie Partner A. Nehmen Sie sich dafür ungefähr drei Minuten Zeit.

Dann sollte Partner A sagen: »Ich danke dir für dieses wunderschöne Geschenk«, und ihren Liebsten eine Weile fest in den Arm nehmen.

Beenden Sie die Übung mit einer Herz-zu-Herz-Begrüßung und einer Verschmelzungsumarmung.

Hinweise

Was Steven und Sarah sich durch diesen scheinbar so leichten und unschuldigen Dialog vermitteln, sind wichtige Punkte für ein rücksichtsvolles Liebesspiel, nämlich Ihre Partnerin um Erlaubnis zu fragen, bevor Sie »eintreten« und »wieder gehen«, sich frühere Verletzungen zeigen, Bedürfnisse mitteilen und anderes mehr.

Ich habe bereits darauf hingewiesen, daß es beim sexuellen Dialog darum geht, Ihren Sexualorganen eine eigene Persönlichkeit zu verleihen. Sie entdecken Ihre Genitalien wie Ihr Gesicht, das Sie im Spiegel liebevoll betrachten, oder wie eine Freundin, mit der Sie ein Schwätzchen halten. Dadurch können Liebende nicht nur zu ihren eigenen Genitalien eine persönliche Beziehung herstellen, sondern auch zu denen ihres Partners, wobei Mißverständnisse geklärt werden und Verspieltheit und Unschuld neu aufleben, und beides ist für die Kunst der Selbstliebe in Anwesenheit des Partners wesentlich.

Bei dieser Übung werden sowohl der Sprechende als auch der Zuhörende heikle Momente erleben, wenn Sie aber dazu stehen und in unangenehme Gefühle hineinatmen, werden Scham und Schuldgefühle abklingen und die Nähe zwischen Ihnen wird wachsen. Es ist wichtig, daß Sie sich selbst oder Ihren Partner in brenzligen Situationen, in denen Sie beide sich verletzlich zeigen, nicht verurteilen. Unterbrechen Sie die Übung bis zum Ende nicht.

Selbstliebe in Gegenwart des Liebsten

Ein nächster, sehr wichtiger Schritt besteht darin, Ihr intimstes erotisches Vergnügen auch dann zu erleben, wenn

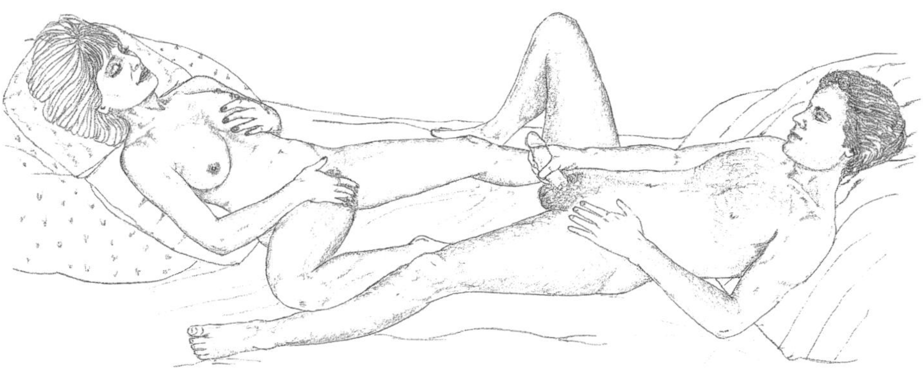

Selbstliebe zu zweit.

Ihr Partner zuschaut. Dazu können Sie – mit geschlossenen Augen oder einer Augenbinde – die zuvor beschriebenen Übungsschritte wiederholen, während Ihr Partner Ihnen voller Liebe seine Achtsamkeit schenkt.

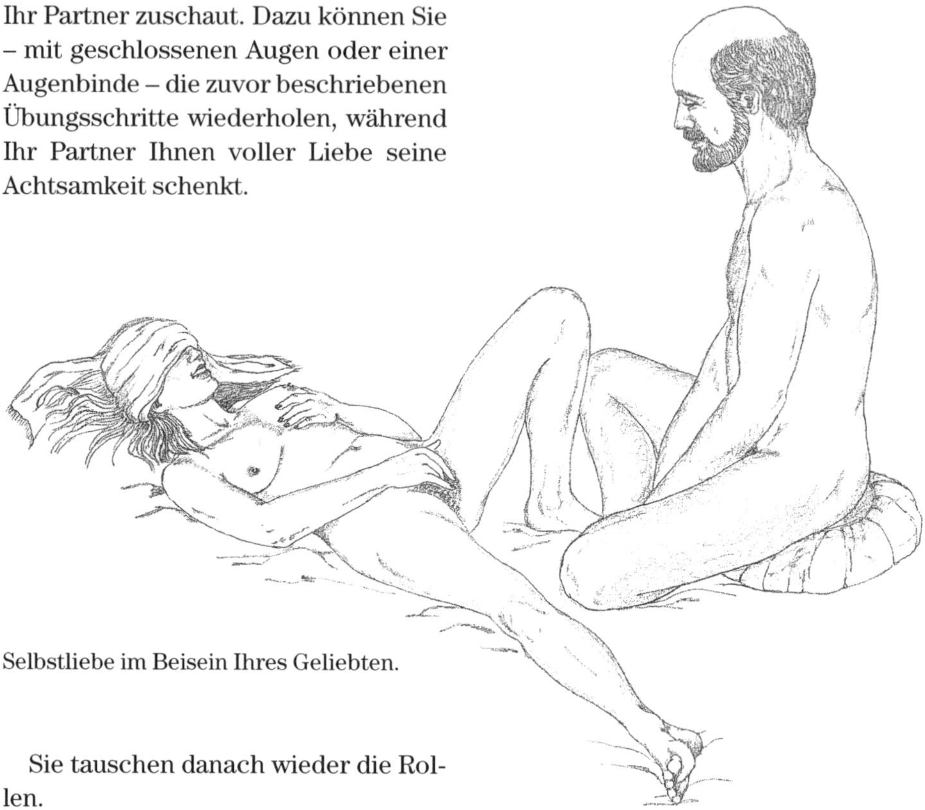

Selbstliebe im Beisein Ihres Geliebten.

Sie tauschen danach wieder die Rollen.

Sie werden selbst den Zeitpunkt herausfinden, wann Sie sich diese Offenheit auch ohne Augenbinde zugestehen möchten.

Es bedeutet einen außerordentlichen Durchbruch, eine emotionale Befreiung und einen »tantrischen Quantensprung« der eigenen, sensiblen Lustempfindung mehr Aufmerksamkeit zu schenken als den kulturbedingten, alten Ängsten, die Selbstliebe tabuisieren.

Wenn Ängste auftauchen, lenken Sie Ihre Konzentration von den Sexualorganen auf den ganzen Körper, und weiten Sie Ihre Empfindungen aus, indem Sie sich überall streicheln. Denken Sie an die drei Schlüsselelemente Atmung, Bewegung und Laute.

Beide Partner sollten darauf achten, daß sie freundlich mit sich und dem anderen umgehen. Was immer auch geschieht, ist gut. Sie müssen keinen Superorgasmus vorführen oder ihn vom Partner erwarten. Es reicht völlig, wenn Sie sich damit anfreunden, Ihrer Selbstliebe auch in Gegenwart Ihres Partners Ausdruck zu verleihen.

Sich gegenseitig Lust schenken

Bei der letzten Folge dieser Übung bereiten die Partner sich gegenseitig Lust, wobei jeder einmal die passive und einmal die aktive Rolle übernimmt. Dieser Abschnitt zeigt Ihnen neue Wege, Ihrem Partner zum Orgasmus zu verhelfen.

Vorbereitungen

Richten Sie Ihren heiligen Raum so ein, daß Sie eine üppige und erotische Atmosphäre schaffen.

Nehmen Sie sich für diese Übung fünfundvierzig bis sechzig Minuten Zeit.

Die Übung

Beginnen Sie mit einer Herz-zu-Herz-Begrüßung und einer Verschmelzungsumarmung.

Zuerst beschreibt Partner B Partner A Lustgefühle, er folgt dabei dem Ablauf des Selbstliebe-Rituals, das heißt, er stimuliert und erregt Partner A dreimal bis kurz vor den Orgasmus.

Partner A ist rezeptiv und überläßt Partner B die Berührungen. Konzentrieren Sie sich auf Ihre Atmung und auf die Bewegung Ihres Beckens. Zögern Sie nicht, Partner B mitzuteilen, wenn Sie möchten, daß er Sie fester oder vorsichtiger berührt. Wenn Sie kurz vor dem Orgasmus sind, ziehen Sie den PC-Muskel zusammen, atmen tief ein, ziehen die Energie durch die innere Flöte hoch bis zum Herzzentrum, halten Ihren Atem ein paar Sekunden an, dann lassen Sie los und schicken die Energie mit dem Ausatmen wieder nach unten zurück zu Ihren Genitalien.

Partner B hört in dem Augenblick, wo er spürt, daß Partner A an der Schwelle zum Orgasmus steht, ganz mit der Stimulation auf und streicht ihm mit der Hand von den Genitalien zum Herzen oder, falls sich das besser anfühlt, bis zum Scheitel hoch. Helfen Sie Ihrem Partner, die Energie nach oben zu ziehen. Beide Partner müssen dabei sehr wach und einfühlsam sein, weil es bei dieser Übung leicht passieren kann, daß Sie die Schwelle zwischen Erregung und Orgasmus übertreten und die orgastische Spannung entladen.

Wenn Sie ein Zeichen brauchen, kann Partner A »Jetzt!« sagen, und das ist der Augenblick, in dem Sie ganz mit der Stimulation aufhören und – falls nötig – mit den Fingern einer Hand den Perineumspunkt von Partner A drükken, um den Orgasmus oder die Ejakulation zu verhindern. Fahren Sie fort, mit der anderen Hand die Energie zum Herzen – oder bis zum Kopf – hochzustreichen. Mit der Ausatmung des passiven Partners führen Sie dann Ihre Hand wieder nach unten zu dessen Genitalien.

Partner B bleibt, während er dem anderen Lust bereitet, offen für dessen Anweisungen. Vielleicht hatte er das

Gefühl, daß technische Anleitungen wie »bitte die Finger mehr nach rechts« oder »fester drücken« seine Begeisterung dämpfen, aber wir müssen uns wieder einmal in Geduld üben. Die meisten Menschen brauchen zwei oder drei Sitzungen dieser Art, bevor sie körperlich leicht und vertraut miteinander umgehen können. Allmählich entsteht dann ein lustvoller, fließender Austausch zwischen ihnen.

Partner A steht als Empfänger vor einer neuen Herausforderung, nämlich Partner B so genau wie möglich anzuleiten, ihn so zu berühren, wie es ihm angenehm ist. Trauen Sie sich, Ihrem Partner ganz genau zu sagen, was Sie mögen und wie Sie es mögen, und bestätigen Sie ihn, wenn er Sie richtig berührt. Bitten Sie ihn dann, mit den angenehmen Berührungen in demselben Rhythmus und Tempo regelmäßig und kontinuierlich mindestens zwei bis fünf Minuten fortzufahren, damit Sie Zeit haben, sich dem Höhepunkt Ihrer Erregung zu nähern.

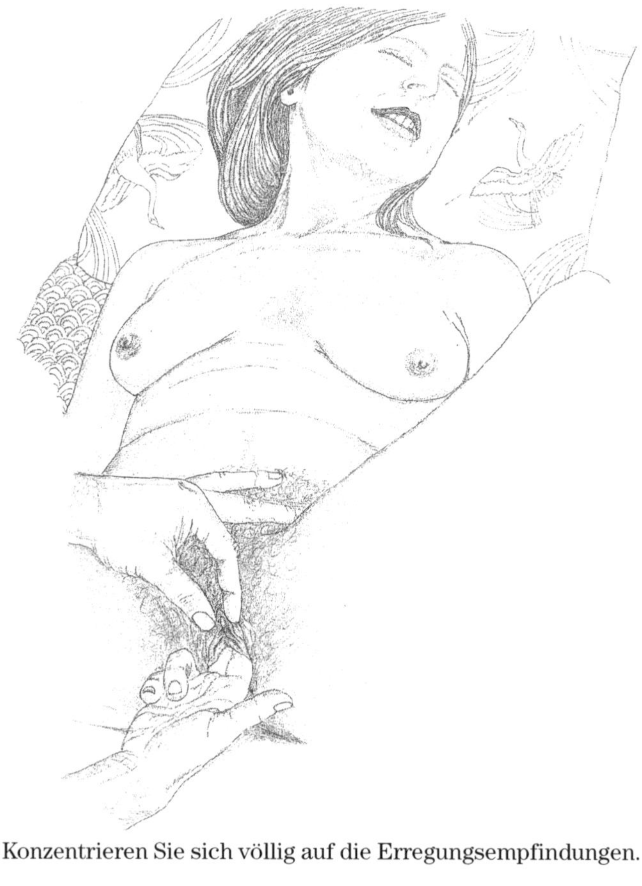

Konzentrieren Sie sich völlig auf die Erregungsempfindungen.

Anleitung für Männer:
Die Frau erregen

Die Frau kann es sich bei dieser Übung bequem machen, indem sie Kopf und Rücken mit Kissen abstützt, die Beine ausbreitet und den Mann zwischen ihren Beinen sitzen läßt. Der Mann kann seine Beine entweder ausstrecken oder im Schneidersitz sitzen. Die Frau kann ihre Beine aufstellen und ihre Oberschenkel auf denen des Mannes ruhen lassen. Wechseln Sie die Position, wann immer Ihnen danach ist, damit Sie eine entspannte und bequeme Körperhaltung beibehalten und Ihre Aufmerksamkeit darauf konzentrieren können, die Erregung aufzubauen.

Denken Sie daran, daß die meisten Frauen anfangs sehr leichte, federzarte Berührungen brauchen und sich eine sanfte Stimulation des ganzen Körpers und des Beckenbereichs wünschen, bevor Sie sich ihren Genitalien zuwenden. Nehmen Sie reichlich Massageöl und Gleitmittel für den gesamten Genitalbereich einschließlich Perineum und Anus.

Zu Beginn flößt eine solche Sitzung den meisten Frauen Angst ein. Wenn Sie der Frau Lust schenken, haben Sie die Führung. Sich in die Hände eines anderen Menschen zu begeben erfordert jedoch Vertrauen, und das muß sich durch rücksichtsvolle Berührungen, Humor, Geduld und liebevolle Worte von seiten des Mannes allmählich aufbauen. Flüstern Sie Ihrer Geliebten bei dieser Übung ins Ohr, daß Sie sie darum bitten, ihre tiefsten Geheimnisse zu erfahren, bei ihr in die Lehre gehen zu dürfen, um zu lernen, wie Sie sie zur Ekstase bringen können.

Necken und kitzeln Sie sanft ihren vaginalen Bereich, zupfen Sie vorsichtig an den Schamhaaren, streicheln Sie die großen und die kleinen Schamlippen, und ziehen Sie immer enger werdende Kreise um die Klitoris. Berühren Sie die Klitoris nur ganz leicht. Sie ist sehr empfindsam. Nehmen Sie sich Zeit, die Lippen auseinander zu schieben und diese Knospe der Lust genau zu betrachten. Spüren Sie, zu welchen Wundern und genußvollen Höhepunkten dieses verborgene Organ fähig ist, wenn es richtig behandelt wird. Sie sind dabei, eine neue, zarte Sprache zu lernen – die Sprache des weiblichen Orgasmus. Gehen Sie mit langsamen Schritten vor, mit Geduld und Achtung.

Rufen Sie sich ins Gedächtnis, mit welchen Berührungen Ihre Partnerin sich selbst geliebt hat, und wenden Sie diese jetzt an. Bleiben Sie offen für ihre Anleitungen. Experimentieren Sie, und akzeptieren Sie, daß Sie anfangs vieles ausprobieren müssen und dabei oft nicht das Richtige treffen; auch wenn Sie sie genau beobachtet haben, können Sie nicht in jedem Augenblick wissen, was ihr angenehm ist. Wenn sich etwas gut anfühlt, fahren Sie so lange damit fort, daß sie es aufnehmen, sich hineinentspannen und es integrieren kann. Wechseln Sie die Art Ihrer Berührungen nicht zu schnell.

Finden Sie heraus, welche Berührung ihr am besten gefällt. Das kann ein Reizen der Klitoris sein, wobei Sie diese zwischen Finger und Daumen halten, ein Auf- und Abstreichen, ein Umkreisen oder Streicheln der Seiten oder der Kuppe der Klitoris. Das wichtigste ist, daß Ihre Stimulation beständig ist. Streicheln Sie ihre Klitoris zehn- bis zwanzigmal in einem stimulierenden und trotzdem regelmäßigen und zuverlässigen Rhythmus, um ihr zu helfen, sich dem Gipfel der Erregung weiter anzunähern. Dann werden Sie ein paar Sekunden langsamer, gehen zu einer anderen Berührung über und beginnen von neuem.

Wenn die Erregung Ihrer Partnerin ansteigt, schwellen ihre Schamlippen und ihre Klitoris aufgrund der erhöhten Blutzufuhr an und verfärben sich dunkel. Ihre Beckenmuskeln ziehen sich zusammen, und ihre Zehen und Finger können sich spreizen und wieder zusammenschnellen. Vielleicht wölbt sich ihr Rücken oder ihr Becken Ihren Fingern entgegen, ein Zeichen für das Bedürfnis nach weiterer und intensiverer Stimulation.

In diesem Stadium können Sie den Zeige- und Mittelfinger einer Hand in ihre Yoni einführen und die Stoßbewegungen des Penis beim Liebesspiel simulieren, während Sie mit der anderen Hand ihre Klitoris stimulieren. Oder Sie können ihren G-Punkt – einen Bereich in der Größe Ihrer Mittelfingerspitze, der hinter dem Schambein etwa in der Mitte der vorderen Seite der Vagina liegt – kontinuierlich und rhythmisch streicheln. Der G-Punkt ist ein wichtiger Bereich für die Auslösung des vaginalen Orgasmus. Bei Stimulation schwillt er an und wird fester als das weichere Gewebe der umliegenden Wände der Vagina. Fahren Sie fort, Klitoris und G-Punkt mit zehn bis fünfzehn Streichberührungen zu stimulieren, und legen Sie dann eine Ruhepause ein. Wenn Sie den G-Punkt nicht kennen, bleiben Sie bei den Körperbereichen, für die Sie im Augenblick ein Gespür haben und die Ihnen vertraut sind. Wir werden den G-Punkt später (im zehnten Kapitel) noch genauer erforschen.

Die Frau sollte in diesem Stadium die PC-Pumpe kontinuierlich und kräftig anwenden, um die aufgebaute Erregung zu verstärken. Vergessen Sie alles andere, und konzentrieren Sie sich ganz auf die Erregung in Genitalien und Becken. Beim Einatmen ziehen Sie die Finger Ihres Partners in Ihre Vagina, indem Sie die Vaginalmuskeln anspannen. Mit dem Ausatmen entspannen Sie die Vaginalmuskeln und pressen nach unten, um die Vagina zu öffnen. Fahren Sie damit in einem gleichmäßigen Rhythmus fort.

An diesem Punkt neigen viele Frauen dazu, die Kontrolle aufzugeben, zu schreien, sich auf dem Bett hin- und herzuwerfen und sich den Orgasmus als abschließenden Höhepunkt und als Spannungsentladung mit aller Kraft zu wünschen. Das ist verständlich, aber halten Sie sich trotzdem zurück. Vermeiden Sie es, zum Höhepunkt zu kommen. Denken Sie daran, daß Sie die köstliche Erregungsenergie speichern wollen, und sagen Sie zu Ihrem Partner: »Jetzt!« Dann ziehen Sie die Energie mit einem kräftigen, schnellen Einatmen zum Herzen oder zum dritten Auge hoch, während Sie Ihre untere Pforte schließen.

Der Mann kann seiner Partnerin bei der Umleitung ihrer Energie helfen, indem er mit zwei Fingern einer Hand ihren Perineumspunkt preßt oder seine Hand flach gegen ihre Vagina drückt, während er mit der anderen fest, aber sanft ihre Energie nach oben streicht. Dabei sollte er dem Fluß ihrer Einatmung an der Vorderseite ihres Körpers vom Schambein über Nabel und Brustkorb bis hoch zum Scheitelchakra folgen, wie es im sechsten Kapitel erklärt wurde.

Am Ende der Einatmung ziehen Sie Ihre Partnerin sanft an den Scheitelhaaren und lassen diese von den Wurzeln bis zu den Spitzen durch Ihre Finger gleiten. Das unterstützt den Aufwärtsfluß ihrer Energie. Während Ihre Partnerin die Energie im Körper hält, werden auch Sie ein paar Sekunden lang ganz still.

Wenn Sie für diesen Punkt allmählich ein Gespür bekommen, werden Sie sich beide wie Vögel fühlen, die in den Himmel hineinsegeln: friedlich, still, weit und leicht.

Beginnt Ihre Partnerin dann auszuatmen, begleiten Sie mit einer Streich-

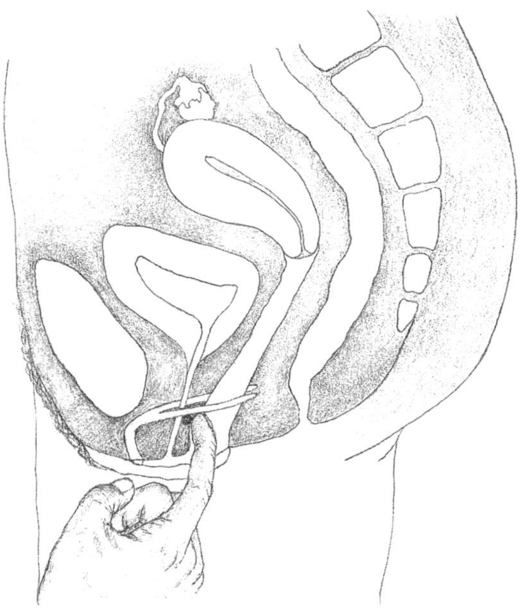

Den G-Punkt stimulieren.

bewegung Ihrer Hand den Atemfluß wieder vom Scheitel zu den Genitalien hinunter. Achten Sie darauf, daß Ihre Bewegung parallel zum Auf- und Abwärtsfluß der Atmung Ihrer Partnerin verläuft. Sie können als Gebender auch mit Ihrer Partnerin zusammen im gleichen Rhythmus tief einatmen, den Atem anhalten und wieder ausatmen. Dadurch verstärken und vertiefen Sie dieses Erlebnis.

Sollten Sie spüren, daß Ihre Partnerin lustlos wird und aufhören möchte, helfen Sie ihr über diese Schwierigkeiten hinweg. Hören Sie mit der Stimulation auf, und machen Sie eine Pause. Bringen Sie ihr ein Glas Wasser, Obstsaft oder Sekt, und muntern Sie sie liebevoll auf. Vielleicht möchte sie ganz aufhören, aber Sie sollten diese Übung nicht mit einem Gefühl von Entmutigung beenden. Bestehen Sie sanft, aber beharrlich darauf, nach dieser Pause weiterzumachen.

Sie können Ihrer Partnerin auch helfen, indem Sie sie auffordern, noch intensiver zu atmen und sich wieder auf die körperlichen Empfindungen zu konzentrieren, während Sie die Stimulation beschleunigen und verstärken. Denken Sie daran, daß jeder Mensch anders empfindet und reagiert, und

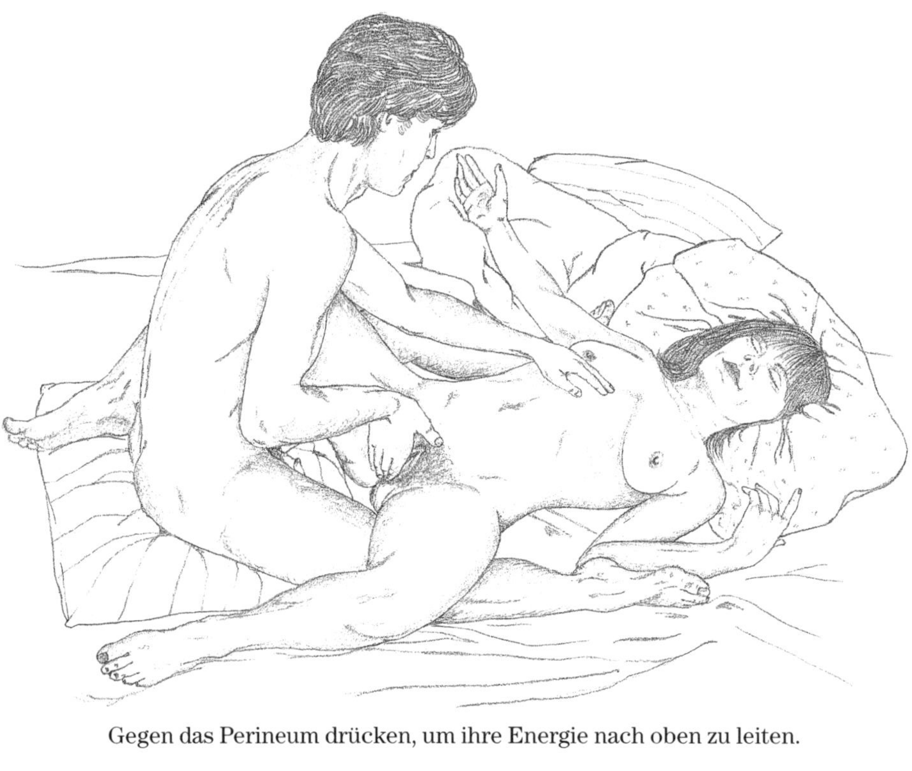

Gegen das Perineum drücken, um ihre Energie nach oben zu leiten.

zwingen Sie Ihrer Partnerin nicht Ihre eigenen Regeln oder Vorstellungen vom Ablauf dieser Übung auf. Seien Sie offen für Ihre Partnerin, und unterstützen Sie sie in ihrem Erleben. Das ist Ihre Aufgabe.

Anleitung für Frauen:
Den Mann erregen

Frauen müssen beachten, daß die meisten Männer eine direkte, intensive Stimulation ihres Penis brauchen, um eine Erektion zu bekommen. Erwarten Sie nicht, daß Ihr Partner automatisch eine Erektion bekommt, und lassen Sie sich nicht entmutigen, wenn er sie wieder verliert. Bitten Sie ihn vielmehr, Ihnen genau zu sagen, was er braucht und wie er berührt werden möchte.

Unterstützen und ermutigen Sie ihn, wenn er Angst hat, sich in Ihre Hände zu begeben, die Situation nicht selbst bestimmen kann und mit besorgten Sätzen nachsinniert. Männer sind große »Denker«, vor allem wenn es um eine so »ernste« Angelegenheit wie die sexuelle Leistung geht. Tun Sie also, was Sie können, um ihn aufzuheitern – ziehen Sie Gesichter, machen Sie Witze, oder bringen Sie ihn auf anderem Weg zum Lachen, während Sie ihn weiter stimulieren.

Viele Frauen denken, sie müßten die Stimulation verlangsamen, wenn sie das Gefühl haben, daß ihr Partner nicht mitkommt. In den meisten Fällen trifft genau das Gegenteil zu. Sie müssen Ihren Partner überraschen und ihn von seinen ernsten Gedanken humorvoll ablenken, während Sie seinen Vajra stärker, fester und schneller stimulieren. Vermitteln Sie ihm das Gefühl, daß Sie die Führung übernommen haben, daß Sie sich selbst vertrauen und genau wissen, was zu tun ist. Das wird ihm bei der heiklen Aufgabe helfen, Ihnen die Kontrolle zu überlassen.

Nehmen Sie viel Gleitmittel in beide Hände, und stimulieren Sie den gesamten genitalen und analen Bereich. Anfangs sollten Sie starken Druck ausüben und langsam und fest den Schaft seines Penis auf- und abstreichen. Damit fahren Sie so lange fort, bis die Erektion eintritt, und gehen dann allmählich zu den Berührungen über, die er am liebsten mag und die Sie in den vorigen Übungsfolgen bei ihm beobachtet haben. Experimentieren Sie. Sollten Sie sich unsicher fühlen, fragen Sie Ihren Partner, was ihm gefällt.

Wenn Ihr Partner eine vollständige, starke Erektion hat, sorgen Sie dafür, daß er sie mindestens zehn Minuten lang hält.

Hat Ihr Partner sich in diesen Zustand sexueller Erregung hineinentspannt, können Sie abwechselnd seinen Vajra und seinen ganzen Körperr stimulieren – das heißt Ihr Streicheln ausweiten auf Skrotum, Anus, Schambein und den restlichen Körper

Wenn Ihr Partner sich der Ejakulation nähert, werden seine Hoden sich am Körper aufrichten, sein Gesäß und seine Beine können sich anspannen und seine Beckenmuskeln kontrahieren. Achten Sie auf diese Anzeichen für

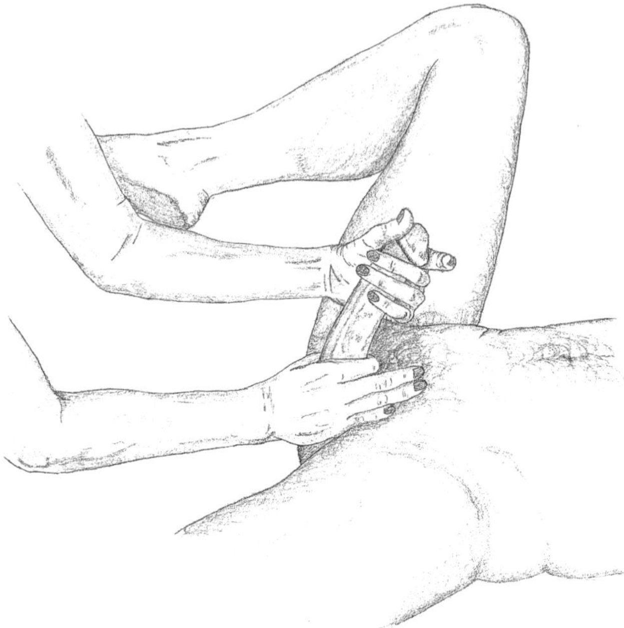

Die meisten Männer brauchen eine Stimulation des Penis, um eine Erektion zu bekommen.

intensive Erregung und auf sein »Halt!«

Helfen Sie ihm, seinen Ejakulationsdrang unter Kontrolle zu halten, die Energie nicht abfließen zu lassen und nach oben zu lenken. Wenn er die Kontrollmethode anwendet, die in den vorigen Abschnitten beschrieben wurde – tief einatmen und den PC-Muskel zusammenziehen –, unterstützen Sie ihn dabei, indem Sie kontinuierlich und fest auf sein Perineum drücken, solange er den Atem anhält.

Mit Ihrer freien Hand streichen Sie leicht an der Vorderseite seines Körpers von den Genitalien ganz hoch zum Scheitel seines Kopfes. Beenden Sie diese Bewegung mit einem leichten Ziehen am Ansatz der Haare im Bereich des Kronenchakras. Beginnt Ihr Partner auszuatmen, lassen Sie das Perineum los und bewegen Ihre andere Hand mit leicht streichenden Bewegungen parallel zu seiner Ausatmung wieder nach unten zu seinen Genitalien.

Anweisungen für beide Partner

Wenn Sie dem empfangenden Partner Lust bereitet und ihn dreimal bis an die

Schwelle des Orgasmus gebracht haben, können Sie diesen Teil der Übung beenden, indem Sie dem anderen zu einer vollen orgastischen Entladung verhelfen. Durch das Hinauszögern der Entladung hat sich das Lustpotential Ihres Partners beträchtlich vergrößert. Fragen Sie Ihren Partner: »Bist du bereit für das Abschlußfest?« Während Sie ihn weiter stimulieren, sagen Sie ihm aufmunternde Worte wie: »Jetzt kannst du alle Schleusentore öffnen und dich total deiner Lust überlassen. Ich bin bei dir, und ich liebe dich.«

Anschließend nehmen Sie sich eine Viertelstunde Zeit, um auszuruhen und um sich über die Erfahrung auszutauschen. Nennen Sie die schwierigen Momente, heben Sie die lustvollsten hervor, und sprechen Sie liebevoll miteinander.

Beenden Sie die erste Hälfte der Übung mit einer Herz-zu-Herz-Begrüßung und einer Verschmelzungsumarmung, und wechseln Sie die Rollen.

Hinweise

Die meisten Menschen haben die Tendenz, zu angestrengt zu atmen, wenn Sie bei dieser Übung Lust empfangen. Nachdem sie die Luft am Ende der Einatmung angehalten haben, pressen sie sie beim Ausatmen mit aller Kraft wieder aus dem Körper. Besser ist es aber, langsam auszuatmen, damit Sie den Energiefluß durch die innere Flöte abwärts Schritt für Schritt aufmerksam verfolgen können

Viele Menschen neigen außerdem dazu, ganz mit dem Atmen aufzuhören, wenn sie sich dem Orgasmus nähern. Dadurch verspannen sie sich, und die Wahrscheinlichkeit ist größer, daß es zum Orgasmus oder zur Ejakulation kommt. Dem können Sie entgegenwirken, indem Sie dicht am Ohr Ihres Partners spielerisch mitatmen und ihn damit zum tiefen Atmen anregen. Vermeiden Sie es, in diesem Stadium zu sprechen.

Auf dem Höhepunkt der Lust haben wir oft das Gefühl: »Ah! Genau das ist es – die richtige Berührung, das richtige Einfühlungsvermögen, das richtige Tempo!« Aber bevor wir die Möglichkeit haben, uns auf diesen Höhepunkt der Erregung genüßlich einzustellen, hat unser Partner die Art seiner Berührungen schon wieder geändert, weil wir ihm nicht mitgeteilt haben, wie gut sich das angefühlt hat. Achten Sie darauf, ihm Ihre Lust in diesen Augenblicken zu zeigen. Wenn Sie zum Beispiel ausrufen: »Ja! Ja!«, ist das für Ihren Liebsten oder Ihre Liebste eine deutliche Aufforderung, mit den Berührungen fortzufahren, die Sie so genießen.

Wie verlockend der Orgasmus auch erscheinen mag, bei dieser Übung ist er nicht das Ziel, und Sie sollten als begleitender Partner auch nicht versuchen, den anderen dazu zu überreden, bevor er die Energie nicht dreimal durch die innere Flöte geleitet hat. Wenn Sie das Gefühl haben, daß Ihr Partner sich auf dem Höhepunkt der

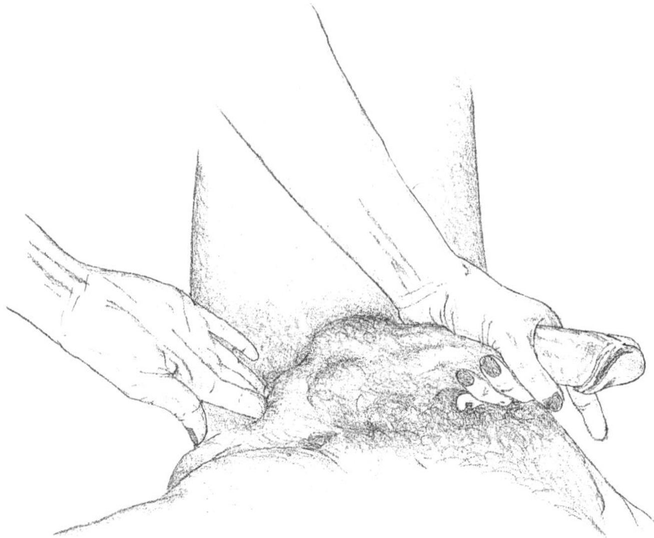

Gegen sein Perineum drücken, um seine Energie nach oben zu leiten.

Erregung in seine lustvollen Empfindungen verliert und nicht aufhören will, sollten Sie mit Hilfe Ihrer Intuition entscheiden, wann Sie mit der Stimulation aufhören und die Energie nach oben lenken.

Denken Sie daran, die drei Schlüsselelemente anzuwenden – Atmung, Bewegung und Laute. Besonders dem passiven Partner hilft es, wenn er seine Gefühle mit Lauten ausdrückt. Auf diesem Wege kann er dem aktiven Partner auch lustvoll mitteilen, wie seine Berührungen wirken. Geben Sie gurrende oder schnurrende Laute von sich, die aus dem Bauch kommen und die Energie dort zentrieren.

Ein weiterer wichtiger Punkt – vor allem für Frauen – ist es, dem anderen nichts vorzutäuschen. Seien Sie ehrlich. Wenn Ihnen etwas unangenehm ist, sagen Sie es. Zeigen Sie Geduld und Ausdauer bei der Anleitung Ihres Partners, und gehen Sie davon aus, daß er von Ihnen lernen will. Fangen Sie die Übung nicht mit der Einstellung an, Sie müßten alles richtig machen. Bleiben Sie im jeweiligen Augenblick.

Sollten negative Gefühle wie Ungeduld, Frustration, Selbstzweifel, Langeweile oder Müdigkeit aufkommen, lassen Sie diese einfach wie Wolken am Himmel durch Ihren Kopf ziehen. Schenken Sie diesen Gefühlen nicht zuviel Beachtung, entspannen Sie sich, und machen Sie eine Pause. Achten Sie besonders darauf, daß Sie sich gegenseitig nicht kritisieren, sondern sich immer positiv und konstruktiv aufeinander beziehen.

Mein Glückwunsch! Sie haben gerade das intensivste Marathontraining in der Kunst der Selbstliebe abgeschlossen. Ich weiß, daß die Übungen dieses Kapitels Disziplin, Mut, Beharrlichkeit und Vertrauen – zu sich selbst und zum Partner – erfordern. Aber mit der Vision der positiven Entwicklung vor Augen, auf die Sie sich zubewegen, haben Sie viele Ängste überwunden und sich davon befreit. Und Sie haben einen der entscheidenden Schritte zur Wandlung in eine liebesfähige, ekstatische Persönlichkeit gemacht.

Den inneren Mann und die innere Frau in Harmonie bringen

Eine Sufi-Legende erzählt vom weisen Narren Nasruddin, daß er folgenden Brief an seine Frau schrieb, in dem er sich über den elenden Zustand ihres Sexlebens beklagte:

An mein teueres, ewiggeliebtes Weib, im vergangenen Jahr habe ich dreihundertfünfundsechzigmal versucht, mit Dir zu schlafen, das ergibt einen Durchschnitt von einmal täglich. Im folgenden die Liste der Begründungen, die Du mir dafür angabst, daß Du mich zurückgewiesen hast:

Die Kinder werden aufwachen: sieben. Es ist zu heiß: fünfzehn. Es ist zu kalt: drei. Bin zu müde: neunzehn. Es ist zu spät: fünfzehn. Es ist noch zu früh: neun. Schlaf vorgetäuscht: dreiunddreißig. Das Fenster steht offen, und die Nachbarn könnten uns hören: drei. Rückenschmerzen: sechzehn. Zahnschmerzen: zwei. Kopfschmerzen: sechs. Nicht in Stimmung: einunddreißig. Das Baby ist unruhig und könnte schreien: achtzehn. Zu betrunken: sieben. Besucher schlafen im Nebenzimmer: sieben. »Ist das alles, was du im Kopf hast?«: zweiundsechzig.

Liebes, glaubst du, wir können unseren Rekord im nächsten Jahr noch überbieten?

Dein Dich ewig
liebender Mann,
Mulla Nasruddin

Auch wenn der arme Nasruddin den Tatsachen nicht ins Auge sehen wollte, ist es klar, daß Sex für seine Frau zu einer abstoßenden und langweiligen Angelegenheit geworden war. Vielleicht lachen wir über die Misere des armen Nasruddin, aber sie spiegelt auch unsere Probleme wider. Warum verlieren so viele Menschen in einer Kultur, die dermaßen vom Sex gebannt ist, das Interesse daran? Warum verkümmert Sex in Beziehungen, die mit intensiven Erregungsgefühlen beider Partner begonnen haben, so häufig zur gelegentlichen, langweiligen Pflichterfüllung?

Nur die Vereinigung der besten Seiten von Herz und Sexualität kann zu Ekstase führen.

Anaïs Nin

Das Problem hat solche Ausmaße angenommen, daß der Ausdruck »mangelndes sexuelles Begehren«, von Psychologen geprägt, zu einem medizinischen Fachbegriff für dieses weit verbreitete Syndrom geworden ist.

Der »Geschlechterfalle« entkommen

Aus der Sicht des Hohen Sex reicht das zugrundeliegende Problem noch tiefer. Ich glaube, daß Menschen sich oft in starren Geschlechterrollen festfahren, mit denen sie sich selbst begrenzen. Infolgedessen ist ihr Liebesspiel phantasielos geworden, denn sie wiederholen dabei mechanisch einen kulturell festgelegten Ablauf und genormte Reaktionen. Also wird Sex langweilig.

Weil unsere gegenwärtige Kultur die Geschlechter strikt in zwei Lager spaltet, glauben Sie vielleicht, daß Sie sich als Mensch, der mit einem Frauenkörper geboren wurde, ausschließlich weiblich verhalten, das heißt, eine Reihe gesellschaftlich vorgefertigter Rollen spielen müssen. So fühlen Sie sich vielleicht in der Beziehung zum Mann verpflichtet, immer nachgiebig, abhängig und fürsorglich zu sein, nur das zu tun, was ihm gefällt, und immer attraktiv aussehen zu müssen, um liebenswert zu sein. Wurden Sie mit einem männlichen Körper geboren, könnten Sie glauben, daß man von Ihnen ein ausschließlich männliches Verhalten erwartet. Sie meinen vielleicht, Sie müßten immer die Führung übernehmen sowie stark und kompetent sein und natürlich ein hohes Bankkonto haben.

Wie vieles von dem, was wir als weiblich und männlich bezeichnen, ein Rollenverhalten darstellt, das von der Gesellschaft beharrlich weitervermittelt und belohnt wird, könnten wir es als Risiko empfinden, die Grenzen dieser Rollen zu überschreiten. Viele Männer stehen unter dem Zwang, ihre weibliche Seite ignorieren zu müssen. Manche befürchten, als homosexuell zu gelten, wenn sie sich in irgendeiner Form weich oder verletzlich zeigen. Andere haben Angst, manipuliert und unterdrückt zu werden, wenn sie mit ihrer Gefährtin zu zärtlich sind. Und ähnlich lassen auch viele Frauen ihre unabhängige, männliche Seite nicht zu.

Die Vielfalt der Götter entspricht der Vielfalt des Menschen.

C. G. Jung

Sie haben Angst, für Männer nicht mehr attraktiv und begehrenswert zu sein, wenn sie die Initiative ergreifen oder offen und ohne Umschweife ihre sexuellen Bedürfnisse äußern. Diese einseitigen Haltungen spiegeln sich dann auch in unserem Liebesspiel wider.

Ihre sexuelle Identität erweitern

In diesem Kapitel werden Sie lernen, Ihre geschlechtliche Identität zu erweitern, indem Sie sowohl die männlichen als auch die weiblichen Aspekte Ihrer Persönlichkeit kennenlernen, mit Ihrem Partner zusammen erforschen und in Ihrem Liebesspiel zum Ausdruck bringen.

Aus der Sicht des Hohen Sex ist kein Mann einfach nur Mann und keine Frau einfach nur Frau. Jeder Mann ist sowohl männlich als auch weiblich. Und jede Frau hat weibliche und männliche Seiten.

Im Hohen Sex erkennen wir in jedem Menschen einen dominierenden und einen sekundären Pol. Beim Mann ist die dominierende Seite männlich und die sekundäre weiblich. Bei der Frau dominiert die feminine Seite, und die sekundäre ist männlich. Aus dieser Sicht erfordert eine stabile, glückliche Beziehung zwischen Mann und Frau das Verständnis, daß in jedem von uns eine Balance, eine innere Partnerschaft zwischen den männlichen und den weiblichen Aspekten unseres Wesens hergestellt werden muß. Jeder von uns hat einen inneren Mann, der für unsere dynamische, aktive Energie steht, für das Setzen und Erreichen von Zielen und dafür, Dinge in Bewegung und zum Abschluß zu bringen. Diese Seite nennen die Taoisten den Yang-Aspekt unseres Wesens – das tätige, nicht-kontemplative Ich. Und jeder von uns hat auch eine innere Frau, nämlich die natürliche Fähigkeit, Dinge geschehen zu lassen, mit dem Fluß des Lebens mitzugehen, ohne sich Ziele zu setzen, sich zu entspannen und verspielt zu sein. Das ist es, was die Taoisten als Yin-Aspekt unseres Wesens bezeichnen – das kontemplative, intuitive, sozial orientierte Ich.

Die Vorstellung von einer Kombination männlicher und weiblicher Energie in jedem Individuum hat eine biologische Basis. Wissenschaftler haben erforscht, was sie die grundlegende Bipolarität unseres Wesens aufgrund der Koexistenz von männlichen und weiblichen Hormonen in jedem Mann und in jeder Frau nennen. Hormone regulieren das Wachstum, das Geschlecht und die Entwicklung unserer sexuellen Energie. Aus tantrischer Sicht ist dem Mann durch die Existenz weiblicher Hormone in seinem Körper die Möglichkeit gegeben, das Weibliche in sich zu spüren und zu erfahren. Und ebenso steht es der Frau aufgrund der männlichen Hormone in ihrem Körper offen, ihre männliche Seite zu erleben.

Dieser biologischen Realität entspricht eine psychische. C. G. Jung studierte das Zusammenspiel von männlichen und weiblichen Komponenten in der Psyche des Individuums. Er erkannte ein feminines Element im Mann, das er die »Anima« – das lateinische Wort für »Seele« – nannte, und fand heraus, daß diese weitgehend unbewußt bliebe. Er mutmaßte jedoch, daß die kreativsten Tätigkeiten des

Mannes von seiner Anima gespeist werden – seine Träume, Visionen, Einsichten sowie seine Inspiration und Intuition. Und ebenso postulierte Jung die Existenz einer männlichen Seele, eines »Animus«, in der Frau und zog daraus den Schluß, daß es sowohl für Männer als auch für Frauen von großem Nutzen sei, ihre Gegenseite bewußt zu entwickeln.

Die Integration von innerem Mann und innerer Frau

Jungs Vorstellungen werden heute Wirklichkeit. Sowohl Männer als auch Frauen streben danach, für diese innere Polarität wacher zu werden und beide Seiten miteinander zu verbinden. Zu diesem Zweck muß die Frau die Funktion des Animus oder männlichen Aspekts erkennen, wenn dieser sich als Bestimmtheit, Ehrgeiz, intellektuelle Zielstrebigkeit und Forschungsgeist manifestiert. Um sich mit ihrem inneren Mann zu verbinden, muß sie sich in den männlichen Eigenschaften üben, die die patriarchalische, männerbeherrschte Gesellschaft in Frauen üblicherweise unterdrückt. Auf gleiche Weise muß der Mann weibliche Eigenschaften wie Fürsorglichkeit, Anteilnahme, sinnliche Hingabe und Empfänglichkeit entwickeln, die in ihm ebenfalls unterdrückt werden, weil sie als unmännlich gelten.

Werden diese weiblichen und männlichen Eigenschaften bewußt entwikkelt und verstanden, kann in einer liebevollen Beziehung in jedem der beiden Partner eine Verbindung dieser beiden Pole stattfinden. Das ist es, was Tantra mit »ekstatischem Bewußtsein« meint – einen Bewußtseinszustand, der beide Geschlechter in einem Körper umfaßt und sich über diese innere Dualität hinaus auf einen Zustand von Einssein zubewegt.

Ich habe einen Weg entwickelt, der zu diesem Ziel führt, und der erste Schritt auf diesem Weg besteht darin, daß Sie Ihre Einstellungen zu Ihrem inneren Mann und Ihrer inneren Frau herausfinden.

Eine Gegenüberstellung der beiden Haltungen

Im folgenden stelle ich beispielhaft eine Einstellung einer Frau, deren innerer Mann noch schläft, der Einstellung einer Frau gegenüber, deren inne-

---

Die meisten von uns, die in verbindlichen, stabilen Zweierbeziehungen leben, sind auf Zuverlässigkeit, Bequemlichkeit und Partnerschaft aus, weil wir Angst haben, die Mysterien zu erforschen, die wir als Mann und Frau zusammen verkörpern und die unser innerstes Wesen darstellen. Aber mit dieser Angst vor dem Unbekannten in und zwischen uns ignorieren und vermeiden wir das Geschenk, das gerade durch unser Einlassen auf den anderen in den Bereich unserer Möglichkeiten rückt – wahre Intimität.

Robin Norwood
Wenn Frauen zu sehr lieben

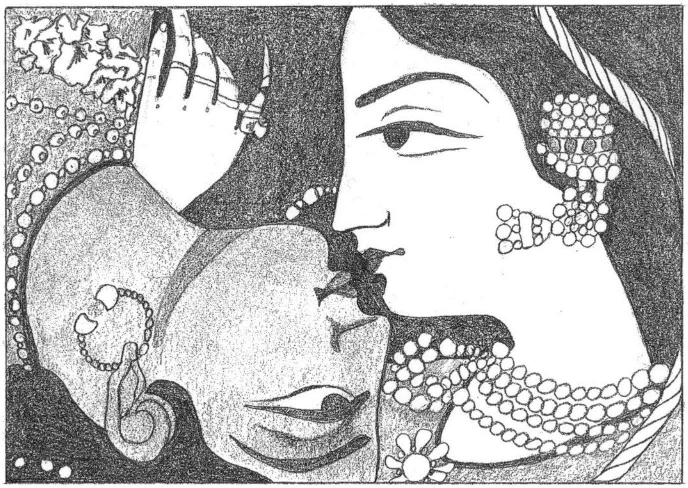

Krishna und seine Geliebte Radha, die die Umarmung von Yin und Yang symbolisieren (nach einer Zeichnung eines indischen Gemäldes aus dem achtzehnten Jahrhundert).

rer Mann erwacht ist und die die beiden Pole bewußt in sich vereint hat:

Ihr innerer Mann schläft: Sie sagt niemals oder selten nein. Sie fühlt sich gezwungen, ja zu sagen, weil sie Angst hat, abgelehnt zu werden, wenn sie ihre wirklichen Gefühle zeigt.

Ihr innerer Mann ist erwacht: Sie riskiert es, nein zu sagen, wenn sie so fühlt, weil sie sich selbst respektiert, ihre Grenzen kennt und keine Angst hat, diese deutlich zu machen.

Hier eine Entsprechung für männliche Einstellungen zur inneren Frau:

Seine innere Frau schläft: Er sagt beim Liebesspiel niemals ein Wort. Wenn die Frau sich mitteilen will, erwidert er: »Sei still, du verdirbst alles.«

Seine innere Frau ist erwacht: Er hat beim Liebesspiel keinerlei vorgefertigte Vorstellungen, ist jederzeit offen für Veränderungen und bereit, seiner Partnerin zuzuhören.

Das ganze Spektrum feiern

Eine der schönsten tantrischen Schriften enthält einen liebevollen Dialog, in dem Shiva Shakti die Methoden lehrt, mit deren Hilfe sie zur spirituellen Erleuchtung gelangen kann. Dann wechseln sie die Rollen, und Shakti wird zu Shivas »Guru«, zu seiner spirituellen Lehrerin, die ihm den Pfad zu einer erleuchteten Sexualität weist. Auf diese Weise symbolisieren sie den Wechsel und den Fluß zwischen den weiblichen und den männlichen Prinzipien von Yin und Yang, Empfangen und

Geben, Lernen und Lehren. Dieser Dialog ist ein wunderschönes Beispiel für liebevollen Respekt unter gleichen Partnern, die zu sexueller Ekstase gefunden haben.

Wenn die Liebenden im Hohen Sex in einer tiefen, meditativen Umarmung vereint sind, wird die Frau zur Tür, durch die der Mann seine innere Frau in sich selbst erkennen und spüren kann. Und umgekehrt verhilft auch der Mann seiner Partnerin dazu, sich ihres inneren Mannes bewußt zu werden. Aus diesem Erwecken der beiden Seiten ihres Wesens wird die Liebe geboren. Diese Erkenntnis drückt Shiva in den tantrischen Schriften mit den schönen Worten aus: »Du, o Shakti, bist mein wahres Selbst! Es gibt keinen Unterschied zwischen dir und mir.« Aus diesem Grund symbolisiert die Vereinigung von Shiva und Shakti in der Hindumythologie die ekstatische Vereinigung von männlichen und weiblichen Energien in *einem* Körper (und nicht in zwei, wie einige oberflächliche Abbildungen uns nahelegen wollen).

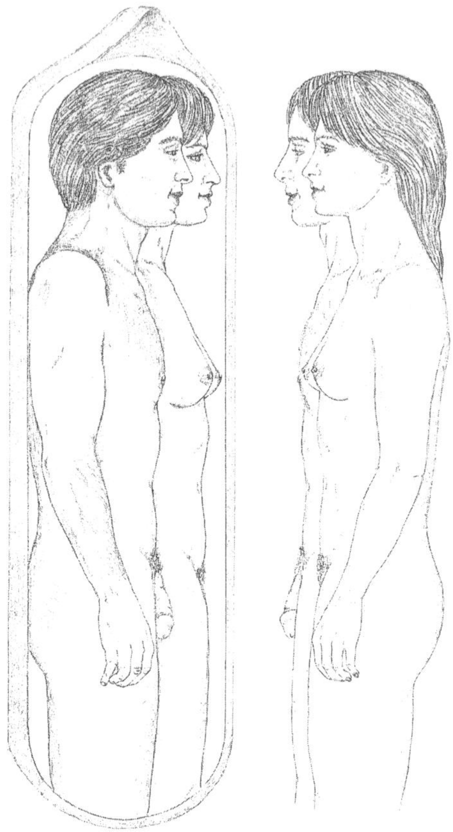

Bevor ich meine Seminarteilnehmer mit diesen Vorstellungen bekannt mache, schlage ich oft einen mächtigen Gong. Nachdem die wellenförmig fortschwingenden Echos verklungen sind, frage ich: »Als Sie dem Ton gelauscht haben, wer hat da gelauscht?« Es ist interessant, daß niemand dem Ton als Mann oder Frau gelauscht hat, sondern alle ihn in einem Bewußtseinszustand jenseits dieser beiden Pole aufgenommen haben. Das stellt eine einfache und direkte Erfahrung der wahren Natur unseres Bewußtseins dar, das androgyn ist, männliche und weibliche Pole umfaßt und zugleich über beide hinausgeht. Zu diesem tief beglückenden Zustand führt die Vereinigung von Mann und Frau im Hohen Sex. Er ist der Schlüssel, der uns aus der »Geschlechterfalle« befreien kann.

Wie ich bereits erwähnte, haben Männer oft Angst, ihre femininen Eigenschaften zum Ausdruck zu bringen, weil sie befürchten, dadurch ihre Männlichkeit zu verlieren. Aber bei der Arbeit mit Männern in meinen Seminaren habe ich ein merkwürdiges Paradoxon beobachtet: Das Erwecken der femininen Eigenschaften wird beim Mann am stärksten dadurch gefördert, daß er die Möglichkeit bekommt, durch Tänze, Trommelspiele und rituelle Feierlichkeiten, bei denen er seine innere Stärke spüren kann, mit der wilden, leidenschaftlichen Seite seiner Männlichkeit in Berührung zu kommen. In solchen Augenblicken ist er wirklich Mann. Er weiß das, er muß es nicht länger beweisen. Die Folge ist, daß es für ihn nicht mehr bedrohlich ist, wenn er sich sanft, weiblich und verletzlich zeigt. Dadurch wird ihm nichts genommen, im Gegenteil, diese Eigenschaften ergänzen und vervollständigen, was er bereits hat. Darüber hinaus stellt er fest, daß er mit dem Zulassen seiner Weiblichkeit Verhaltensweisen entwickelt, nach denen Frauen sich bei ihren männlichen Partnern sehnen – Aufmerksamkeit, Zärtlichkeit, Geduld, Mitgefühl, Empfänglichkeit und die Fähigkeit, seinen Rhythmus beim Liebesspiel harmonisch auf den seiner Partnerin einzustellen. Weit davon entfernt, seine Attraktivität als Mann zu verlieren, wächst seine persönliche Anziehungskraft vielmehr beträchtlich.

Für Frauen verläuft dieser Prozeß sehr ähnlich. Wenn eine Frau die Gelegenheit erhält, den erdigen, verführerischen, sexuell anziehenden und leidenschaftlichen Aspekt ihrer Weiblichkeit zu feiern und zu genießen, erfährt sie, wer sie wirklich ist. Sie kann verkünden: »Ich bin Frau. Ich fühle, zeige, spiele und tanze die Frau in mir und verleihe ihr Ausdruck.« Sie ist mit den Wurzeln ihrer Energie in Kontakt, und ihre Weiblichkeit kann durch keinerlei äußere Umstände erschüttert werden. Dann wird es für sie leichter, sich auf den anderen Pol, die männliche Seite, zuzubewegen, ihre Macht zu spüren, ihre Bedürfnisse zu behaupten und ihre Kreativität einzusetzen. Sie fürchtet nicht länger, durch Selbstbehauptung ihre Weiblichkeit zu untergraben. Und sie spürt auch nicht das Bedürfnis, ihre neu entdeckten männlichen Eigenschaften dazu zu benutzen, mit dem Mann in Konkurrenz zu treten – eine Falle, in die heute viele Frauen mit ihrer Reaktion auf die Männerherrschaft geraten. Sie kann die dynamische, kreative und initiative Kraft ihres männlichen Pols dazu heranziehen, die strahlende Schönheit ihres weiblichen Wesens nach außen zu bringen. Es ist meine langjährige Erfahrung, daß Männer von Frauen fasziniert sind, die dieses innere Gleichgewicht erreicht haben. Wenn er das Selbstvertrauen einer solchen Frau spürt, kann der Mann sich in dem Wissen entspannen, daß er nicht ständig die Führung übernehmen muß. Weil sie bereit und imstande ist, ihm zu zeigen, was sie braucht, kann er sich gleichberechtigt auf sie beziehen.

Den inneren Mann und die innere Frau visualisieren

Diese Übung nimmt Sie mit auf eine Reise, auf der Sie Ihr eigenes Bild von Ihrem inneren Mann und von Ihrer inneren Frau aus Ihrem Unterbewußtsein aufsteigen lassen.

Sinn und Nutzen

Wenn Sie sich ein Bild von Ihrem inneren Mann und von Ihrer inneren Frau machen, können Sie deren charakteristische Eigenschaften deutlicher sehen. Statt sich zu fragen, welcher Aspekt in Ihnen vorherrschend ist, werden Sie sich auf die Beziehung zwischen den beiden Seiten konzentrieren.

Vorbereitungen

Machen Sie diese Übung allein, und nehmen Sie sich dreißig bis vierzig Minuten Zeit dafür.

Richten Sie den heiligen Raum her, und gestalten Sie die Atmosphäre so geheimnisvoll wie möglich. Schaffen Sie mit Hilfe von Kerzenlicht, Räucherwerk und Kraftgegenständen eine Stimmung, die Ihnen den Zugang zu anderen Dimensionen eröffnet.

Legen Sie eine sanfte Hintergrundmusik auf oder eine Kassette mit Meeresrauschen. Tragen Sie lockere und bequeme Kleidung.

Bei dieser Übung werden sowohl Männer als auch Frauen zuerst die innere Frau und dann den inneren Mann visualisieren.

Die Übung

Fangen Sie mit einer Herz-zu-Herz-Begrüßung für sich selbst an. Legen Sie sich hin, schließen Sie die Augen, und beginnen Sie, langsam und tief in Ihrem Bauch zu atmen.

Beim Ausatmen stellen Sie sich vor, daß Sie tiefer und tiefer in die Matratze oder den Boden sinken und sämtliche Sorgen oder Anspannungen fallenlassen. Konzentrieren Sie sich auf Ihre Atmung, und lassen Sie den Verkehrslärm Ihrer Gedanken einfach vorbeiziehen, ohne ihm Beachtung zu schenken. Spüren Sie, wie Sie leicht und sorglos werden.

Stellen Sie sich vor, hinter Ihren geschlossenen Augen auf eine leere Leinwand zu schauen, voller Vorfreude auf den Film, der gleich anfängt. Legen Sie Ihre Hände auf Ihr Herz, und bitten Sie Ihr höheres Selbst, Ihnen Ihre innere Frau zu zeigen. Sie müssen nicht sofort ihr ganzes Bild auf die Leinwand zau-

---

Wenn Gegensätze sich nicht länger
Schaden zufügen,
Genießen beide die Wohltaten des Tao …
Darum sieht der Weise
in Gegensätzen Einheit,
Und setzt damit ein Beispiel für die
Welt.

Tao-Te-King

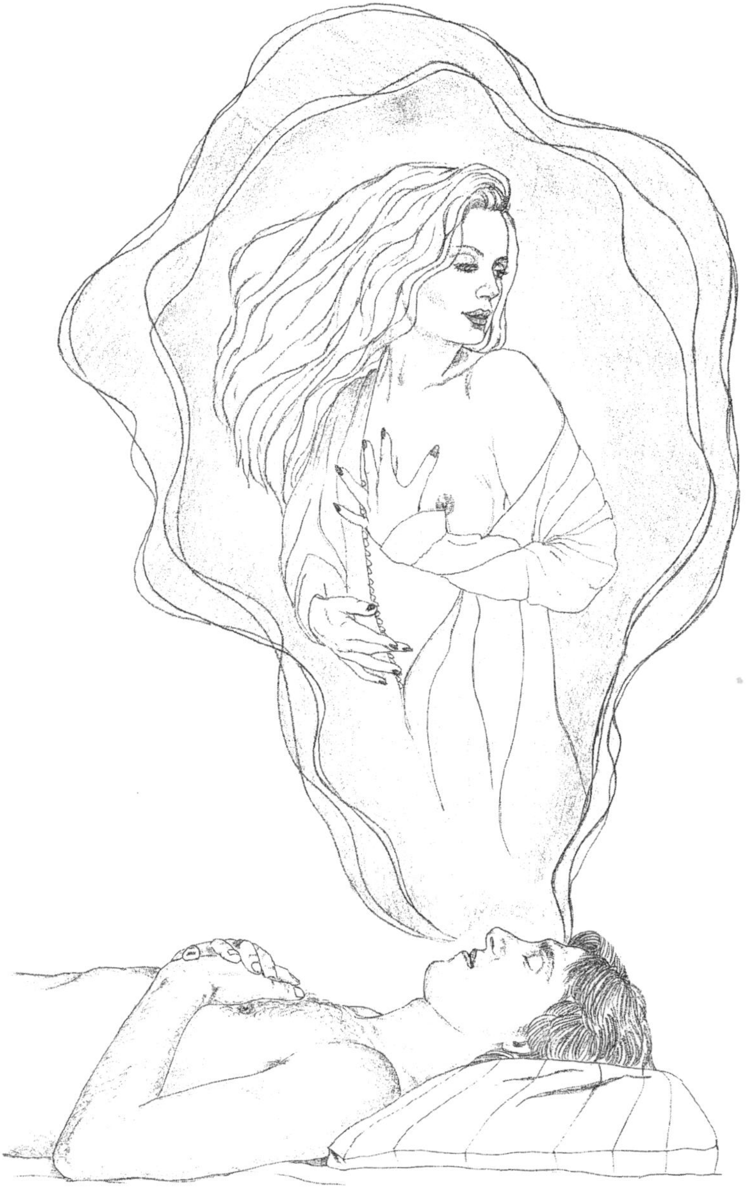

Legen Sie sich die Hand auf Ihr Herz, und bitten Sie Ihr Höheres Selbst, Ihnen Ihre innere Frau zu zeigen.

bern. Lassen Sie sie langsam entstehen, Teil für Teil. Lassen Sie sich von Ihrer eigenen Intuition vertrauensvoll führen. Während sie vor Ihrem inneren Auge erscheint, beobachten Sie genau, welche Eigenschaften diese Frau besitzt.

Ist sie eine Zeitgenossin, oder stammt sie aus einer anderen Zeit – aus dem alten Griechenland vielleicht oder aus einem Indianerstamm? Wie ist sie angezogen? In welcher Landschaft oder Umgebung befindet sie sich? In welcher Stimmung ist sie? Ist sie ernst, traurig, glücklich, unbeschwert? Welches Gefühl vermittelt sie Ihnen – einen Hauch von Mystik, Würde, Förmlichkeit, Lustigkeit, Tragödie oder glühender Leidenschaft? Welche Farbe hat ihr Haar? Welche Farbe haben ihre Augen? Wie sieht ihr Gesicht aus, und wie fühlt sich ihre Haut an? Ist ihr Körper rund, mit vollen Brüsten oder schlank und biegsam? Was macht sie, wie bewegt sie sich?

Vervollständigen Sie mit Hilfe der Antworten auf diese Fragen langsam das Bild der Frau auf Ihrer inneren Leinwand, bis deren Aussehen, Stimmung und Eigenschaften ganz deutlich geworden sind. Lassen Sie Ihre innere Frau einer alltäglichen Aufgabe, einer Freizeitbeschäftigung oder einem Ritual nachgehen, damit Sie sehen können, wie sie sich bewegt und verhält.

Wenn Sie ihr möglichst viel Substanz und Wirklichkeit verliehen haben, bitten Sie sie, sich Ihnen zuzuwenden und zu nähern, so daß sie jetzt die ganze Leinwand ausfüllt. Bereiten Sie sich darauf vor, gleich eine wichtige Botschaft von ihr zu empfangen. Sie wird Ihnen sagen, wie es sich für sie anfühlt, mit Ihnen zu leben, in Ihrem Körper. Sie wird Ihnen auch erzählen, was sie von Ihnen braucht, um harmonischer mit Ihnen zusammenleben zu können.

Hören Sie ihr genau zu. Hat sie das Gefühl, daß Sie ihr erlauben, sich in Ihrem Leben auszudrücken, oder fühlt sie sich von Ihnen eingesperrt und versteckt? Hat sie das Gefühl, daß Sie ihr zuhören, oder fühlt sie sich ignoriert? Bekommt Sie von Ihnen Bestätigung?

Lassen Sie ihre Gefühle hochkommen. Lassen Sie sie weinen oder lachen, wenn sie möchte, und seien Sie selbst offen für alles, was sie sagt. Hören Sie vor allem hin, wenn sie Ihnen wichtige Vorschläge macht, wie Sie die Harmonie zwischen sich vertiefen können. Sie könnte zum Beispiel sagen: »Gestern warst du ärgerlich. Ich wollte dir sagen, daß sich hinter deinem Ärger Verletztheit verbarg. Aber du hast nicht auf mich gehört, weil du Angst hast, verletzlich zu sein. Wenn du deinen Schutzwall fallen läßt, kann ich dir näherkommen und dich heilen. Ich sehne mich danach, daß du auch mal weich und offen bist, weil ich dann in deinem Herzen leben und durch deine Augen schauen kann.«

Lassen Sie Ihre innere Frau bei diesem Dialog so lange sprechen, wie sie möchte. Sie können ihr auch weitere Fragen stellen, bis Sie das Gefühl

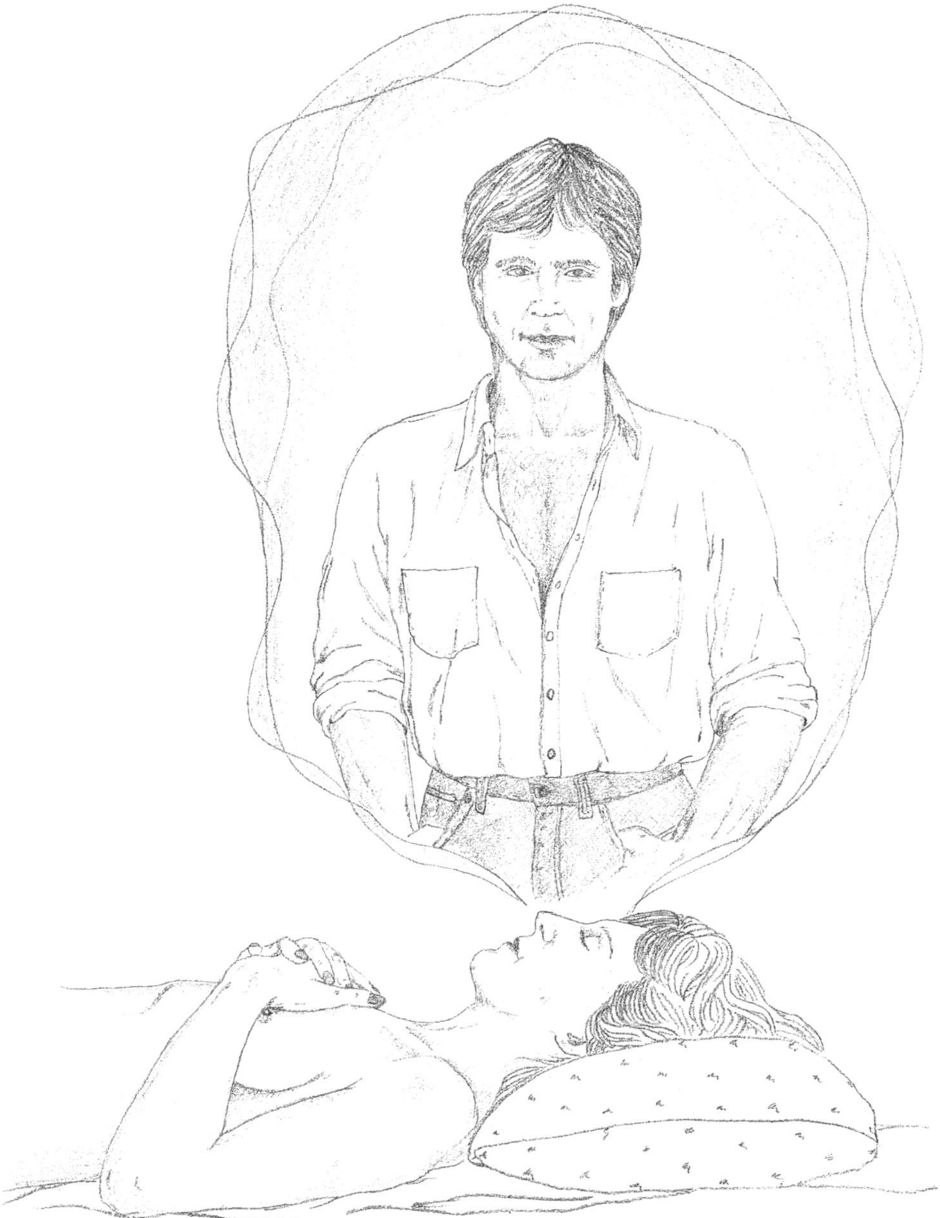

Was hat Ihr innerer Mann Ihnen zu sagen?

haben, daß sie sich ausführlich mitgeteilt hat und Sie die Antworten bekommen haben, die Sie von ihr wollten.

Wenn Sie beide zu Ende gekommen sind, bedanken Sie sich bei Ihrer inneren Frau und lassen sie langsam auf der Leinwand verblassen.

Dann legen Sie eine Pause ein. Stehen Sie auf, trinken Sie einen Schluck Tee, strecken Sie sich, und bewegen Sie sich im Raum. Machen Sie sich von dem Bild wieder ganz frei.

Wenn Sie damit fertig sind, legen Sie sich wieder hin, schließen Ihre Augen und atmen erneut tief und langsam. Wieder visualisieren Sie die leere Leinwand hinter Ihren Augenlidern. Lassen Sie Ihre Hände auf Ihrem Herzen ruhen, und bitten Sie Ihr höheres Selbst, Ihnen Ihren inneren Mann zu zeigen. Fügen Sie das Bild langsam zusammen. Stellen Sie sich die gleichen Fragen wie zu Ihrer inneren Frau: In welcher Kultur lebt er? In welcher Landschaft? Wie ist er angezogen? Wie sieht er aus? In welcher Stimmung ist er, und wie bewegt er sich?

Wenn Sie ihm soviel Gehalt wie möglich verliehen haben, soll er Sie anschauen und sich Ihnen nähern, bis er die ganze Leinwand ausfüllt. Bereiten Sie sich wieder auf seine Botschaft vor. Er wird Ihnen jetzt sagen, wie es für ihn ist, mit Ihnen zu leben, in Ihrem Körper. Er wird Ihnen sagen, was er braucht, um sich von Ihnen akzeptiert und verstanden zu fühlen.

Hören Sie seinen Mitteilungen aufmerksam zu. Hat er das Gefühl, daß Sie ihm erlauben, sich in Ihrem Leben auszudrücken? Hat er das Gefühl, daß Sie ihm zuhören, oder fühlt er sich ignoriert? Lauschen Sie seinen Vorschlägen genau, denn sie beruhen auf aufrichtig empfundenen Gefühlen und können Ihre Beziehung harmonischer gestalten. Was möchte er am liebsten von Ihnen bekommen?

Ihr innerer Mann könnte zum Beispiel sagen: »Weißt du, ich wünsche mir wirklich, daß du dich nicht mehr so billig verkaufst. Es macht mich einfach verrückt, wenn du Dinge tust, die du eigentlich gar nicht tun willst, nur um anderen zu gefallen, nur um des lieben Friedens willen. Wenn du mich in solchen Augenblicken doch nur rufen würdest! Ich könnte dir zu mehr Standhaftigkeit und Mut verhelfen!«

Hören Sie genau zu, was Ihr innerer Mann Ihnen sagt, und stellen Sie weitere Fragen, wenn Sie möchten. Beenden Sie die Begegnung, indem Sie sich bei Ihrem inneren Mann bedanken und sich mit einem Herz-zu-Herz-Gruß von ihm verabschieden. Lassen Sie sein Bild auf der Leinwand langsam verblassen. Beenden Sie die Übung mit einer Herz-zu-Herz-Begrüßung für sich selbst.

Hinweise

Seien Sie flexibel bei dieser Übung. Vielleicht sind Sie nicht der Mensch, der gut visualisieren kann. Sollte das der Fall sein, können Sie sich auch vor einen Spiegel setzen, Ihr Spiegelbild anschauen und darin die innere Frau und den inneren Mann sehen. Stellen Sie Ihrem Spiegelbild die Fragen, und antworten Sie, als wären Sie der innere Mann oder die innere Frau.

Vielleicht sehen Sie auch keine Filmleinwand vor Ihrem inneren Auge, sondern stellen fest, daß Sie die Bilder in eine abstrakte Leere projizieren. Es kann sein, daß Sie keine menschlichen Gestalten, sondern symbolische männliche und weibliche Tiere sehen, oder Sie empfinden männliche und weibliche Gefühle, ohne daß diese in einem konkreten Körper ablaufen. All diese Formen des inneren »Sehens« sind angemessen, solange Sie darüber mit Ihren männlichen und weiblichen Aspekten in Berührung kommen und für deren Botschaften offen bleiben.

Erhalten Sie klare Botschaften von Ihrem inneren Mann und Ihrer inneren Frau, sind Sie auf dem besten Wege, die Beziehung zwischen Ihren inneren Polen zu vertiefen. Wenn Sie keine deutlichen Antworten bekommen, sollten Sie keine Zeit damit verschwenden, darüber nachzugrübeln. Meine Grundregel lautet, mit dem Visualisieren so lange zu experimentieren, bis Sie sich ein klares Bild von Ihrem inneren Mann und Ihrer inneren Frau machen und die Botschaften hören können, die diese für Sie haben. Mit jeder Sitzung werden die Visionen und Antworten deutlicher werden.

Die Wirkung dieser Übung werden Sie daran feststellen, daß Ihnen diese innere Polarität im Alltagsleben bewußter wird. Sie werden im Laufe eines Tages in den verschiedensten Situationen wahrnehmen, daß Ihr innerer Mann oder Ihre innere Frau dabei anwesend ist. Sie werden auch deutlicher spüren, wenn Sie einen von beiden in bestimmten Situationen unterdrücken, in denen er spontan die Führung übernehmen könnte.

Das Yin-und-Yang-Spiel

Um die männlichen und die weiblichen Aspekte Ihres Wesens miteinander in Harmonie zu bringen, können Sie sich auf das Yin-und-Yang-Spiel einlassen, eines der beliebtesten Spiele in meinen Seminaren. Die Idee zu diesem Spiel kam mir, nachdem ich zehn wunderbare Tage mit Alan Watts, einem der ersten westlichen Menschen, der die östliche Philosophie bei uns bekannt machte, in Neu Mexiko umhergestreift war. Wir führten intensive Gespräche, spielten verrückte Spiele und führten heilige Rituale durch. Eines Tages sprach er über ein besonderes Element in Beziehungen, das diese für ihn so aufregend machte: die magische Kombination von ständigen Überraschungen und der Erfüllung unserer größten Träume. Aus dieser Idee entstand das folgende Spiel.

Das Spiel ist ganz einfach. Der eine Partner äußert seine Wünsche, und der andere sorgt dafür, daß diese Wünsche erfüllt werden. Dann werden die Rollen gewechselt.

Das Spiel kann mit Begriffen der alten orientalischen Vorstellung von Yin und Yang beschrieben werden – den Symbolen der sich ergänzenden Prinzipien von negativ und positiv, passiv und aktiv, weiblich und männlich. Der Yang-Partner äußert seine Wünsche, der Yin-Partner erfüllt sie, und dann wechseln Sie die Rollen. Beide müssen sich in einem harmonischen Fluß zwischen diesen beiden Polen hin- und herbewegen, sich von Yin zu Yang und wieder zurückbegeben, hin und her, her und hin.

Bei diesem Spiel lernen Sie, die Verantwortung für das zu übernehmen, was Sie wollen. Sie offenbaren Ihre Wünsche und Ihre kühnsten Phantasien und lassen sie wahr werden.

Beide Teilnehmer müssen erfinderisch, kreativ, provokativ, großzügig, risikofreudig, tollkühn und gleichzeitig offen, empfänglich und sensibel sein.

Sinn und Nutzen

Diese Übung ist die beste Möglichkeit, die ich entdecken konnte, in einer Partnerschaft Vertrauen und Intimität zu entwickeln, die wiederum den Rahmen für den Hohen Sex bilden. Mit dem Yin-und-Yang-Spiel lernen Liebende, sich wohltuend und heilsam aufeinander zu beziehen.

Ich nenne das Yin-und-Yang-Spiel auch manchmal »Wie gut kannst du's aushalten?«, denn es fordert Sie heraus, mehr Lust zu empfangen, als Sie sich bislang gegönnt haben, um das zu bitten, was – vor allem im Sex – schon immer Ihr Wunsch ist, und zu spüren, daß Sie für sich das Beste verdient haben. Durch das Wechseln und Vertauschen der Rollen werden Sie außerdem vertiefte Erfahrungen mit Ihren eigenen männlichen und weiblichen Eigenschaften machen. Mit diesem Spiel üben Sie sich auch darin, schnell und ohne Hemmungen zwischen beiden Rollen hin- und herzuwechseln.

Vorbereitungen

Dieses Spiel wird meistens von zwei Partnern – Freunden, Liebenden, Eheleuten – gespielt. Aber wenn Ihnen nach einem Abenteuer zumute ist, können Sie es auch zu dritt spielen. Die Erfahrung hat jedoch gezeigt, daß das Spiel mit mehr als drei Teilnehmern nicht funktioniert. Sie können in der Wohnung oder draußen spielen und auch ein romantisches Hotel oder ein tolles Restaurant aufsuchen – was immer Ihnen gefällt.

Legen Sie eine Zeit für das Yin-und-Yang-Spiel fest, und halten Sie sich daran. Am besten ist es, wenn Sie es achtundvierzig Stunden lang spielen, aber vierundzwanzig Stunden reichen auch. Sechs Stunden sind das Minimum.

Dann legen Sie die Zeit für jede der beiden Rollen fest. Nach meiner Erfahrung wirkt das Spiel am besten, wenn Sie die Zeit für beide Rollen gleich lang bemessen. Sie können aber auch in einem zwei bis drei Stunden-Rhythmus zwischen Yang- und Yin-Rolle hin- und herwechseln und damit bis zum Ende des Spiels fortfahren.

Die Übung

Als Einleitung zu diesem Spiel sollte jeder von Ihnen sich mit Papier und Stift an einen ruhigen Platz zurückziehen, um ein Drehbuch mit dem Titel »Mein schönster Tag im Himmel« oder »Was ich mir schon immer gewünscht habe, ohne es auszusprechen« zu entwerfen. Fertigen Sie eine vollständige Liste Ihrer Wünsche an, und berücksichtigen Sie auch die verrücktesten Ideen. Fahren Sie so lange fort, bis Ihnen wirklich nichts mehr einfällt. Seien Sie sich dabei aber darüber im klaren, daß manche Wünsche nicht zu realisieren sind. Trotzdem sollten Sie alles aufschreiben, was Ihnen einfällt, denn so bekommen Sie beide neue Anregungen, sich lustvolle Situationen auszudenken.

Dann schauen Sie sich Ihre Liste noch einmal an und ordnen Ihre Wünsche nach Prioritäten. Achten Sie dabei darauf, solchen Wünschen Vorrang zu geben, die Ihr Partner erfüllen kann.

Wenn Sie Ihre Liste fertig haben, treffen Sie sich mit Ihrem Partner im heiligen Raum. Tauschen Sie eine Herz-zu-Herz-Begrüßung aus. Legen Sie fest, wer zuerst Yang- und wer zuerst Yin-Partner ist. Dann lesen Sie sich gegenseitig Ihre Listen vor und besprechen sie. Aufgabe des Yin-Partners ist es, die Wünsche des Yang-Partners zu erfüllen; anschließend werden Sie die Rollen wechseln.

Die Durchführung dieser Übung hängt größtenteils von den Wünschen ab, die Sie auf Ihrer Liste stehen haben. Lassen Sie uns zum Beispiel annehmen, daß Sie sich als Yang-Partner eine Szenerie wünschen, die Ihr Selbstvertrauen stärkt und Ihnen das Gefühl gibt, ein edler, kultivierter Mensch zu sein. Sie stellen folgende Forderungen an den Yin-Partner:

»Wenn du mit mir sprichst, sollst du jeden deiner Sätze mit einem Kompliment an mich beenden, wie zum Beispiel: ›Reich mir bitte das Salz, o du Schöne und Weise!‹«

»Ich gehe jetzt schlafen und möchte, daß du mir meine Lieblingsgedichte oder -erzählungen vorliest. Lies sie genuß- und stilvoll vor. Stelle sie mir dar. Schaue mich zwischendurch immer wieder an.«

»Wenn ich aufwache, möchte ich von dir das Frühstück im Bett serviert bekommen – ein Frühstück für zwei mit Mousse au Chocolat, Croissants, Wiener Kaffee und einer Blume und einem Gedicht auf dem Tablett.«

Oder lassen Sie uns annehmen, daß Sie sich nach einer luxuriösen Atmosphäre sehnen, nach einer heißen Liebesgeschichte, nach Flitterwochen oder dem Gefühl, ein aufregendes und verbotenes Terrain zu betreten. Dann könnten Sie Ihren Partner bitten:

»Ich möchte nackt vor dem Kamin liegen, während du mich über und über mit Blumen und Geldscheinen bedeckst. Stell dich über mich, und laß die Blumen und Scheine so lange auf mich herabregnen, bis mein Körper ganz damit bedeckt ist.«

»Ich möchte einfach nur hier liegen und mindestens eine Stunde lang von dir geschmust werden. Ich möchte fünf Jahre alt sein – unschuldig, albern, verwöhnt, laut, unberechenbar – und bedingungslos akzeptiert werden. Berühre mein Herz, und sage mir, daß du mich liebst. Halt mich fest in deinen Armen. Atme gemeinsam mit mir. Ich möchte mich in deinen Armen ganz entspannen.«

Das Spiel bietet endlose Möglichkeiten für sinnliche Freuden:

»Küsse zwanzig Minuten lang meine linke Brustwarze.«

»Verführe mich unter dem Küchentisch.«

»Sei meine heilige Hure, und entkleide dich für mich.«

Dieses Spiel hilft Ihnen, auf vielfältige Weise miteinander intim zu sein, ohne sexuellen Kontakt zu haben. Sie sind nicht verpflichtet, mit Ihrem Partner ins Bett zu gehen oder sonst etwas zu tun, das Ihnen nicht gefällt – auch dann nicht, wenn Sie die Yin-Rolle spielen und den Wünschen des anderen nachkommen sollen.

Hinweise für den Yang-Partner

Fangen Sie damit an, die volle Verantwortung dafür zu übernehmen, daß Ihre Wünsche und Phantasien wahr werden. Heute sind Sie König oder Königin und haben das Recht, alles zu verlangen, was Sie sich wünschen, jede Phantasie Wirklichkeit werden zu lassen. Seien Sie wagemutig, erfinderisch und kreativ, und gehen Sie über die Grenzen des Gewohnten hinaus. Sie lernen ein Gespür dafür zu entwickeln, was Sie mögen, wie Sie es mögen und wieviel Sie davon annehmen können. Sie lernen, mehr Lust zu empfangen.

Stellen Sie als Yang-Spieler Ihrem Yin-Partner keine Aufgaben, die ihm unangenehm sind oder als Strafe empfunden werden könnten, wie zum Beispiel Hausarbeit. Das wäre ein Machtmißbrauch – Sie sind jedoch ein gütiger Monarch. Eine weise Königin weiß auch Dienerin zu sein. Entwerfen Sie eine Szenerie, die Ihnen beiden Spaß macht.

Ihr Yin-Partner wird zweifellos mit den Unsicherheiten konfrontiert werden, die mit seiner Rolle einhergehen, und sich fragen, ob er das Richtige tut. In solchen Augenblicken kann Yin leicht energielos und mißmutig werden und sich leer und müde fühlen. Empfangen Sie als weiser Yang nicht einfach still und stumm. Lassen sie Ihren Partner lobend wissen, wenn Sie sich gut fühlen, damit die Lust, die Sie empfangen, auch auf ihn zurückwirkt und ihm Energie gibt.

Zeigen Sie als Yang-Partner Mitgefühl und Großzügigkeit. Wenn Sie denken, daß dem Yin-Partner die Rolle gefällt, die Sie für ihn entworfen haben, kann die Gefahr bestehen, daß Sie gierig werden, mehr und mehr von Yin fordern, ihn antreiben und behaupten:

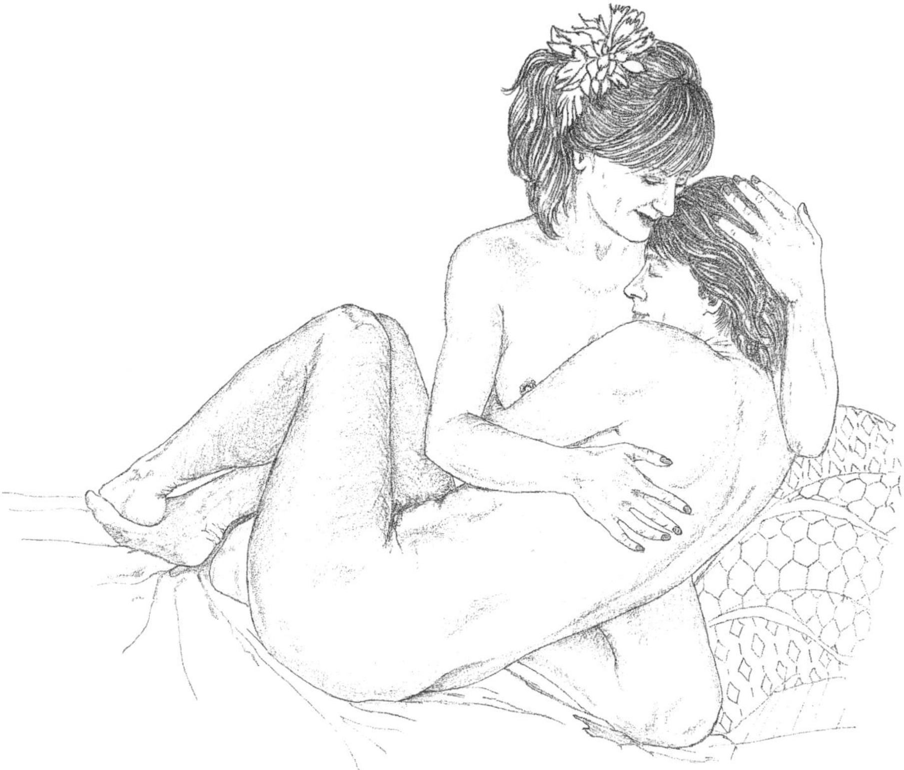

»Ich möchte fünf Jahre alt sein und eine Stunde lang kuscheln. Halte mich fest in deinen Armen, und sage mir, daß du mich liebst.«

»Das mußt du für mich tun!« Dann kann Yin sich ausgenutzt fühlen und den Spaß an dem Spiel verlieren.

Ein guter Yang-Partner zu sein ist eine besondere Kunst und erfordert, daß Sie Yin gegenüber offen und wach sind. Erbitten Sie nur soviel, wie Ihr Gönner Ihnen in jedem Augenblick mit Freuden geben kann. Erfinden Sie Aufgaben, die Yin gefallen, weil sie seinem Wesen entsprechen. Wenn Yin nie gern gekocht hat, sollten Sie lieber in ein erstklassiges Restaurant gehen, statt sich zu Hause ein besonderes Mahl zu bestellen. Und geben Sie nicht nur Anweisungen. Wenn Yin ein kreativer Mensch ist, können Sie zum Beispiel sagen: »Ich möchte mir gar nicht alles selbst ausdenken. Warum planst du nicht eine Überraschung für mich und nimmst alles in die Hand?« Auch das ist Ihr Privileg als Yang.

Hinweise für den Yin-Partner

Als Yin sind Sie der Gebende, der Zugewandte, der Yang hilft, seine Wünsche zu realisieren. Sie haben die Gelegenheit, sich in einer Haltung zu üben, die für eine kreative Beziehung ganz wesentlich ist – nämlich die Überwindung von Selbstüberheblichkeit, die sich in Einstellungen äußert wie: »Ich weiß es sowieso besser« und »Wir müssen es nach meinen Vorschlägen tun«. Das bedeutet, daß Sie bereit sind, Ihr »Ich« zum Wohle Ihres Partners beiseite zu lassen. Für die verabredete Zeit ist der andere wichtiger als Sie. Denken Sie an die bedingungslose Akzeptanz, die eine Mutter ihrem kleinen Kind entgegenbringt, oder die Hingabe eines Schülers an seinen spirituellen Lehrer. In beiden Fällen ist die erhöhte Fähigkeit vorhanden, zuzuhören und für den anderen da und offen zu sein.

Als Yin-Partner üben Sie sich in der Kunst, vom Nein auf das Ja umzuschwenken. Manche von uns haben gelernt, daß es sicherer und angenehmer ist, nein zu sagen. Nein-Sagen gibt uns das Gefühl, Kontrolle sowie Macht und Freiheit zu haben. Es ist ein notwendiger Schritt in der Evolution des Ego bei seiner Reifung zum Erwachsenen – zu einer starken, ausgeprägten, unabhängigen Persönlichkeit, die ihren eigenen freien Willen hat. Aber das Nein-Sagen kann auch die Angst davor ausdrükken, sich in neue, unbekannte und riskante Situationen vorzuwagen, die uns mit unserer starren Haltung dem Leben gegenüber konfrontieren. Dann wird es zu einer negativen Gewohnheit, mit der Sie sich daran hindern, die Mysterien und Freuden zu erforschen, die jenseits Ihrer augenblicklichen Grenzen verborgen liegen.

Durch Ja-Sagen öffnen Sie sich für neue Herausforderungen. Sie sind bereit zu handeln, ohne Ihrem Partner Ihre eigenen Vorlieben und Abneigungen aufzudrängen, und auf diese Weise entdecken Sie jene kostbaren Momente, in denen Sie sich »egolos« oder transparent fühlen.

Die Yin-Rolle bedeutet jedoch nicht, daß Sie auch gegen Ihre eigenen Neigungen alles tun müssen, was der andere von Ihnen verlangt. Dies ist kein Herr-und-Knecht-Spiel! Die Symbole von Yin und Yang repräsentieren Gegensätze, die sich in Wirklichkeit ergänzen; es geht also nicht darum, sich zu unterwerfen und seine Selbstachtung zu verlieren.

Als Yin üben Sie sich in der Kunst der echten Hingabe an Yang. Das bedeutet, in den unterschiedlichsten Situationen ja zu sagen, um mit dem weiblichen Prinzip in sich eng in Berührung zu kommen. Wenn aber Sie das Gefühl haben, daß Yangs Forderungen Ihnen unangenehm sind, daß Sie davon überfordert sind oder sie falsch finden, sollten Sie sich höflich und mit Humor, Liebe und Respekt widersetzen. Sie können dann sagen: »Liebster, ich sehe mich außerstande, diesen Anweisungen nachzukommen. Könntest du deinen Wunsch bitte ändern?« Dann fahren Sie mit dem Spiel

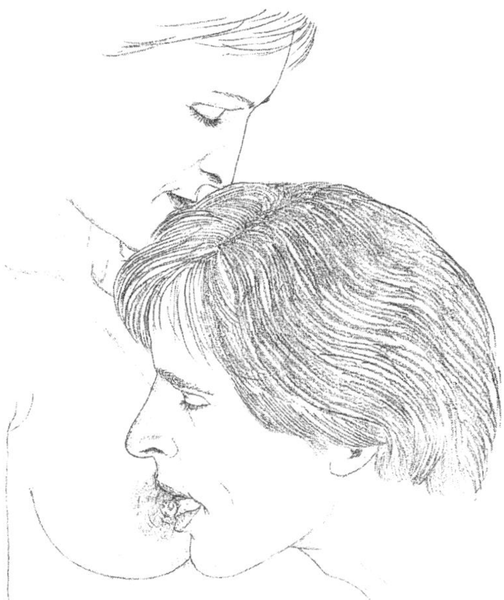

Als Yin üben Sie sich in der Kunst, sich Yang hinzugeben.

fort, beobachten sich weiter selbst und bleiben offen füreinander. Nachdem jeder Partner beide Rollen gespielt hat, beenden Sie die Übung mit einer Herz-zu-Herz-Begrüßung.

Verabschieden Sie sich für etwa eine Stunde voneinander, und führen Sie sich den Ablauf des Spiels noch einmal vor Augen. Dann treffen Sie sich wieder im heiligen Raum und stellen und beantworten sich gegenseitig die folgenden Fragen:

- Wie sahen Ihre Erwartungen aus, bevor Sie anfingen? Beschreiben Sie, inwiefern das Spiel Ihren Phantasien entsprach und wo es sie nicht erfüllte.
- Was war der schwierigste Augenblick für Sie? Können Sie beschreiben, welche energetischen Empfindungen Sie in diesem Augenblick in Ihrem Körper wahrnahmen? (Um dieses Thema für sich abzuschließen, können Sie sich sagen: »Ich bin bereit, die Verantwortung für das, was geschehen ist, zu übernehmen und die Schwierigkeiten, auf die ich gestoßen bin, als Gelegenheit zu nutzen, etwas über mich zu lernen.«)
- Was war der schönste Augenblick für Sie? Haben Sie sich so auch schon in anderen Situationen gefühlt? Beschreiben Sie, welche Gedanken, Bilder und Körperempfindungen dabei hochkamen. Fragen Sie sich: »Habe ich die Gelegenheit voll für mich genutzt, oder habe ich mich zurückgehalten?«
- Was haben Sie gelernt, und wie können Sie es im Alltag anwenden und in Ihre Beziehung integrieren?

Wenn Sie antworten, gehen Sie auf jede Frage drei bis fünf Minuten lang so genau wie möglich ein, und führen Sie Beispiele aus dem Spiel an. Als Zuhörer lauschen Sie dem anderen, ohne ihn zu unterbrechen. Wenden Sie sich Ihrem Partner aufmerksam zu. Sprechen Sie nur, wenn Sie ihn nicht verstanden haben und zwecks Klärung nachfragen müssen.

Mit diesen Fragen sollen Sie herausfinden, wie wohl Sie sich mit den beiden Polen von Yin und Yang und mit dem Hin- und Herwechseln zwischen beiden Rollen gefühlt haben. Durch dieses Feedback können Sie Einsichten gewinnen, mit deren Hilfe Sie diese beiden Seiten in sich ausbalancieren können. Wenn Sie die beiden Pole mit dieser neuen Wachheit in Harmonie bringen, erweitern Sie auch Ihr Rollenspektrum beim Liebesspiel, und Ihre Erotik wird abwechslungsreicher, kreativer und freier.

Bedanken Sie sich gegenseitig für alles, was Sie gelernt haben. Spüren Sie in Ihrem Herzen nach, ob Sie sich gegenseitig die Situationen verzeihen können, in denen Sie beim Spiel zu kurz gekommen sind. Beenden Sie die Übung mit einer Herz-zu-Herz-Begrüßung und einer Verschmelzungsumarmung.

Hinweise

Je unbelasteter und spontaner Sie sind, desto besser. Achten Sie darauf, daß Sie den Ablauf des Spiels vorher besprechen, sonst könnte es sein, daß Zeitplanung, Schauplatz und die Art von Zuwendung, die der andere Ihnen gibt, nicht Ihren Wünschen entsprechen.

Manchen Menschen kommt es entgegen, wenn sie außerhalb ihrer gewohnten häuslichen Umgebung spielen. Ohne den gewohnten Rahmen müssen sie alles improvisieren, wie Schauspieler, die ohne Drehbuch oder Requisiten arbeiten.

Sie können das Spiel auch als Gelegenheit nutzen, Übungen aus diesem Buch zu machen. Stellen Sie die Elemente für den Abend vorher zusammen, aber seien Sie auch bereit, Ihren Plan fallenzulassen, falls sich spontan etwas anderes ergibt.

Die Grundregeln sind als Hilfe für Sie gedacht, mehr über Ihre eigene Person herauszufinden.

Einige Teilnehmer berichten, es würde sie verwirren, nicht zu wissen, welche Gefühle man von ihnen bei diesem Spiel erwartet. Diese Verwirrung ist meistens ein Zeichen dafür, daß Sie Widerstände gegen das Geschehen haben. Sie sollten sich dann fragen: »Möchte ich, daß die Dinge anders laufen? Bin ich bereit, mich für Veränderungen einzusetzen und meine Bedürfnisse klar auszudrücken?« Niemand kann Ihnen sagen, welche Gefühle von Ihnen »erwartet« werden. Das hängt von Ihnen ab. Es gibt kein »richtig« und kein »falsch«.

Sorgen Sie auf jeden Fall dafür, daß Sie die Rollen zur vereinbarten Zeit tauschen, und widerstehen Sie der Versuchung, an der Rolle festzuhalten, in der Sie sich wohl fühlen. Viele Frauen finden es zum Beispiel leichter, Yin zu sein und zu geben, schrecken aber vor der Yang-Rolle zurück.

Nehmen wir zum Beispiel Christina. »Ich habe mich als Yin sehr wohl gefühlt«, sagte sie, nachdem sie dieses Spiel in einem meiner Seminare gemacht hatte. »Ich trat die Rolle einfach mit meiner üblichen Haltung Männern gegenüber an: ›Ich mache alles, was du willst, solange es nicht weh tut.‹ Aber später konnte ich nicht einschlafen, weil mich der Gedanke entsetzte, am nächsten Morgen Yang spielen zu müssen. Mir wurde klar, daß ich mir bis zu diesem Augenblick niemals irgendeine Phantasie erlaubt hatte, bei der es darum ging, mich total fallenzulassen. Schließlich bat ich um eine kurze Massage und ein Frühstück im Bett, und das war's dann auch schon. Ich konnte einfach nicht um mehr bitten.«

Für Christina war das eine gute Lehre: »Mir wurde etwas bewußt, das ich vorher nie bemerkt hatte: Mein ganzes Leben lang hatte ich mir nie erlaubt, um das zu bitten, was ich haben wollte, sondern hatte immer nur gegeben. Von jetzt an war mir klar, daß ich in jeder Hinsicht das Recht habe, Dinge in meinem Leben zu erbitten, einen Mann um das zu fragen, was ich haben will. Und mir wurde zum ersten Mal bewußt, *was* ich haben will – einen tantrischen Partner, mit dem ich Hohen Sex leben kann. Ich will einen Austausch mit jemandem, nicht nur Hingabe von meiner Seite.«

Im folgenden Bericht von Paula, einer Lehrerin Mitte Dreißig, der es gelang, eine Situation positiv umzuwandeln, in der sie sich als Yin nicht in der Lage fühlte, den Forderungen ihres Yang-Partners Adam, eines Börsenmaklers im Ruhestand, nachzukommen:

»Adam spielte zuerst die Yang-Rolle, und ich war Yin. Er wollte an den Strand fahren. Sobald wir den Wagen geparkt hatten, begann Adam mich abzuknutschen wie ein Teenager und war dabei sehr grob. Es fühlte sich billig an und gefiel mir überhaupt nicht. Ich dachte: ›Oh Gott, muß ich das mitmachen? Muß ich als Yin alles erdulden, was Yang tun möchte?‹

Ich wartete noch ab und versuchte, meine Rolle etwas länger durchzuhalten, aber mein ganzer Körper rebellierte. Ich beschloß, meine Gefühle ehrlich mitzuteilen. Ich sagte: ›Hör mal, Adam, das fühlt sich für mich einfach nicht gut an. Ich mache dabei dicht. Möchtest du das wirklich?‹ Er schaute mich an und sagte: ›Nein, nein, das will ich nicht. Warum übernimmst du nicht als erste die Yang-Rolle?‹

Wenn das Herz vor Liebe überfließt, gibt es darin keinen Raum für Angst, Zweifel oder Zaudern. Und dieser Mangel an Angst ermöglicht den Tanz. Wenn jeder Partner so vollkommen liebt, daß er vergißt, sich zu fragen, ob er wieder geliebt wird, wenn er nur weiß, daß er liebt und sich zur Musik bewegt – dann und nur dann können zwei Menschen in vollkommener Harmonie nach dem selben Rhythmus tanzen.

Ann Morrow Lindbergh
Muscheln in meiner Hand

Wir fuhren also zum Haus zurück. Ich zündete eine Kerze an und stellte sie zwischen uns. Wir entspannten uns und schauten uns an. Dann sagte ich: ›Ich möchte mich auf der höchsten Ebene, die uns möglich ist, mit dir verbinden.‹ Adam drehte sich um hundertachtzig Grad. Er nahm mich und meine

Gefühle jetzt wirklich wahr. Wir sprachen stundenlang zusammen, teilten uns unsere Hoffnungen und Ängste in Hinsicht auf unser gemeinsames Wachsen mit, redeten über unsere Zukunft und unsere Ziele. Es war erstaunlich. Ich traf auf eine Tiefe und eine Schönheit bei ihm, die ich nie zuvor gesehen hatte, und später gingen wir zu einem Liebesspiel über, das die reine Lust war. Jetzt stimmte der Zeitpunkt für den körperlichen Kontakt, den er schon früher gewollt hatte, weil wir uns jetzt auf einer tiefen Ebene vertrauten und übereinstimmten. Es war wirklich eine tolle Erfahrung.«

Adam war als Yang offen dafür, sich spontan in die Yin-Rolle zu begeben, um die Kommunikation mit Paula fortführen zu können.

Für einen weiteren Teilnehmer, David, wuchsen bei diesem Spiel die Möglichkeiten, die ihm die Yang-Rolle bot, während er zugleich die Freuden des Yin-Daseins entdeckte. »Meine Geliebte führte ein Ritual durch, um meinen Penis zu schmücken und ihn als meinen Vajra, mein Machtzepter, zu ehren«, erinnert er sich. »Ich wurde sehr erregt und sehnte mich nach einer schnellen Penetration und Spannungsabfuhr. Ich dachte, daß ich, wenn ich mich jetzt nicht ranhielte und käme, kein Mann sei. Sie spürte meine Absichten und begann, mich an Perineum und Anus zu streicheln und das Kreuzbein und die Wirbelsäule hinauf zu streicheln bis zum Scheitel. Der sexuelle Drang klang ab und damit auch dieses schwere Ziehen in meinen Genitalien. Ich legte mich hin und entspannte mich, während meine Geliebte nackt über mir tanzte. Während ich tief atmete und sie anschaute, hatte ich plötzlich das Gefühl, mich ganz tief zu öffnen und ebenfalls eine Vagina zu besitzen. In diesem Augenblick breitete sich die Energie in meinem ganzen Körper aus und begann zu vibrieren. Es war total lustvoll zu spüren, daß ich als Yang auch vollkommen Yin, daß ich zugleich männlich und weiblich sein konnte. Es ist ein wunderbares Gefühl, daß ich jetzt meine Yin-Seite, meine innere Frau, mit meiner Geliebten leben kann, ohne daß es bedrohlich für mich ist. Das bringt uns näher zusammen.«

Ich hoffe, diese wenigen Beispiele sind für Sie eine Anregung, sich von ganzem Herzen auf das Yin-und-Yang-Spiel einzulassen.

Die ekstatische Reaktion wecken – erregt sein und zugleich entspannt bleiben

Auch wenn es Ihnen nicht bewußt ist, können Sie beim Liebesspiel bereits einmal einen nichtgenitalen Orgasmus erlebt haben. Dale, ein Lehrer aus San Diego, gab dafür ein schönes Beispiel, als er uns einen solchen ekstatischen Zustand beschrieb. »Kürzlich habe ich mich in eine schöne Frau, eine meiner Studentinnen, verliebt«, sagte er. »Die moralischen Grundsätze für unser Unterrichten sind sehr streng – man geht mit seinen Studentinnen nicht ins Bett. Trotzdem war ich total verliebt. Ich hatte das Gefühl: ›Das ist wirklich Liebe!‹ Schließlich gingen wir in meine Wohnung und gestanden uns ein, daß wir uns sehr zueinander hingezogen fühlten. Wir lagen auf meinem Bett. Ich war total erregt, aber wir kamen überein, nicht miteinander zu schlafen. So hielten wir uns in den Armen, entspannten uns und genossen die Wärme und die Nähe unseres Zusammenseins. Nach einiger Zeit schien es, als ob Herzschlag, Atmung, Puls, Bewegungen und Rhythmen bei uns beiden mühelos synchron wurden. Manchmal lösten sich die Grenzen zwischen unseren Körpern einfach auf, und wir hatten das Gefühl, ein einziges zeitloses Wesen zu sein. Dann wieder schauten wir uns in die Augen, spürten den Aufruhr der Erregung und begannen am ganzen Körper zu zittern und zu beben. Wir spürten, wie diese köstliche elektrische Energie uns durchströmte und bis zum Überfließen erfüllte. So lagen wir die ganze Nacht zusammen, streichelten uns, küßten uns, lächelten und fielen wieder in diesen stillen Zustand von lichterfülltem Einssein. Wir hatten keinen sexuellen Verkehr, und trotzdem war das für mich die tiefste Erfahrung ekstatischer Liebe, die ich jemals gemacht habe.«

Später, als er sich fragte, was da eigentlich geschehen war, sagte er: »Das ist ganz einfach. Wenn deine Energie sehr hoch ist und du dich entspannst, kann die energetische Aufladung sich vom Zentrum bis zu den Grenzen des Körpers und sogar darüber hinaus in wellenförmigen Bewegungen ausbreiten. Das verleiht dir das Gefühl, mit allem eins zu sein – mit dem Atem deiner Liebsten, ihrem Duft, mit deiner ganzen Umgebung.«

Dieses Kapitel soll Ihnen helfen, orgastische Empfindungen zu erleben, die nicht auf die Genitalien beschränkt sind. Im Hohen Sex tritt an die Stelle des üblichen Hungers nach der scharfen, intensiven Lust des genitalen Orgasmus die Entdeckung, wie beglükkend ein ausgedehnterer Orgasmus ist. Die körperliche Anspannung und der Streß einer bewegungsintensiven genitalen Sexualität wird ersetzt durch ein tiefes Gefühl von Entspannung, das es

---

Wir sind stark – vielleicht instinktiv – darauf konditioniert, die Energie genital auszudrücken, wenn sie sich »sexuell« äußert. Aber aus einer anderen Perspektive betrachtet ist das, was wir sexuelle Energie nennen, in Wirklichkeit eine Frage der Aufmerksamkeit. Wenn wir unsere Aufmerksamkeit von der genitalen Dynamik lösen und für die Energie wach bleiben, beginnt etwas anderes sich zu entfalten.

Richard Moss
Der schwarze Schmetterling

---

den orgastischen Empfindungen ermöglicht, durch den ganzen Körper zu rieseln. Das ist eines der grundlegenden Geheimnisse im Hohen Sex: die Kunst, im Zustand hoher Erregung entspannt zu bleiben und dadurch die verschiedensten Formen des nichtgenitalen Orgasmus zu erleben.

Diese Fähigkeit oder Kunst ist der Schlüssel zum Erwecken der ekstatischen Reaktion. Das ist es, was die tantrischen Liebenden aus alten Zeiten meinten, wenn sie sagten: »Bleibe beim anfänglichen Feuer, und vermeide die Asche des Endes.« Sie wußten, daß sie zur Ekstase gelangen, wenn sie sich in das »Feuer« der Erregung hineinentspannen und ihre Energie nicht verbrennen, indem sie sie aus dem Körper schleudern, woraufhin ihnen dann nur noch die »Asche« der Leidenschaft bleibt.

Das Wort *Ekstase* bedeutet wörtlich, »aus der Stagnation herausgerufen werden«, das Gefühl, über die tägliche Routine hinausgehoben zu werden. *Ekstase* stammt von der lateinischen Wortwurzel *ex-stasis*, »außer sich sein«, eine Redewendung, die sich bei uns in Ausdrücken wie »ich bin außer mir vor Freude« wiederfindet. Das heißt, wir sind von starken Emotionen oder Energien so erfüllt, daß der Körper sie nicht halten und der rationale Verstand sie nicht erfassen kann. Eine lebenssprühende Energie fließt über, und wir gelangen in andere Dimensionen, in denen unser Geist, der durch ein außergewöhnliches Ereignis von großer Intensität – ein Kind gebären, sich leidenschaftlich lieben, dem Tod gegenüberstehen – befreit wurde, sich weit über die gewöhnlichen Grenzen unserer Wahrnehmung und unseres Bewußtseins erhebt.

Die meisten Menschen glauben, daß Ekstase ein überraschendes Erlebnis ist, zu dem es nur selten und durch Zufall kommt – als Ergebnis willkürlicher Umstände, die nicht bewußt wiederhergestellt werden können. Oder sie betrachten Ekstase als einen mystischen Zustand, der nur durch extreme

Anstrengungen erreicht werden kann und Asketen vorbehalten ist, die irdischen Gelüsten entsagen und Körper und Geist über Jahre hinweg rigoros trainieren, um ein Fünkchen vom »Jenseits« zu erhaschen. Nichts davon ist wahr.

Abraham Maslow, der Begründer der humanistischen Psychologie, entdeckte in den sechziger Jahren, daß fast alle Menschen zu irgendeinem Zeitpunkt ihres Lebens Gipfelerfahrungen machen, die zutiefst beglükkende und ekstatische Zustände einschließen – und auch Erlebnisse mit Hohem Sex. Wir alle haben das Potential, die Freuden und Ekstasen eines erweiterten Orgasmus zu erleben. Das Ziel dieses Kapitels besteht darin, die Bedingungen herzustellen, die Ihnen diese Erfahrung ermöglichen – hauptsächlich durch das Wecken der ekstatischen Reaktion. Das erfordert zwar eine gewisse Übung, aber anders als bei traditionellen asketischen Methoden ist dafür weder die Entsagung von »irdischen Gelüsten« noch eine jahrelange strenge Disziplin erforderlich.

Die ekstatische Reaktion und der Orgasmus

Die ekstatische Reaktion kann am besten im Vergleich zum genitalen Orgasmus verstanden werden – der Reaktion des Körpers auf dem Höhepunkt sexueller Erregung. Der genitale Orgasmus verläuft in zwei grundlegenden Phasen. Zunächst werden Sie sexuell erregt. Das ist ein willkürlicher Prozeß, der oft als »Vorspiel« bezeichnet wird und bei dem Ihre Erregung aktiv geweckt wird. Dann kommt es früher oder später zu einem Wendepunkt, an dem der Körper beginnt, unwillkürlich zu reagieren, und kurz vor dem Höhepunkt entgleitet die Erregung plötzlich abrupt Ihrer Kontrolle. Eine innere Schranke fällt und setzt eine Flut von Empfindungen frei, die den Körper für etwa zwölf Sekunden bis hin zu vier Minuten durchströmen.

Nach diesem orgastischen Modell werden Sie in diesem Kapitel zunächst vorgehen – allerdings ohne unmittelbaren sexuellen Kontext. Sie werden lernen, sich durch intensives Atmen in Verbindung mit bestimmten Körperbewegungen zu erregen und damit die Vibrationen hervorzurufen, die auch mit dem orgastischen Reflex im Sex einhergehen. Wenn Sie dann einen Zustand hoher energetischer Erregung erreicht haben, wird der Körper anfangen, aus eigenem Antrieb zu reagieren, und Sie werden die gleichen »Strömungsempfindungen« erleben, die auch den Orgasmus begleiten. Die ekstatische Reaktion setzt ein, wenn die Empfindungen, die Sie willkürlich hervorrufen, sich in unwillkürliche Gefühlssensationen verwandeln und die bewußt herbeigeführte Erregung in ein spontanes Strömen übergeht.

Der Körper fungiert als eine natürliche Leitung für diese Strömungsempfindungen. Er besteht zu neunzig Prozent aus Wasser und anderen Flüssigkeiten, das bedeutet, daß Empfindungen, Gefühle, Emotionen und Energien sich nicht nur in einem bildlichen Sinn, sondern ganz real als Fluten und Wellen, als Rieseln und Pulsieren durch die Ströme und Flüsse des Körpers bewegen. Diese Vibrationen sind ein Schlüssel zu unserer Lebendigkeit. Dr. Alexander Lowen, der Begründer der Bioenergetik, sagt, daß sich ein gesunder Körper, ob schlafend oder wach, kontinuierlich im Zustand der Vibration befindet. Solche Vibrationen sind von unterschiedlicher Intensität und Schwingungsfrequenz. Sie findet sich auf der Zellebene, wo jede Zelle sich rhythmisch zusammenzieht und ausdehnt, während sie Nahrungsstoffe durch das Blut erhält und diese umwandelt und verteilt, ebenso wie in unseren Organen wie Lunge, Herz und Darm, die ständig pulsieren. Wenn es zu starken Körpervibrationen kommt – das heißt, wenn diese durch heftige Erregung oder Gefühlsbewegung intensiviert werden –, rufen sie in uns Freude, Vitalität und Ekstase hervor.

Im Hohen Sex suchen Sie diese Vibrationen zu erzeugen. Die folgenden Übungen sollen helfen, Vibrationen durch den Körper zu leiten, zunächst mit willkürlichem Nachdruck und dann zunehmend subtiler, bis der Körper von selbst zu strömen beginnt. Wenn all die verschiedenen Körperteile – Knie, Becken, Hals und Kopf – harmonisch zusammenschwingen, kommt es zu einem kontinuierlichen Strömen. Sind jedoch Muskelverspannungen vorhanden, wird der Energiefluß an den Spannungspunkten unterbrochen. Wilhelm Reich war der erste westliche Wissenschaftler, der die Tatsache demonstrierte, daß dieser Empfindungsfluß reibungsloser verläuft, wenn die Verspannungen im Körper aufgelöst werden; ein Phänomen, das er als »Strömungen« bezeichnete.

Nach der östlichen Philosophie des Kundalini-Yoga schläft die Lebensenergie am unteren Ende der Wirbelsäule und wird durch den Körper aufwärts bis zum Gehirn kanalisiert. Lee Sanella, eine amerikanische Ärztin und Autorin, die ausgedehnte Forschungen zum Erwecken der Kundalinienergie betrieben hat, versichert, daß ihr Aufstieg durch den Körper einen interessanten und sehr positiven Nebeneffekt hat: Er bewirkt, daß das zentrale Nervensystem Streß abgibt. Wenn die Energie im Körper aufsteigt, trifft sie auf Blockaden in Form von gepanzerten oder verspannten Muskeln und Gewebestellen. Ähnlich wie elektrischer Strom erzeugt die Reibung, die durch den Widerstand der Panzerung gegen die aufsteigende Energie entsteht, Hitze, und diese verbrennt die Spannungen, reinigt die Kanäle und öffnet damit den Weg für einen freieren Energie- oder Strömungsfluß. Wenn sich Blockaden auflösen, kommt es zu einem ganz feinen Umschwung, und Sie können spüren, daß die Strömungsempfindungen intensiver werden, wobei sie zuerst von den Füßen zum Kopf und dann von dort durch den Körper zurück zu den Füßen laufen. Wenn Sie dieses Strömen – durch Herz, Nabel und Genitalien – wahrnehmen können, ohne einzugreifen, dehnt es sich zu einer Art Unterströmung aus, die Sie über die Grenzen des physischen Körpers hinausträgt. Diesen Vorgang nenne ich die ekstatische Reaktion. Sie besteht in einem Gefühl von intensiver Freude, von Reinigung und Entspannung.

Bei den folgenden Übungen werden Sie diesen Reinigungsprozeß erleben, indem Sie eine energetische Aufladung erzeugen und zulassen, daß diese körperliche Blockaden auflöst. Je mehr Blockaden Sie auflösen, desto größer wird die Möglichkeit, Ekstase als ein Ganzkörperphänomen zu erfahren. Diese Übungen mögen einfach aussehen, und in gewisser Weise sind sie das auch. Aber der äußere Anschein trügt. Sie bekommen hochwirksame Mittel in die Hand, Blockaden aufzulösen und den Energiefluß zu verstärken. Mehrere tiefe Gewebemassagen wären erforderlich, um die gleiche Wirkung zu erzielen. Diese vier Übungen sind außerordentlich wichtig, denn Sie lernen damit, die inneren Empfindungen Ihres Körpers wahrzunehmen, hervorzurufen und zu lenken, die Sie zur Erfahrung von Ekstase führen. Führen Sie diese Übungen gleichzeitig mit Ihrem Partner im selben Raum aus.

Schütteln und lockern

In der ersten Übung experimentieren Sie damit, willkürlich schüttelnde und zitternde Empfindungen hervorzurufen, die den Körper von Spannungen reinigen und ihn auf die nächste Übung, den Strömungsprozeß, vorbereiten.

Sinn und Nutzen

Die Übung wird Ihnen helfen, bewußt Wärme, Lebendigkeit und kribbelnde Empfindungen in Körperbereichen zu wecken, die bis jetzt relativ empfindungslos waren.

Vorbereitungen

Richten Sie den heiligen Raum her.

Sorgen Sie dafür, daß es warm ist, damit Sie leicht bekleidet oder nackt üben können. Es ist wichtig, daß Sie genügend Platz haben, um sich ungehindert zu bewegen, zu tanzen und sich auf dem Boden herumzurollen.

Stellen Sie sich ein Glas Wasser hin – diese Arbeit kann durstig machen –, und legen Sie ein paar weiche Kissen bereit, auf denen Sie sich entspannen können, wenn Sie fertig sind.

Um sich besser auf Ihre inneren Empfindungen konzentrieren zu können, sollten Sie diese Übung mit geschlossenen Augen machen. Am besten Sie tragen hierfür eine Augenbinde.

Legen Sie eine Musik mit einem monotonen Rhythmus auf, wie zum Beispiel »African Dance Musik« (vergleiche Anhang II).

Nehmen Sie sich zwanzig Minuten Zeit für diese Übung. Es kann sein, daß Sie beim ersten Mal etwas länger brauchen. Bemessen Sie die Zeit nicht zu knapp.

Die Übung

Nehmen Sie die Grundhaltung ein, und lassen Sie die Arme locker neben dem Körper hängen. Atmen Sie gleichmäßig durch den Mund. Spüren Sie Ihre Verbindung zum Boden, und bringen Sie Ihren Körper allmählich ins Gleichgewicht.

Jetzt schütteln Sie leicht Ihre linke Hand, etwa eine Minute lang, während Ihr restlicher Körper ruhig und entspannt bleibt. Atmen Sie dabei tief durch den Mund. Um sich auch gedanklich auf diese Aktivität zu konzentrieren, können Sie sich sagen: »Ich schüttele die linke Hand, ich reinige die linke Hand.« Sie können aber auch einen Laut von sich geben, mit dem Sie ausdrücken, wie sich dieser Körperteil anfühlt. Bleiben Sie auf jeden Fall mit Ihrer Aufmerksamkeit bei dem, was Sie tun.

Jetzt hören Sie auf und vergleichen linke und rechte Hand. Die linke fühlt sich wahrscheinlich wärmer, kribbelnder, lockerer an – die ersten Anzeichen für Empfindungen, die bei dieser und der nächsten Übung Ihren ganzen Körper erfassen werden.

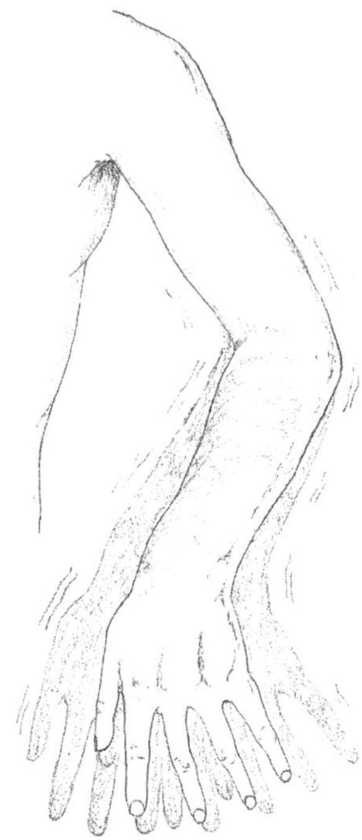

Schütteln Sie sanft Ihre Hand aus, während der übrige Körper ruhig und entspannt bleibt.

Als nächstes schütteln Sie eine Minute lang gleichzeitig linke Hand, Arm und Schulter. Geben Sie Laute von sich, die ausdrücken, wie dieser Körperbereich sich anfühlt – Laute des Protests, ein freudiges Gurren, ein glückliches Glucksen, einen Ekellaut. Hören Sie auf, und vergleichen Sie linke Hand, Arm und Schulter mit der rechten Seite. Achten Sie wieder auf den Unterschied. Ist die rechte Seite verkrampfter und empfindungsloser?

Jetzt schütteln Sie eine Minute Ihre rechte Hand. Anschließend vergleichen Sie beide Hände. Prüfen Sie nach, ob sich die Empfindungen in beiden Händen jetzt angeglichen haben.

Schütteln Sie Hand, Arm und Schulter der rechten Seite eine Minute lang. Denken Sie daran, tief durch den Mund zu atmen und Laute auszustoßen. Danach vergleichen Sie wieder beide Körperpartien.

Schütteln Sie beide Hände, Arme und Schultern, und lassen Sie die Vibrationen Hals und Kopf erfassen, so daß auch diese in das Schütteln einbezogen werden. Dabei stellen Sie sich vor, einen Pflaumenbaum zu schütteln, damit die Pflaumen herunterfallen, oder wie der Wind durch einen Baum zu fahren und an Zweigen und Blättern zu rütteln. Überprüfen Sie, ob Ihr Gesicht entspannt ist. Wenn nicht, lassen Sie vor allem die Kiefermuskeln los.

Nach zwei Minuten nehmen Sie Brustkorb und Rücken hinzu und schütteln jetzt den ganzen Oberkörper bis zur Taille. Atmen Sie kräftig durch den Mund. Fahren Sie drei Minuten damit fort.

Dann hören Sie auf und überprüfen, wie Sie sich fühlen. Spüren Sie einen Unterschied zwischen Ober- und Unterkörper? Dies ist eine Gelegenheit, Schritt für Schritt lebendiger zu werden und bewußt wahrzunehmen, wie es sich anfühlt, wenn der Körper warm und kribbelnd, statt steif und empfindungslos ist. Schütteln Sie nun einen Körperteil nach dem anderen – Fuß, Knöchel, Unter- und Oberschenkel erst links, dann rechts.

Dann fangen Sie ganz von vorn an und schütteln jeden Körperteil, wobei Sie die Reihenfolge von eben beibehalten – Hand, Arm und Schulter links; Hand, Arm und Schulter rechts; Hals, Kopf und Oberkörper; Fuß, Unterschenkel und Oberschenkel links; Fuß, Unterschenkel und Oberschenkel rechts. Wenn Sie auf stark verspannte Körperbereiche stoßen, werden Sie langsamer und richten das Schütteln dorthin. Atmen Sie auch intensiver in diese Bereiche, und stellen Sie sich beim Einatmen vor, daß Sie dieser Stelle im wahrsten Sinne des Wortes Leben einhauchen.

Wenn Sie sehr angespannt sind, stellen Sie sich vor, alles abzuschütteln, was zu Ihrer Anspannung geführt hat. Hatten Sie einen schlechten Tag im Büro? Stellen Sie sich vor, Ihren Chef abzuschütteln. Kommen Sie sich dumm vor? Stellen Sie sich vor, alle Stimmen abzuschütteln, die Sie verurteilen, einschließlich der Ihres eigenen Verstandes!

Rufen Sie dabei Sätze aus wie: »Laß mich los!« oder »Laß mich in Ruhe!« Das hilft Ihnen, sich leichter und schwungvoller zu fühlen. Dann legen Sie Ihre Lieblingstanzmusik auf und tanzen und schütteln sich nach Herzenslust, wobei Sie weiter tief atmen, herumspringen und Ihren ganzen Körper einschließlich Kopf lockern. Tanzen Sie wild und ausgelassen, stoßen Sie Laute aus, und genießen Sie sich. Fahren Sie damit ungefähr fünf Minuten fort.

Hinweise

Zu Anfang sollten Sie sich nicht zu heftig und zu stark schütteln, sonst können Sie sich nicht auf Ihre inneren Empfindungen konzentrieren. Überlassen Sie sich dem Rhythmus der Musik, und verstärken Sie das Schütteln allmählich, bis Sie so fest wie möglich schütteln. Wenn Ihr Körper nach dem ersten Teil der Übung, bei dem Sie jeden Körperteil einzeln schütteln, nicht lebendiger geworden ist, fahren Sie fort, die einzelnen Körperteile zu schütteln, bis Sie sie stärker spüren können.

Der Strömungsprozeß

In dieser Übung lernen Sie, die ekstatische Reaktion bei sich selbst auszulösen.

Sinn und Nutzen

Diese Übung hilft Ihnen zu erleben, wie Energie durch Ihren Körper strömt. Wie die Meditation erfordert dieser Prozeß, daß Sie Ihre Aufmerksamkeit nach innen richten und sehr feinfühlig und wach für Ihre inneren Empfindungen werden.

Vorbereitungen

Bleiben Sie mindestens fünfzehn Minuten lang kontinuierlich bei diesem Prozeß.

Machen Sie die Übung mit ganzem Herzen, damit Sie die energetische Aufladung wie in einem Dampfdrucktopf bis zum Siedepunkt bringen können. Je stärker die Aufladung, desto leichter kann Ihre Energie Spannungen in Muskeln und Gewebe durchdringen und lösen.

Halten Sie die Augen geschlossen. Sie können auch eine Augenbinde benutzen. Manchen Menschen fällt es bei dieser Übung schwer, das Gleichgewicht zu halten, wenn sie eine Augenbinde tragen. Probieren Sie aus, was für Sie am besten ist. Auch bei geschlossenen Augen hilft es Ihnen, wenn Sie diese Übung mit Ihrem Partner zusammen machen, denn Sie können sich allein durch Ihre Gegenwart dabei unterstützen.

Stellen Sie sich ein Glas Wasser hin; auch dieses Spiel kann durstig machen. Wählen Sie als Musik die *Rajneesh Kundalini Meditation* oder *Einstein on the Beach* von Phil Glass (vergleiche Anhang II).

Die Übung

Stellen Sie die Musik an.

Schließen Sie die Augen, und legen Sie Ihre Augenbinde an, um sich auf innere Empfindungen konzentrieren und die Energie aufbauen zu können. Jedes Mal, wenn Sie die Augen öffnen, lassen Sie in Ihrer Konzentration nach und verlieren etwas Energie nach außen.

Nehmen Sie die Grundhaltung ein.

Beugen Sie die Knie wie beim Skifahren oder Seilhüpfen. Damit erzeugen Sie ein Spannungsfeld im Bereich von Knien, Beinen und Oberschenkelmuskeln, aus dem die ersten Vibrationen aufsteigen.

Lassen Sie die Arme locker neben dem Körper hängen.

Halten Sie Wirbelsäule und Hals gerade aufgerichtet und trotzdem entspannt. Entspannen Sie Ihren Bauch.

Es ist sehr wichtig, daß Sie während der ganzen Übung Ihre Anal- und Genitalmuskeln entspannt lassen, damit die Energieströme sich durch Ihr Becken bewegen können.

Öffnen Sie leicht den Mund, entspannen Sie Ihren Kiefer, und atmen Sie durch den Mund ein und aus.

Wenn Sie sich in dieser Position wohl fühlen, neigen Sie sich langsam vor auf Ihre Fußballen und verlagern auch Ihr Körpergewicht nach vorn. Dann neigen Sie sich zurück und verlagern Ihr Gewicht auf die Hacken, als ob Sie sich nach hinten fallen lassen wollten, aber im letzten Augenblick mit Hilfe Ihrer Beinmuskeln innehalten. Halten Sie sich so lange, wie Sie können, auf der Kippe zwischen Stehen und Fallen. Atmen Sie tief.

Das wiederholen Sie vorsichtig fünf- bis sechsmal und kehren dann wieder zur Grundhaltung zurück. »Lauschen« Sie auf ein leichtes Zukken, das diese Spannungsposition in Knie- und Fußgelenken zur Folge haben kann.

Jetzt beginnen Sie wieder, sich vor- und zurückzuwiegen. Achten Sie darauf, welcher Teil der Bewegung das stärkste Zittern hervorruft, und verstärken Sie ihn.

Wenn meine Klienten Schwierigkeiten haben, diese Empfindungen wahrzunehmen, fordere ich sie auf, »so zu tun, als ob«, bis sie soweit sind. Rufen Sie sich ein Bild vor Augen, das Ihnen hilft, sich diese Empfindungen vorzustellen, und beginnen Sie willkürlich in den Knien zu zittern. Stellen Sie sich vor, nackt auf einer Eisfläche zu stehen, oder aus dem Meer zu kommen und das Wasser vom Körper zu schütteln. Fast immer werden Ihre Knie nach zwei bis fünf Minuten die Anregung aufgreifen und von selbst zu zittern beginnen.

Sobald Sie auch nur das geringste Vibrieren wahrnehmen, entspannen Sie sich, atmen hinein und konzentrieren sich auf den vibrierenden Körperbereich. Spüren Sie, wie das Zittern auch die angrenzenden Körperteile ergreift und von den Knien in die Oberschenkel hochsteigt. Entspannen Sie Ihren Körper so weit wie möglich. Lassen Sie es geschehen, daß die Vibrationen sich sanft nach oben ausbreiten, *durch* Genitalien und Taille *hindurch*. Atmen Sie in diese Körperteile.

Um die Empfindungen auszudehnen, konzentrieren Sie sich ganz auf Ihre Knie, Oberschenkel, Genitalien und Ihr Becken. Visualisieren Sie, daß diese Körperteile zittern. Lassen Sie das Zittern eine Weile milde fortfahren, und erlauben Sie sich dann, es zu verstärken. Atmen Sie tiefer, und stoßen Sie mit dem Ausatmen Laute aus, die ausdrücken, wie Sie sich fühlen. Zügeln Sie sich nicht.

Sollten Sie feststellen, daß Ihr Beckenbereich nicht reagiert, experimentieren Sie auch hier mit willkürlichen Bewegungen. Tanzen Sie mit den Hüften, und setzen Sie die PC-Pumpe ein, um die Muskeln schnell und kurz zusammenzuziehen und wieder zu entspannen. Das hilft, den Beckenbereich zu sensibilisieren, und gibt Ihnen ein Gespür dafür, wie er sich im entspannten Zustand anfühlt.

Verstärken Sie Rhythmus und Geschwindigkeit der Vibrationen, während Sie die Empfindungen im Becken immer deutlicher wahrnehmen. Lassen Sie es zu, daß die Erregung sich aufbaut.

Die ekstatische Reaktion wecken

Fahren Sie fort. Spüren Sie, wie Sie diese neue intensive Erregung immer besser halten können.

Stellen Sie sich darauf ein, die Kontrolle, die der Kopf ausübt, an Ihren Körper zu übergeben und sich für die unwillkürlichen Strömungsempfindungen zu öffnen. Halten Sie Ausschau nach herrlichen Energieschauern, die sich in Becken und Genitalbereich ergießen wie die ersten Anzeichen sexueller Erregung. Wie Wellen im Teich breiten diese zarten Empfindungen sich im ganzen Körper aus, und Sie folgen diesen Bewegungen mit Ihrer Aufmerksamkeit. Seien Sie nicht frustriert, wenn Sie ihre Spur verlieren. Wiegen Sie sich erneut vor und zurück, bis Sie die Spur wieder aufnehmen können.

Entspannen Sie auch wieder die Muskeln im Anal- und Genitalbereich, damit die Vibrationen durch Becken und Genitalien fließen können. Wenn die unwillkürlichen Vibrationen einsetzen, kann es zu orgastischen Empfindungen im Becken kommen, ohne daß Sie ejakulieren. Lassen Sie das zu (aber keine Sorge, wenn das nicht passiert!), und entspannen Sie sich in diese Empfindungen hinein. Visualisieren Sie, wie die Vibrationen sich vom Becken in Bauch, Zwerchfell und Brustkorb fortsetzen. Sie können diesen Energiefluß mit leichten Streichbewegungen Ihrer Hände unterstützen. Lassen Sie das Zittern die Wirbelsäule hochsteigen und durch Schultern und Hals laufen.

Wirbelsäule und Hals sind dabei in einer Linie gerade aufgerichtet. Es ist ein verbreiteter Fehler, daß Menschen bei diesem Prozeß den Kopf zurückwerfen, was die Strömungsempfindungen auf ihrem Weg durch den Hals in den Kopf blockiert.

Erlauben Sie auch Ihren Armen, an den Vibrationen teilzunehmen. Und schließlich lassen Sie die Vibrationen durch den ganzen Körper bis zum Scheitel Ihres Kopfes aufsteigen. Koordinieren Sie Ihre Bewegungen, so daß alle Körperteile nun gleichzeitig vibrieren.

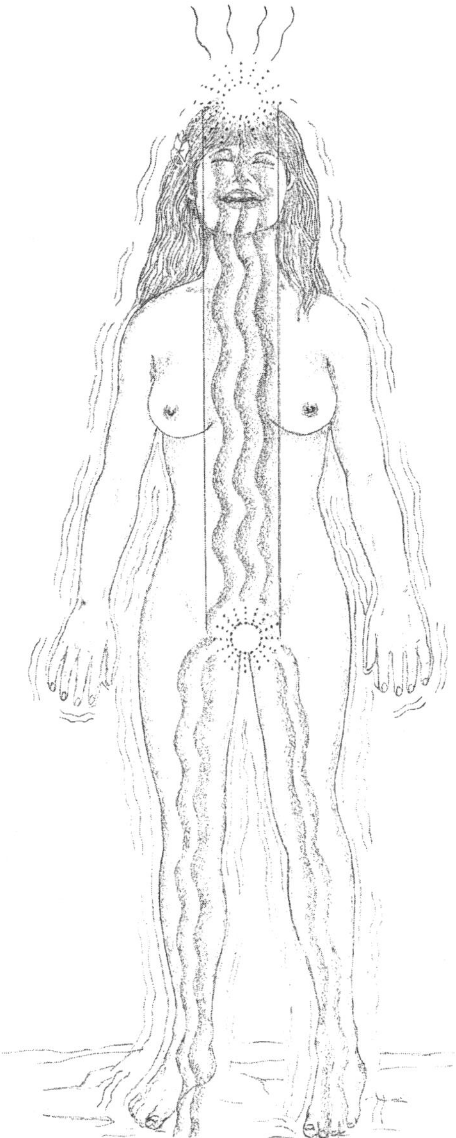

Übergeben Sie die Kontrolle vom Kopf an den Körper, und öffnen Sie sich für die Erfahrung unwillkürlicher Energieströme. Visualisieren Sie, wie die Vibrationen sich durch Ihre innere Flöte bewegen.

Beobachten Sie die Vibrationen, verstärken Sie sie, entspannen Sie sich in sie hinein, und lassen Sie sich vom Strom davontragen. »Erschauern« Sie lustvoll vor Energie. Genießen Sie dieses Zittern – den Eindruck, als ob jede Zelle Ihres Körpers wie elektrisiert sei und tanzend mit sämtlichen anderen Zellen verschmelze, während Verspannungen und Giftstoffe abgeschüttelt werden.

Den Beginn des Strömens können Sie an einem Hitzeempfinden in Ihren Muskeln erkennen. In welchen Körperbereichen das auftritt, ist bei jedem Menschen verschieden. Oft beginnt es in den Beinen, weil dort die meiste Spannung sitzt, und steigt dann nach oben. Ein weiteres Anzeichen sind kleine, schnelle Vibrationen, die spontan im Körperinnern entstehen und die ausgreifenderen Schüttelbewegungen ersetzen.

Wenn das Strömen Ihren Kopf erreicht, werden Sie das Gefühl haben, als würden Sie all Ihre Gedanken, Sorgen und Bedenken abschütteln. Ihr Kopf wird locker und Ihr Denken klar und ungezwungen.

Dann visualisieren Sie, wie die Energie durch Ihren Körper zurück hinunter in Ihre Füße reist. Es ist wichtig, daß Sie die Energie wieder erden, sonst könnten Sie Kopfschmerzen bekommen, die durch einen Energiestau im Kopf verursacht werden.

Wenn Sie das Gefühl haben, daß es Zeit ist, die Übung zu beenden, lassen Sie das Strömen ausklingen, nehmen ein paar tiefe Atemzüge und lassen Ihren Körper zur Ruhe kommen. Sie können dabei das Gefühl haben, daß Sie das Strömen verinnerlichen und es dabei immer feiner wird.

Dann werden Sie vollkommen still. Bleiben Sie in Kontakt mit der Erfahrung, und lassen Sie sie – wie einen unterirdischen Strom – bei den nächsten beiden Übungen fortwirken. Wenn Sie dann bereit sind, können Sie sofort zur nächsten Übung übergehen. Falls nicht, beenden Sie diesen Übungsabschnitt mit Tanzen, und entspannen Sie sich dann.

Hinweise

Lösen Sie sich von dem Wunsch, Ihren Körper mit dem Kopf unter Kontrolle zu halten. Vielleicht müssen Sie sich auch von der Angst befreien, hinzufallen oder unkontrolliert zu zittern. Muskelverspannungen wurzeln oft in diesen beiden Ängsten. Wenn Sie wirklich befürchten umzufallen, können Sie die Übung zeitweise mit offenen Augen machen, oder ein paarmal in den Bauch hineinatmen und mit dem Ausatmen ein seufzendes »Aaah« von sich geben. Denken Sie daran: Das Zittern ist nicht schädlich für Sie. Es wird von Ihrem Körper reguliert, der seine eigene Weisheit besitzt; Sie können ihm also unbesorgt die Kontrolle überlassen.

Diese Übung kann Leistungsängste hervorrufen. Vielleicht bezweifeln Sie, ob Sie alles richtig machen, oder Sie befürchten, daß gar nichts passiert. Die Grenze zwischen willkürlichem und unwillkürlichem Zittern ist schwer faßbar, Sie müssen also nicht an sich herumkritisieren, wenn Sie nicht gleich von unwillkürlichen Empfindungen überflutet werden.

Es kann sein, daß die unwillkürlichen Strömungsempfindungen mehrere Sitzungen lang nur in einem Körperteil auftreten und Sie ihrer Verbreitung mit willkürlichen Bewegungen und Visualisierungen nachhelfen müssen. Sollte Ihr Körper an bestimmten Stellen sehr steif sein, können Ihnen ein paar gründliche Massagen weiterhelfen. Das unterstützt den Strömungsprozeß. Machen Sie sich selbst Mut, indem Sie sich sagen: »Wie wäre es, wenn diese wellenförmige Bewegung in meinen Beinen sich von selbst ausbreiten würde? Wo würde sie als nächstes auftauchen?« Spüren Sie nach, welchen Körperteil die Vibrationen als nächstes erfassen würden, und warten Sie zuversichtlich darauf, daß es geschieht.

Haben Sie Geduld. Es kann sein, daß Sie den Strömungsprozeß zehnmal üben müssen, bis Sie den Dreh heraushaben. Wenn Sie sich total in diese Übung hineinbegeben, entspannt Ihr Körper sich schließlich ganz in das unwillkürliche Strömen hinein. Wenn Sie die anfangs gegebenen Anweisungen befolgen – die Grundhaltung beibehalten, Wirbelsäule und Hals gerade aufrichten und entspannt lassen, durch den Mund atmen –, werden die willkür-

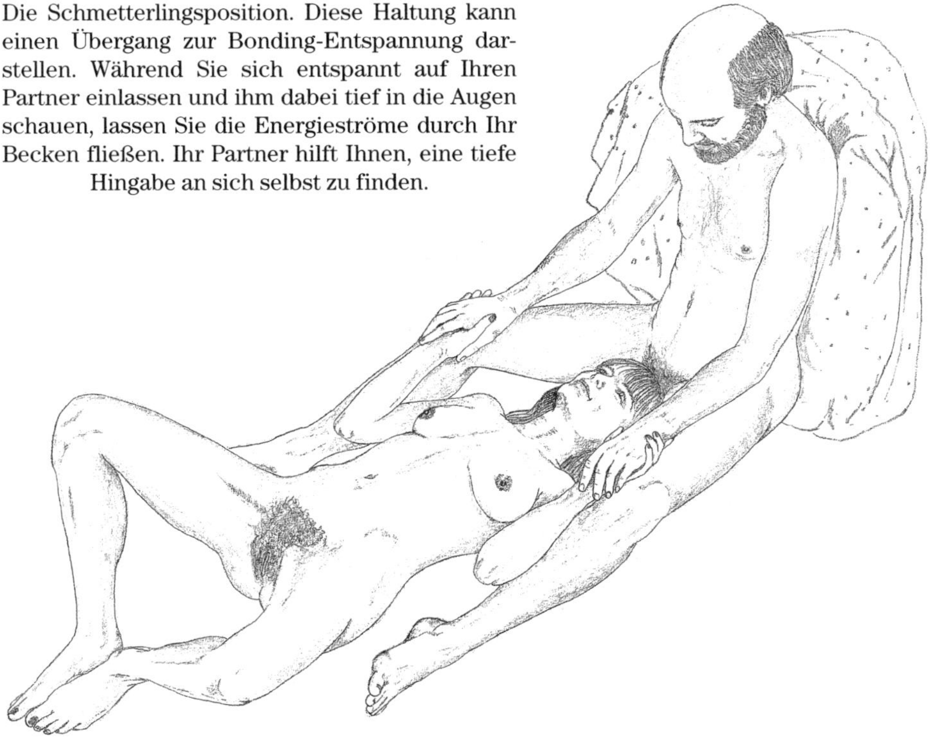

Die Schmetterlingsposition. Diese Haltung kann einen Übergang zur Bonding-Entspannung darstellen. Während Sie sich entspannt auf Ihren Partner einlassen und ihm dabei tief in die Augen schauen, lassen Sie die Energieströme durch Ihr Becken fließen. Ihr Partner hilft Ihnen, eine tiefe Hingabe an sich selbst zu finden.

lichen Vibrationen früher oder später auf jeden Fall in unwillkürliche übergehen.

Spätestens mit dem Übergang zum unwillkürlichen Strömen wird diese Übung zu einem sehr erholsamen und angenehmen Erlebnis. Die Energie kommt dann nicht mehr in Schüben, wie Wasser, das aus einem Schlauch spuckt, sondern strömt gleichmäßig, und Sie fühlen sich, als würden Sie sich in diesem inneren Energiefluß auflösen. Auch ein Fluß, der langsam fließt, kann viele tiefe Strömungen haben. Mit dieser Übung können Sie sich an eine bislang unbekannte Energiequelle anschließen, so daß Ihnen immer mehr Energie zur Verfügung steht.

Wenn Menschen zum ersten Mal unwillkürliche Vibrationen in bestimmten Körperbereichen erleben, bekommen sie manchmal Angst und schneiden die Empfindungen ab, indem sie aufhören zu atmen und sich abrupt verkrampfen. Diese Reaktion kann auf tiefsitzenden Emotionen wie Ärger, Angst, Kummer oder Bedürftigkeit beruhen, die in dem entsprechenden Körperteil sitzen. So können Ihnen zum Beispiel die Tränen kommen, wenn sich eine Energieblockade im Brustkorb auflöst. Lassen Sie die Emotionen hochkommen und Ausdruck finden. Sollten Sie dabei die Übung abgebrochen haben, fangen Sie von vorn an, lassen Sie die Vibrationen erneut in Ihrem Körper bis zu der Stelle hochsteigen, wo Sie sie gestoppt haben. Schon bald wird der Weg durch die blockierte Stelle frei sein, und die Energie kann weiterfließen.

Strömen für Fortgeschrittene

Wenn Ihnen die Strömungsmeditation geläufig ist, visualisieren Sie dabei die innere Flöte. Stellen Sie sich vor, daß Ihre innere Flöte ein Kanal ist, durch den Sie Ihre Energie wie einen Strom leiten können, der zwischen zwei Polen – Genitalien und Gehirn – kontinuierlich hin- und herfließt.

Sie können die Energie verschieden ausrichten und dadurch die Qualität der Erfahrung verändern. Während das Strömen, intensiv und chaotisch beginnend, immer feiner, tiefer und weiter wird, können Sie sich vom Orgasmus zur Ekstase bewegen. Die Weiterentwicklung dieses fortgeschrittenen Stadiums wird im zwölften Kapitel beschrieben.

Die Bonding-Entspannung

Mit der Bonding-Entspannung werden Sie und Ihr Partner lernen, wie Sie sich gemeinsam tief entspannen und Ihre sexuelle Energie im ganzen Körper verteilen können.

Im Hohen Sex ist es wichtig zu begreifen, daß Sie nichts tun müssen, um sich sexuell zu spüren. Ich benutze hier den Begriff *Bonding*, weil die Erfahrung dem Zustand der Verschmelzung zwischen Mutter und Kleinkind oder zwischen dem Mystiker und der universalen Lebensenergie gleichkommt – ein Zustand, in dem wir erleben, wie sich die Grenzen zwischen Subjekt und Objekt, Wissendem und Wissen auflösen.

Sinn und Nutzen

Untersuchungen, die von Dr. Rudolf von Urban, dem berühmten amerikanischen Arzt und Pionier auf dem Gebiet der Sexualwissenschaft (der 1949 das Buch *Sex, Perfection and Marital Happiness* schrieb), durchgeführt wurden, zeigen, daß es zu einem Schwingungseffekt kommt, wenn Liebende sich gemeinsam tief entspannen. Dieser Einklang zwischen ihren Energiefeldern führt bei beiden zu tiefgehenden Heilungseffekten. Laut von Urban können ein Mann und eine Frau einen lang anhaltenden Ganzkörperorgasmus genießen, wenn sie in tiefer Entspannung miteinander verbunden sind. Diejenigen, die das Glück hatten, diese Erfahrung zu machen, halten sie oft für befriedigender als den üblichen genitalen Höhepunkt.

Wenn Sie imstande sind, sowohl große Erregung als auch tiefe Entspannung uneingeschränkt zu erleben und zwischen beiden hin- und herzuwechseln, können Sie auch beides auf natürliche Weise miteinander verbinden. Die Bonding-Entspannung fördert dieses Miteinander und ist auch deswegen wichtig, weil sie einen ersten Schritt in Richtung auf den »Talorgasmus« darstellt, mit dem wir im zwölften Kapitel experimentieren werden.

Vorbereitungen

Auf den ersten Blick scheint diese Übung unglaublich einfach zu sein – zwei Menschen liegen einfach zusammen –, aber die Bonding-Entspannung ist ein sehr wichtiger Meilenstein auf dem Weg zur Ekstase. Sie erfordert eine sorgfältige Vorbereitung. Sie müssen mit den vorigen Übungen vertraut sein, damit Sie sich zuerst schütteln und lockern und den Strömungsprozeß erleben können, um dann direkt zur Bonding-Entspannung überzugehen. Auf diese Weise laden Sie Ihren Körper energetisch auf und sind imstande, die feinen Strömungen wahrzunehmen, die zwischen Ihnen fließen. Wenn Ihnen diese Form der Vorbereitung zu aufwendig ist, können Sie sich auch einfach schütteln und lockern und ein Entspannungsbad nehmen, bevor Sie direkt im Anschluß daran mit der Bonding-Entspannung weitermachen.

Suchen Sie sich einen bequemen und weichen Platz, wo Sie zusammen liegen können, ein Bett, einen flauschigen Teppich oder einen Moosboden im Wald.

Spielen Sie eine sanfte, entspannende Musik.

Genießen Sie die Bonding-Entspannung zwanzig bis dreißig Minuten lang.

Die Übung

Beginnen Sie mit einer Herz-zu-Herz-Begrüßung.

Dann legen Sie sich in einer der folgenden Bonding-Haltungen zusammen hin:

– Beide Partner liegen auf ihrer rechten Seite in der »Löffelposition« zusammen, wobei ein Partner sich mit dem Rücken gegen die Vorderseite des anderen Partners schmiegt. Achten Sie darauf, Hals und Nacken mit Kissen abzustützen, damit Sie sich nicht verspannen. Nehmen Sie sich Zeit, um eine wirklich bequeme Lage zu finden.

  Der Vorteil dieser Position ist, daß das Becken sich frei bewegen kann und beide Partner, obwohl sie sehr eng zusammen liegen, sich auch unabhängig voneinander bewegen können. Dadurch können Sie, während Sie das Becken im Atemrhythmus vor- und zurückwiegen, viel mit feineren Beckenbewegungen experimentieren. Auf diese Weise finden Sie leicht zu einem erregenden gemeinsamen Rhythmus.
– Der leichtere Partner liegt auf dem schwereren. Legen Sie, bevor Sie anfangen, ein Kissen *neben* den Kopf des unten liegenden Partners, damit der oben liegende Partner eine

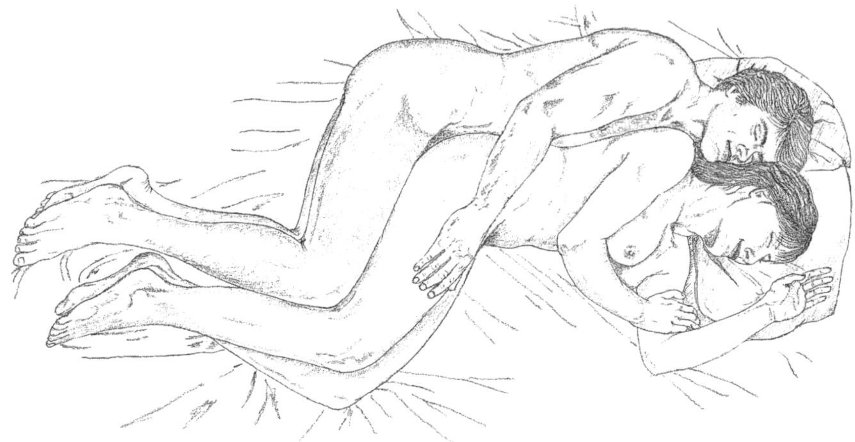

Die Löffelposition. Bewegen Sie Ihr Becken im Atemrhythmus sanft vor und zurück.

Kopfstütze hat und den Nacken entspannt halten kann. Diese Position kann anfangs etwas knifflig sein, ist aber wunderbar, wenn Sie erst einmal den Dreh heraushaben. Der oben liegende Partner befürchtet oft, zu schwer zu sein, aber das ist selten der Fall. Je mehr Sie sich entspannen, desto leichter werden Sie Ihrem Partner vorkommen. Schwer fühlen Sie sich nur dann, wenn Sie versuchen, sich leicht zu machen und sich dabei verkrampfen. Wenn beide Partner sich entspannen – was meistens nach fünf bis zehn Minuten geschieht –, tritt der Verschmelzungseffekt ein, und die Gewichtsfrage wird bedeutungslos.

– Wenn Sie bereits eine eigene Position gefunden haben, in der Sie sich mit Ihrem Partner eng und entspannt zusammenkuscheln, können Sie auch diese einnehmen. Dabei sollten Sie sich möglichst mit dem ganzen Körper berühren, vor allem mit dem Brustkorb.

Wenn Sie die richtige Lage eingenommen haben, stellen Sie sich vor, daß sämtliche Verspannungen und Ängste mit Ihrer Ausatmung aus dem Körper strömen. Beobachten Sie Ihre Atmung: Ist sie entspannt und doch tief? Wie ist der Atemrhythmus Ihres Partners? Ist er langsamer oder schneller als der Ihre? Können Sie Ihre Rhythmen einander angleichen? Achten Sie auch auf andere kleine Einzelheiten – die Wärme Ihres Partners, die Weichheit seiner Haut, die Rundung seiner Schulter, das zärtliche Gefühl, beschützt zu werden, die sinnliche Liebkosung der Hand in Ihrem Rücken.

Mit dem Ausatmen lassen Sie sämtliche festgehaltenen Gefühle wie Groll oder Sorgen vollkommen los. Keine

Enttäuschung bleibt zurück, kein Ärger, keine Erwartungen. Ihr Herz ist einfach offen. Spüren Sie die Erleichterung, die Ruhe. Spüren Sie, wie Sie mit jedem Ausatmen leichter werden. Es ist ein wunderschönes Gefühl, voller Vertrauen einfach so dazuliegen und den anderen hereinzulassen.

Während Sie sich immer mehr entspannen, betreten Sie das Reich der Sinnesempfindungen. Mit dem Einatmen lassen Sie die Musik in Ihren Brustkorb strömen. Ihr ganzer Brustkorb, Rücken, Hals und Kehle füllen sich mit Musik. Entspannen Sie Ihr Gesicht, vor allem die Muskeln um Augen und Mund. Lassen Sie die Zunge locker im Mund ruhen, ohne daß sie den Mundraum berührt. Das hat eine tief entspannende Wirkung. Spüren Sie, wie der Kopf sich weitet.

Mit dem Ausatmen lassen Sie das Bedürfnis fallen zu denken. Spüren Sie, wie Ihr Geist sich ausdehnt. Stellen Sie sich vor, auf der Melodie zu schweben, während die Musik Ihren Körper von Kopf bis Fuß erfüllt. Sagen Sie sanft zu sich selbst: »Ich bin ganz da, lebendig und empfänglich.«

Je empfindsamer und offener Sie werden, desto mehr heben sich alle festen Formen für Sie auf; Sie betreten eine neue Realität, in der Tun und Nichtstun eins sind, in der Sanftheit und Feinheit ein Ausdruck Ihrer Weichheit und Verletzlichkeit sind. Lassen Sie zu, daß sich jeder Teil Ihres Körpers tiefer und tiefer entspannt, als ob Sie sich beim Ausatmen jedesmal ein Stück mit dem sicheren Wissen fallen lassen, daß sich gleich ein Fallschirm öffnet. Sie können loslassen. Sie sind sicher. Sie nehmen sich gegenseitig immer tiefer an, während Sie sich mehr und mehr entspannen.

Während Sie spüren, wie Sie durch Ihre Körperwärme, Ihre Energieströme und das Schlagen Ihrer Herzen miteinander verbunden sind, beginnen die Grenzen zwischen Ihren Körpern

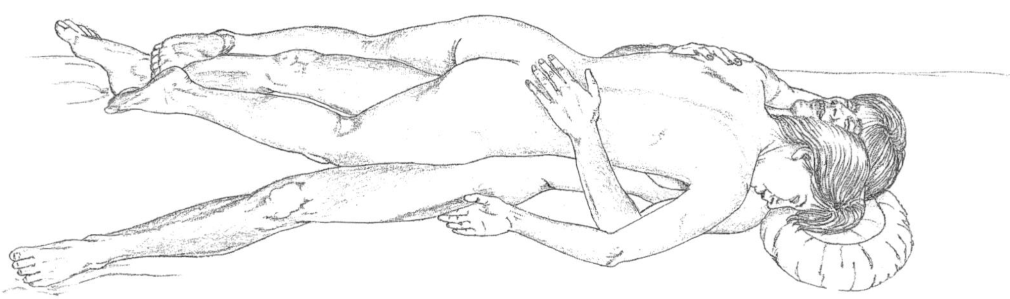

Die Körperhaltung für die Bonding-Entspannung. Wenn die Partner sich zusammen zehn bis zwanzig Minuten lang tief entspannen, kommt es zu einem Verschmelzungseffekt, und die Frage, ob der Partner zu schwer ist, wird völlig bedeutungslos.

zu schmelzen und sich aufzulösen. Das geschieht meistens nach fünfzehn bis zwanzig Minuten, manchmal auch nach einer halben Stunde.

Sie können Ihre Atemrhythmen einander angleichen und mühelos zusammen ein- und ausatmen.

Wenn Sie sich dabei wohl fühlen, können Sie auch mit der Umkehratmung experimentieren: Während einer von Ihnen ausatmet, atmet der andere gleichzeitig ein. Gehen Sie dabei völlig ohne Anstrengungen vor. Lassen Sie zu, daß Sie in andere Dimensionen eintauchen, die Sie mit diesem Wesen, das dicht bei Ihnen liegt, zusammen erforschen möchten. Kann Ihr Herz den anderen tief und bedingungslos annehmen? Können Sie sich auch geistig miteinander verbinden? Können Sie zusammen in unbekannte Reiche der Ekstase fliegen? Während ein Ja in Ihrem Herzen aufsteigt, schreiten Sie auf dem Pfad zum Hohen Sex weiter voran.

Hinweise

Zögern Sie nicht, Ihre Position zu verändern oder sich mitzuteilen, wenn Sie sich während dieser stillen Forschungsreise bewegen müssen. Denken sie jedoch daran, sich auf jeden Fall langsam und sanft zu bewegen. Wenn die Entspannung tiefer ist, macht Ihr Partner vielleicht die Erfahrung, über die Grenzen seines Körpers hinauszuschweben, und es kann ein ziemlicher Schock sein, wenn sie sich dann abrupt bewegen.

Geraten Sie nicht in die Falle, schon nach fünf Minuten kosmische Ekstasen zu erwarten. Sie sind dann nur enttäuscht, wenn anfangs nichts Bestimmtes passiert. Sie müssen jede Übung mehrmals machen, bevor Sie in den Genuß ihrer Wirkung kommen können.

Die sexuelle Bonding-Entspannung

Bei der letzten Übung dieses Kapitels verlängern Sie diese Entspannungstechnik und integrieren sie in Ihr Liebesspiel.

Sinn und Nutzen

Diese Übung ist besonders wohltuend, wenn Sie sich müde fühlen, keine Energie für sexuelle »Turnereien« haben, aber trotzdem in zärtlicher Stimmung sind und sich miteinander verbinden möchten. Sie zeigt Ihnen, wie Sie die Gefühle von Vertrauen, Auf-

Die Sexualorgane werden durch den Orgasmus vollkommen ruhig, befriedigt, entmagnetisiert, während der restliche Körper der beiden Partner vor lauter wunderbarer Lebenskraft glüht und eine bewußte Freude oder eine süße Zufriedenheit ausstrahlt . . . , die das ganze Wesen in romantische Liebe hüllt und immer begleitet ist von einem Nachklang an Gesundheit, Reinheit und Wohlergehen.

J. William Lloyd

lösung und Verschmelzung in Ihr Liebesspiel einbringen können.

Dr. von Urban verschrieb diese Methode Hunderten von Patienten und führte ausgiebige Forschungen durch, die zeigten, daß sie eheliche Beziehungen verbessert sowie bei Schlaflosigkeit, hohem Blutdruck, Nervosität, Magengeschwüren und anderen gesundheitlichen Problemen hilft. Er führte diesen Heilungseffekt auf die bioelektrischen Energieströme zurück, die die Liebenden jeweils im Körper des anderen auslösen. Darüber hinaus entdeckte er, daß diese Ströme sich ineinander auflösen, miteinander verschmelzen und ein gemeinsames Energiefeld erzeugen, nachdem die Liebenden zwanzig bis dreißig Minuten zusammengelegen haben. Liebe fördert nach seiner Meinung das bioelektrische Leitvermögen und läßt die Ströme frei fließen. Negative Emotionen wie Angst, Ärger und Groll hingegen blockieren den heilsamen Energiefluß.

Vorbereitungen

Diese Übung machen Sie am besten im Anschluß an den Strömungsprozeß und die Bonding-Entspannung.

Nehmen Sie sich mindestens dreißig Minuten und darüber hinaus soviel Zeit dafür, wie Sie möchten.

Spielen Sie eine sanfte, sinnliche Musik wie *The Way Home* von Kevin Braheny oder *Light of the World* von Constance Demby.

Die Übung

Beginnen Sie, sich ganz langsam zu küssen und zu streicheln, und bemerken Sie, wie Ihre erotischen Empfindungen sich aufgrund der energetischen Aufladung durch die vorigen Übungen jetzt dicht unter der Hautoberfläche abzuspielen scheinen. Durch Küssen und Streicheln können Sie Ihre erregten Energien über den ganzen Körper verteilen.

Zunächst fließt die erregte Energie wahrscheinlich in die Genitalien und erzeugt dort eine lokale Spannung, die sich üblicherweise im genitalen Orgasmus entlädt. Sollte das geschehen und sollten Sie das Gefühl haben, daß die sexuelle Spannung zu stark wird, hören Sie mit Küssen und Streicheln auf, bleiben bewegungslos liegen und entspannen sich in den Fluß innerer Empfindungen hinein, die Sie in der Erregungsphase aufgebaut haben. Das lenkt die Energien von den Genitalien weg, so daß sie sich auch im übrigen Körper ausbreiten können. Lassen Sie die Energie durch den ganzen Körper fließen, während Sie sich in ihn hineinentspannen und hineinatmen.

Wenn Sie das Gefühl haben, daß die Energie sich verteilt hat, vereinigen Sie sich sexuell in einer bequemen Position, in der Sie beide entspannt bleiben können. Am besten eignet sich dafür die »Scherenposition«, bei der der Mann auf seiner rechten Seite liegt.

Der Mann muß keine Erektion haben oder ganz in die Vagina seiner

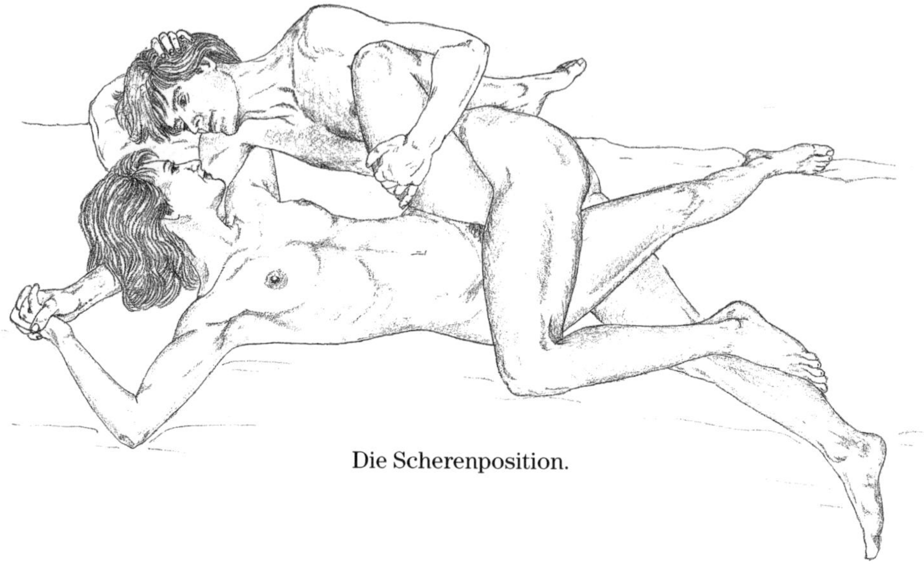

Die Scherenposition.

Partnerin eindringen. Es reicht, wenn er seinen Penis halb in die Vagina einführt. Dieses Eindringen sollte sanft und ohne Forderung geschehen. Statt des Gefühls, daß der Mann die Frau penetriert, stellen Sie sich vor, sich gegenseitig zu durchdringen und dabei nicht nur körperlich, sondern auch emotional, geistig und spirituell miteinander zu verschmelzen. Nach dem Einführen des Penis fahren Sie fort, zusammen zu atmen und sich zu entspannen und die Welle der Erregung aufzulösen, die das Eindringen hervorgerufen haben mag.

Beim Einatmen konzentrieren Sie sich auf Ihre Genitalien, auf Anus und Beckenboden. Atmen Sie ganz aus, und entspannen Sie dabei das Becken, das Gesäß und die Muskeln im Bereich von Genitalien und Anus.

Versetzen Sie sich beim Einatmen in das Gefühl, daß die Energie Ihres Partners in Ihr sexuelles Zentrum fließt. Lassen Sie sich von der Musik bei diesem Gefühl des Einströmens unterstützen. Beim Ausatmen stellen Sie sich vor, daß sämtliche unangenehmen Empfindungen wie Sehnsucht, Schmerz oder Spannungen, die in der Vagina, im Gebärmutterhals, Uterus, Penis, Hoden oder in der Prostata sitzen, aus Ihrem Körper fließen. Lassen Sie zu, daß diese Körperbereiche sich entspannen und sich öffnen wie Blüten in der Morgensonne.

Sie können an diesem Punkt auch die PC-Pumpe anwenden, um den Kontakt zwischen Vagina und Penis zu vertiefen und Ihre Erregung anwachsen zu lassen.

Geben Sie sich dem warm fließenden, prickelnden Energiefluß hin, den Sie in diesem Stadium erleben können.

Gehen Sie darin auf, und lassen Sie ihn sich ausweiten, bis er auch Ihren Liebsten einhüllt. Während Sie sich in diese Empfindungen hineinentspannen, können Sie das Gefühl haben, daß Ihre Herzen miteinander verschmelzen und Ihr Atem eins wird. Experimentieren Sie mit dieser feinen und verinnerlichten Form des Liebesspiels, bei der die

Wenn kein Versuch gemacht wird, den Orgasmus durch körperliche Bewegung herbeizuführen, dann wird die gegenseitige Durchdringung des sexuellen Zentrums zu einem Kanal für den lebendigsten seelischen Austausch. Wenn keiner der beiden Partner in das Geschehen eingreift, können sie sich völlig dem hingeben, was durch den Prozeß selbst ausgelöst wird.

Alan Watts
Im Einklang mit der Natur

erotische Erregung von kleinen Bewegungen der inneren Genitalmuskeln der Frau und von leichten Verlagerungen des Atems und nicht durch die üblichen dynamischen Bewegungen beim Liebesspiel erzeugt werden.

Wenn Sie das Gefühl haben, eine stärkere Stimulation zu brauchen, kehren Sie zu kräftigeren Bewegungen und einer intensiveren Reibung zwischen den Genitalien zurück, aber anstatt den Orgasmus herbeizuführen, entspannen Sie sich wieder in die Erregung hinein, und spüren Sie, wie die erregte Energie durch Ihren Körper strömt – in Herz und Kopf ebenso wie in das Becken und die Genitalien. Gehen Sie weiter vor wie bei der Bonding-Entspannung, entspannen Sie sich, lösen Sie sich auf, und verschmelzen Sie miteinander, werden Sie eins, und lassen Sie Ihre Energien von selbst miteinander tanzen.

Es kann sein, daß Ihre Körper nach zwanzig bis dreißig Minuten spontan zu vibrieren beginnen. Akzeptieren Sie diese Vibrationen, lassen Sie sie sich ausweiten und in Ihnen tanzen. Sie sind ein Zeichen für das Erwachen der ekstatischen Reaktion. Wenn dieser Tanz der Energien in Ihrem Körper und in Ihrem Herzen langsam zu Ende geht, bleiben Sie so lange sexuell vereint, wie Sie möchten, oder schlafen in der sexuellen Vereinigung ein. In den Tagen nach diesem Erlebnis fühlen viele Menschen sich blendend – ganz lebendig und entspannt.

Hinweise

Erwarten Sie bei dieser Übung nicht, die gewohnte Erregung und einen Höhepunkt an genitaler Spannung zu erleben. Die Übung ist eine wirkliche Meditation: Ohne einzugreifen, lassen Sie einfach zu, daß der Energiefluß seinen eigenen Weg nimmt. Brechen Sie die Übung aber nicht ab, und machen Sie sich auch keine Vorwürfe, wenn es zum genitalen Orgasmus und zur Ejakulation kommen sollte. Lassen Sie den Höhepunkt ruhig kommen. Er ist lediglich eine Folge früherer Sexualgewohnheiten. Bleiben Sie hinterher zwanzig bis dreißig Minuten lang in einer Umarmung miteinander verbunden, und genießen Sie die schläfrige Entspannung nach dem Orgasmus.

Sollten Sie spüren, daß die sexuelle Energie oder Spannung sich im Genitalbereich staut, wenden Sie die PC-Pumpe und die innere Flöte an, um die Energie von den Genitalien weg und ins Zirkulieren zu bringen.

Vielleicht haben Sie das Gefühl, daß gar nichts geschieht, und werten das sexuelle Bonding im Vergleich mit der üblichen Erregung bei genitaler Stimulierung und Entladung ab. Auch das kann das Ergebnis früherer sexueller Gewohnheiten sein. Seien Sie sich bewußt, daß Sie die Wahl haben zwischen den altvertrauten sexuellen Verhaltensmustern und diesem neuen Experiment. Sie müssen sich aufgrund Ihrer Erregung nicht gezwungen fühlen, zum genitalen Sex überzugehen. Sie bringen sich bei, mehr und mehr orgastische Energie ohne sofortige Entladung zu halten. Auch muß der Verstand sich aufgrund der Inaktivität nicht »langweilen«. Er hat die natürliche Fähigkeit, auf entspannte Weise wach zu bleiben und die innere Stille zu genießen, wenn Sie ihm eine Methode präsentieren, die reizvoll ist. Je mehr Sie das sexuelle Bonding genießen, desto tiefer wird die Erfahrung für Sie sein.

Nach zwanzig bis dreißig Minuten tiefer Entspannung in sexueller Vereinigung werden einige Menschen von Energiestößen geschüttelt, die durch den Körper schießen. Das kann zunächst eine verwirrende Erfahrung sein. Dies ist eine geradezu instinktive Reaktion, die das ungewohnte Gefühl von Formlosigkeit beenden und Sie in die gewöhnliche Realität – »in den Körper« – zurückbringen soll. Wenn das geschieht, entspannen Sie sich einfach und lassen das Gefühl der Grenzenlosigkeit erneut in Ihnen wachsen.

Diese Meditation führt oft zu einer Auflösung der Ich-Grenzen und öffnet die Tür für einen Einblick in das Gefühl der Vereinigung mit allem Seienden. Manchmal beginnen nach einer zwanzig- bis dreißigminütigen Vereinigung Ihre Energien und die Ihres Partners ihren eigenen Tanz zu tanzen, was oft die Form annimmt, daß Ihre Körper gemeinsam vibrieren und sich schütteln, ohne daß Sie etwas tun; es geschieht von selbst.

Den Orgasmus erweitern

Im Gegensatz zu dem, was Sie gerade zuvor kennengelernt haben, bietet dieses Kapitel Ihnen neue Wege zu einem wilden, lustvollen und vollständig genitalen Orgasmus.

Die Fähigkeit, durch den genitalen Orgasmus zur vollen Entladung zu gelangen, ist ein wesentlicher Teil des Hohen Sex. Der genitale Orgasmus ist der natürliche und ursprüngliche Ausdruck unserer Lebensenergie. Wir können diese Energie nicht bewußt erweitern und transformieren, wenn wir nicht auch imstande sind, sie voll und ganz zu akzeptieren und zu genießen. Im Hohen Sex gibt es nichts, was verneint werden müßte. Das gilt auch für die animalische Natur unserer Sexualität. Der Hohe Sex zeigt uns, daß der instinktive Teil unseres Wesens vom transzendentalen nicht getrennt ist. Das Tier ist nicht getrennt vom Engel, und weil beide zwei Seiten ein und derselben Energie darstellen, kann die vollständige Erforschung der sexuellen Liebe und des genitalen Orgasmus uns die Tür zur Ekstase aufschließen.

Was ist eigentlich ein Orgasmus? Was hat man darüber herausgefunden? Wie haben unsere Einstellungen zum Orgasmus unser orgastisches Potential bislang womöglich behindert? Wir müssen die orgastische Erfahrung auch in ihrem historischen Zusammenhang betrachten, um den Hohen Sex ins richtige Blickfeld zu rücken.

Und welche Rolle spielen die Genitalien bei einer Orgasmuserfahrung? Hängt die Qualität des Orgasmus von der Größe von Penis und Vagina ab? Diese Fragen bringen uns zur genitalen »Geographie« und ihrem Einfluß auf unsere Fähigkeit, Lust zu empfinden. Je besser Sie Ihre eigene sexuelle Anatomie und die Ihres Partners verstehen – die Art und Weise, wie die sexuellen Organe zusammenpassen –, desto größer ist die Möglichkeit, die Intensität der erotischen Stimulation und die Qualität Ihres Liebesspiels zu steigern. Im Hohen Sex müssen Sie, selbst wenn Sie bereits gut zusammenpassen, auf der genitalen Ebene ein Maximum an »sinnlicher Wachheit« entwickeln. Können Sie beim Liebesspiel jeden Zentimeter der Genitalien Ihres Partners spüren und genießen? Wenn nicht, wurden Ihre Sexualorgane wahrscheinlich vom Prozeß der Körperpanzerung in Mitleidenschaft gezogen, den ich im fünften Kapitel beschrieben habe.

Um den sexuellen Orgasmus vollständig erleben zu können, kann es sein, daß Sie die Feinfühligkeit Ihrer Sexualorgane wiederherstellen, Verspannungen, die Sie sich während früherer negativer sexueller Erlebnisse zugezogen haben, heilen und diese Verspannungen schrittweise in lustvolle Empfindungen umwandeln müssen.

Die Methoden, die ich für die Sensibilisierung dieser Körperteile in diesem Kapitel vorschlage, sind radikal und revolutionär. Meines Wissens wurden sie bislang weder in den alten tantrischen Schriften noch in der Literatur der modernen Sexualwissenschaft dargestellt. Vielleicht finden Sie diese Methoden anfangs schockierend. Sie wurden jedoch im fortgeschrittenen Teil des Trainings in Liebe und Ekstase bereits von Tausenden von Menschen erfolgreich praktiziert, mit tiefgreifenden positiven Resultaten. Sie haben zur Erweiterung des orgastischen Potentials von Menschen beigetragen und manchmal sogar zur Heilung von tiefen Traumata im genitalen Bereich, die Menschen jahrelang daran hinderten, überhaupt zum Orgasmus zu kommen.

Beachten Sie bitte, daß ich hier nicht die Absicht habe, Ihnen neue Techniken für Ihr Liebesspiel beizubringen, sondern Sie vielmehr auf einen natürlichen, spontanen erotischen Fluß vorbereiten möchte, der Sie über alle Techniken hinaus in einen Zustand befördert, den die Tantriker *Leela* nennen – das spielerische Genießen sexueller Liebe, so wie es Ihrer eigenen Natur entspricht.

Die Geschichte des Orgasmus

In der Vergangenheit wurde unser sexuelles Potential durch unzulängliche Informationen über die Natur des Orgasmus eingeschränkt. In der heutigen Zeit hat die Forschung in diesem Bereich viel neues Wissen zutage gefördert und damit auch unsere Möglichkeiten beträchtlich erweitert. Wir wissen, daß sehr viel mehr möglich ist. Trotzdem glauben viele Menschen immer noch, daß der Mann nur *eine* Art von Orgasmus bekommen kann, der meistens als »Penisorgasmus« bezeichnet wird und sich in Penis und Hoden abspielt, die Frau hingegen zwei verschiedene Orgasmen erleben kann, den klitoralen und den vaginalen. In Wirklichkeit können sowohl Männer als auch Frauen viele verschiedene Spielarten des sexuellen Orgasmus genießen, und uns steht ein großes Spektrum an möglichen lustvollen Erfahrungen offen.

Um diesen Punkt zu verdeutlichen, lassen Sie mich hier einige Entdeckungen auf dem Gebiet orgastischer Reaktionen aufführen, die ich später in diesem Kapitel noch genauer erläutern werde:

- Während des sexuellen Orgasmus können Frauen ebenso ejakulieren wie Männer.
- Männer wie Frauen können auch ohne Ejakulation zum Orgasmus kommen.
- Beim Liebesspiel können Frauen *und* Männer vielfältige Orgasmen erleben.
- Ein vollständiger genitaler Orgasmus kann uns die Tür zu veränderten Bewußtseinszuständen öffnen.

Obgleich diese Entdeckungen durch zahlreiche Untersuchungen ausführlich dokumentiert werden und seit einiger Zeit bekannt sind, sind viele Menschen davon noch immer überrascht. Ich behaupte aber, daß, wenn ein Mensch diese Erfahrungen machen kann, wir alle dazu imstande sind!

Das Wort *Orgasmus* birgt in sich ein großes Versprechen auf Erfüllung. Es stammt von zwei griechischen Wörtern ab: *orgasmos*, was soviel heißt wie »reifen«, »anschwellen« und »lustvoll sein«, und *Orge*, was »Antrieb« bedeutet. Seine Wurzeln reichen außerdem bis zu dem Sanskrit-Wort *Urj*, das »Nahrung«, »Kraft« und »Stärke« heißt.

Bis in die jüngste Zeit hat man zwischen männlichen und weiblichen Orgasmen sowie zwischen den verschiedenen Spielarten des weiblichen Orgasmus rigide Unterschiede gemacht. Sigmund Freud zum Beispiel behauptete, daß eine Frau, die ihre sexuelle Empfindungskraft in der Pubertät nicht vom klitoralen zum tiefer reichenden vaginalen Orgasmus verlagert, sexuell und psychologisch unreif bleibt. Er betrachtete die Klitoris überdies als eine Art verkümmerten Penis und leistete damit dem Glauben Vorschub, daß die weiblichen Genitalien ihrer Natur nach eine minderwertige Kopie der männlichen Organe seien. 1920 erklärte Freud in seinen *Vorlesungen zur Einführung in die Psychoanalyse*:

»Wir wissen, daß das kleine Mädchen sich schwer im Nachteil fühlt, weil es keinen großen, sichtbaren Penis hat, und daß es den Jungen um diesen beneidet; vor allem aus dieser Quelle entspringt sein Wunsch, ein Mann zu sein. Ferner ist die Klitoris des kleinen Mädchens ein Körperbereich von außerordentlicher Erregbarkeit, der der autoerotischen Befriedigung zugänglich ist. Der Übergang zur Weiblichkeit hängt sehr davon ab, daß dieses Empfindungsvermögen möglichst früh und vollständig von der Klitoris auf die Vaginalöffnung verlagert wird.«

Freud verstärkte mit dieser Behauptung die Polarität zwischen den Geschlechtern und erreichte damit, daß unzählige Frauen insgeheim verzweifelt waren, weil sie sich für unzulänglich und unreif hielten, wenn sie keinen vaginalen Orgasmus bekamen. Erst 1953 zerstörte Alfred C. Kinsey den Mythos von vaginalem Orgasmus contra klitoralem Orgasmus, als er in seinem Buch *Das sexuelle Verhalten der Frau* (deutsch 1954) berichtete, daß fast die Hälfte der zweitausendsiebenhundert amerikanischen Frauen, die an seiner Untersuchung teilnahmen, über die Klitoris zum Orgasmus gelangten und daß es keinerlei Anzeichen dafür gab, daß diese Frauen etwa unreifer wären als diejenigen, die vaginale Orgasmen erlebten. Kinsey verkündete, daß die angebliche Verlagerung des sexuellen Empfindungsvermögens von der Klitoris auf die Vagina eine »biologische Unmöglichkeit« sei.

Bereits 1948 entdeckte Kinsey ebenfalls, daß Orgasmus und Ejakulation beim Mann zwei unterschiedliche und getrennte Abläufe sein können – ein sehr wichtiger Faktor im Hohen Sex und ein integraler Aspekt der alten tantrischen Lehren des Ostens. Kinsey schrieb: »Zum Orgasmus kann es ohne Samenerguß kommen. Das erleben auch männliche Erwachsene, die ihre Genitalmuskeln mit Hilfe einer Technik, die als ›Koitus reservatus‹ bekannt ist, willkürlich zusammenziehen. Diese Männer erleben einen realen Orgasmus und können ihn unschwer als solchen erkennen, auch wenn er ohne Ejakulation verläuft.«

Wilhelm Reich erweiterte in seinem bahnbrechenden Buch *Die Funktion des Orgasmus*, das 1940 veröffentlicht wurde, die Definition des Orgasmus und beschrieb ihn als erster Sexologe als ein Ereignis, das den ganzen Körper einbezieht. Reich glaubte, daß die emotionale Gesundheit eines Menschen auf seiner Fähigkeit beruht, beim sexuellen Akt zu einer vollständigen orgastischen Entladung zu gelangen, an der der ganze Körper beteiligt ist. Er erkannte, daß die volle orgastische Entladung sowohl körperlich als auch emotional eine der heilsamsten Erfahrungen ist, die ein Mensch machen kann. Er war auch der erste westliche Sexualwissenschaftler, der in Erwägung zog, daß die gesunde Sexualfunktion mit der Fähigkeit verbunden ist, höhere Bewußtseinszustände zu erfahren.

Im Gegensatz zum Ganzkörper-Ansatz von Reich untersuchten William Masters und Virginia Johnson die orgastische Reaktion isoliert als einen meßbaren und quantifizierbaren Vorgang. Sie waren die ersten Forscher, die das Studium der Sexualität zu einer empirischen Wissenschaft machten und in einer Reihe von Laboruntersuchungen, die sie zwischen 1954 und 1965 durchführten, sorgfältig die physiologischen Reaktionen von siebenhundert Menschen während des Orgasmus maßen. Masters und Johnson trugen mit ihrer Arbeit dazu bei, die vermeintlichen Unterschiede zwischen männlichen und weiblichen Reaktionen zu widerlegen, denn sie berichteten von durchgreifenden Ähnlichkeiten einschließlich Parallelen im Empfindungsvermögen von Penis und Klitoris. Sie versicherten auch, daß die sexuellen Empfindungen der Frau vor allem durch die Stimulation der

Klitoris, und nicht durch die der Vagina hervorgerufen werden.

1982 boten Alice Ladas, Beverly Whipple und John Perry in ihrem Buch *Der G-Punkt* eine neue Sicht des Orgasmus an. Sie behaupteten, daß die sexuellen Reaktionen von Männern und Frauen nahezu in sämtlichen Details übereinstimmen. Indem sie von gleich ablaufenden und sich ergänzenden sexuellen Reaktionen bei Männern und Frauen berichteten, halfen sie die Kluft zwischen den Geschlechtern zu verringern und die Polarisierung von männlich und weiblich zu überwinden, die Freud gefördert hatte. Der aufregendste und am bekanntesten gewordene Aspekt ihrer sexuellen Forschungen war die Entdeckung, daß vaginale Orgasmen durch die Stimulation des »G-Punkts« ausgelöst werden, eines kleinen Lustpunkts, der etwa fünf Zentimeter tief im oberen Bereich des vaginalen Kanals liegt. Wird er richtig stimuliert, schwillt dieser Bereich an, verfestigt sich, bis er sich deutlich vom umliegenden Gewebe der Vagina unterscheidet und löst bei vielen Frauen einen Orgasmus aus. Ebenso bedeutsam war ihre Behauptung, daß Frauen während des Orgasmus einen Erguß von klarer Flüssigkeit erleben können, die sich vom Urin oder von vaginaler Gleitflüssigkeit unterscheidet und einer inneren Ejakulation entspricht. Es gab viele Dispute über die Existenz des G-Punkts und der weiblichen Ejakulation. Viele Ärzte verneinen beides. Meiner Meinung nach setzt diese Haltung eine überhebliche männliche Sichtweise fort, die sich allmählich selbst ad absurdum führt. Es ist eine *Tatsache*, daß der G-Punkt existiert. Die Untersuchungen in dem Buch *Der G-Punkt* und spätere Nachforschungen in *Eves Secrets: A New Theory of Female Sexuality* von Josephine Lowndes Sevely geben genügend wissenschaftliche Beweise dafür.

Ich selbst habe sowohl mit dem G-Punkt als auch mit der weiblichen Ejakulation lange vor der Zeit Erfahrungen gemacht, als beide ins Blickfeld wissenschaftlicher Aufmerksamkeit rückten. Zu jener Zeit konnte mir kein männlicher Arzt oder Sexologe irgendeine Erklärung zu diesen Themen liefern. Die alten tantrischen Schriften jedoch erwähnten schon vor Tausenden von Jahren, daß es eine weibliche Ejakulation gibt. Im Kamasutra von Vatsyayana, einer alten indischen Abhandlung über die Kunst des Liebesspiels, steht geschrieben: »Der Samen der Frau fällt ebenso wie der des Mannes unaufhörlich vom Anfang bis zum Ende der sexuellen Vereinigung hernieder.«

Der nächste Durchbruch in der Erforschung des menschlichen Orgasmus kommt der Sichtweise des Hohen Sex sehr nahe. In ihrem von vielen Seiten begrüßten Buch *ESO* (Extended Sexual Orgasm – Erweiterter sexueller Orgasmus) demonstrieren Dr. Alan Brauer und seine Frau Donna, daß der genitale Orgasmus nicht lediglich aus einer Reihe von Reaktionsreflexen besteht, die im Durchschnitt zwölf Sekunden dauern, sondern eine Erfahrung sein kann, die sich durch entsprechendes Training bis auf dreißig Minuten und länger ausdehnen läßt. Sie beobachteten, daß während dieses erweiterten Orgasmus die körperliche Erregung wieder absinkt. Mit anderen Worten, Ihr Herzschlag und Ihre Atmung verlangsamen sich, der Blutdruck sinkt, und meistens »kühlen« Sie »ab«, selbst wenn Sie Ihre Erregung als zunehmend intensiver erleben. Das bestätigt eines der Geheimnisse des Hohen Sex: im Zustand höchster Erregung entspannt zu bleiben.

Obgleich sich die Brauers vor allem auf den genitalen Orgasmus konzentrieren, mit dem die Ejakulation einhergeht, führt ihre Erkenntnis, daß der sexuelle Orgasmus eine subjektive ekstatische Komponente birgt, die westliche Sexualwissenschaft und die tantrische Sichtweise zusammen. Dr. Gilbert Tordjman, ein französischer Sexualwissenschaftler, macht die Beziehung zwischen Sexualorganen und Gehirn deutlich, wenn er das Gehirn als unser »primäres Sexualorgan« sowie »drei sexuelle Startstufen« beschreibt, durch welche die orgastischen Empfindungen ans Gehirn weitergeben werden. Nach seiner Theorie durchlaufen diese Empfindungen die folgenden drei hierarchisch aufgebauten Zentren, die die orgastische Erfahrung zu immer höheren Bewußtseinsebenen verfeinern:

Sexuelle Lust wird von Freud und anderen als Spannungsabbau beschrieben; im Eros hingegen möchten wir von der Erregung nicht befreit werden, sondern sie verlängern, uns in ihr aalen und sie noch steigern.

Rollo May
Liebe und Wille

Erste Stufe:
Das medulläre Reflexsystem am unteren Ende der Wirbelsäule, das über das Rückenmark mit der »Medulla Oblongertes«, einem Gehirnteil, verbunden ist, wo sexuelle Reaktionen wie die Erektion des Penis, die Produktion vaginaler Gleitflüssigkeit und die Ejakulation ausgelöst werden.

Zweite Stufe:
Das Zwischenhirnsystem, das sogenannte archaische Gehirn, ein zentralisiertes Netzwerk, das sich zwischen den beiden Gehirnhemisphären befindet. Sexuelle Impulse, die vom unteren Ende der Wirbelsäule aufsteigen, werden hier von der Hirnanhangdrüse und den Sekreten der endokrinen Drüsen verarbeitet und als Lust empfunden.

Dritte Stufe:
Das neokortikale System, die beiden Hemisphären oder das sogenannte höhere oder moderne Gehirn, in dem die orgastische Energie zur tantrischen Erfahrung veränderter Bewußtseinszustände verfeinert wird.

Die westliche Sexualwissenschaft erkennt die ekstatische Komponente des Orgasmus zunehmend an, was auch den Weg für einen neue Richtung in der Erforschung der menschlichen Sexualität weist, auf dem Wissenschaft und Spiritualität, die objektiven und die subjektiven Aspekte der sexuellen Liebe zusammentreffen.

Ich hoffe, diese kurze Zusammenfassung der jüngsten Entdeckungen auf dem Gebiet der menschlichen Sexualität hat auch dazu beigetragen, einen anderen wichtigen Punkt zu klären: Der konkurrierende Vergleich zwischen männlichen und weiblichen sexuellen Reaktionen – und die Behauptung, die eine Seite sei der anderen überlegen – ist überholt. Die wissenschaftliche Forschung bestätigt, was ich selbst in den letzten dreizehn Jahren bei meiner Arbeit mit Tausenden von Menschen erfahren habe: Solche Werturteile sind nicht nur sinnlos, sondern auch schädlich, weil sie die Herrschaft des einen Geschlechts über das andere fortsetzen und beide Geschlechter ihrer kreativen Kraft sowie der Möglichkeit berauben, sich gegenseitig zu bereichern.

Statt eine Kluft zwischen männlichen und weiblichen Reaktionen zu errichten – indem man zum Beispiel behauptet, der Mann ejakuliere, die Frau aber nicht, oder Frauen seien multiorgastisch, Männer hingegen könnten nur einen Orgasmus erleben –, können wir sie als Spiegel füreinander betrachten, als sich gegenseitig ergänzende Erfahrungen. Statt eine Form des Orgasmus gegen die andere auszuspielen – der vaginale Orgasmus der Frau sei dem klitoralem Orgasmus überlegen –, können wir jede Form als einzigartigen persönlichen Ausdruck von Lust betrachten.

Auf dem Hintergrund dieser Sichtweise können wir von einer Position der Gleichheit zwischen den Geschlechtern aus weiter vorgehen. Wir können uns darauf konzentrieren, daß beide ein gleich großes sexuelles Potential haben, beide auf die gleiche Weise lernen und sich vorbereiten. Dieses Vorgehen folgt der orientalischen Vorstellung von Yin und Yang – dem weiblichen und dem männlichen Prinzip –, bei der das Yang-Element Teil von Yin ist und umgekehrt. Es gibt kein oben und kein unten. Niemand ist von Natur aus wertvoller, wichtiger oder liebenswerter als der andere. Das Männliche und das Weibliche sind komplementäre Seiten ein und derselben Medaille, sich gegenseitig stützend und fördernd.

Das erweiterte orgastische Vermögen

Bei Ihren Erkundungen im Reich des Hohen Sex werden Sie erleben, daß es so viele verschiedene Arten von Orgasmen gibt wie Sterne am Himmel, und jede unendlich viele Möglichkeiten der Lust in sich birgt. Die folgende Liste ist keinesfalls erschöpfend, kann aber als Hinweis auf das orgastische Potential unseres Körpers dienen:

- der Penisorgasmus des Mannes;
- der Prostataorgasmus des Mannes, den ich später in diesem Kapitel noch genauer beschreiben werde;
- ein gemischter Orgasmus, der durch gleichzeitige Stimulation von Penis und Prostata hervorgerufen wird;
- der klitorale Orgasmus der Frau;
- der vaginale Orgasmus der Frau;
- ein gemischter Orgasmus, der durch gleichzeitige Stimulation von Klitoris und G-Punkt hervorgerufen wird;
- der anale Orgasmus beider Geschlechter;
- lokale Orgasmen der Brüste, Kehle, unteren Wirbelsäule bei Männern und Frauen; dazu kann es bei maximaler Stimulation dieser Körperbereiche kommen;
- Orgasmen, einhergehend mit Ejakulation bei Männern und Frauen;
- Orgasmus ohne Ejakulation bei Männern und Frauen;
- eine Mischung aus beiden: mit einem Orgasmus ohne Ejakulation beginnend und mit einer vollen Entladung endend;
- vielfältige Orgasmen der Frau. Zu diesen kommt es meistens dann, wenn der Partner sie mindestens dreißig Minuten bis eine Stunde lang stimulieren und lieben kann;
- vielfältige Orgasmen beim Mann.

Innerhalb dieses Spektrums an Erfahrungen unterscheide ich zwei grundsätzliche Formen des Orgasmus: den explosiven Orgasmus, der einer Entladung nach außen entspricht, und dem implosiven Orgasmus, der einer inneren Ausdehnung gleichkommt. Beide können vom Mann wie auch von der Frau erlebt werden, weil beide Geschlechter gleiche und sich ergänzende physiologische und genitale Strukturen aufweisen.

Der explosive Orgasmus entspricht der normalen genitalen Reaktion auf die Stimulation des Penis oder von Klitoris und Vagina. Die Erregung baut sich auf, und dann erfolgt eine plötzliche, unwillkürliche und reflexartige Reaktion, bei der die Spannung der Erregung entladen oder durch die Ejakulation »herausgeschleudert« wird.

Der implosive Orgasmus verläuft tiefer, langsamer und subtiler. Er braucht mehr Zeit, um sich zu entfalten, und wird hauptsächlich durch die Stimulation der Prostata beim Mann und des G-Punkts bei der Frau hervorgerufen. Beim Mann kann diese Art Orgasmus auch Prostata, Perineum, Anus und untere Wirbelsäule mit einbeziehen, bei Frauen G-Punkt, Gebärmutterhals, Uterus und untere Wirbelsäule erfassen. Beim implosiven Orgasmus wird die Energie der Erregung im Körper gehalten und durch die innere Flöte nach oben gelenkt. In fortgeschrittenen Stadien kommt es zu einem Ganzkörperorgasmus ohne Ejakulation. Im Hohen Sex können Sie lernen, die Realität des implosiven Orgasmus und seiner Lust selbst zu entdecken.

Die genitale »Geographie«

Viele Menschen, vor allem Frauen, haben Angst davor, keinen Orgasmus bekommen zu können. Sie erzählen mir, daß sie beim Sex mit ihrem Partner nicht genügend Erregung verspüren. Ihnen ist nicht klar, daß das Problem oft darin liegt, die richtige Körperposition zu finden, bei der Unterschiede in der sexuellen Anatomie berücksichtigt werden. Jedes Paar müßte das in sein Verhalten beim Koitus mit einbeziehen, und doch neigen wir dazu, uns auf einen konventionellen Liebesstil, einen routinemäßigen Ablauf oder eine einzige Körperposition beim Sex festzulegen – manchmal genau auf die, bei der unsere inneren Lustpunkte gar nicht stimuliert werden.

Im Kamasutra und anderen alten Schriften über heilige Sexualität finden wir nach wie vor gültige Informationen über die verschiedenen genitalen Typen und deren Bedürfnisse. Bei manchen Frauen befindet sich die Klitoris zum Beispiel drei bis vier Finger breit vom Eingang zur Vagina entfernt, und ihr G-Punkt liegt relativ tief. Es ist unwahrscheinlich, daß diese Frauen in der üblichen Missionarsposition, bei der der Mann oben liegt, genügend erregt werden, um zum Orgasmus zu kommen. Ihre Klitoris liegt zu weit vom Eingang der Vagina entfernt, um in dieser Position mit dem Penis gut in Kontakt kommen zu können, und sie müssen während der Penetration zusätzlich direkt manuell an der Klitoris stimuliert werden. Sie müssen außerdem Stellungen finden, in denen der Penis den G-Punkt erreichen kann – zum Beispiel indem sie sich ein Kissen unter das Kreuz legen oder sich auf alle viere hocken und sich von hinten penetrieren lassen.

Bei anderen Frauen wiederum liegt die Klitoris direkt neben dem Eingang der Vagina und ist fast Teil von dieser, und der G-Punkt befindet sich nahe an der vaginalen Öffnung – ungefähr einen halben Finger tief. Diese Frauen werden in der Missionarsposition ohne manuelle Stimulation ziemlich schnell zum Orgasmus kommen, weil ihre Klitoris dabei Kontakt mit dem Penis hat.

Es gibt auch Frauen, deren Klitoris lang, verdeckt und weiter entfernt vom vaginalen Eingang ist. Auch ihr G-Punkt liegt ziemlich tief. Diese Frauen liegen beim Liebesspiel am liebsten oben, lassen sich auf allen vieren mit gewölbtem Rücken von hinten penetrieren oder liegen Seite an Seite mit dem Mann, wobei sich dessen Beine zwischen ihren befinden (vergleiche die »Scherenposition« im zwölften Kapitel).

Wieder andere haben eine fleischige Vagina, und ihre Klitoris ist von einer dicken Haube mit vielen Falten bedeckt. Ihre Vagina ist weit und flach, und der G-Punkt liegt etwa in der Mitte der Vagina. Sie haben beim Liebesspiel gern engen Kontakt mit den Genitalien des Mannes. Tiefe Penetration ist ihnen unangenehm, weil die Vagina relativ kurz ist, deswegen liegen sie lieber in der Löffelposition – sie auf der Seite, er mit dem Vorderkörper gegen ihren Rücken geschmiegt – oder flach auf dem Bauch, die Beine zusammen, während der Mann von hinten in sie eindringt.

Im Kamasutra werden die verschiedenen Penisformen nach Länge und Dicke unterschieden, während Vaginen danach klassifiziert werden, wie tief oder flach sie sind. Danach passen am besten Genitalien von entsprechender Größe zusammen. Ein langer, dikker Penis paßt zum Beispiel gut mit einer tiefliegenden und ziemlich weiten Vagina zusammen. Ein kurzer, dünner Penis paßt am besten in eine flache, enge Vagina. Es sind jedoch auch andere Kombinationen möglich, und dabei spielen Wissen und Geschicklichkeit der Liebenden eine wichtige Rolle. Der Hohe Sex bringt uns bei, wie wir Unterschiede in der genitalen »Geographie« ausgleichen können. Dieses Wissen kann für Paare, die bislang glaubten, sie könnten zusammen nicht zur sexuellen Erfüllung kommen, eine Offenbarung sein.

Auch wenn Ihre Sexualorgane von der Größe her unterschiedlich sind, kann das Liebesspiel Ihnen Spaß machen, vorausgesetzt Sie wissen, welcher Liebesstil Ihrer genitalen Beschaffenheit entgegenkommt und entspricht.

Wenn Sie den praktischen Abschnitt dieses Kapitels erst einmal umgesetzt haben, werden Sie auch viel mehr darüber wissen, welche Lustpunkte oder Punkte, die den Orgasmus auslösen, Ihnen beim Liebesspiel zugänglich sind und wie Sie diese erregen können. Dieses Wissen ist für jeden von Nutzen, ganz unabhängig von Form und Größe seiner Genitalien. Bevor Sie in die Praxis einsteigen, müssen Sie jedoch erst noch einmal von der äußeren auf die innere Beschaffenheit umschwenken, um die Körperteile besser kennenzulernen, die Sie beim Liebesspiel berühren.

Die Vagina: eine weibliche »Landkarte«

Frauen können aus diesem Abschnitt auch eine Übung machen, indem sie sich vor einen Spiegel setzen – auch ein Handspiegel tut es – und mich auf einem Rundgang durch ihren »Garten«

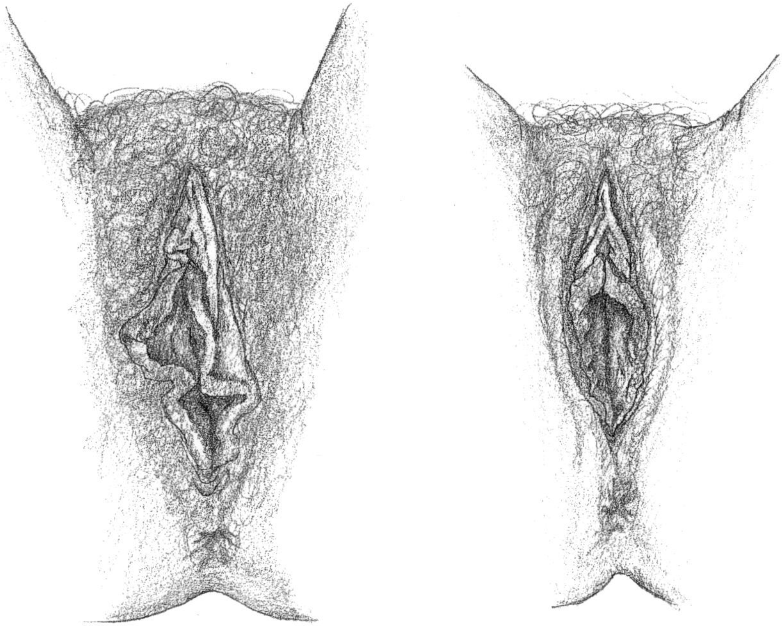

Unterschiedliche weibliche Genitalien.

begleiten. Die Männer möchte ich ebenfalls bitten, diesen Abschnitt genau zu verfolgen. Je besser Sie die Sexualorgane Ihrer Partnerin kennen, desto schöner wird Ihr Liebesspiel sein. Falls Sie beide dies möchten, können Sie Ihrer Partnerin auch bei der Selbstuntersuchung zuschauen.

Wenn Sie die inneren Schamlippen auseinanderschieben, können Sie den vaginalen Mund sehen, den Eingang zum vaginalen Kanal, der zu Gebärmutterhals und Uterus führt. Direkt über der Vaginalöffnung liegt die Harnröhrenmündung, die zur Blase führt. Darüber, etwa dort, wo die inneren Schamlippen zusammentreffen und manchmal auch etwas höher, befindet sich die Klitoris unter ihrer Schutzhaube oder -kappe.

Die Klitoris setzt sich in Form von zwei beinähnlichen Teilen fort, die am unteren Teil der Schambeine auf beiden Seiten des vaginalen Kanals verlaufen. Die Klitoris besteht aus Krone (Spitze), Korpus (Körper) und Schenkeln (Beinen). Die Krone wird sichtbar, wenn die Falten der Kappe, die sie bedecken, zurückgeschoben werden. Sie ist höchst empfindsam für Stimulation. Der Korpus und die Schenkel, die nicht sichtbar sind, liegen direkt unter der Haut und können mit den Fingerspitzen ertastet werden. Die Harnröhrenmündung ist umgeben von einem eichelförmigen Vorsprung, Eichel genannt. Wie die Klitoris ist sie reich mit Nervenenden ausgestattet, was diesen Bereich außerordentlich berührungsempfindlich macht. Beim Koitus wird die Eichel zwischen Schambein der Frau und Penis des Mannes gepreßt und kann darauf je nach Qualität und Feinfühligkeit Ihres Liebesspiel mit Schmerz oder Lust reagieren.

Ein schwammiges Gewebe, das passenderweise Spongiosum genannt wird, umgibt die Harnröhre, und dieselbe Art von erektilem (schwellfähigem) Gewebe kleidet die vaginalen Wände aus und befindet sich zwischen den Beinen der Klitoris. Das sind die höchst sensiblen Bereiche, die während der Erregung anschwellen.

Am Boden des Harnröhrenkanals – der »Decke« des vaginalen Kanals – entlang verlaufen die Bartholin-Gänge, die auch weibliche Prostata-Drüsen genannt werden. Sie können ertastet werden, wenn Sie einen Finger in die

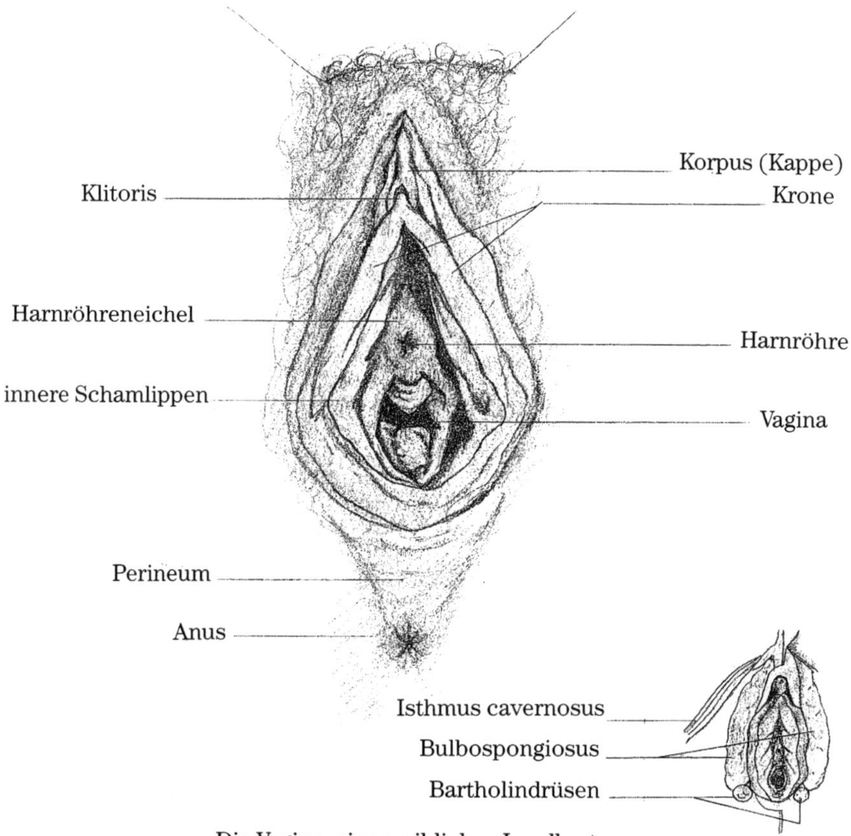

Die Vagina: eine weibliche »Landkarte«.

Vagina einführen und an der oberen Wand entlangstreichen. Dieser Bereich fühlt sich zerfurcht an, während die Wände der Vagina glatt sind. Er wurde als G-Punkt bekannt. (»G« ist der Anfangsbuchstabe des Entdekkers, eines deutschen Arztes namens Grafenberg.) Während der sexuellen Erregung schwillt dieser Punkt auf Erbsengröße zu einem runden Höcker an, der beim Liebesspiel gegen die Wand der Vagina drückt und es der Frau ermöglicht, den Penis fester zu umschließen.

Wenn eine Frau intensiv stimuliert wurde und eventuell mehrere Orgasmen hatte, kann sie eine vollständige orgastische Entladung erleben, die vom Austritt einer klaren Flüssigkeit aus dem G-Punkt begleitet wird – mit anderen Worten, von einer Ejakulation. Weibliches Ejakulat besteht aus mehreren Flüssigkeiten: der vaginalen Gleitflüssigkeit, Zervixschleim, Flüssigkeiten aus dem Uterus und Sekreten der Bartholin-Gänge und des G-Punkts selbst. Laut Sevely »ejakulieren normalerweise alle Frauen sexuelle Flüssigkeit aus der Prostatadrüse«. Bei manchen Frauen geschieht das sehr schnell, aber nach meiner Erfahrung dauert es oft bis zu dreißig Minuten oder noch länger, manchmal sogar bis zu einer Stunde. Die Forschung hat bestätigt, daß auch sechzig-, siebzig- und achtzigjährige Frauen sich an Ejakulationen erfreuen. Hier ist es aber wichtig zu wiederholen, daß eine Frau auch ohne Ejakulation einen total befriedigenden Orgasmus erleben kann. Es besteht also absolut kein Grund für Gedanken wie: »Wenn ich nicht ejakuliere, bin ich keine richtige Frau.« *Daß* Sie Lust empfinden, ist weitaus wichtiger als die Frage, *ob* Sie ejakulieren oder nicht.

Der tiefste Teil des vaginalen Kanals umschließt den Gebärmutterhals. Dicht neben den Sakralnerven liegend, wirkt die Stimulierung dieses Bereichs oft so, als würde elektrischer Strom in starken, wellenförmigen Pulsationen die Wirbelsäule hochschießen oder hochströmen. Der Gebärmutterhals erweitert sich zum Uterus, dessen Wände sich während eines tiefergehenden Orgasmus in ein lebendiges Netzwerk von Muskelfasern verwandeln und sich wiederholt zusammenziehen und ausdehnen. Zwischen Brustwarzen und Uterus sowie auch zwischen Brustwarzen und Klitoris bestehen Verbindungen, die es manchen Frauen ermöglichen, allein durch Stimulation der Brustwarzen im unteren Körperbereich Erregung zu verspüren.

Zwischen Vagina und Anus liegt das Perineum. Dieser Bereich ist sehr feinfühlig und im Hohen Sex von außerordentlicher Wichtigkeit. Ich nenne ihn auch »Torwächter«, weil das Anspannen oder Zusammenziehen der Perineumsmuskeln hilft, den Orgasmus in eine implosive Energie umzuwandeln, die erneut im Körper zirkuliert und durch die innere Flöte aufwärts gelenkt wird. Leider nimmt dieser Bereich beim Gebären oft Schaden. Ein

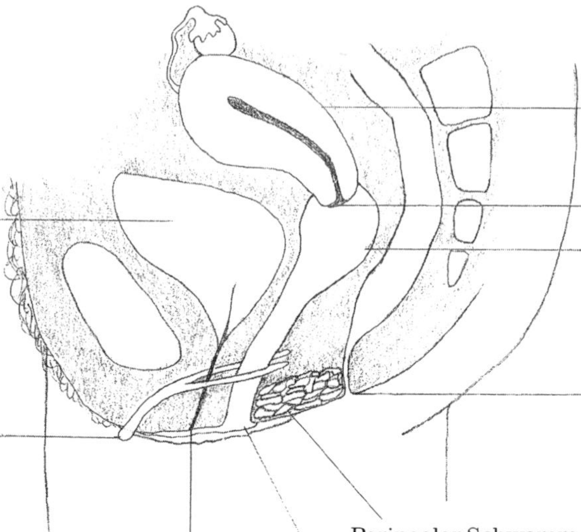

Die Anatomie des weiblichen Orgasmus. Beim Einsetzen des Orgasmus vergrößert sich die Vagina im Bereich des Gebärmutterhalses, eine Erscheinung, die *Zelt-* oder *Balloneffekt* genannt wird. Bei wiederholten oder lang anhaltenden Orgasmen kommt es im oberen Teil der Vagina, nahe am Gebärmutterhals, zu Ausstoßungs-Kontraktionen.

Dammschnitt wird gemacht, um den vaginalen Gang, den das Baby passieren muß, zu erweitern, und auf diese Weise wird das Perineum bei einigen Frauen zum Sitz von großer Angst und starkem Schmerz, wovon sie sich befreien müssen, bevor sie sexuelle Lust intensiv genießen können.

Die Vagina wird gestützt von den Beckenbodenmuskeln, die in Form einer Acht um Vagina, Harnröhre und Anus liegen. Der größte Muskel ist der pubococcygeale Muskel oder der PC-Muskel, der die Vorderseite des Beckens mit dem unteren Ende der Wirbelsäule verbindet und den Sie im sechsten Kapitel kennengelernt haben. Diese Muskeln ziehen sich beim Liebesspiel zusammen und dehnen sich wieder aus, stimulieren den Penis und senden über das Nervensystem Lustsignale zum Gehirn. Während des Orgasmus steigern sich die Kontraktionen zu einer Abfolge von höchst lustvollen, unwillkürlichen Spasmen.

Diese ganz feinen und unendlich komplexen Teile arbeiten bei Ihrer subjektiven Erfahrung sexueller Erregung harmonisch zusammen und senden Botschaften zum Rückenmark, die schnell ans Gehirn weitergeleitet werden und diesem sagen: »Ja, du erlebst Lust und näherst dich ekstatischen Gefühlen!«

Wenn Sie mehr über die Vagina und deren Reaktionen beim Liebesspiel erfahren, wird Ihnen auch stärker bewußt, was in diesem Körperteil beim Orgasmus abläuft:

- Schamlippen, Klitoris und vaginale Wände schwellen an, werden praller oder »erigieren«, während das Gewebe verstärkt durchblutet wird;
- der obere Teil der Vagina schiebt sich vor, während Uterus und Gebärmutterhals sich senken;
- während sich die Muskeln im mittleren und vorderen Bereich der Vagina rhythmisch ausdehnen und zusammenziehen, kommt es zu umklammernden, streichelnden Bewegungen;
- der PC-Muskel kontrahiert rhythmisch.

Eine »Landkarte« für den Penis

Nachdem wir den »geheimen Garten« der Frau erkundet haben, ist es ebenso wichtig, daß wir uns ein profundes Wissen über das Liebesorgan des Mannes verschaffen, damit wir seine Schönheit schätzen können und verstehen lernen, wie wir während der Übungen diesen Körperteil heilen können. Ich möchte die Frauen bitten, diesen Abschnitt aufmerksam zu verfolgen. Sie können Ihren Partner bei seiner »Selbstuntersuchungstour« begleiten. Auch das ist ein Teil Ihrer Entwicklung zu einer wunderbaren Geliebten.

Der Penis ist ebenso einfach wie die Vagina komplex ist. Er weist weder Knochen noch Muskeln auf. Die wichtigste innere Besonderheit des Penis ist die Harnröhre, durch die der Harn aus der Blase ausgestoßen wird. Diese Röhre ist eingebettet in schwammiges Gewebe, das sich bei sexueller Erregung mit Blut füllt. Das führt dazu, daß Eichel und Schaft des Penis auf ein Mehrfaches ihrer Größe im nichterregten Zustand anschwellen. Das ist die Ursache für die Erektion – die erste Reaktion eines Mannes auf die sexuelle Stimulation.

Unter dem Penis liegt das Skrotum, das die beiden Hoden beherbergt und in denen das Sperma produziert wird, welches in den beiden Nebenhoden, die an die Hoden angrenzen, gespeichert wird. Von den Nebenhoden wird das Sperma durch zwei röhrenförmige Blutgefäße nach oben und nach außen befördert. Jede der beiden Röhren verläuft durch eins der beiden Samenbläschen, die ihren eigenen Beitrag zur Zusammensetzung der Samenflüssigkeit, des Samens, leisten. Die Samenbläschen sind mit der Prostata verbunden, einer kastaniengroßen Drüse, die direkt vor der Blase oberhalb des Anus um die Harnröhre gelagert ist. Die Prostata sondert Prostataflüssigkeit ab, die den Hauptbestandteil des Samens bildet.

Die Muskeln um die Prostata kontra-

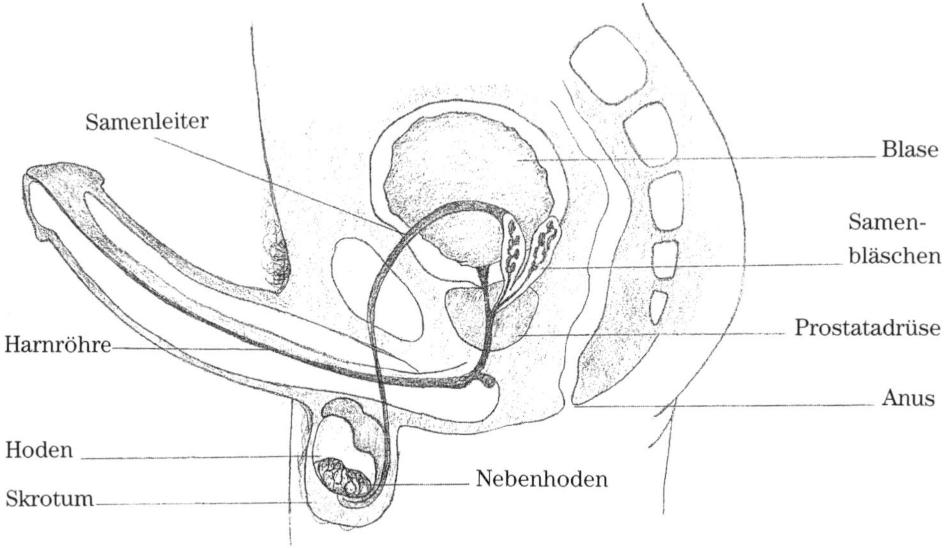

Die Anatomie des männlichen Orgasmus. Die Muskeln, die die Prostata umgeben, kontrahieren während der Ejakulation und stoßen den Samen in die Harnröhre. Wird auf Prostata oder Perineum beim Einsetzen des Orgasmus fester Druck ausgeübt, kann die Ejakulation verhindert und die orgastische Lust verlängert werden.

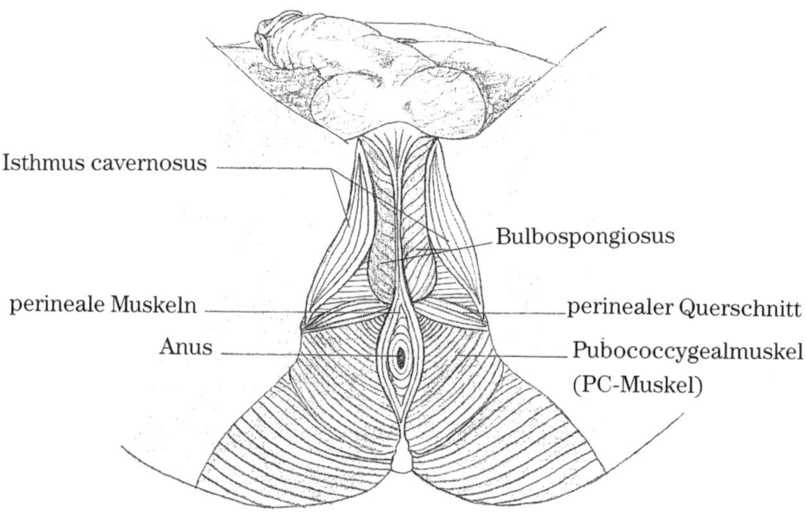

Die Muskeln, die die männlichen Genitalien umgeben.

hieren während der Ejakulation und treiben so den Samen durch die Harnröhre und aus dem Perineum heraus. Wie der weibliche G-Punkt kann auch die männliche Prostata auf sexuell-erotische Stimulation äußerst sensibel ansprechen, vor allem, wenn der Penis erigiert und der Mann kurz vor dem Orgasmus ist. Tatsächlich kann diese Art der Stimulation eine Schlüsselrolle für die Fähigkeit des Mannes spielen, seine sexuelle Lust zu erweitern, sie ist – obwohl in den meisten Untersuchungen über männliche Sexualität nicht berücksichtigt – im Hohen Sex ganz besonders wichtig.

Die Genitalien sind mit einer Reihe von Muskeln im Beckenboden verankert, die das sexuelle Reaktionsvermögen intensivieren – dem Isthmus cavernosus, dem Bulbospongiosus, den Perineumsmuskeln und dem PC-Muskel.

Diese Muskeln sind verantwortlich für die unwillkürlichen Beckenbewegungen beim Liebesspiel. Der männliche Orgasmus beginnt mit der lustvollen Kontraktion dieser Muskeln.

Nachdem wir die Anatomie der weiblichen und männlichen Sexualorgane untersucht und uns klargemacht haben, wie sie aussehen und wie sie sich anfühlen, verstehen wir den Prozeß der Körperpanzerung in den Genitalien besser und begreifen, wie wir das verlorengegangene Empfindungsvermögen in diesen Körperteilen wiedergewinnen können.

Wie wir uns von der genitalen Panzerung befreien

Die Körperpanzerung ist ein Prozeß, in dessen Verlauf frühere traumatische Ereignisse im Muskelgewebe des Körpers gespeichert werden. Dadurch verhärtet sich das Gewebe, was wiederum Verspannungen erzeugt und die Energie in dem Bereich blockiert, der traumatisiert wurde. Mit der Panzerung beabsichtigt der Körper, seine Verletzlichkeit gegenüber Schmerz zu reduzieren. Aber im Verlaufe dieses Prozesses wird auch unsere Fähigkeit verringert, Lust zu empfinden.

Die männlichen und die weiblichen Sexualorgane sind ebenso anfällig für eine derartige Panzerung wie der übrige Körper und können wie dieser auf einem verringerten Empfindungsniveau weiterarbeiten. Tatsache ist, daß die Sexualorgane, die von Kindheit an den übelsten Verleumdungen ausgesetzt sind, zum Hauptspeicher negativer Eindrücke werden, was unsere Fähigkeit zu sexueller Lust beträchtlich reduziert sowie verhindert, daß wir die orgastische Entladung voll genießen können. Stellen Sie sich das einmal einen Augenblick lang ganz konkret vor. Der emotionale Inhalt sämtlicher unbefriedigender sexueller Erfahrungen hat seine Spuren im Muskelgewebe Ihrer Genitalien hinterlassen, und damit hat die Verspannung dieser Bereiche sich so langsam und allmählich aufgebaut, daß Sie diesen Vorgang gar nicht mitbekommen haben.

Bei Männern tragen Beschneidung, frühere Erlebnisse mit Schuldgefühlen und Angst bei der Masturbation, ungeschickte Prostatauntersuchungen und der Zwang, ihre »Männlichkeit« durch ein draufgängerisches Verhalten beim Liebesspiel unter Beweis stellen zu müssen, zur genitalen Panzerung bei. Diese Panzerung kann sich in einer Verhärtung des Penis manifestieren und hier eine Empfindungslosigkeit hervorrufen, so daß der Penis außerordentlich stark stimuliert werden muß, um erregt zu werden. Das kann aber auch zum Gegenteil führen: zu einer Überempfindlichkeit und Zartheit der Vorhaut, die sich in der Haltung äußert: »Vorsichtig, bitte nicht berühren!« Die Panzerung bei Männern zeigt sich auch in Form von chronischen Verspannungen des analen Schließmuskels, unwillkürlichen Erektionen und sexueller Gier – dem Bedürfnis nach wiederholter genitaler Stimulation.

Bei Frauen kann die Panzerung durch Schuldgefühle beim Masturbieren, gewalttägiges Behindertwerden von Männern, Beischlaf ohne ausreichendes Vorspiel oder ohne wirkliche Lust darauf, mangelnde Orgasmen, Abtreibungen, das Erlebnis einer Kaiserschnittgeburt oder einer operativen Entfernung der Gebärmutter bestehen. Alles das trägt dazu bei, daß das Gewebe im Bereich von Vagina und Becken zunehmend empfindungsloser wird. Die Verspannung manifestiert sich am häufigsten als eine feine Verkrampfung oder Steifheit in der Vagina, die sich niemals voll entspannen kann, selbst während des Beischlafs nicht. Die Folge ist, daß sie nur bedingt für das männliche Organ empfänglich ist.

Durch meine Arbeit mit vielen Frauen bin ich imstande, eine »Karte« aufzuzeichnen, die uns zeigt, in welchen speziellen Bereichen der weiblichen Sexualorgane sich bestimmte Ängste als Panzerungen der betroffenen Zonen verfestigen.

- *Vaginalöffnung:* Angst, sich zu öffnen; Scham; der Wunsch sich zu verbergen; ein Gefühl wie: »Das kann ich nicht machen«;
- *Klitoris:* Nervosität; Mißtrauen; Ungeduld; sich verspannen; wie Fäuste zusammenballen oder Zähne zusammenbeißen, wenn Sie Ihren Ärger nicht ausdrücken wollen;
- *Perineum und perinealer Schwamm:* Schwierigkeiten, sich in die Lust hineinzuentspannen; Betäubtheit;
- *G-Punkt:* sexuelle Frustration aufgrund vorgetäuschter Orgasmen; Leistungsangst; das Gefühl von Unzulänglichkeit; auf den Orgasmus drängen, ohne ihn zu erleben;
- *vaginaler Kanal im Bereich des Gebärmutterhalses:* Ärger, das Schlimmste erwarten; Bedürftigkeit; Opfermentalität; Abtreibungen; traumatische Geburten.

Wenn Sie nicht genau wissen, ob Sie unter einer genitalen Panzerung leiden, versuchen Sie einmal, folgende Fragen zu beantworten. Sie sollten nicht spontan antworten, sondern sich dafür Zeit nehmen.

Frauen: Wurden Sie in jungen Jahren zum Beischlaf oder zu sexuellen Handlungen gezwungen, ohne dies zu wollen? Haben Sie, nur weil Ihr Partner Lust auf Sex hatte, öfters in ein Liebesspiel eingewilligt, ohne daß Ihnen nach Sex zumute war?

Hatten Sie manchmal das Gefühl, von Ihrem Partner »hängengelassen« zu werden, während er bereits »die Schwelle überschritten« hatte?

Haben Sie jemals einen Orgasmus vorgetäuscht?

Männer: Haben Sie ab und zu aus der Liebe ein Leistungsspiel gemacht, ohne mit Begeisterung dabei zu sein?

Haben Sie schon öfters festgestellt, daß Sie so beschäftigt damit sind, Ihrer Partnerin Lust zu bereiten, daß Sie Ihre eigene Lust vergessen haben?

Beide: Mußten Sie beim Sex bestürzt feststellen, daß Sie »da unten« gar nichts empfinden können? Haben Sie Sex jemals dazu benutzt, einer Konfrontation mit Ihrem Partner aus dem Weg zu gehen oder Ihren Ärger zu verstecken?

Haben Sie manchmal geglaubt, daß alle außer Ihnen sexuell potent und orgastisch sind, während Sie nur ganz schwache Empfindungen spüren?

Wenn Sie auch nur eine dieser Fragen mit Ja beantwortet haben, weisen Ihre Genitalien wahrscheinlich an ge-

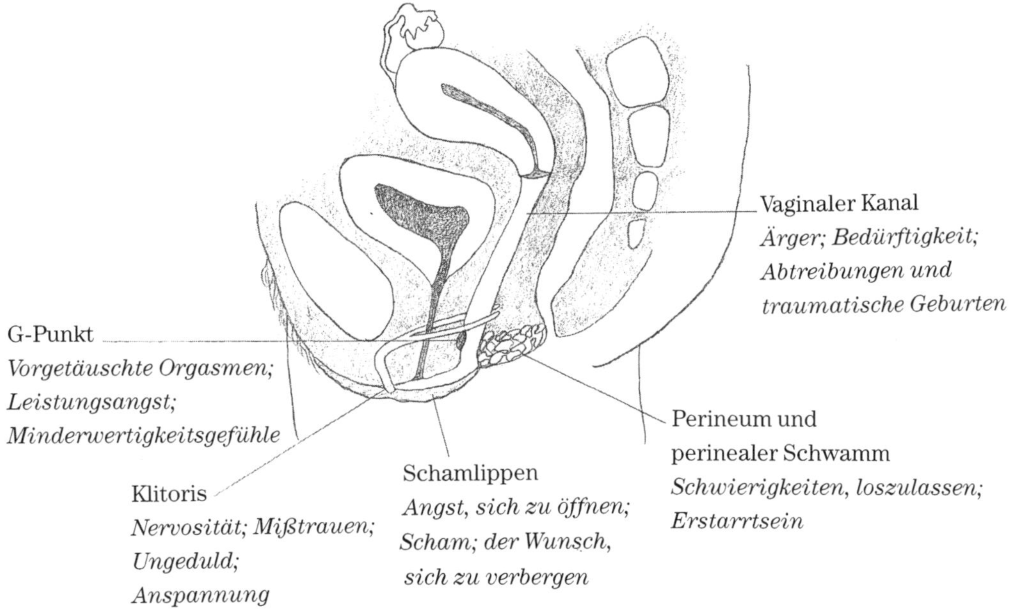

Eine Skizze über die Panzerung im inneren und äußeren Bereich der Vagina.

wissen Stellen eine Panzerung auf. Diese Panzerung zeigt sich auch auf der psychischen Ebene, wenn Sie sich zum Beispiel bei Gesprächen über Ihre Sexualität oder Ihre Genitalien unwohl fühlen, oder wenn es Ihnen unangenehm ist, wenn sich Ihr Liebster Ihren Genitalien zuwendet. Nachdem ich inzwischen mit sehr vielen Menschen gearbeitet habe, muß ich feststellen, daß die Panzerung sexuelle Empfindungen ernsthaft behindert und tiefergehende Lustgefühle blockiert. Ich habe auch herausgefunden, daß es Menschen schwerfällt, sich für die Ekstasen des Hohen Sex zu öffnen, bevor nicht ihr

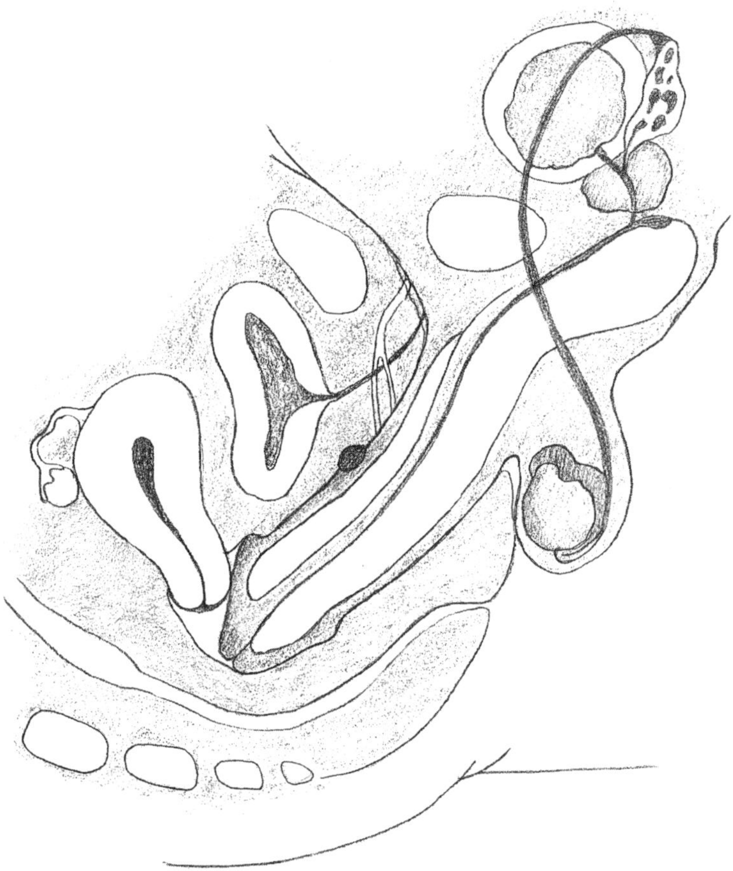

Die Penetration. Während des Liebesspiels ermöglichen flache Stöße eine Reibung zwischen Eichel und G-Punkt, was für beide Partner höchst erregend sein kann. Wechseln Sie zwischen flachen Stößen und einem tiefen Eindringen mit dem Penis in die Vagina. Wenn der Penis geheilt ist, kann er sogar in der Vagina beweglich und entspannt bleiben.

gesamter genitaler und analer Bereich von den Prägungen befreit worden ist, die die negativen Erfahrungen hinterlassen haben. Nur durch eine direkte, liebevolle Massage mit den Händen im äußeren und inneren Bereich der Genitalien können wir diese früheren Wunden wirksam heilen und Schmerz in Lust umwandeln. Und dazu müssen wir unsere ganze Aufmerksamkeit dem widmen, wie wir unsere Genitalien empfinden und dieses Empfinden voll akzeptieren.

Wenn der Penis geheilt wird, ist er im erigierten Zustand beweglich, warm und vibriert vor Leben. Diese gesteigerte Empfindungsfähigkeit ermöglicht es dem Mann, nicht nur durch die Stimulation bei einem intensiven Koitus, sondern auch dadurch Lust zu empfangen, daß er seinen Penis sanft, entspannt und nicht fordernd in der Vagina ruhen läßt. Vor dieser Heilung kann es sein, daß er ohne eine kontinuierliche Stimulation gar nichts empfindet.

Eine geheilte Vagina wird auf natürliche Weise dehnbar, weich und empfänglich und strahlt beim Liebesspiel ein Gefühl von Vertrauen und Verspieltheit aus. Die Vaginalmuskeln sind elastisch und reagieren auf den Penis, indem sie ihn mit natürlichen Bewegungen massieren.

Liebe und Akzeptanz sind die Schlüssel zur Heilung. Aus diesem Grund müssen wir erst einmal verstehen, was es heißt, uns selbst und unseren Körper zu lieben, bevor wir auch nur daran denken können, einen anderen Menschen zu lieben. Nur auf der Grundlage von Selbstliebe sind wir wirklich bereit und offen für die Freuden ekstatischer Liebe.

Véronique, eine vielbeschäftigte Chefsekretärin, die eines meiner Seminare in Europa besuchte, erzählte die folgende Geschichte von ihrer eigenen sexuellen Heilung: »Ich hatte mir beim Liebesspiel ein Verhalten angewöhnt, das Männern erlaubte, in mich einzudringen, noch bevor ich wirklich bereit dazu war«, erklärte sie. »Diese Angewohnheit entwickelte ich in einer langfristigen Beziehung, die ich mit zwanzig einging, und setzte sie noch jahrelang danach fort. Dann, im Alter von sechsunddreißig Jahren, begann eine wunderschöne Liebesgeschichte mit Roland, einem französischen Tänzer. Wir kamen uns sehr schnell nah und gingen sehr zärtlich miteinander um. Sex wurde zu einer ganz langsamen Angelegenheit ohne jede Eile, und das Vorspiel war ebenso reizvoll wie das miteinander Schlafen.

Eines Tages schlug mir Roland vor, mich auf den Rücken zu legen, mich zu entspannen und meine Augen zu schließen. Ich stimmte zu, obwohl ich etwas ängstlich war. Er streichelte und stimulierte meine Klitoris ganz lange, ohne mir das Gefühl zu geben, er wolle in mich eindringen. Er streichelte mich auch am ganzen Körper und schlug mir vor, tief zu atmen, wenn ich Lust empfand. Als ich sehr erregt war, führte er seine Finger in meine Vagina ein. Ganz langsam ließ er seine Fingerspitzen kreisen und ging dabei allmählich immer tiefer. Plötzlich berührte er eine Stelle, die in mir eine ungewöhnliche, strömende, erotische Empfindung auslöste. Zuerst bekam ich es mit der Angst zu tun und verspannte mich. Es war mir fast zuviel. Aber er sagte mir immer wieder, ich solle atmen und mich entspannen. Ich konnte seine Liebe und seine einfühlsamen Berührungen spüren, und das wie elektrisch strömende Gefühl begann sich auf meine übrige Vagina auszudehnen. Schließlich drang Roland von hinten in mich ein, so daß dieser Punkt in mir von seinem Penis erneut berührt wurde. Während er mich liebte, streichelte er meine Klitoris mit seiner Hand. Wir gingen wie von selbst zu starken, rhythmischen Bewegungen über, und auf dem Höhepunkt der Erregung hatte ich einen intensiven Orgasmus und spürte, wie gleichzeitig eine warme Flüssigkeit aus meiner Vagina hervorströmte. Das Lustgefühl war so überwältigend, daß ich in Tränen ausbrach! Es schenkte mir ein so tiefes Gefühl von Erleichterung und Befriedigung. Ich erkannte, wieviel Lust ich mir bislang verwehrt hatte und wie meine Genitalien erst jetzt wie aus einem langen Schlaf erwachten und lebendig wurden. Sie brauchten Heilung, Liebe und das sanfte Streicheln durch einen geduldigen Partner. Danach war mir zumute, als wäre ich wieder ein Teenager – mein sexuelles Lernen fing noch einmal ganz von vorne an. Mein Liebesleben sah von diesem Zeitpunkt an völlig anders aus. Es ist viel entspannter und lustvoller als früher.« Wenn die Genitalien geheilt sind, verliert sich die Angst, die auf der Identifikation mit früheren Traumata beruht, und damit auch die gewohnheitsmäßige Tendenz, sich zu verkrampfen. Dann sind die männlichen oder weiblichen Organe frei, ihre natürliche Fähigkeit zum Genuß eines ekstatischen Liebesspiels ungehindert zu entfalten. Wenn Sie die Vereinigung zwischen Ihren geheilten Sexualorganen erleben, werden Sie den Eindruck haben, daß diese selbst liebevoll wahrnehmen können und ihre eigene Intelligenz haben, und das kann Ihnen die köstlichsten und lustvollsten Erfahrungen schenken. Sie sind dann viel mehr bereit und in der Lage, die Verstandeskontrolle beim Liebesspiel aufzugeben und Ihre orgastischen Gefühle voll zu genießen.

Die Yoni heilen

In dieser Übung werden Sie lernen, die Vagina zu heilen, indem Sie das entsprechende Gewebe sensibilisieren und damit dessen Potential für orgastische Empfindungen erweitern.

Sinn und Nutzen

Für den männlichen Partner ist diese Übung eine Gelegenheit, die Yoni, den »heiligen Boden«, für seine Lust zu entspannen und zu reinigen, ihr seine Achtung, seine Fürsorglichkeit und seine Zärtlichkeit zu zeigen und eine tiefe Intimität zu seiner Partnerin zu entwikkeln. Für die Frau eröffnet sich die Möglichkeit, ihren Partner zu ihren intimsten Bereichen zu geleiten und genau zu beschreiben, was sie empfindet und wessen sie bedarf. Das wird ihr Stärke und Selbstvertrauen geben. Außerdem öffnen sich beide Partner dadurch für eine Beziehung, in der sie sich gegenseitig Schüler und Lehrer sein und eine gleichberechtigte sexuelle Partnerschaft entwickeln können. Bei den folgenden Anweisungen gehe ich davon aus, daß ein Mann der Yoni die Heilbehandlung gibt, aber diese kann auch von einer Frau durchgeführt werden.

Vorbereitungen

Die folgenden Massagepraktiken entdeckte ich bei meiner Zusammenarbeit mit Jack Painter, dem Begründer der posturalen Integration. Später paßte ich sie der tantrischen Perspektive des Hohen Sex an.

Vor und während dieser Massagen müssen Sie sämtliche Fähigkeiten einsetzen, die Sie bislang gelernt haben. Hier einige hilfreiche Hinweise:

– Auf der emotionalen Ebene sollten Sie sich ins Gedächtnis rufen, wie wichtig Lachen und Verspieltheit sind. Machen Sie es sich leicht. Es kann sein, daß Sie auf Ängste stoßen, von denen Sie sich durch gegenseitige Unterstützung und Einfühlungsvermögen befreien können.
– Stimmen Sie sich aufeinander ein. Es hilft Ihnen, wenn Sie sich in die Augen schauen und während dieser Übung so oft wie möglich Augenkontakt haben.
– Gehen Sie die Körperübungen aus dem vierten und fünften Kapitel noch einmal durch, um eine starke energetische Aufladung im Körper zu erzeugen. Der empfangende Partner muß sich, bevor er die Massage erhält, energetisch aufladen. Machen Sie vor allem Erdungsübungen wie Tanzen, Springen und Schreien, um Vitalität in den Beckenbereich zu bringen. Benutzen Sie die drei Schlüsselmethoden – Bewegung, Atmung und Laute – um diesen hochenergetischen Zustand zu halten, während Sie die Massage empfangen. Das können Sie als empfangender Partner auch im Liegen tun.

Der Lotos repräsentiert vollkommene Schönheit und Symmetrie. Die Yoni wird mit dem Lotos im frühen Stadium und im vollendeten Stadium des Erblühens verglichen. So wie der Lotos nicht vom Wasser durchtränkt wird, auf dem er ruht, und seine Blüten nicht vom Schlamm beschmutzt werden, aus dem sie wachsen, bleibt auch die Yoni immer rein und kann durch keinerlei Handlung beschmutzt werden.

Ajit Mookerjee
Kali

- Die Beckenschaukel (fünftes Kapitel) ist hier besonders wichtig, weil sie die Beckenreaktionen während der Massage verstärkt. Auch die PC-Pumpe (sechstes Kapitel) ist nützlich; machen Sie während der ganzen Übung immer wieder Saugbewegungen mit Vagina und Anus.
- Sollten Sie anfangs Angst oder Widerstand spüren, machen Sie den Vajra-Yoni-Dialog (siebtes Kapitel) und verleihen Ihren Genitalien eine Stimme.
- Öffnen Sie während dieser Übung Ihre innere Flöte (sechstes Kapitel). Das ist der beste Weg, um die freigesetzte Energie durch sämtliche Organe im Körper zu leiten.
- Während der Massage hat jeder von Ihnen eine klar umrissene Rolle. Der Mann, der die Massage gibt, ist verantwortlich dafür, die Übung anzuleiten und zu unterstützen. Er sollte als Gebender seiner Partnerin jedoch keinesfalls seine Vorstellungen vom Übungsverlauf aufdrängen, sondern ihr aufmerksam zuhören und sein Verhalten auf ihre Gefühle abstimmen.

Hygiene

Weil Sie bei den nächsten drei Übungen Vagina, Penis und Analbereich bei tiefen Massagen berühren, ist Hygiene von größter Wichtigkeit. Schneiden Sie Ihre Fingernägel ganz kurz, und feilen Sie scharfe Ecken glatt, um das zarte Gewebe dieser Körperteile auf keinen Fall zu verletzen. Waschen Sie Ihre Hände vor jeder Übung gründlich mit Wasser und Seife, und stellen Sie eine Flasche reinen Alkohol bereit, damit Sie Ihre Hände sofort nach dem Heilen der Yoni desinfizieren können.

Lesen Sie sich den Abschnitt über sicheren Sex im Anhang durch. Sollten Sie die Übung mit einem neuen Partner machen, benutzen Sie Latex-Handschuhe. Das gilt für sämtliche Formen des Austauschs: Mann–Frau, Mann–Mann, Frau–Frau. Wenn Sie diese Anweisungen sorgfältig befolgen, wird es keine Probleme mit Infektionen oder sonstigen Erkrankungen geben.

Benutzen Sie bei diesen Massagen reichlich Gleitmittel. Wasserlösliche Produkte sind am besten, weil die Mittel auf Ölbasis die Poren des weichen Gewebes verstopfen und damit das natürliche Feuchtwerden behindern.

Wenn Sie fertig sind, werfen Sie die Handschuhe weg und desinfizieren Ihre Hände, bevor Sie irgend etwas anderes tun. Und als extra Vorsichtsmaßnahme: Fassen Sie vor dem Desinfizieren jener Hand, mit der Sie die Genitalien berührt haben, mit dieser weder Augen und Mund Ihres Partners noch Ihre eigenen an.

Wenn Sie als Frau gerade menstruieren, sollten Sie ganz nach Ihrem individuellen Empfinden vorgehen. Einige Frauen sind zu dieser Zeit ihres Zyklus empfindsamer, und ihr Erregungspotential ist größer, so daß sie diese Übung vielleicht sogar gern während der Menstruation machen. Aber Ihr

Partner sollte dann auf jeden Fall Latex-Handschuhe tragen. Richtig durchgeführt und mit tiefer Atmung und Entspannung kombiniert, kann diese Übung prämenstruelle Krämpfe sowie andere Verkrampfungen und Schmerzen heilen. Wenn sie es aber als unästhetisch und unangenehm empfinden, die Übung während der Menstruation zu machen, warten Sie, bis Ihre Periode vorbei ist.

Denken Sie daran, bevor Sie anfangen, zur Toilette zu gehen, um Blase und Darm zu entleeren, und machen Sie dann eine vaginale und eine anale Spülung. Nehmen Sie keine keimtötenden Waschmittel. Benutzen Sie gefiltertes Wasser mit ein paar Tropfen Zitronensaft oder Wasser mit drei Tropfen *reinem* Lavendelöl (wirkt auf natürliche und schonende Weise keimtötend).

Wenn Sie der aktive Partner sind, können Sie den heiligen Raum für Ihre Partnerin schmücken. Sorgen Sie dafür, daß das Zimmer gut geheizt ist, damit die Empfangende, die nackt ist, sich entspannen kann. Und nehmen Sie sich auf jeden Fall viel Zeit. Diese Sitzung kann – vor allem anfangs – bis zu anderthalb Stunden dauern. Später reicht dann eine Stunde.

Besänftigende Musik ist eine gute Hilfe, vielleicht mit unterschwelligen positiven Affirmationen, wie *Releasing Natural Healing Forces* oder *Releasing Fear and Worry* von Jonathan Parker's Gateways Institute (vergleiche Anhang II).

Die Übung

Beim Heilen der Yoni ist Partner A, die Frau, die Empfangende, Partner B ist der Mann. Wenn Sie beschließen, daß der Mann als erster die Heilung empfangen soll, gehen Sie direkt zu der nächsten Übung, »Den Vajra heilen«, weiter und kommen anschließend zum Heilen der Yoni zurück.

Nachdem Partner A ihren Körper energetisch gut aufgeladen hat, beginnen Sie mit einer Herz-zu-Herz-Begrüßung und einer Verschmelzungsumarmung.

Partner A legt sich hin und lehnt dabei den Rücken gegen ein oder mehrere dicke Kissen. Stellen Sie Ihre Beine auf, und spreizen Sie sie.

Partner B sitzt oder kniet zwischen den Oberschenkeln der Partnerin.

Partner B fängt an, indem er eine Schale mit Wasser (in der eine rote Blüte schwimmt) hält. Setzen Sie sich vor Ihre Partnerin, bieten Sie ihr die Schale dar, und verbeugen Sie sich vor der Yoni, um diese zu begrüßen.

Partner B sagt: »Ich biete dir Blume und Wasser als Zeichen meiner Liebe dar. Mögen sie sämtliche Spannungen aufsaugen, die das Tor bislang verschlossen hielten. Es ist mir eine Ehre, deinen Garten als Heiler betreten zu dürfen.« Wenn Ihnen diese Äußerung peinlich ist, können Sie auch Ihre eigene Begrüßung erfinden oder sich der Yoni mit einer Herz-zu-Herz-Begrüßung nähern.

Partner B beginnt den Beckenbereich und die Innenseiten der Oberschenkel zu massieren, wobei er sich allmählich der Vaginalöffnung nähert. Befeuchten Sie Ihre Hände reichlich mit Gleitmittel, und stimulieren Sie die Klitoris leicht.

Beobachten Sie die Reaktionen Ihrer Partnerin, um zu sehen, ob sie bereit ist, Sie einzulassen. Wenn ja, bewegt sie Ihnen vielleicht ihr Becken entgegen, kreist mit den Hüften und gibt lustvolle Laute von sich. Bitten Sie liebevoll um Erlaubnis, bevor Sie Ihre Finger hineingleiten lassen.

Partner A kann an diesem Punkt die PC-Pumpe anwenden, um bei Partner B das Gefühl hervorzurufen, daß sein Finger in ihre Yoni gesaugt wird. Klären Sie mit Ihrer Partnerin ab, ob sie einen Finger oder zwei braucht. Manche Frauen können bei dieser Übung mit zwei Fingern besser spüren, was geschieht. Partner B fordert seine Partnerin auf, die drei Schlüsselmethoden und die PC-Pumpe anzuwenden, um die hohe energetische Aufladung ihres Körpers zu halten.

In der Vagina krümmen Sie Ihren Finger, als wollten Sie jemanden herbeilocken. Fangen Sie an, einfach von innen gegen den oberen Teil der Vagina zu drücken, direkt hinter dem Wulst des Schambeins. Fahren Sie mit langsam kreisenden Bewegungen fort, zuerst links und dann rechts herum. Machen Sie ganz, ganz langsam, und fordern Sie Ihre Partnerin auf zu atmen, Laute von sich zu geben, ihr Bek-

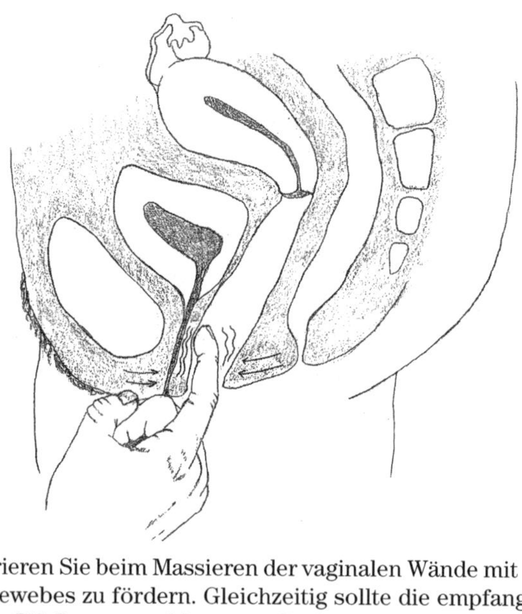

Die Yoni heilen: Vibrieren Sie beim Massieren der vaginalen Wände mit dem Finger, um die Entspannung des Gewebes zu fördern. Gleichzeitig sollte die empfangende Partnerin die PC-Pumpe und das sexuelle Atmen anwenden.

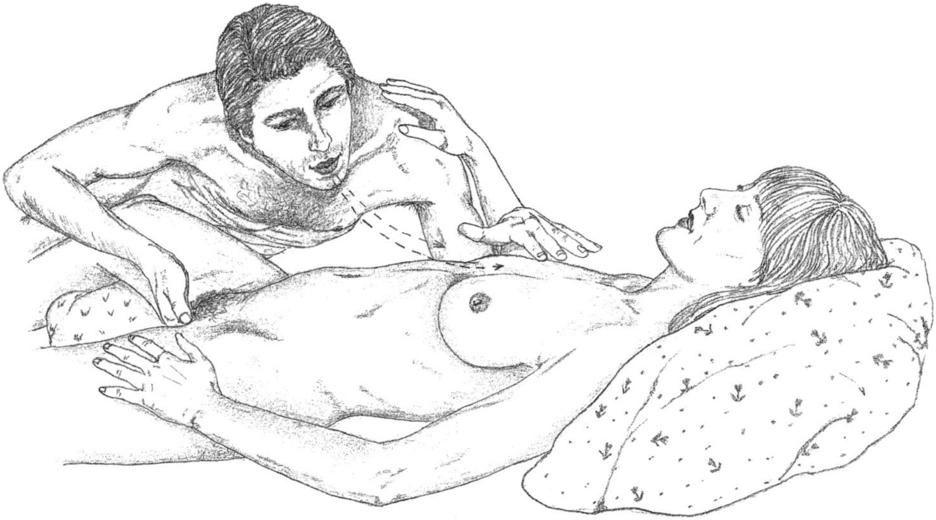

Die Yoni heilen: Der Mann hilft seiner Partnerin, die Energiekanäle zwischen ihrer Vagina und dem restlichen Körper offenzuhalten, indem er behutsam von ihrem Becken zum Gesicht hochstreicht und -bläst.

ken vor und zurückzuschaukeln und mit der PC-Pumpe fortzufahren, während Sie sie massieren.

Wenn Partner A Schmerzen oder Verspannungen spürt, kann es sein, daß Partner B in dem entsprechenden Bereich harte Knötchen oder körnige Stellen im ansonsten glatten Gewebe ertastet. Unterbrechen Sie dann die Massage, lassen Sie Ihren Finger auf diesem Punkt mit stetigem Druck ruhen, und atmen Sie mit Ihrer Partnerin zusammen.

Wenn die Verspannungen sich lösen, können beide Partner ein Hitzeempfinden haben oder sogar ein Brennen spüren. Das kann bis zu vier Minuten dauern. Warten Sie, bis die Hitze abgeklungen ist, machen Sie dann weiter.

Wenn Partner B solche Stellen berührt, kann es sein, daß Partner A Traurigkeit spürt oder plötzlich Erinnerungsbilder an Erlebnisse wie sexuelle Aggression, Abtreibungen, schwierige Geburten oder unbefriedigender Sex geweckt wurden. Fordern Sie sie auf, diese Gefühle auszudrücken und ihnen eine Stimme zu verleihen, als würde sie die Szene noch einmal durchleben.

Partner B bittet Partner A bei diesem Prozeß um Anleitung, damit er weiß, wann er aufhören soll und wann er weitermachen kann. Partner A kann Anweisungen geben, je nachdem, was er als schön empfindet.

Wenn Sie den ersten Ring einmal umkreist haben – den Gewebering direkt hinter dem Eingang der Vagina –, wird es Zeit, tiefer zu gehen. Berühren Sie den mittleren Bereich des vaginalen Tunnels. Wiederholen Sie den eben durchgeführten Bewegungsablauf mit gekrümmtem Finger, und drücken Sie so fest zu, wie Ihre Partnerin es zuläßt, wobei Sie sie auffordern, die ganze Zeit über tief zu atmen.

Fahren Sie fort zu drücken, bis sie deutlich spürt, wo Ihr Finger ihre Vagina berührt, aber machen Sie keine ruckartigen Bewegungen. Ein gemächliches Tempo und stetige Festigkeit sind die Schlüssel zu einer Heilung.

Helfen Sie Ihrer Partnerin, die Energiekanäle zwischen ihrer Vagina und ihrem übrigen Körper offenzuhalten, indem Sie ihr mit Ihrer freien Hand vom Becken zum Herzen hochstreichen und ihr Ihren Atem sanft vom Becken zum Gesicht hochblasen.

An diesem Punkt der Massage können Sie abwechselnd mit gekrümmtem und geradem Finger vorgehen. Drükken Sie mit einem steifen, geraden Finger einmal ganz im Kreis herum fest gegen die Wände der Vagina.

Am unteren Ende der Vagina werden

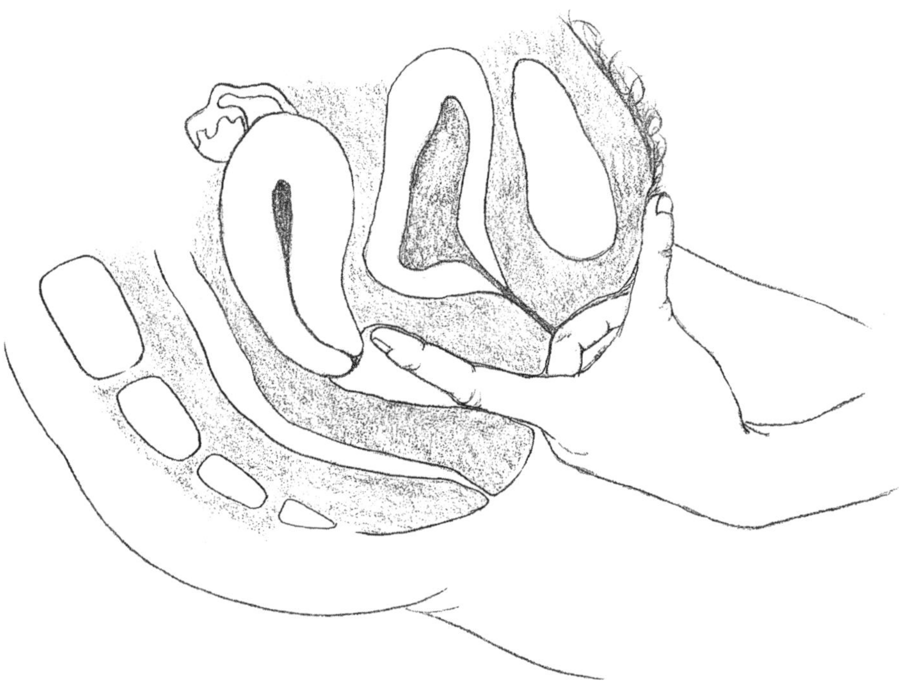

Die Yoni heilen: Unmittelbar vor dem Gebärmutterhals stoßen Sie auf einen bogenförmigen Raum. Drücken Sie mit der Unterseite Ihres geraden Fingers gegen das hier liegende Gewebe – nicht direkt auf den Gebärmutterhals, sondern einmal ganz im Kreis auf das ihn umgebende Gewebe.

Sie das weiche Gewebe ertasten, das die Vagina vom Anus trennt. Durch diese Membran können Sie Steißbein und Kreuzbein fühlen. Drücken Sie sanft und tief gegen diese Knochen, und zwar mit Zickzackbewegungen und geraden Fingern. Fragen Sie zwischendurch immer wieder, ob Ihre Berührungen angenehm sind. Bitten Sie Ihre Partnerin, Erregung, Ärger, Freude oder Kummer auszudrücken, die für sie vielleicht mit diesem Körperbereich verbunden sind.

Im oberen Mittelteil des vaginalen Kanals werden Sie auf ein weiches, schwammiges Gewebe stoßen, den Harnröhrenschwamm. Sie werden auch den G-Punkt massieren – einen Bereich von der Größe Ihrer Fingerspitze. Dieser Punkt sitzt zwischen anderthalb und fünf Zentimetern tief an der oberen (Bauch-) Seite des vaginalen Raumes. Normalerweise ist der G-Punkt durch Berührung nicht so leicht auffindbar, es sei denn, die Partnerin ist erregt, was in diesem Stadium wahrscheinlich nicht der Fall ist. Bitten Sie also Ihre Partnerin, Sie anzuleiten.

Den G-Punkt exakt ausfindig zu machen, erfordert ein Training für sich. Anfangs spüren viele Frauen ihn überhaupt nicht. Wenn sie ihn zu fühlen beginnen, kann damit ein Brennen oder ein plötzlicher Drang zu urinieren einhergehen, oder sie spüren den Wunsch, sich von Ihrem Finger zurückzuziehen. Wenn das geschieht, sollten beide Partner ein paar tiefe Atemzüge machen, sich vollkommen entspannen und nicht bewegen. Bleiben Sie bei diesem Punkt, bis das Gewebe Ihrer Partnerin diese neue Empfindung annehmen kann.

Nach meiner Erfahrung sammelt sich in diesem Bereich oft eine Menge Schmerz und Spannung an. Jedes Mal, wenn eine Frau keinen vollständigen Orgasmus erlebt, spürt sie eine Art Sehnsucht, vermischt mit Enttäuschung – dem Gefühl, etwas zu wollen und nicht zu bekommen –, was zur Panzerung dieses Gewebes führt. Jetzt haben Sie die Chance, diese Wunden zu heilen, seien Sie also geduldig, und erzählen Sie sich, was geschieht. Partner B hilft seiner Partnerin während dieser heiklen Forschungsreise, ihre energetische Aufladung zu halten, indem er sie immer wieder darauf hinweist, die drei Schlüsselmethoden anzuwenden.

Wenn Sie bereit sind, gehen Sie zum dritten und letzten Bereich über, zum tiefliegendsten Teil der Vagina. Auch hier werden Sie es mit Traumata zu tun haben, die mit dem Schmerz einer Abtreibung, schwierigen Geburten oder gewalttätigem Sex zusammenhängen. Unmittelbar bevor Sie den Gebärmutterhals erreichen, werden Sie auf eine kleine Wölbung treffen. Stoßen Sie mit steifem Finger gegen das Gewebe an dieser Stelle – nicht gegen den Gebärmutterhals selbst, sondern um ihn herum. Drücken Sie so fest zu, wie Ihre Partnerin es erlaubt. Hier stoßen Sie auf die Muskelverbindung zum Hüftknochen.

Denken Sie daran innezuhalten, wenn sie Verspannungen spürt. Je mehr Spannung sie fühlt, desto stärker wird sie auch ein Brennen oder den plötzlichen Wunsch, zu urinieren oder sich zu entziehen, empfinden, weil Ängste hochkommen.

Sagen Sie zu ihr: »Beschreibe mir die Empfindungen. Kommt dir irgendein Bild, eine Szene, eine Erinnerung, eine Farbe? Atme in meinen Finger hinein. Laß dein Becken um meinen Finger kreisen, wenn du möchtest. Gib Laute von dir. Ich bin bei dir, um dich zu unterstützen.«

Drängen Sie Ihre Partnerin nicht über ihre Grenzen, falls Sie in diesem Bereich auf sehr viel Schmerz stoßen. Es braucht wahrscheinlich mehr als eine Sitzung, um die Vagina zu heilen, aber allmählich wird der Kontakt mit Ihrem Finger sich immer lustvoller anfühlen.

Wenn Sie das Gefühl haben, daß das Ende der Sitzung gekommen ist, lassen Sie Ihren Finger in ihrer Vagina, und laden Sie sie ein, selbst ihre Klitoris zu streicheln. Nutzen Sie diese Sitzung zu Stimulierungen, die das Empfindungsvermögen des G-Punkts entfalten, und schenken Sie Ihrer Partnerin die Möglichkeit eines gemischten Orgasmus von Klitoris und G-Punkt.

Partner B muß den richtigen Rhythmus und die richtige Kontaktstelle für den G-Punkt finden. Wenn Partner A Ihnen bestätigt, daß Sie ihn gefunden haben, bleiben Sie bei einem stetigen Rhythmus und kontinuierlichen Streichelberührungen. Sie helfen Partner A, ihre Erregung aufzubauen, und mit Hilfe Ihrer stetigen, rhythmischen Berührungen (eine Streichelberührung pro Sekunde ist meistens richtig) kann sie Zuversicht und Vertrauen entwikkeln. Anfangs kann der Kontakt zum G-Punkt leicht verlorengehen. Lassen Sie sich dadurch nicht entmutigen, und verlieren Sie nicht die Geduld. Fahren Sie fort, sich offen und klar auszutauschen.

Beim Einsetzen des Orgasmus kann es sein, daß Partner A fühlt, wie ihre Vaginalmuskeln sich rhythmisch zusammenziehen. Die Folge ist ein »Balloneffekt«, bei dem der obere Teil der Vagina sich dehnt und öffnet. Geht der Orgasmus tiefer, kann sie auch das Gefühl haben, daß sie mit der Vagina etwas ausstößt und daß Uterus und Gebärmutterhals nach unten gegen die Vagina drücken. Viele tantrische und taoistische Lehrer betrachten diese Abläufe als Zeichen dafür, daß die Frau für noch intensivere Erregungsgefühle bereit ist; Sie sollten also mit der Stimulation fortfahren, wenn Sie sich beide gut dabei fühlen.

Es ist für beide Partner wichtig zu wissen, daß der Orgasmus der Frau sich aus vielen Miniorgasmen zusammensetzt und daß sie bis zu dreißig Minuten brauchen kann, um zu einem vollständigen Orgasmus zu gelangen, mit dem tiefe vaginale Kontraktionen einhergehen. Sie kann eine Stunde oder noch länger brauchen, um höhere Ebenen zu erreichen, die gemischte

Orgasmen – wie klitoral-vaginal oder vaginal-intrauterinär – einschließen. Dazu muß sie ermutigt werden, mehr und mehr Lust zuzulassen und sich mit ihren lustvollen Empfindungen von der Klitoris zur Vagina und weiter dem ganzen Körper zuzuwenden.

Der Mann seinerseits muß imstande sein, die rhythmischen Bewegungen und den Zeitablauf einzuhalten, welche die Frau braucht, um befriedigt zu werden. Sonst könnte die Spannung, die sich in ihrem Körper durch die Massage gelöst hat, zurückkehren.

Partner B fragt, wenn die Sitzung abgeschlossen ist, die Partnerin, ob er jetzt seinen Finger aus ihrem »Zaubergarten« entfernen darf. Vielleicht bittet sie Sie, damit noch etwas zu warten. Tun Sie das, halten Sie Augenkontakt mit ihr, ziehen Sie Ihre Finger dann sehr vorsichtig zurück, und desinfizieren Sie sofort Ihre Hände. Partner A braucht wahrscheinlich etwas Zeit, um sich still zu entspannen und die neuen Empfindungen und Entdekkungen zu verarbeiten. Fragen Sie sie, was sie jetzt möchte: ein Glas Fruchtsaft, andere Musik, eine Decke, oder daß Sie sich zu ihr legen und sie im Arm halten.

Beenden Sie die Übung mit einer Herz-zu-Herz-Begrüßung und einer Verschmelzungsumarmung.

Hinweise

Bei dieser und bei der folgenden Übung sind viele Menschen gleichzeitig ängstlich und fasziniert. Viele meiner Teilnehmer können sich anfangs überhaupt nicht vorstellen, mit diesen Praktiken zu arbeiten. Aber hinterher berichten sie von einer tiefen Befriedigung.

Wenn Sie sich diese Massage das erste Mal geben, sollten Sie sich nicht zu viele Sorgen darüber machen, ob Sie die Anweisungen auch richtig befolgen, sonst könnten Sie schnell erschöpft werden. Seien Sie liebevoll und fürsorglich – das ist viel wichtiger. Beim zweiten oder dritten Mal werden Sie ganz von selbst genauer vorgehen. Meiner Erfahrung nach ist es besser, die Techniken zu vergessen und seine eigenen praktischen Erfahrungen zu machen. Die wirkliche Übung besteht hier darin, offen und sensibel miteinander umzugehen.

Es ist ziemlich normal, wenn der empfangende Partner bei dieser Massage an bestimmten Punkten zögert, Zweifel, Widerstände oder Ängste hat. Nehmen Sie das nicht als Zeichen für Ihre Unzulänglichkeit als Gebender oder um die Sitzung zu beenden. Am besten hören Sie kurz auf, atmen, warten und lassen den Moment der Anspannung vorübergehen. Wenn die empfangende Partnerin Ihnen deutlich sagt: »Weiter nicht«, bitten Sie sachte um Erlaubnis, die Vagina zu verlassen und ziehen Ihren Finger langsam und behutsam zurück.

Die Männer möchte ich bitten, sich bewußt zu machen, daß Ihre Partnerin Ihnen bei dieser Übung etwas Kostbares und Tiefes schenkt: das Vertrauen in Sie als Heiler! Seien Sie einfühlsam, kritisieren Sie nicht, und geben Sie keine negativen Kommentare ab, denn das untergräbt den ganzen Sinn der Übung. Denken Sie als Gebender daran, Ihre Körperhaltung immer wieder zu verändern. Achten Sie darauf, sich nicht so in Ihre Partnerin zu verlieren, daß Sie sich selbst vergessen und müde werden.

Damit diese Übung optimal wirkt, sollten Sie sie ein Jahr lang jeden zweiten Monat machen. Ich habe etwa sechs bis zehn Sitzungen gebraucht, um den Schmerz und die Panzerung in sämtlichen Teilen meiner Yoni zu heilen. Das Liebesspiel wurde danach sehr viel leichter und lustvoller.

Sie können jetzt gleich die Rollen wechseln oder die nächste Übung ein anderes Mal machen.

Den Vajra heilen

Diese Massage heilt die Körperpanzerung des Penis und sensibilisiert ihn. Sie lockert auch die Beckenbodenmuskeln, was wiederum zu mehr Beweglichkeit beim Liebesspiel führt.

Sinn und Nutzen

Es ist wichtig, sich auf die Verbindungen von Penis und Skrotum zum Beckenboden und das Muskelgeflecht in diesem Bereich zu konzentrieren. Kommt es hier zur Körperpanzerung, dann sind diese Muskeln chronisch verspannt, was oft die Erektion und die Ejakulationskontrolle beeinträchtigt. Die Heilung des Vajra hilft, diese Probleme zu beheben.

Wie schon beim Heilen der Yoni sorgt auch hier die Zärtlichkeit und Aufmerksamkeit des gebenden Partners, dieses Mal der Frau, dafür, daß Intimität zwischen Ihnen beiden entsteht.

Vorbereitungen

Richten Sie den heiligen Raum her.

Befolgen Sie die obigen Anweisungen für die Vorbereitung auf die Vaginalmassage. Partner B, der Mann, muß seinen Körper energetisch aufladen, bevor er mit der Übung beginnt.

Es ist wichtig, daß Sie bei dieser Massage reichlich Gleitmittel aus natürlichen Substanzen wie Oliven- oder Mandelöl benutzen. Das Gewebe im Bereich von Penis und Skrotum ist sehr empfindlich und kann leicht mit Reizungen reagieren. Partner A muß darauf achten, daß die Nägel kurz und glatt geschnitten und gefeilt sind, damit sie Partner B nicht verletzen.

Nehmen Sie sich beim ersten Mal für diese Massage anderthalb Stunden Zeit. Später können Sie auch mit einer Stunde auskommen.

Bei der vorigen Massage hatte der Mann seine gewohnte Rolle inne, aktiv die Führung zu übernehmen. Bei der nächsten Übung wird er jedoch der Empfangende sein und die Kontrolle

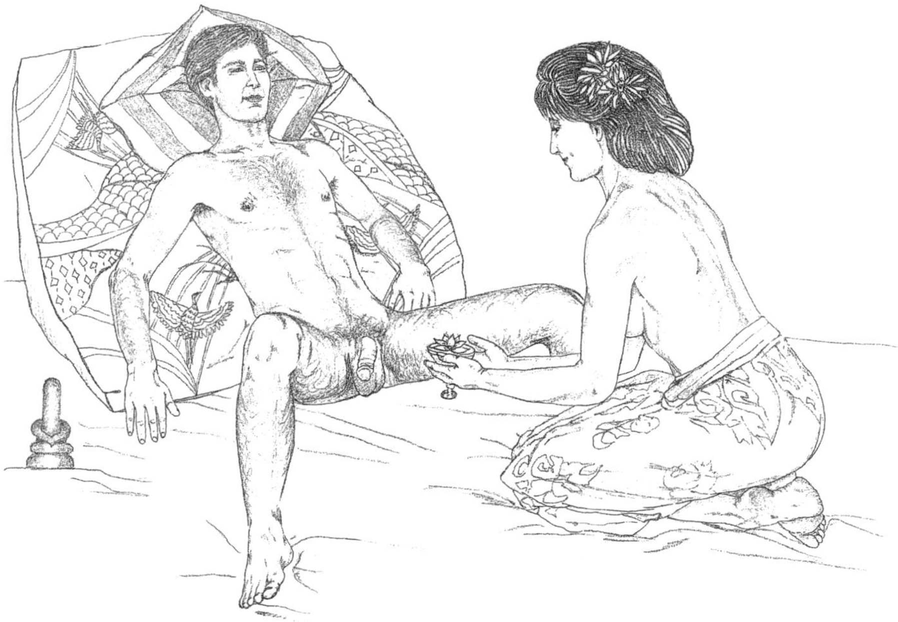

»Ich reiche dir diese Blume als Zeichen meiner Liebe. Ich fühle mich geehrt, Vajras Heilerin sein zu dürfen.«

an seine Partnerin übergeben und sich daher wahrscheinlich verletzlicher und unsicherer fühlen. Die Frau sollte ihm deswegen sehr viel Unterstützung in Form von Augenkontakt und verbaler Aufmunterung geben, damit er sich mit seiner neuen Rolle entspannen kann.

Spielen Sie eine ähnlich sanfte Musik, wie sie auch schon für die vorige Übung empfohlen wurde.

Die Übung

Beginnen Sie mit einer Herz-zu-Herz-Begrüßung und einer Verschmelzungsumarmung.

Partner B ist der Empfangende und liegt am besten auf dem Rücken, die Füße aufgestellt, die Oberschenkel auseinander.

Partner A, die Frau, setzt sich im Schneidersitz vor die Genitalien Ihres Partners und bietet ihm eine mit Wasser gefüllte Schale dar, in der eine Blüte schwimmt. Sagen Sie: »Ich biete dir diese Blume als Zeichen meiner Liebe dar. Möge sie sämtliche Spannungen auflösen, die Vajra bislang seine Kraft genommen haben. Ich fühle mich geehrt, Vajra heilen zu dürfen.«

Partner B wendet Beckenschaukel und PC-Pumpe an. Partner A fordert ihn auf, die drei Schlüsselmethoden

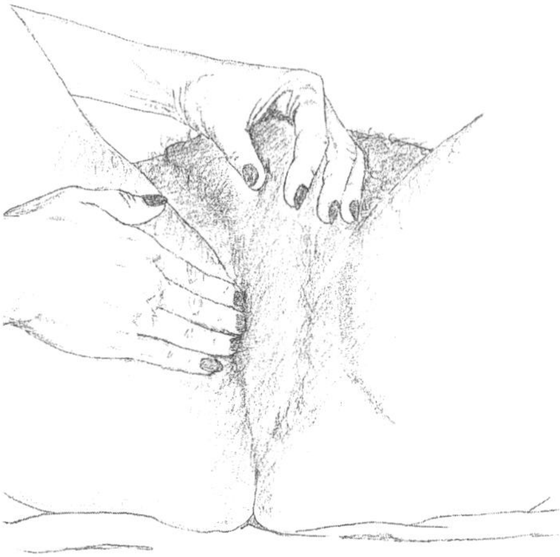

Den Vajra heilen: Folgen Sie der Knochenkante zwischen Skrotum und Oberschenkeln, und massieren Sie tief in der Muskelstruktur.

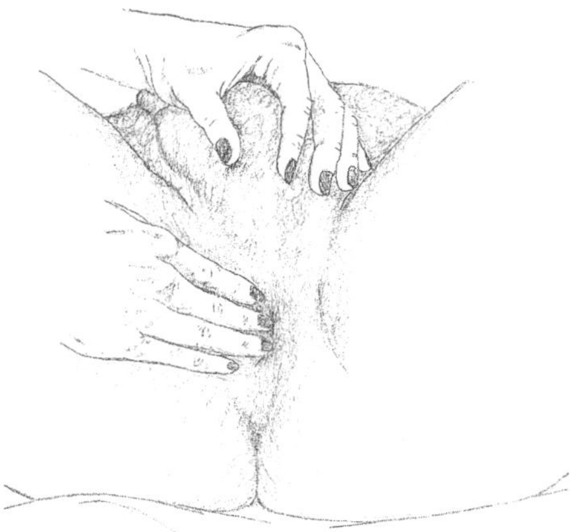

Den Vajra heilen: Massieren Sie den perinealen Bereich.

einzusetzen und tief bis in seine Genitalien hinunter zu atmen.

Die Partnerin streicht an der Körpervorderseite von Partner B entlang, lockert seine Nackenmuskeln und sämtliche verspannten Körperbereiche, bevor sie sich dem Genitalbereich nähert.

Die Genitalien liegen in einer mandelförmigen Wölbung zwischen Schambein und Sitzknochen. Sie sind durch die Beckenbodenmuskeln mit diesen Knochen verbunden, und genau diese Muskeln werden wir mit dieser Massage heilen.

Gehen Sie vor wie eine Bildhauerin. Suchen Sie die Furchen zwischen Muskelgewebe und Knochen, öffnen und reinigen Sie diese Stellen und benutzen Sie dabei Ihre Fingerkuppen – nicht die Nägel – als Keil. Drücken Sie mit beiden Händen gegen die Kante des Knochens zwischen Skrotum und Oberschenkeln. An diesem Punkt sollte Partner B, der Empfangende, seine Füße ganz langsam nach innen und nach außen kreisen lassen; das erlaubt Partner A, beim Massieren noch tiefer in die Muskelstruktur zu gehen. Folgen Sie dabei der Knochenkante vom Schambein ganz bis herum zum Perineum.

Sagen Sie Ihrem Partner, er solle die PC-Pumpe anwenden, während Sie am Perineum arbeiten, und spüren Sie, wie seine Muskeln und sein Skrotum sich anheben. Dabei drücken Sie auf das Perineum. Sie sollten beide kräftig atmen. Während Partner B sich entspannt, verringern Sie den Druck etwas, ohne aber ganz damit aufzuhören. Fahren Sie in diesem Rhythmus eine Weile fort, und reinigen Sie den ganzen Körperbereich.

Drücken Sie nicht direkt auf das Skrotum.

Es wird Partner B gefallen, wenn Sie gelegentlich auch seinen Penis stimulieren, weil dadurch ein Ausgleich zwischen Lustgefühlen und Spannungsabbau hergestellt wird.

An der Wurzel des Penis – zwischen Penis und Skrotum – stoßen Sie auf einen kleinen Muskel, den Corpus Spongiosum. Erforschen und massieren Sie ihn.

Dann gehen Sie zu Skrotum und Hoden über. Massieren Sie die Hoden, indem Sie sie leicht zusammendrücken und mit kreisenden Fingerbewegungen streicheln. Nehmen Sie hier kein Gleitmittel, um fester zugreifen zu können. Wenn Sie auf Verspannungen oder Schmerzen stoßen, massieren Sie den Bereich langsam, atmen Sie beide dabei tief, bis sich die Anspannung gelöst hat.

Schließen Sie die Massage ab, indem Sie den ganzen Körperbereich sanft streicheln.

Beenden Sie die Übung mit einer Herz-zu-Herz-Begrüßung und einer Verschmelzungsumarmung.

Die anale Heilung

Der Anus gilt als Tabuzone. Die Heilung des Anus ist somit ein heikles Thema. Jeder muß für sich selbst entscheiden, ob und wie er eine anale Heilungsmassage durchführen lassen möchte.

Grundsätzlich wird dabei ebenso vorgegangen wie bei der Heilung der Yoni. Natürlich muß besonders penibel auf die Hygiene geachtet werden (gründliche Spülung, die Verwendung von Latexhandschuhen und Gleitmitteln etc.)!

Die Verbindungen zwischen emotionalen Spannungen, verdrängten Blokkaden und einer »gepanzerten«, das heißt chronisch verhärteten Analzone sind hinlänglich psychologisch untersucht und nachgewiesen worden. Für Männer gibt es einige besondere Überlegungen: Der Liebesstil, den die westliche Kultur am meisten bevorzugt – das Stoßen, die »Macher«-Aufführung –, sieht im Kino vielleicht gut aus, aber im wirklichen Leben hat er verheerende Auswirkung auf das Gesäß des Mannes, da der Anus und der hintere Teil des Beckens sich dabei verschließen. Im Verlauf der Zeit wird die anale Verspannung dann chronisch, und die perinalen Muskeln sind permanent zusammengezogen. Die Folge ist, daß die sexuellen Empfindungen ebenso stark verringert sind wie die Fähigkeit des Mannes, ein verlängertes Liebesspiel ohne Ejakulation zu genießen.

Ist der Anus wirklich entspannt und die Prostata geheilt, und wird dann der Partner stimuliert, können viele Männer eine implosive Form des Orgasmus erleben. Weil diese Art Orgasmus durch Penetration – durch den Finger der Frau – ausgelöst wird, kann er dem Mann den Zugang zu der weiblicheren, empfänglicheren Seite seines Wesens eröffnen und zu einem tiefen, subtilen Ganzkörperorgasmus führen. Während seine Partnerin sich vom klitoralen auf den vaginalen Orgasmus zubewegt, kann auch der Mann vom Penisorgasmus zu einer tieferen, subtileren und implosiven Form des Orgasmus gelangen, die sowohl den Penis als auch die Stimulation der Prostata einbezieht.

Wenn Männer mit der Prostata vertraut werden und wissen, wo sie liegt, können sie die Ejakulation verhindern, indem sie selbst – unmittelbar vor dem Höhepunkt – eine Hand von hinten über das Gesäß nach vorn führen und fest gegen den Perineumpunkt drükken, oder indem die Partnerin durch den Anus rhythmisch massiert. In seinem Buch *The Tao of Sexology* erklärt Dr. Stephen Chang: »Während des gewöhnlichen Orgasmus und der Ejakulation kontrahiert und dehnt sich die Prostata wieder aus, wodurch ihre Sekrete in die Harnröhre gepumpt werden. Durch das Drücken des Perineumpunktes kann die Ausleerung der Prostata kontrolliert und vermindert werden. Statt sich wie beim üblichen Orgasmus innerhalb weniger Sekunden zu entleeren, kann dieser Vorgang bis zu fünf Minuten dauern. Das Ergebnis ist ein Orgasmus, der fünf Minuten lang anhält!«

Hinweise

Wenn Sie diese Massage das erste Mal erhalten, können Sie sich anschließend sehr offen und verletzlich fühlen. Sorgen Sie also dafür, daß Sie genug Zeit haben, sich in einer gemütlichen,

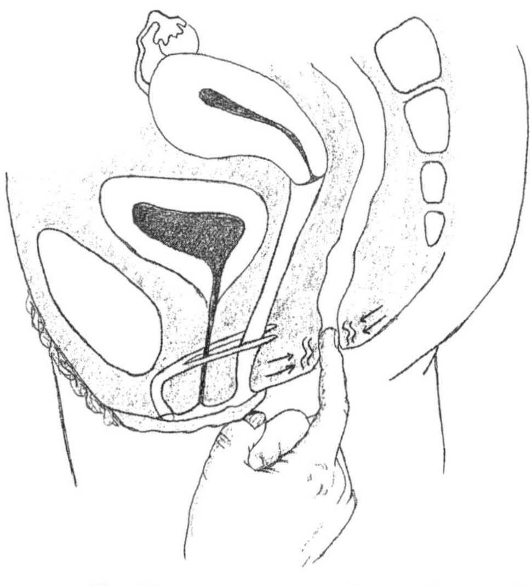

Die anale Heilungsmassage: Um Verspannungen zu lösen, lassen Sie Ihren Finger vibrieren, während Sie gegen den analen Ring stoßen.

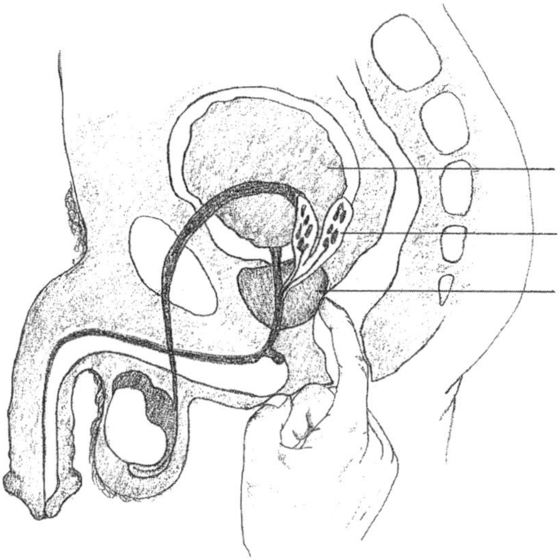

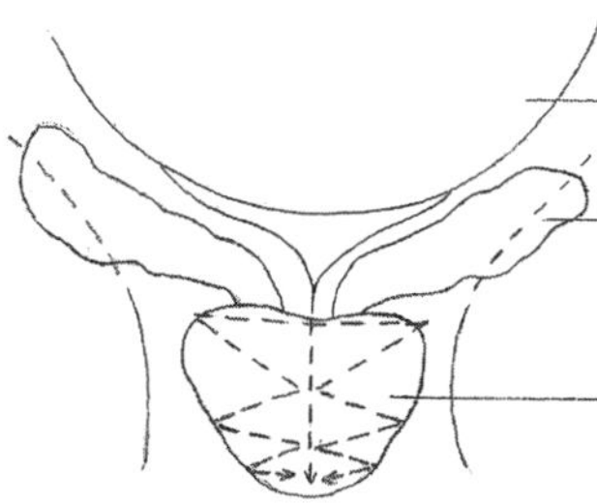

Die anale Heilungsmassage: Die Prostata erspüren Sie an ihrer runden Oberfläche etwa von der Größe einer Kastanie. Massieren Sie die ganze Oberfläche mit Zick-Zack-Bewegungen. Lassen Sie Ihren Finger leicht vibrieren. Fordern Sie Ihren Partner auf, tief zu atmen und die PC-Pumpe anzuwenden. Das kann einen tiefen, impulsiven Orgasmus auslösen.

entspannenden Umgebung auszuruhen.

Bei dieser Übung kann ein Mann leicht die Erfahrung machen, den Anus entspannt und offen zu lassen, während er eine angenehme Erektion hält – was einer ekstatischen Balance zwischen Selbstbehauptung und Empfänglichkeit gleichkommt. Durch diesen Ausgleich zwischen der maskulinen und der femininen Seite seines Wesens wird sein orgastisches Potential beträchtlich erweitert. Er geht mehr im gegenwärtigen Augenblick auf, ist weniger zielorientiert und steht viel weniger unter dem Druck, der Ejakulation hinterherzuhetzen, um die Spannung zu entladen.

Wenn Körperpanzerungen und Spannungen im Beckenbereich und Beckenboden weitgehend abgebaut worden sind, sind Sie bereit, sich auf völlig neue sexuelle Liebeserfahrungen einzulassen. Lassen Sie ganz los. Geben Sie sich Ihrer neugewonnenen Feinfühligkeit, Empfänglichkeit und Geschmeidigkeit hin. Genießen Sie die wildesten Liebesspiele – nun ohne Verspannungen oder Hemmungen, sondern mit einer intensiven Liebesfähigkeit im ganzen Körper.

In diesem Kapitel haben Sie verschiedene Arten orgastischer Erfahrungen kennengelernt, die Ihnen – auch nach den neuesten Erkenntnissen auf dem Gebiet der Sexologie – offenstehen. Sie haben erfahren, daß es eine immense Vielfalt an orgastischen Erfahrungen gibt und Sie sich begrenzen, wenn Sie sich auf eine Form festlegen. Sie haben außerdem erlebt, daß Sie mit Ihrem Liebsten zusammen Ihr orgastisches Empfinden vertiefen können, wenn Sie Körperhaltungen und Spielarten körperlicher Vereinigung entwickeln, die die Größe und die Form Ihrer Genitalien berücksichtigen. Durch die heilende Yoni-Massage haben Frauen entdeckt, wie sie die Körperpanzerung im Inneren der Vagina durch eine tiefe Gewebemassage heilen können und ihre Sexualorgane auf diesem Weg beim Liebesspiel reaktionsfähiger und feinfühliger werden. Sie haben außerdem gelernt, wie sie den G-Punkt finden und sensibilisieren können und dabei die Möglichkeit der weiblichen Ejakulation entdeckt.

Männer haben durch die heilende Vajra-Massage einen Weg gefunden, die Körperpanzerung im Penis und in den Muskeln, die Penis und Skrotum mit dem Beckenboden verbinden, zu heilen, um ihr genitales Empfindungsvermögen zu intensivieren.

Vom Orgasmus zur Ekstase

Nachdem Sie sich soeben mit den Chancen beschäftigt haben, die Freuden des genitalen Orgasmus voller auszuschöpfen, möchte ich Sie nun wieder mit einer paradoxen Idee konfrontieren: Um die zeitlose Freude der Ekstase zu erfahren, müssen Sie die Bereitschaft entwickeln, über Ihre natürliche Vorliebe für den genitalen Orgasmus, den Rausch der explosiven Entladung, hinauszugehen und ihn – zumindest vorübergehend – aufzugeben. Das ist im Hohen Sex von entscheidender Wichtigkeit. Jeder Lehrer auf dem Gebiet der transpersonalen Sexualität legt seinen Schülern nahe, weniger häufig zu ejakulieren. Sind Sie dazu nicht imstande, wird Ihnen die volle Erfahrung sexueller Ekstase wahrscheinlich entgehen.

Die meisten Lehrer heiliger Sexualität aus der taoistischen und tantrischen Tradition raten Männern, die Ejakulation zurückzuhalten, während Frauen das Gegenteil empfohlen wird – nämlich ihre natürliche Fähigkeit zu vielfältigen Orgasmen und zur Ejakulation zu entwickeln. Diese Lehren entsprechen der modernen Einstellung, die Frauen ebenfalls dazu ermutigt, ihr orgastisches Potential voll zu entfalten, während der Mann aufgefordert ist, seine Partnerin bei diesem Prozeß liebevoll zu unterstützen, indem er seine eigene Ejakulation unter Kontrolle hält oder hinauszögert.

Mein Ansatz unterscheidet sich von dem der traditionellen Lehren. Wenn Frauen ihre sexuelle Energie als Mittel einsetzen möchten, um ekstatische Zustände zu erleben, folgt daraus, daß auch sie ihre Energie halten, umleiten

Der Orgasmus dauert im Durchschnitt nur zehn Sekunden. Zum Koitus kommt es bei Paaren im Durchschnitt ein- bis zweimal pro Woche. Das macht zwanzig Sekunden in der Woche, etwa anderthalb Minuten im Monat, etwa achtzehn Minuten im Jahr. In fünfzig Jahren sind das ungefähr fünfzehn Stunden. Für fünfzehn Stunden Ekstase widmen wir wieviel tausend Stunden dem Nachdenken über Sex, Sorgen um Sex, sexuellen Tagträumen, Wünschen und Plänen?

Alan P. und Donna J. Brauer
ESO

und verfeinern müssen, ohne sie im genitalen Orgasmus zu entladen. Meiner Erfahrung nach ist es für Männer *und* für Frauen enorm wohltuend, wenn sie lernen, die sexuelle Erregungsenergie zu halten und im Körper aufwärts zu den höheren Energiezentren zu lenken. Frauen müssen sich jedoch keine Sorgen darüber machen, ob sie ejakulieren oder nicht, weil – das ist wiederum meine Erfahrung – die weibliche Ejakulation kein Absinken der Energie zur Folge hat.

Das Ziel, die sexuelle Erregung »umzuleiten«, gilt im Hohen Sex auch für Männer. Sie müssen dafür aber zusätzlich lernen, den Ejakulationsdrang zurückzuhalten, so weit zu entwickeln, bis es leicht und lustvoll für sie wird, die Energie zu halten und sie auf die gleiche Weise aufwärts zu lenken, wie ihre Partnerin es tut. Wenn ich in diesem Kapitel über das Zurückhalten der Ejakulation spreche, wende ich mich also an die Männer unter Ihnen.

Dieses Zurückhalten des genitalen Orgasmus wird oft als asketische Disziplin mißverstanden, die auf der Verneinung oder zumindest der Einschränkung von Sinnlichkeit und Lust beruht. Das stimmt so nicht. Ich spreche nicht davon, daß der Orgasmus aufgegeben werden soll. Ich weise vielmehr auf einen Weg hin, jene Energie zu transformieren, die sich normalerweise in einer kurzlebigen, genitalen Entladung verbraucht, damit wir zu einer weit ekstatischeren und gleichsam »psychedelischen« Form des Orgasmus gelangen können. Und ich benutze das Wort *psychedelisch* hier in seiner wahren Bedeutung: *psyche-delos*, eine »Seelen-Manifestation«, in der sich die wahre Dimension unseres Selbst zeigt – eine befreiende, erweiterte und sogar zeitlose Form des Orgasmus, an der Körper, Herz, Geist und Seele teilhaben.

Vielleicht fragen Sie sich, warum ich erst jetzt, fast am Ende dieses Buches, auf das Zurückhalten der Ejakulation Wert lege. Die Antwort lautet, weil es hier darum geht zu lernen, wie wir unsere natürliche Sexualität genießen können, bevor wir zu den ekstatischeren Erfahrungen jenseits der genitalen Entladung übergehen. Ich möchte vermeiden, zu einer destruktiven Haltung beizutragen, die sich in vielen esoterischen Lehren findet. Diese Haltung geht davon aus, daß Sex eine »niedrige« Aktivität ist, die von Menschen mit spirituellem Ehrgeiz und einem Drang nach höheren Bewußtseinszuständen transzendiert werden muß. Für solche Verurteilungen ist im Hohen Sex kein Platz.

An diesem Punkt meines Trainings können die Teilnehmer in eine schwer zu erkennende Falle geraten. Wenn sie gelernt haben, die Freuden des genitalen Sex zu intensivieren, werden viele Menschen in Versuchung sein, auf dieser Erfahrungsstufe halt zu machen und sich mit dem Erreichten zufrieden geben. Nachdem sie erkannt haben, daß sie bislang nur zehn Prozent ihres Liebespotentials ausgeschöpft haben, wollen sie jetzt die restlichen neunzig Prozent ausleben und das Liebesspiel in seiner ganzen wilden und verspielten Fülle einfach genießen. Wenn das auch Ihr Wunsch ist, wünsche ich Ihnen viel Spaß! Ein freudiges, spontanes Liebesspiel ist in der Tat eine heilende und höchst lustvolle Erfahrung.

Aber der Weg zum Hohen Sex hat kein Ende, und wenn Sie beschließen, auf dieser sexuellen Ebene halt zu machen, werden Sie im Lauf der Zeit vielleicht eine gewisse Unzufriedenheit spüren. Die Freuden des Ejakulationsorgasmus sind vorübergehend – ein flüchtiges Erlebnis, das man ständig wieder einfangen möchte, bis man sich schließlich fragt: »Ist der Orgasmus denn nicht mehr als nur das?« In der Tat ist er sehr viel mehr, aber um das zu erleben, müssen Sie – wie schon so oft in diesem Buch – bereit sein, die Unsicherheiten auf sich zu nehmen, die das Neue und Unbekannte mit sich bringt, und darauf vertrauen, daß dadurch schließlich Ihr Liebesspiel umgewandelt wird. Ich schlage Ihnen eine *Alternative* zu Ihren bisherigen sexuellen Genüssen vor – und nicht, daß Sie diese aufgeben.

Das männliche Festhalten an der Ejakulation

In unserer Kultur wurde die Ejakulation lange Zeit als höchste Form des Ausdrucks männlicher sexueller Kraft und Potenz betrachtet. Kleine Jungen masturbieren oft zusammen und machen einen Wettkampf daraus, wer seinen Samen am weitesten herausschleudern kann. Und Frauen denken, daß ein Mann, der sie in einer Nacht mehrmals lieben und dabei ejakulieren kann, ein »richtiger« Mann ist. Die Umorientierung von der explosiven Ejakulation zum implosiven Orgasmus kann für Sie also anfangs eine knifflige Sache sein.

Die männliche Ejakulation besteht aus zwei Reflexen. In der Austrittsphase kontrahiert die Prostata-Drüse und leert Samen in die Harnröhre aus. In der Ergußphase wird der Samen durch rhythmische, wellenähnliche Muskelkontraktionen im Becken durch die Harnröhre aus dem Penis befördert. Die Lust, die in Folge dieser unwillkürlichen Kontraktionen erlebt wird, macht den genitalen Orgasmus aus.

Im siebten und zehnten Kapitel haben wir Möglichkeiten für Männer erkundet, die Ejakulation zurückzuhalten oder zu verzögern, indem sie unmittelbar vor der Austrittsphase des Orgasmus – die als »Punkt ohne Wiederkehr« erlebt wird – den Perineumpunkt drücken. Dieser Druck verhindert, daß der Samen in den Penis eintritt. Statt dessen bleibt er in der Prostata, wo er erneut vom Blutkreislauf absorbiert und in den restlichen Körper befördert wird. Wenn Ihnen als

Mann diese Praktik wie auch die PC-Pumpe, die im sechsten Kapitel vorgestellt wurde, bereits geläufig ist, haben Sie vielleicht bereits die Fähigkeit zu »trockenen Orgasmen« entwickelt und können die Ergußphase – die Vibrationen der Beckenmuskeln – ohne Samenerguß orgastisch erleben.

Zu Beginn des Liebesspiels beschließen viele Männer, vor dem Höhepunkt innezuhalten. Aber in der Hitze der Leidenschaft wird ihre Partnerin oft so erregt, daß der Mann von ihr keinerlei Unterstützung dabei erhält, dem »Abgang« zu widerstehen. Oder er begehrt die Entladung selbst so stark, daß er seine Absichten vergißt und auf das nächste Mal verschiebt. Wir halten vielleicht diese Art von Orgasmus auch

Verschwende deinen Samen nicht unnötig. Stoße deinen Samen nicht gewaltsam aus, als würdest du etwas von oben nach unten schmettern. Du wirst die fünf wichtigsten Körperorgane aus dem Gleichgewicht bringen, die Kanäle für die Lebensenergie schädigen und in Folge dessen alle möglichen Leiden begünstigen.

Ishimpo

deshalb für gut, weil dadurch Spannungen abgebaut würden, die sonst in Streß umschlügen.

Bei der männlichen Ejakulation bleibt die Energie nicht erhalten, sondern wird entladen, und die Folge ist ein Gefühl von Energieverlust. Die Freude dauert meistens nicht länger als ein paar Sekunden, und nur selten fühlen wir uns vollkommen erfüllt. Weil die Frau durch ihren sexuellen Höhepunkt keine Energie verliert – sie erfährt den Energieverlust eher durch die Menstruation als durch die Ejakulation –, ist sie bereit, das Liebesspiel fortzusetzen, während der Mann es bezeichnenderweise nicht ist. Die männliche Ejakulation schneidet die Verbindung zwischen den Partnern oft ab, als würde der Mann einfach plötzlich den Fernseher abschalten, während seine Partnerin sich den Film noch weiter anschauen möchte.

Ich meine, daß diese Verschiedenheit einer der Hauptgründe dafür ist, daß Männer und Frauen mit ihrem Intimleben nicht glücklich sind. Es gibt für eine Frau nichts Schlimmeres, als wenn der Mann schon nach kurzer Zeit ejakuliert, ohne vorher herauszufinden, ob es auch der richtige Zeitpunkt für sie ist. Sie fühlt sich alleingelassen und unbefriedigt. Und auch dem Mann macht das letztlich nicht viel Spaß. Er fühlt sich hinterher oft müde, leer und distanziert. Er verliert abrupt das Interesse an seiner Partnerin, möchte sich am liebsten umdrehen und einschlafen.

Selbst heutzutage, wo es unzählige Bücher und Zeitschriftenartikel über dieses Thema gibt, weist die statistische Forschung nach, daß dreißig bis siebzig Prozent der Frauen während des Koitus keinen befriedigenden Orgasmus erleben. Ich glaube, daß das in vielen Fällen darauf beruht, daß ihr

Partner auf die Ejakulation fixiert ist. Bei einer kürzlich durchgeführten Untersuchung mit hunderttausend

Der Samen eines Mannes, seine Lebensessenz oder das »Ching« ist die treibende Kraft in seiner Liebe für die Frau. Ejakuliert er, ist es, als wäre die Luft aus dem Ballon – er fühlt sich flau, vor allem wenn er häufig ejakuliert.

Jolan Chang
Das Tao der Liebe

Frauen entdeckte Shere Hite, daß nur dreißig Prozent beim Koitus einen Orgasmus haben. Sie zog daraus den Schluß, daß der Koitus »niemals das geeignete Mittel war, um Frauen zum Orgasmus zu bringen«.

Solche Berichte fördern bei Frauen die manchmal tief sitzende Überzeugung, daß ein Mann sie unmöglich befriedigen kann – eine Überzeugung, die das Mißtrauen und die Feindseligkeit zwischen den beiden Geschlechtern schürt.

Aus der Sicht des Hohen Sex wissen wir aber, daß Mann und Frau beim Liebesspiel sehr wohl miteinander Erfüllung finden können, besonders wenn sie allmählich lernen, die Energie zu halten. Können sie sich dann in diese Energie hineinentspannen, fühlen sie sich leicht und fließend wie Wellen im Meer. Diese Erfahrung ist als solche so befriedigend und genußvoll, daß der Mann nicht mehr ejakulieren muß. Es ist der Weg zu Ekstase.

Jenseits der Ejakulation

Es hat viele Vorteile, sich ohne Ejakulation zu lieben. Männer können ihre Partnerin öfter und länger lieben, ohne sich erschöpft zu fühlen. Sollen Sie aber ejakulieren, nachdem Sie Ihre Energie über längere Zeit gehalten haben, ist Ihr Orgasmus intensiver. Weil Sie Ihre Erektion länger halten, können Sie eine Frau auch besser befriedigen und ihr zu mehreren intensiven Orgasmen verhelfen. Sie kann Ihnen dann mehr Vertrauen entgegenbringen, weil sie spürt, daß Sie den aufrichtigen Wunsch haben, sie zu erfüllen. Und umgekehrt können Sie sicher sein, von ihr bedingungslos geliebt zu werden und in einer harmonischen Beziehung zu leben.

Einige Männer haben Vorbehalte gegen die Vorstellung von Sexualität ohne Ejakulation, weil sie denken, es sei ungesund, das Sperma zurückzuhalten. Aber die Taoisten führen gute Gründe dafür an, daß das Gegenteil der Fall ist. Sie glauben, daß das Zurückhalten der Ejakulation für den Mann beträchtliche psychologische und körperliche Vorteile mit sich bringt und alle möglichen Leiden von mangelndem Selbstvertrauen bis zu chronischen Rückenschmerzen heilt. Sie empfehlen auch, die Häufigkeit der

Ejakulation genau auf das Alter eines Mannes abzustimmen: Ein dreiundzwanzigjähriger Mann sollte nicht mehr als alle vier bis fünf Tage einmal ejakulieren, wenn er vermeiden möchte, daß sein Energiereservoir erschöpft wird, und ein vierzigjähriger Mann nicht mehr als alle acht Tage einmal.

Meine Arbeit zeigte mir, daß die Taoisten recht haben. Wird die Ejakulation über einen längeren Zeitraum hinweg vermieden, werden die vitalen Bestandteile, die zur Samenproduktion beitragen, über das Blut allmählich vom Körper resorbiert und tragen dazu bei, daß dieser jugendlich, vital und gesund bleibt und der Mann sich eines starken Knochenbaus, eines klaren Verstandes und sexueller Potenz erfreut. Das gesamte Nervensystem sowie Drüsen und Organe werden durch diesen Prozeß gekräftigt. Nachdem sie mit dem Zurückhalten der Ejakulation experimentiert haben, berichten viele meiner männlichen Seminarteilnehmer, daß sie besser sehen können, sich lebendiger und munterer fühlen und mehr Selbstvertrauen haben.

Carlo, ein neunundzwanzigjähriger Chiropraktiker aus Sacramento, und seine Frau Elisabeth hatten gerade den zweiten Abschnitt meines SkyDancing-Jahrestrainings beendet. »Eli und ich hatten einen kurzen Skiurlaub in einer kleinen Hütte in Österreich geplant«, erzählte Carlo. »Als wir ankamen, war das Wetter sehr schlecht. Es schneite so heftig, daß wir nicht rausgehen konnten. Wir hockten also auf engstem Raum wie die Kaninchen zusammen. Trotzdem gefiel uns das, weil wir uns nach dem Training so zueinander hingezogen fühlten, als ob wir uns gerade frisch verliebt hätten. Wir verbrachten fast die ganze Zeit im Bett und liebten uns mehrmals am Tag. Die Anziehung zwischen uns war so stark, daß wir jeden Gedanken daran, unsere sexuelle Energie zu halten und umzuleiten, beiseite schoben. Wir lebten aus, was man als »wilden Sex« bezeichnen könnte. Ich ejakulierte jedes Mal, wenn wir miteinander schliefen, und wir hatten intensive und wunderbare Orgasmen. Das Wetter blieb weiter schlecht, also lebten wir drei oder vier Tage lang so weiter. Dann bemerkte ich, wie unsere Energie und unsere Stimmung allmählich umschlugen. Wir wurden müde, leicht ungeduldig miteinander und ein bißchen depressiv und nervös. Auch fühlte sich mein Rücken etwas wund an. Schließlich spitzte sich die Situation zu einem heftigen Streit über irgendeine lächerliche Kleinigkeit zu – wer den Abwasch machen sollte. Plötzlich hatten wir das Gefühl, das Vertrauen ineinander verloren zu haben. Wir erkannten, daß das möglicherweise mit der Art und Weise zusammenhing, wie wir uns geliebt hatten. Wir waren erschöpft und fühlten uns leer.

Wir beschlossen, von jetzt an so vorzugehen, wie wir es im Hohen Sex gelernt hatten, und beim Liebesspiel die Energie gemeinsam durch die

Chakren zu leiten. Ich ejakulierte mehrere Tage lang nicht. Das Ergebnis war wunderbar. Wir hielten uns beim Liebesspiel ganz eng umschlungen, stoppten jeweils vor dem Höhepunkt, visualisierten, daß wir die orgastische Energie zum Herzen und weiter bis zum Dritten Auge lenkten. Allmählich entfaltete sich in uns das tiefe, verschmelzende, meditative Gefühl, mit Körper und Seele vereint zu sein. Wir entdeckten unsere Liebe füreinander neu, das Gefühl, voneinander entzückt zu sein, uns gegenseitig zu akzeptieren, zu vertrauen und dem anderen viel Raum zu lassen. Die Streitereien hörten auf. Wir konnten deutlich sehen und spüren, daß und wie sich die beiden Liebesstile – die Energie nach außen schleudern oder sie halten und transformieren – in ihren Auswirkungen voneinander unterschieden.«

Lassen Sie sich bitte von Carlos Geschichte nicht zu der Fehlinterpretation verführen, Ejakulation sei schlecht und Hoher Sex gut. Das ist nicht der Punkt. Beide Vorgehensweisen können – je nach den Umständen – richtig sein. Auf jeden Fall ist es gut zu wissen, daß Sie zwischen beiden Möglichkeiten wählen können.

In den folgenden Übungen lernen Sie, wie Sie das Feuer Ihres Begehrens entfachen und als Vermittler dazu benutzen können, Ihren Geist höher zu tragen. Durch die innere Flöte werden Sie die Erregungsenergie im Körper aufwärts bis zum Kopf leiten und sich von ihr zu höheren Erfahrungsebenen tragen lassen. Einige Taoisten nannten die Übung »Den Tiger reiten«. Diese Methode, orgastische Energie zu transformieren, ist in der einen oder anderen Form das Herzstück sämtlicher großer Traditionen heiliger Sexualität. In manchen taoistischen Schriften wird sie auch als »Kleiner Himmelskreis« oder »Das Lebensrad der Sieben Drüsen« erwähnt. In der tantrischen Tradition gibt es eine ähnliche Übung mit dem Namen »Versenkung in den inneren Mond«.

Die alten Lehrer sprachen auch davon, auf dem Höhepunkt sexueller Erregung frei von Begehren zu sein. Sie gingen davon aus, daß Männer wie Frauen beim Liebesspiel voller Wünsche sind – dem Wunsch nach dem Orgasmus, nach Entladung und danach, den Liebsten zu besitzen. Die Liebenden haben Bilder dieser Ziele im Kopf, die sie verfolgen, und sind deshalb nicht imstande, mit ihrer Aufmerksamkeit ganz im gegenwärtigen Augenblick zu sein. Sind Sie dagegen auf dem Höhepunkt der Leidenschaft frei von Begehren, machen Sie sich keine Sorgen um den nächsten Augenblick. Sie verschwenden keinerlei Gedanken an die Zukunft. Sie können dann sämtliche erotischen Empfindungen, die Sie gegenwärtig erfahren, unmittelbar spüren und genießen, während Sie als neutraler Beobachter gleichzeitig einen kleinen Abstand zu den Ereignissen haben. Diese »Zeugenschaft« wird nur dann möglich, wenn Sie sich von Augenblick zu Augenblick ganz auf die Entfaltung des Liebesspiels konzentrieren. Sie wissen nicht, wohin es Sie trägt, was geschehen oder wann es enden wird. Sie haben keinerlei Vorstellungen, planen nichts voraus und steuern den Ablauf nicht. Sie warten einfach, schauen, beobachten und »reiten« auf der Energie. Das ist die höchste Form von Disziplin, die höchste Form der Meditation.

Die Praktiken beherrschen

Wenn Sie die Vorteile der Übungen für Fortgeschrittene wie »Den Tiger reiten« voll für sich ausschöpfen wollen, brauchen Sie eine solide Basis, Sie müssen mit den vorangehenden Trainingsschritten gründlich vertraut sein. Wenn Sie also das Gefühl haben, bestimmte Übungen noch einmal auffrischen zu müssen, dann ist jetzt die Zeit dafür. Sie sollten besonders das fünfte Kapitel noch einmal durchgehen, um Ihre sinnliche Wahrnehmung vertiefen zu können, das sechste Kapitel, da Sie jetzt eine fortgeschrittene Version dieser Übung erlernen werden, oder das siebte Kapitel, in dem Männer mit Methoden der Ejakulationskontrolle bekannt gemacht werden, einer Fähigkeit, die in diesem Kapitel ebenfalls verlangt wird.

Wenn Sie mit den vorigen Übungen positive Erfahrungen gemacht haben und vom Üben zum Genießen übergegangen sind, erfüllen Sie die Voraussetzungen, um weitergehen zu können.

Den Tiger reiten

Sinn und Nutzen

Bei dieser Übung geht es darum, die Energie mit einem Partner zusammen Schritt für Schritt durch die innere Flöte steigen zu lassen und dabei gemeinsam jedes Chakra (und damit auch unser Drüsensystem) zu beleben, bis Sie beide spüren, wie Ihre Energie sich in jedem Zentrum trifft und miteinander verschmilzt. (Vergleiche auch im sechsten Kapitel die Beschreibung der Chakren und Drüsen.) Sie werden eine neue Sprache lernen, die die Energie in Begriffen wie Rhythmus, Farbe, Licht und Elektrizität ausdrückt, statt mit Worten und Ideen. Es ist wichtig, daß Sie sich auf das konzentrieren, was Sie wahrnehmen – zum Beispiel: »Ich spüre Wärme und ein aufgeregtes Kribbeln im Bauch« –, statt sich in besorgten Gedanken (»Ich frage mich, was er gerade fühlt«) zu verlieren. Je mehr Sie sich auf Ihre eigenen energetischen Empfindungen konzentrieren, desto deutlicher werden Sie wahrnehmen können, wie Sie mit Ihrem Partner rhythmisch zusammenschwingen: Ihr Herzschlag und die

Atmung sowie winzige Bewegungen Ihrer Körper können harmonisieren. Nach und nach werden diese Rhythmen Ihre eigene Realität entfalten. Sie spüren sie vielleicht als elektrische Empfindungen oder »sehen« sie als innere Muster aus Farbe und Licht.

Mit dem Reiten des Tigers lernen Sie, gemeinsam auf Ihren inneren Flöten zu spielen. Sie können damit die orgastischen Empfindungen während des Liebesspiels zu jedem beliebigen Punkt im Körper schicken und deren Qualität und Intensität regulieren. Auf diese Weise wird der Orgasmus in Ekstase umgewandelt. (Sie können diese Übung natürlich auch allein für sich durchführen, sozusagen als Vorübung.)

Vorbereitungen

Richten Sie den heiligen Raum her.

Nehmen Sie sich für diese Übung dreißig bis vierzig Minuten Zeit.

Die Übung

Beginnen Sie mit einer Herz-zu-Herz-Begrüßung und einer Verschmelzungsumarmung.

Stimulieren Sie sich gegenseitig langsam und erotisch, und wechseln Sie sich beim Geben und Empfangen ab. Der Empfänger, zum Beispiel der Mann, kann sich selbst den Brustkorb massieren, während die Frau sanft sein Skrotum massiert.

Dann tauschen Sie die Rollen. Der Mann kann die Vagina der Frau streicheln, während sie ihre Brüste massiert.

Wenn Sie sich erregt fühlen und bereit für weitere Forschungen sind, legen Sie sich in einer der Bonding-Entspannungspositionen nebeneinander. Sie können diese Übung auch auf einem Stuhl sitzend machen, wobei die Frau auf dem Schoß ihres Partners sitzt und es wichtig ist, daß Ihre Körpervorderseiten engen Kontakt haben.

Wenn Ihr Vajra bereit ist, an die Pforte zu klopfen, bitten Sie um Erlaubnis, die Yoni zu betreten. Wenn die Antwort ja lautet, läßt die Partnerin ihn vorsichtig herein, während sie aktiv die PC-Pumpe betätigt und ihm das Gefühl vermittelt, den Vajra in ihren Garten hineinzusaugen. Ist der Vajra erst einmal eingedrungen, können Stimulation und Erregung mit Hilfe der Beckenschaukel, kombiniert mit PC-Pumpe und sexuellem Atem, aufrechterhalten werden.

Beschränken Sie die äußeren Bewegungen auf ein Minimum. Die Energie soll durch die subtileren, inneren Bewegungen erzeugt werden, die wir in den vorigen Kapiteln praktiziert haben. Wenn Sie spüren, wie Sie sich durch diese feinen Bewegungen dem Orgasmus nähern, dann sorgen Sie dafür, daß Sie über den »kritischen Punkt« nicht hinausgehen! Sollten Sie aber im Laufe der folgenden Übung sexuell nicht mehr stimuliert sein, unterbrechen Sie sie. Konzentrieren Sie sich erneut auf das Liebesspiel, bis Sie beide wieder erregt sind. Dann fahren Sie dort mit der Übung fort, wo Sie sie unterbrochen haben.

Stimmen Sie Ihre Atmung aufeinander ab, und atmen Sie zusammen ein und aus. Lassen Sie sich Zeit, einen gemeinsamen Rhythmus zu finden. Konzentrieren Sie sich darauf wahrzunehmen, wie Ihre Atmung Ihre Empfindungen verstärkt, und hindern Sie sich daran, in Gedanken und Phantasien abzuschweifen.

Licht ... Licht, das uns sichtbar an unsichtbares Licht gemahnt.

T. S. Eliot

Wenn Sie beide bereit sind, fangen Sie an, Ihr Sex- und Nabelzentrum zu beleben. Ist die sexuelle Energie erst einmal erregt und »brennt« der »Hexenkessel«, sollten Mann und Frau tief durch die Nase einatmen, um Brustkorb, Lungen und Bauch mit Luft zu füllen. Atmen Sie ganz bis hinunter in Ihre Genitalien. Beim Anhalten der Luft entspannen Sie die Muskeln Ihres Körpers so weit wie möglich.

Es ist sehr wichtig, daß Sie lernen, den Atem anzuhalten und dabei entspannt zu bleiben. In dem Augenblick zwischen Einatmung und Ausatmung – in der Medizin unter dem Begriff »Apnoe« bekannt – können Sie plötzlich das Gefühl haben, über die normalen Gedankenabläufe hinaus in einen Raum voller Licht und Leere getragen zu werden, und eine vertiefte innere Erfahrung von Ekstase machen.

Wenn Sie nach dem Einatmen den Atem anhalten, spannen Sie gleichzeitig die Muskeln im Bereich von Anus und Perineum an, indem Sie die PC-Pumpe anwenden. Spüren Sie, wie die Energie in Genitalien, Anus und Unterleib pulsiert, während sich der gesamte Beckenbereich und der Unterleib mit Wärme füllen. Um diese Empfindung zu verstärken, nehmen Sie einen weiteren kurzen, schnellen Atemzug – als würden Sie einen Gastank nachfüllen – und spannen dabei den PC-Muskel an. Denken Sie daran, den restlichen Körper beim Anhalten des Atems so entspannt wie möglich zu lassen. Sie werden spüren, wie Ihr Bauch sich aufbläht und sich wie ein runder, aufgeblasener Ballon anfühlt, während die Luft in Ihren Lungen nach unten und gegen Ihren Bauch drückt.

Gleichzeitig entsteht durch die Kontraktion des PC-Muskels ein Gegenzug nach oben und nach innen, wodurch eine feine Reibung erzeugt wird, welche wiederum die Energie intensiviert. Bei manchen Menschen ruft das auch ein präorgastisches, lustvoll erotisches Empfinden hervor.

Praktizieren Sie diese Form der Einatmung mehrmals, bis Sie deutlich spüren können, wie Beckenbereich und Unterleib sich beleben. Dann atmen Sie ein, halten den Atem an und visualisieren ein hell strahlendes, warmes Licht, das sich spiralenförmig durch das ganze Becken und den Un-

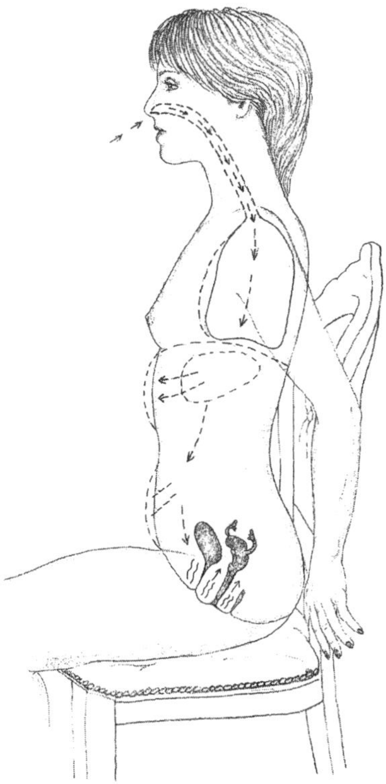

Den Tiger reiten: Während Ihr Körper entspannt bleibt, atmen Sie tief durch die Nase ein. Füllen Sie Lungen, Brustkorb und Solarplexus mit Luft. Halten Sie eine Sekunde lang den Atem an, dann fahren Sie mit dem Einatmen fort und füllen den Unterleib mit Luft. Halten Sie den Atem an, während Sie die PC-Pumpe anwenden und sich Ihren Bauch ausdehnen lassen.

terleib bewegt. Sie sollen jetzt spüren, wie Ihr ganzes Becken sich mit dem Glanz des Lichtes füllt, so daß es hinten das Kreuzbein und vorne die Bauchwände berührt.

Um diese Visualisierung zu unterstützen, stellen Sie sich eine Sternschnuppe oder einen goldenen Ball vor, der sich spiralenförmig im Körperinneren bewegt. Das Licht belebt und heilt sämtliche Organe und Drüsen in diesem Körperbereich – beim Mann die Prostata und die Hoden, bei Frauen die perineale Drüse und die Eierstöcke sowie Nieren und Nebennieren bei beiden Geschlechtern. Visualisieren Sie diese Drüsen, und stellen Sie sich vor, wie sie in Licht und Wärme getaucht sind.

Versuchen Sie, Ihren Atem dreißig Sekunden lang anzuhalten. Wenn das zu schwierig ist, laden Sie diesen Körperbereich mit kurzen, hechelnden Atemzügen auf. Mit etwas Übung werden Sie Ihren Atem immer länger und schließlich bis zu einer Minute lang anhalten können. Wenn Sie Ihren Atem nicht mehr anhalten können, atmen Sie langsam durch die Nase aus und lassen Ihre Genital- und Analmuskeln ganz los.

Atmen Sie also zusammen ein, und spannen Sie Ihre Genitalmuskeln an. Dabei stellen Sie sich vor, die Energie Ihres Partners zu »trinken«, sie mit Ihrer eigenen Energie zu vermischen und durch die innere Flöte nach oben zu ziehen. Spüren Sie, wie diese Energie sich in Ihren Sexualorganen, Bekken Unterleib und Nabelbereich ausdehnt. Lassen Sie beim Ausatmen die Energie in der inneren Flöte wieder nach unten sinken und durch Ihre Genitalien aus dem Körper fließen. Atmen Sie in diesem Rhythmus so lange gemeinsam ein und aus, bis Sie spüren,

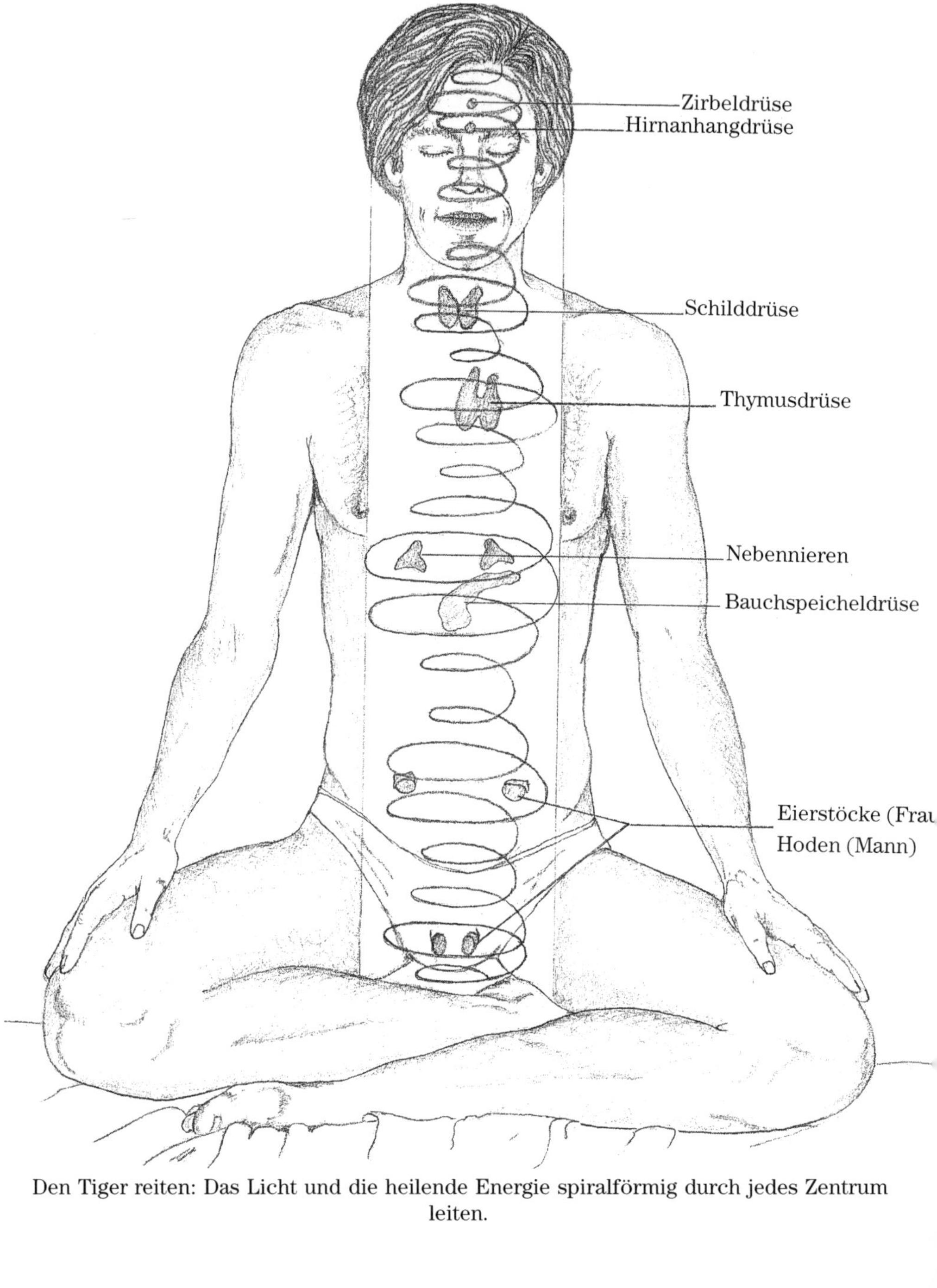

Den Tiger reiten: Das Licht und die heilende Energie spiralförmig durch jedes Zentrum leiten.

daß Ihr ganzer Beckenbereich sich belebt. Sie können Ihren Körper dabei ebenfalls in kreisende Bewegungen versetzen, um die Energiespirale zu erleben.

Wenn Sie beide soweit sind, atmen Sie wieder zusammen ein, ziehen die Energie in der inneren Flöte nach oben, halten den Atem an und visualisieren, wie das Licht Ihr Becken spiralenförmig mit heilender Wärme füllt. Lassen Sie sich die Lichtspiralen allmählich ausdehnen, bis Sie das Sex- und Nabelzentrum Ihres Partners mit einhüllen. Stellen Sie sich vor, daß Ihre Energien in diesem Körperbereich zusammenfließen und miteinander verschmelzen. Einige Lehrer nennen diese Übung auch die »Chakra-Verschmelzung«.

Achten Sie darauf, nach jedem gemeinsamen Einatmen die Energie und das Licht durch die innere Flöte nach unten und durch Ihre Genitalien wieder aus dem Körper zu schicken. Wiederholen Sie diesen Ablauf gemeinsam drei- bis sechsmal. Die Übung wirkt, wenn Sie spüren, daß Ihre Genitalien und Ihr Unterleib sich mit einer kribbelnden Wärme füllen.

Dann gehen Sie weiter zum Solarplexus. Erhalten Sie das Feuer der genitalen Erregung durch Bewegungen des Beckens, bewußten sexuellen Atem und die PC-Pumpe. Wenn Sie bereit sind, weiter zu machen, können Sie Ihrem Partner ein Zeichen geben, indem Sie ihm fest die Hand auf die Schulter legen. Atmen Sie zusammen ein, spannen Sie den PC-Muskel an, und ziehen Sie die Energie, vermischt mit der Ihres Partners, durch die innere Flöte hoch bis zum Solarplexus. Halten Sie den Atem an, lassen Sie das spiralenförmige Licht durch dieses Zentrum fließen und sich dort ausdehnen, bis es das Machtzentrum Ihres Partners mit einschließt. Stellen Sie sich vor, daß das Licht die Bauchspeicheldrüse belebt, jene Drüse, die die Verdauungsvorgänge steuert und für innere Harmonie und Ausgewogenheit sorgt. Beim Ausatmen schicken Sie die Energie und das Licht durch die innere Flöte nach unten und durch Ihre Genitalien aus dem Körper. Wiederholen Sie diesen Ablauf dreimal für sich und dreimal für Ihren Partner, indem Sie Ihre Energiespirale ausdehnen. In Ihrem eigenen Tempo schreiten Sie dann Schritt für Schritt weiter zum Herzen, zum Kehlkopf, zum Dritten Auge und zum Kronenchakra fort.

Konzentrieren Sie sich auf die Mitte Ihres Brustkorbs. Spüren Sie, wie die Wärme und das Licht sich dort spiralenförmig ausbreiten, als ob die Sonne von innen scheint und ihre warmen Strahlen durch Ihr Herz nach draußen in die Welt schickt.

Spüren Sie, wie dieser warme Glanz Ihre Thymusdrüse belebt, das Zentrum für Verjüngung und den Wächter des Immunsystems, und Ihnen ein Gefühl von Dankbarkeit für das Geschenk des Lebens verleiht.

Lassen Sie den Atem langsam los, atmen Sie durch die Nase aus, und spüren Sie, wie die warme Energie durch die innere Flöte zurück nach unten und durch Ihre Genitalien aus dem Körper rieselt. Wiederholen Sie diesen Ablauf drei- bis sechsmal. Dann erweitern Sie Ihre innere Energiespirale wieder so, daß diese Kraft und dieses Licht die Energiezentren Ihres Partners erreichen.

Konzentrieren Sie sich jetzt auf Ihre Kehle, und »lauschen« Sie den Empfindungen in diesem Bereich. Jetzt stellen Sie sich vor, wie das Licht sich spiralenförmig durch diesen Körperteil bewegt, sich vom Nacken nach vorne zur Kehle ausbreitet und dabei Schilddrüse und Stimmbänder heilt. Die Schilddrüse reguliert das Körperwachstum und den Stoffwechsel; sie überträgt und transformiert außerdem die Energie, die zwischen Sexzentrum und Gehirn fließt.

Atmen Sie langsam durch Ihre Nase aus, lassen Sie die Energie durch die innere Flöte nach unten und durch die Genitalien aus dem Körper fließen. Wiederholen Sie diesen Ablauf dreimal für sich und dreimal für Ihren Partner. Und lassen Sie erneut die Energiespirale durch Ihren Partner pulsieren.

Atmen Sie ein, und ziehen Sie die Energie hoch. Dabei rollen Sie vorsichtig und ohne jede Anstrengung Ihre Augen hinter den geschlossenen Augenlidern nach oben, als ob Sie den Energiefluß begleiten und als ob Sie nach oben und nach innen auf einen Punkt direkt in der Mitte Ihres Kopfes schauen wollten.

Halten Sie den Atem an, und konzentrieren Sie sich auf diesen Körperbereich, während Sie Ihren PC-Muskel angespannt lassen und den restlichen Körper ganz entspannen.

Die Energie breitet sich in der Mitte Ihres Kopfes aus. Ihr Gehirn wird von dem Licht belebt, das sich hier spiralenförmig ausdehnt. Stellen Sie sich vor, daß Ihre Hypophyse und Ihre Zirbeldrüse von Licht überflutet werden.

Sie können verschiedene Empfindungen erleben – ein Kribbeln, ein klatschendes Geräusch, den Eindruck von schimmerndem Licht oder ein blaues Licht, das im Dritten Auge pulsiert. Vielleicht haben Sie auch visuelle Eindrücke oder ein Gefühl von Frieden, Leichtigkeit und innerer Weite. – Wiederholen Sie diesen Ablauf dreimal für sich und dreimal für Ihren Partner.

Mit entsprechender Übung entsteht hier eine Art magnetischer Effekt, bei dem die Energie automatisch angezogen wird, und das macht das Meditieren leicht und angenehm.

Wiederum umschließt Ihre Energiespirale den Partner und Sie, und Sie konzentrieren sich auf das Kronenchakra. Wenn Sie das Kronenchakra nicht genau lokalisieren können, stellen Sie sich vor, daß durch Ihren Kopf zwischen den Ohren eine Linie verläuft und eine weitere von Ihrer Nase bis zum Schädel hoch. Das Kronenchakra liegt am Schnittpunkt dieser beiden Linien.

Während Sie den Atem anhalten, stellen Sie sich vor, wie das Licht sich

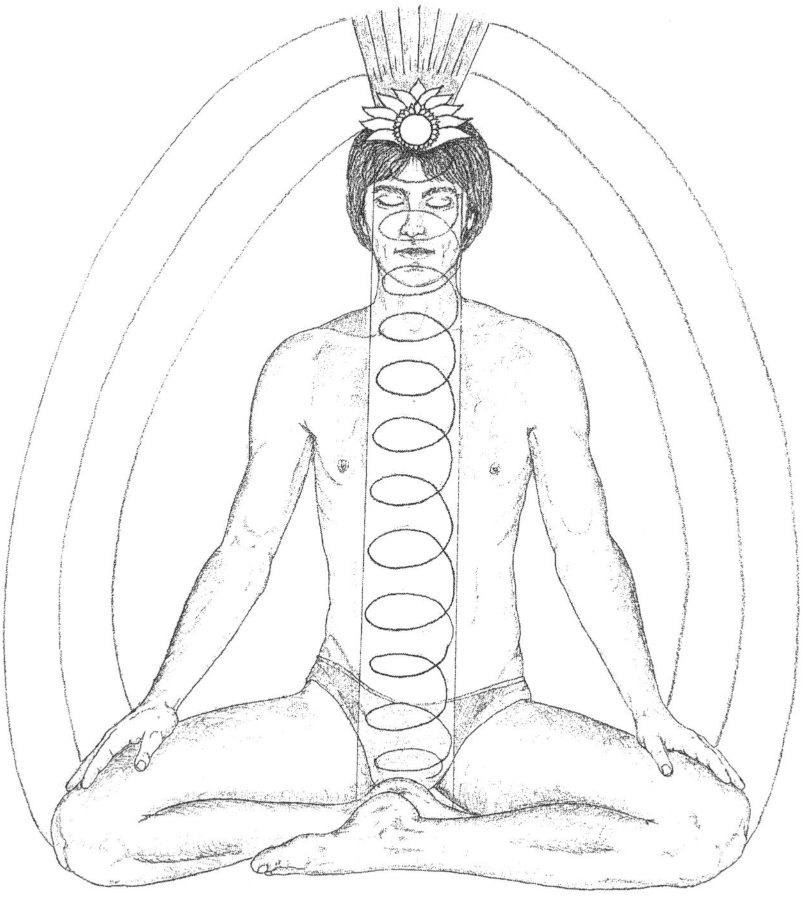

Das Licht spiralförmig durch das Scheitelzentrum aus dem Kopf senden.

spiralenförmig durch Ihr Kronenchakra zum Scheitelpunkt bewegt. Dann stellen Sie sich vor, daß sich an dieser Stelle eine trichterförmige Öffnung befindet, durch die Sie die Energie wie eine Fontäne nach oben ins Universum versprühen.

Atmen Sie aus, visualisieren Sie, wie die Energie aus dem Universum zurück durch Ihr Kronenchakra, die innere Flöte hinab und durch die Genitalien aus dem Körper fließt. Wiederholen Sie diesen Ablauf wieder je dreimal.

Wiederholen Sie den Ablauf – einatmen, die Energie durch die innere Flöte nach oben ziehen, den Atem anhalten, das Licht spiralenförmig durch

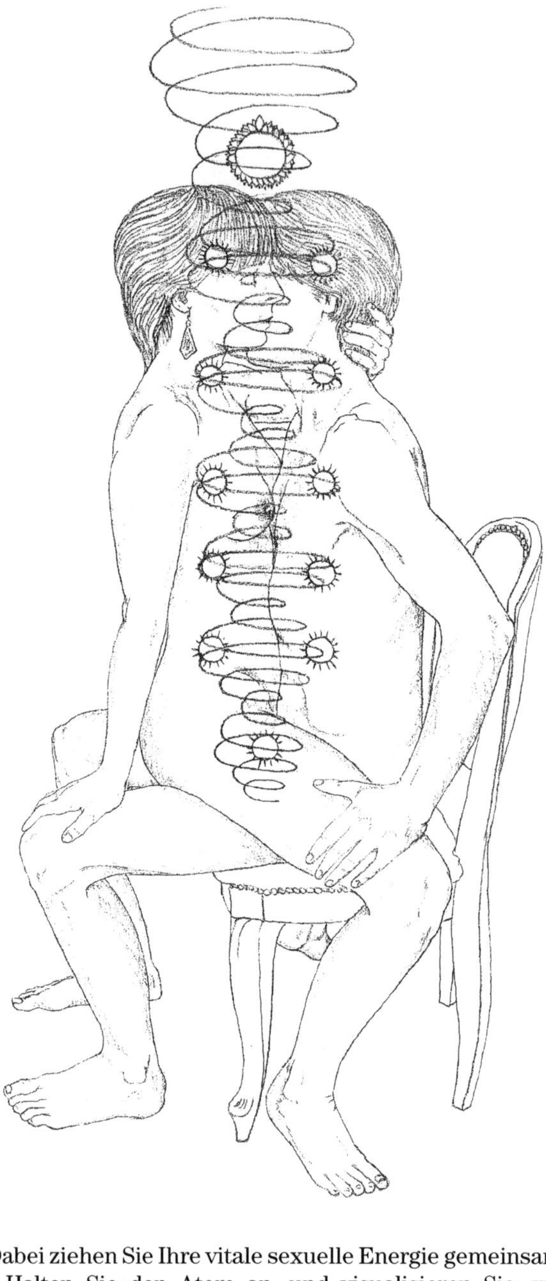

Den Tiger reiten: Dabei ziehen Sie Ihre vitale sexuelle Energie gemeinsam durch die innere Flöte nach oben. Halten Sie den Atem an, und visualisieren Sie, wie das Licht sich spiralförmig durch jedes Zentrum bewegt.

das jeweilige Chakra schicken und die Energie mit dem Ausatmen durch die innere Flöte zurück nach unten und aus dem Körper fließen lassen – für jedes Zentrum drei- bis sechsmal.

Denken Sie daran, die Sitzung abzuschließen, indem Sie die Energie durch die innere Flöte zurück nach unten zum Sexzentrum fließen lassen. Dann ruhen Sie sich zehn bis fünfzehn Minuten lang aus und entspannen sich in der Vereinigung. Schauen Sie, wie Sie jetzt miteinander verbunden sind. Fühlen Sie sich anders als zu Beginn der Sitzung?

Wenn Sie spüren, daß die Zeit gekommen ist, lösen Sie sich vorsichtig voneinander, setzen sich gegenüber und machen die Herz-zu-Herz-Begrüßung. Sprechen Sie darüber, was Sie erlebt und gelernt haben und wie Sie sich fühlen.

Machen Sie diese Übung über einen Zeitraum von mehreren Wochen so oft wie möglich, bis Sie ein Gefühl von Harmonie mit Ihrem Partner entwikkelt haben, für die eigenen Rhythmen und die Ihres Partners wach geworden sind und deutlich spüren können, wie die Energie, während Sie sie durch die Chakren schicken, zwischen Ihrem Chakra und dem Ihres Partners hin- und herfließt.

Hinweise

Achten Sie, wie schon gesagt, darauf, daß die sexuelle Erregung erhalten bleibt. Doch selbst wenn dies nicht mehr der Fall ist, können Sie gut mit der Übung fortfahren, indem Sie in inniger Verbindung und im engen genitalen Kontakt bleiben.

Machen Sie die Übung in guter Stimmung, damit Sie leicht und entspannt damit umgehen können. Es kann sein, daß Sie anfangs ungeduldig werden oder sich entmutigt fühlen, weil Sie nicht viel spüren. Versuchen Sie aber trotzdem, die Übung zu Ende zu bringen. Statt sich skeptischen Gedanken hinzugeben, konzentrieren Sie sich einfach weiter auf die Übung.

Das ganze reale Leben ist Begegnung.

Martin Buber

Vielleicht kommen Sie sich bei dem Versuch, Atmung und Visualisierung aufeinander abzustimmen, etwas unbeholfen vor. Denken Sie daran, daß die Übung Ihnen Spaß machen soll! Drängen Sie nicht vorwärts, wenn die Dinge sich nicht leicht entwickeln. Machen Sie eine Pause, trinken Sie etwas, wiederholen Sie andere Übungen aus dem Buch, die Sie bereits kennen – zum Beispiel Selbstliebe in Gegenwart des Partners –, und kommen Sie zu dieser Übung zurück, wenn Sie bereit dazu sind.

Wenn es Ihnen schwerfällt, zusammen in einem harmonischen Rhythmus durch sämtliche sieben Chakren zu gehen, konzentrieren Sie sich zunächst einmal auf drei Zentren: das sexuelle Zentrum, das Herz und das

Dritte Auge. Wiederholen Sie diesen verkürzten Ablauf so lange, bis er leicht und selbstverständlich für Sie geworden ist. Dann beziehen Sie die anderen vier Zentren mit ein.

Sie können diesen Prozeß nachhaltig unterstützen, indem Sie diesen Körperbereichen im Laufe der Tage immer wieder heilende Energie und Liebe schicken. Sie können die Empfindungen in den Energiezentren auch verstärken, indem Sie mit spiralenförmigen Bewegungen folgende Pflanzenessenzen auf die einzelnen Chakren auftragen:

– *Perineum:* Ylang-Ylang
– *Nabel:* Salbei
– *Solarplexus:* Tiger Balsam
– *Herz:* Rose
– *Kehlkopf:* Eukalyptus
– *Drittes Auge:* Pfefferminze
– *Krone:* Lavendel oder Rose

An bestimmten Stellen können Schmerzen auftreten. Das ist ein Zeichen dafür, daß die Drüsen und Organe entzündet oder zu stark aufgeladen sind und die Energie hier nicht gut fließen kann. Massieren Sie sie sanft, und stellen Sie sich dabei vor, daß Sie die überschüssige Energie in diesen Bereichen loslassen, sie auflösen und die Chakren reinigen. Ein paar tiefe Massagen können zusätzlich helfen, die hier sitzenden Spannungen aufzulösen.

Vielleicht kommen Ihnen Zweifel, und Sie fühlen sich entmutigt, wenn bei dieser Übung nicht gleich etwas passiert. In diesem Fall sollten Sie sich weiter auf Ihre Atmung konzentrieren und zusätzlich Ihr Üben mit positiven Affirmationen unterstützen: »Ich heile mich selbst« oder: »Ich bahne mir den Weg zu neuen orgastischen Erfahrungen.«

Lassen Sie die Technik oder die technischen Anweisungen nicht zum Hindernis werden. Folgen Sie spontanen Einfällen, wenn Sie das Gefühl haben, daß Ihre Bedürfnisse oder die Ihres Partners Sie in eine andere Richtung tragen. Sorgen Sie aber auf jeden Fall dafür, daß Sie den Kreis ganz schließen und die Energie jedes Mal wieder zum sexuellen Zentrum zurückfließen lassen.

Die Energie gemeinsam zum Kronenchakra hochleiten

Wenn Sie das Gefühl haben, daß Sie beide das Reiten des Tigers beherrschen – das heißt, daß Sie sich wirklich gut damit fühlen –, können Sie die Übung weiterentwickeln und abkürzen, indem Sie die Energie gemeinsam von den Genitalien die innere Flöte hoch direkt zum Kronenchakra oder zum Dritten Auge leiten. Denken Sie aber daran, diese direkte Methode nicht auszuprobieren, bevor Sie nicht auch die Übungen gemacht haben, die sämtliche sieben Chakren einschließen!

Sinn und Nutzen

Bei dieser Übung werden Sie ein verstärktes Empfinden für die innere Flöte entwickeln und über die Atmung eine direkte Verbindung zwischen Genitalien und Drittem Auge oder Kronenchakra spüren. Diese Methode hilft Ihnen, den inneren Kanal deutlicher wahrzunehmen.

Probieren Sie selbst aus, ob Sie die Energie lieber zum Kronenchakra oder zum Dritten Auge leiten möchten. Wenn die Energie zum Dritten Auge geschickt wird, setzt sie oft farbige Muster hinter den geschlossenen Augenlidern frei. Anschließend fühlt sich der Verstand frisch und klar, Sie können scharf und leicht denken. Das Hochleiten der Energie zum Dritten Auge hat noch einen weiteren Vorteil: Sie können dabei den unmittelbaren Eindruck haben, emporgehoben zu werden, weg von Ihren üblichen Sorgen und dem täglichen Streß zu einem neuen inneren Ort, wie ein Flugzeug durch die Wolken in den klaren, blauen Himmel vorstößt. Über das Dritte Auge bekommen wir einen unmittelbaren Zugang zur Meditation.

Wird die Energie direkt zum Kronenchakra geschickt, können Sie visualisieren, daß Sie sie in das Universum weiterleiten und auf diese Weise Ihre Energie und Ihr Bewußtsein über den Körper hinaus ausdehnen. Dabei können Sie das Gefühl erleben, mit Ihrem Partner und der ganzen Existenz eins zu sein, und in Dimensionen gelangen, die weit über das normale, begrenzte Alltagsich hinausgehen. Aus diesem Grund wird dieses Zentrum in den Traditionen heiliger Sexualität oft als tausendblättriger Lotos dargestellt – die Energie breitet sich aus und strahlt in tausend verschiedene Richtungen. Und zugleich kann die Energie des Universums durch das geöffnete Kronenchakra aufgenommen werden.

Vorbereitungen

Sie können nach der vorigen Übung direkt zu dieser übergehen oder erst einmal eine Pause machen. Wenn Sie eine Pause machen wollen, beginnen Sie im Anschluß daran wieder mit der Herz-zu-Herz-Begrüßung und nehmen das Liebesspiel leicht und spontan wieder auf, bis Sie beide das Gefühl haben, daß die erotischen Empfindungen im ganzen Körper vibrieren.

Nehmen Sie sich für diese Übung dreißig Minuten Zeit.

Die Übung

Beginnen Sie mit einer Herz-zu-Herz-Begrüßung.

Nehmen Sie eine der Bonding-Entspannungspositionen ein. Ein Partner, der über oder hinter dem anderen liegende, hat seinen Mund am Ohr des anderen. Es ist sehr wichtig, daß Sie bequem liegen. Wenn diese Position Ihnen nicht behagt, versuchen Sie es damit, daß der Mann auf einem Stuhl und die Frau auf seinem Schoß sitzt.

Stimmen Sie Ihre Atmung aufeinander ab, und atmen Sie zusammen ein und aus. Wenn dieser Rhythmus leicht und selbstverständlich geworden ist, kehren Sie das Atemmuster um, so daß ein Partner ausatmet, während der andere einatmet. Der Umkehratem sollte tief und langsam verlaufen. Lassen Sie sich Zeit dabei, Tiefe und Rhythmus harmonisch aufeinander abzustimmen. Vielleicht atmet ein Partner schneller oder flacher. Spielen Sie fünf bis zehn Minuten lang mit den verschiedenen Rhythmen, bis Sie sich ohne Mühe aufeinander einstellen können.

Wenn der Umkehratem leicht und fließend verläuft, gehen Sie zur Mund-zu-Mund-Atmung über. Damit die Erfahrung erotischer wird, necken Sie sich zunächst mit den Lippen und geben sich dann einen tiefen Zungenkuß, bei dem Sie mit Ihrer Zunge den ganzen Mundraum Ihres Partners erkunden. Als nächstes bringen Sie Ihre Münder dicht zusammen, während Sie Ihre Grundhaltung beibehalten. Ihre Lippen berühren sich leicht, damit ein wenig Luft von außen in den Atemaustausch einfließen kann.

Fahren Sie mit dem Atemaustausch fort, spüren Sie dabei den warmen Luftstrom Ihres Partners, den Sie ganz bis hinunter in Ihr sexuelles Zentrum einatmen. Stellen Sie sich vor, nicht nur den Atem, sondern auch Energie, Licht, Farben, Töne, Rhythmen und Wärme auszutauschen. Lassen Sie diese Bilder einfach zu, während Sie Ihre Gedanken abschalten und sich auf die Atmung konzentrieren.

Der Mann stellt sich beim Ausatmen vor, seine Energie durch seinen Penis in die Vagina der Frau zu leiten. Die Frau »trinkt« seine Energie beim Einatmen mit ihrer Vagina, vermischt sie dabei mit ihrer eigenen Energie, Yin- und Yang-Essenzen vereinigend, und zieht sie durch ihre innere Flöte hoch zum Dritten Auge und zum Kronenchakra.

Beim Ausatmen bringt die Frau die Energie durch die innere Flöte wieder in ihr sexuelles Zentrum und gibt sie ihrem Partner zurück. Dann saugt der Mann mit dem Einatmen ihre Energie durch seinen Vajra ein, vermischt sie mit seiner eigenen Energie und zieht sie durch die innere Flöte ganz hoch bis in sein Kronenchakra.

Männer können ihr Becken genüßlich vor- und zurückwiegen, um die Erregung zu halten, aber gehen Sie nicht bis zum Höhepunkt und bis zur Ejakulation.

Dann kombinieren Sie sämtliche Schritte miteinander. Beim Einatmen ziehen Sie den Anus zusammen und wenden zusätzlich die PC-Pumpe an. Am Ende der Einatmung rollen Sie Ihre Augen nach oben. Denken Sie daran, während Sie ausatmen und mit der Energie wieder nach unten gehen, die innere Flöte zu visualisieren, die Genitalmuskeln zu entspannen und zu spüren, wie Ihre Energie durch Ihr sexuelles Zentrum nach draußen und zu Ihrem Partner fließt.

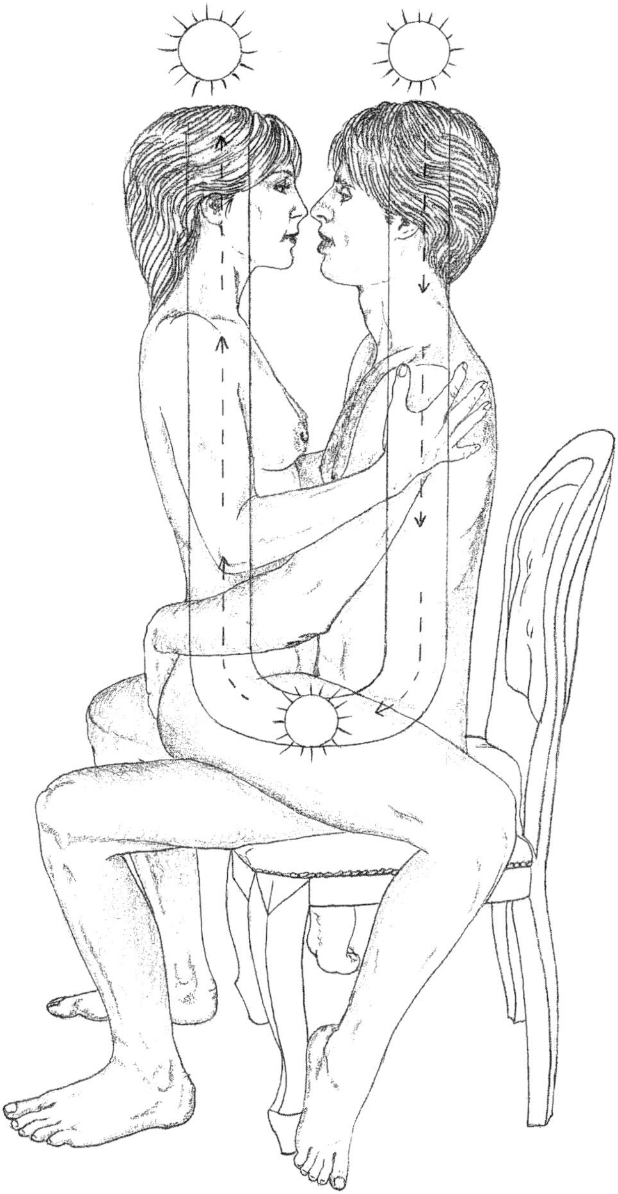

Sie halten den Atem an, ziehen die Energie hoch bis zum Kopf und lassen sie von dort ins Universum fließen.

Frauen benutzen ihre Einbildungskraft als Hilfe, um sich zu entspannen und sich dem zeitlichen Rhythmus dieser Übung zu überlassen. So können Sie das Öffnen und Schließen Ihrer Yoni zum Beispiel mit den sanften Bewegungen einer Seeanemone vergleichen, die sich dem Spiel von Ebbe und Flut hingibt.

Während Sie atmen, stellen Sie sich vor, die Genitalien mit der Kraft Ihres Atems zu »berühren«, als nähme Ihr Atem die genitale Erregung in der inneren Flöte auf und trüge sie zu den höher liegenden Zentren, wo sie umgewandelt werden soll. Mit dieser Visualisierung verstärken Sie die erotischen Lustempfindungen in Ihren Genitalien.

Wenn Sie diese Übung beherrschen, richten Sie Ihre Aufmerksamkeit auf das Dritte Auge oder das Kronenchakra. Ziehen Sie die Energie ganz bis nach oben, halten Sie den Atem an, und spüren Sie, wie der goldene Lichtpunkt sich spiralenförmig in der Mitte Ihres Kopfes bewegt. Lassen Sie ihn aus der Krone in das Universum explodieren, bevor Sie ihn mit dem Ausatmen wieder nach unten bringen.

Lassen Sie Ihre Energie auf diese Weise fünf bis zehn Minuten lang – oder so lange, wie es Ihnen angenehm ist – in der inneren Flöte auf- und absteigen.

Beenden Sie die Übung mit einer Herz-zu-Herz-Begrüßung.

Hinweise

Dies ist eine subtile und raffinierte Praktik. Sie kann sehr ekstatisch sein, aber Sie müssen auf dem Weg dorthin einige Schwierigkeiten überwinden.

Am häufigsten taucht dabei das Gefühl auf, nicht genug Luft zu bekommen. Sollte Ihnen das passieren, hören Sie mit der Umkehratmung auf und nehmen sich Zeit, allein tief und mühelos zu atmen. Glauben Sie nicht, Sie müßten sich bis zur Ohnmacht zu einem gemeinsamen Atemrhythmus mit Ihrem Partner zwingen! Sie können dieses Erstickungsgefühl auch – ohne die Übung zu unterbrechen – vermeiden, indem Sie langsamer atmen und seitlich durch den Mund mehr Luft aufnehmen.

Immer wenn Sie sich frustriert fühlen, sollten Sie Ihre Zielorientierung aufgeben. Machen Sie einen Schritt nach dem anderen. Seien Sie geduldig und bereit, nach einer Pause fortzufahren. Teilen Sie sich Ihre Erlebnisse auf positive Weise mit. Vermeiden Sie Sätze wie: »Du atmest zu schnell.« Sagen Sie statt dessen lieber: »Es fällt mir schwer, deinem Atemrhythmus zu folgen. Könntest du etwas langsamer machen?« Bleiben Sie bei dem, was lustvoll und leicht ist, bis Sie sich entspannen können und bereit sind, zum nächsten Teil der Übung überzugehen.

Manche Leute beklagen sich anfangs über Druck im Kopf oder über Nackenverspannungen, wenn sie einatmen und die Energie nach oben zum Dritten

Auge oder zum Kronenchakra ziehen. Sollte Ihnen das passieren, visualisieren Sie, daß die Energie durch das Kronenchakra nach außen steigt. Das wird den Druck verringern.

Denken Sie daran, diesen Zyklus damit abzuschließen, daß Sie die Energie durch die innere Flöte wieder nach unten und durch Ihre Genitalien aus dem Körper leiten.

Ein paar Worte zur Hygiene: Manche Menschen haben Hemmungen, den Atem auszutauschen, vor allem, wenn ihr Partner Raucher ist oder eine Erkältung hat. Denken Sie daran, sich vor der Übung die Zähne zu putzen und für frischen Atem zu sorgen. Machen Sie diese Übung nicht, wenn Ihnen schlecht ist oder wenn Sie gerade etwas gegessen haben.

Lassen Sie Ihren Körper entspannt, auch wenn Sie die PC-Pumpe machen und Ihre Augen nach oben rollen. Wenn Sie Ihren Körper nicht entspannen, läßt sich die Energie nicht so leicht durch die innere Flöte nach oben lenken.

Wenn Ihnen diese Methode geläufig ist, können Sie genießen, wie Ihre Energie von Ihren Genitalien durch die innere Flöte zum Gehirn hochsteigt und dort das verlangsamte, ekstatische Gefühl hervorruft, das Sie aus Zeit und Raum heraustreten läßt. Oder Sie fühlen sich wie in einem Segelflugzeug, das still in die Weite des Himmels gleitet.

Der Talorgasmus: Die erste Ebene

Die Praktiken, die ich als das Reiten des Tigers, als das Hochleiten der Energie zum Kronenchakra und als die Aufladung anderer Körperbereiche beschrieben habe, können unter der Kategorie »Yang«-Praktiken zusammengefaßt werden. Sie alle stellen Formen des »Machens« dar und beinhalten körperliche Techniken und mentale Visualisierungen. Sie versuchen dabei bewußt, einen bestimmten Effekt zu erzielen. Eine andere Möglichkeit auf dieser Station der Reise zum Hohen Sex ist das Experimentieren mit der »Yin«-Haltung, bei der Sie sämtliche Techniken vergessen und eine Atmosphäre voller Unschuld und Spontaneität schaffen.

Sinn und Nutzen

Mit dieser Übung schaffen Sie die Voraussetzungen dafür, daß die Energie sexueller Erregung sich selbst ihren Weg zu den höheren Ebenen ekstatischen Erlebens bahnt.

Vorbereitungen

Richten Sie den heiligen Raum her.

Bevor Sie zum Liebesspiel übergehen, schaffen Sie mit Hilfe einer der früheren Übungen mit Ihrem Partner zusammen eine spielerische Atmosphäre: Tanzen Sie zusammen, dehnen und strecken Sie sich, massieren Sie sich gegenseitig, leiten Sie sich zum Strömungsprozeß an, bis Sie das Gefühl haben, daß Spannungen, Probleme und feste Zielvorstellungen von Ihnen abgefallen sind. Sie suchen nach Wegen, sich einem spontanen Fluß einzuschmiegen und zu lernen, wie Sie in diesem Augenblick so total aufgehen können, daß Sie an den nächsten keinerlei Gedanken mehr verschwenden.

Wenn Sie so im Fluß sind, werden Sie zu Kindern, die zusammenkommen, um miteinander zu spielen, die sich neue Spiele ausdenken und auf verschiedene Weise Kontakt miteinander aufnehmen, bis sie das Gefühl haben, sich vertrauen zu können. Auf einer tiefen, intimen Ebene werden Sie und Ihr Partner zu Freunden. Sie verspüren Respekt und Achtung voreinander und akzeptieren sich, ohne sich zu verurteilen.

Die Yin-Haltung erfordert viel Sinn für Humor, sorgen Sie also dafür, daß diese Übung in einem entspannten Rahmen stattfindet. Nehmen Sie Ihren Partner ohne Vorbehalte ganz an, ohne feste Erwartungen an sein Verhalten.

Spielen Sie eine besänftigende, entspannende Musik (vergl. Anhang II).

Die Übung dauert mindestens dreißig Minuten.

Die Übung

Kommen Sie mit einer Verschmelzungsumarmung und einer Herz-zu-Herz-Begrüßung zusammen. Rufen Sie sich die innere Haltung ins Gedächtnis, die in dem tantrischen Gruß »Ich begrüße dich als einen Teil meiner selbst« Ausdruck findet. Fangen Sie an, sich natürlich und zwanglos zu lieben. Setzen Sie einfach Ihr gemeinsames Spielen fort, als ob Ihnen gar nicht weiter auffiele, daß es allmählich ins Liebesspiel übergeht.

In dieser Stimmung können Sie alles tun, was Sie erregt. Wenn Sie beide soweit sind, lieben Sie sich dynamisch und aktiv, bis Sie voll erregt sind. Kurz vor dem Orgasmus halten Sie inne und entspannen sich völlig.

Nehmen Sie eine der Bonding-Entspannungspositionen ein: die Scherenposition, die Missionarsposition, die Löffelposition, auf dem Stuhl sitzend, wobei die Frau auf dem Schoß des Mannes sitzt.

Bleiben Sie bewegungslos, und entspannen Sie bewußt den ganzen Körper. Stimmen Sie Ihre Atemrhythmen harmonisch aufeinander ab. Lassen Sie zu, daß die Grenzen zwischen Ihren Körpern sich allmählich auflösen und diese miteinander verschmelzen, so daß Sie ein Atem, eine Wärme, ein Energiefluß werden. Richten Sie Ihre Aufmerksamkeit auf feinere innere Empfindungen. Das ist es, was als »fühlendes Bewußtsein« bezeichnet wird: Sie betrachten die inneren Energiebewegungen, ohne etwas zu tun oder zu steuern.

Konzentrieren Sie sich auf das Sexual- und auf das Nabelchakra. Spüren

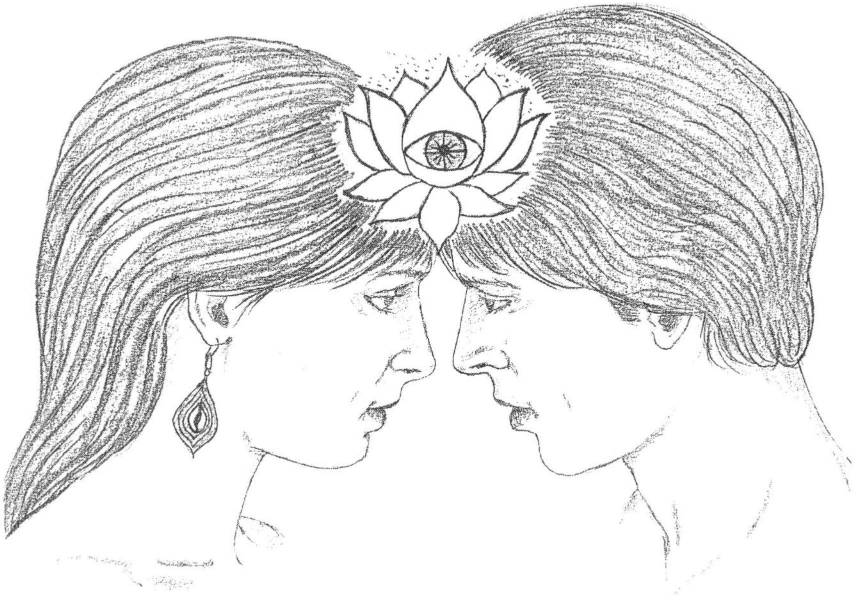

Ein magnetischer Energiestrom fließt zwischen den Stirnen.

Sie nach, was dort passiert. Vielleicht breitet sich die Wärme der Erregung langsam in diesem Körperbereich aus. Sie können sie als ein Kribbeln, als Lichtempfinden oder als Vibration wahrnehmen, die Sie mit Ihrem Partner teilen und austauschen. Sie tauchen einfach in die Energie ein, lassen sich sein, wie Sie sind, und genießen es, nichts zu tun, nirgendwo hinzugehen. Wenn Sie die Übungen aus den früheren Kapiteln sorgfältig gemacht haben, wird die Energie jetzt Ihren eigenen Weg nehmen. Sie unterstützen den heiklen Übergang von der Aktivität des Verstandes, der steuern, vorwärtsdrängen und kontrollieren möchte, zu einem Zustand jenseits des Verstandes, in dem der Körper mit der ihm eigenen Weisheit die Führung übernimmt.

Nach fünf bis zehn Minuten kann der Mann anfangen, seine Erektion zu verlieren, oder das Feuer der Erregung beginnt zu erlöschen. Wenn Sie möchten, können Sie die Erregung wieder entfachen. Lassen Sie Ihre Körper gegeneinander wogen, und spielen Sie miteinander wie zwei Delphine. Lieben Sie sich, wie es sich natürlich ergibt. Ist die Erregung wieder hoch, halten Sie inne, entspannen sich vollkommen und konzentrieren sich auf Ihr Herzzentrum. Bleiben Sie wach für die Energiebewegung in diesem Zentrum. Spüren Sie ein Pulsieren? Können Sie Ihren Herzschlag fühlen? Strahlt das Herz Ihres Partners eine Wärme aus, die mit Ihrer eigenen Wärme verschmilzt? Spüren Sie Dankbarkeit für die Liebe, die Ihr Partner Ihnen entgegenbringt? Denken Sie daran, daß Sie nicht auf etwas Bestimmtes aus sind. Spüren Sie mit Ihrem fühlenden Bewußtsein nach, indem Sie sich fragen: »Wie fühlt sich mein sexuelles Feuer an, wenn ich mit meiner Aufmerksamkeit in diesem Körperbereich verweile?«

Nach etwa fünf bis zehn Minuten lieben Sie sich erneut spielerisch und aktiv. Wenden Sie die Praktiken an, die Ihnen helfen, das sexuelle Feuer zu entfachen – PC-Pumpe, sexuelles Atmen –, bis Sie zu einem weiteren Höhepunkt kommen.

Dann entspannen Sie sich wieder ganz und konzentrieren Ihr fühlendes Bewußtsein dieses Mal auf den Bereich in der Mitte Ihres Gehirns, hinter dem Dritten Auge. Dabei können Ihr Partner und Sie mit der Stirn zusammenkommen, aber lassen Sie Hals und Nacken entspannt.

Spüren Sie ein magnetisches Energiefeld zwischen Ihren Stirnen? Fließt der sexuelle Strom prickelnd den ganzen Weg im Körper hoch bis zu diesem Punkt? Spüren Sie, wie Sie ruhig und meditativ werden oder sich klar und friedlich fühlen?

Um die Erfahrung zu intensivieren, können Sie Ihre Augen öffnen, während Ihre Stirnen sich berühren, so daß Sie sich direkt in die Augen schauen. Es kann sein, daß die beiden Augen vor Ihnen nach und nach zu einem einzigen Auge verschmelzen, genau dort, wo sich das Dritte Auge Ihres Partners befindet. Es ist, als würden Ihre Augen von diesem Punkt magnetisch angezogen. Sie beginnen unwillkürlich zu schielen, als würden Ihre Augen in einen Strudel gesogen. Das ist eine sehr starke Empfindung.

Während Sie sich weiter in die Augen sehen, können Sie das Gefühl haben, ineinander zu fallen. Sie lassen auf immer tieferen Ebenen los und tauchen schließlich so tief ineinander, daß der andere zu Ihnen wird und Sie zu dem anderen werden. Es gibt keine Grenzen mehr zwischen Ihnen, sondern nur das zutiefst lebendige Gefühl eines endlosen, grenzenlosen Raumes überall, innen wie außen. Jenseits des Verstandes bekommen Sie einen Geschmack von dem Vakuum, in dem es keine Gedanken mehr gibt – der großen Leere des reinen Bewußtseins, das nichts enthält und alles widerspiegelt.

Wenn Sie soweit sind, schließen Sie wieder die Augen und kehren zu sich selbst zurück. Kommen Sie erneut mit dem restlichen Körper in Kontakt, und entspannen Sie sich. Sie können die Sitzung mit einer weiteren, fünf- bis zehnminütigen tiefen Entspannung abschließen oder mit dem Liebesspiel fortfahren. Wenn Sie aber von dieser Übung direkt zum Talorgasmus der zweiten Ebene übergehen wollen, ist es ganz wichtig, daß der männliche Partner nicht ejakuliert, damit er die Erregung für die nächste Ebene aufbauen kann. Fragen Sie sich zärtlich, ob der Augenblick gekommen ist, sich voneinander zu lösen.

Beenden Sie die Übung mit einer Herz-zu-Herz-Begrüßung.

Machen Sie eine Pause, trinken Sie etwas, aber sprechen Sie, nachdem Sie sich getrennt haben, für weitere fünfzehn Minuten nicht, und fahren Sie fort, sich ohne Worte auszutauschen. Anschließend setzen Sie sich gegenüber und unterhalten sich freundlich über Ihre Erfahrungen, wobei Sie sich die folgenden Fragen stellen: Welcher Moment war für dich der schwierigste auf dieser Reise? Welcher war der schönste? Was hast du gelernt? Wie kannst du das im täglichen Leben anwenden? Jeder von Ihnen sollte für das Beantworten dieser Fragen ein paar Minuten Zeit haben, während der andere zuhört, ohne zu unterbrechen oder zu kommentieren.

Hinweise

Diese Übung wirkt sehr unterschiedlich. Manche spüren dabei eine brennende Energie bis zum Kopf hochschießen, bei anderen verteilt sich sehr viel Energie im ganzen Körper, ohne sich in einem bestimmten Zentrum zu sammeln. Wieder andere haben starke Empfindungen in einem bestimmten Chakra, und schließlich kann bei einigen Menschen auch gar nichts passieren.

Denken Sie daran, daß Sie nicht auf ein bestimmtes Ziel aus sind. Bleiben Sie dabei, sich gegenseitig zu unterstützen, und bewahren Sie die Haltung, daß Sie gemeinsam auf Forschungsreise gehen. Feinste Prozesse laufen in Ihnen ab. Die natürliche Folge dieser Praktiken besteht darin, daß neue Bahnen für Ihre Energie entstehen. Wenn Sie Ihre Forschungsreise fortsetzen, werden Sie diese neuen Energiepfade früher oder später auch bewußt wahrnehmen.

Sollten Sie sich schwindelig fühlen oder im Nacken verspannt sein, stellen Sie sich vor, daß die Energie durch Ihr Kronenchakra aus dem Körper fließt. Das Schwindelgefühl wird spätestens nach dreißig bis vierzig Minuten abklingen. Noch schneller verschwindet es, wenn Sie ein Bad nehmen, dem Sie ein paar Tropfen Pfefferminzöl zugeben.

Der Talorgasmus: Die zweite Ebene

Sinn und Nutzen

Jetzt können Sie die Kunst, beim Liebesspiel nichts zu tun und loszulassen, noch weiter verfeinern. Die Übung gibt Ihnen die Gelegenheit, den Yin-Aspekt des Hohen Sex in seiner ganzen Tiefe zu erleben. Es kann eine außerordentlich reinigende und beruhigende Erfahrung sein, beim Liebesspiel weder Fragen noch Ziele, weder Visionen noch Sorgen zu haben – nicht das Bedürfnis zu haben, etwas Bestimmtes zu erreichen, sondern einfach da zu sein. Und es gibt Ihnen Auftrieb, wenn Sie spüren, daß die Energie, ohne daß Sie sie steuern, nach zehn bis zwanzig Minuten von selbst in Ihnen ins Fließen und Vibrieren kommt.

Vorbereitungen

Die beiden Ebenen des Talorgasmus gehören zusammen, und die zweite Ebene sollte im Anschluß an die erste gemacht werden.

Die Übung

Fangen Sie an, sich zu lieben und sich gemeinsam auf einen Höhepunkt der Erregung zuzubewegen. Wenden Sie die drei Schlüsselmethoden an – Atmung, Bewegung und Laute –, und gehen Sie ganz in Ihrer Lust auf. Je höher Ihre Erregung ansteigt, desto tiefer werden Ihre Erfahrungen mit dieser Ebene des Hohen Sex gehen.

Seien Sie beim Liebesspiel stürmisch, erotisch, spielerisch. Wen Sie sich unmittelbar vor dem Höhepunkt befinden, halten Sie inne und entspannen sich gemeinsam. Sie müssen sich dabei nicht auf ein bestimmtes Zentrum konzentrieren. Sie müssen gar nichts tun, außer in diesem Augenblick total da und entspannt zu sein, offen für alles, ohne etwas Bestimmtes zu erwarten. Die Alchimie Ihrer beiderseitigen Erregung wirkt wie der Stein, der ins stille Wasser geworfen wird. Die Wellenkreise werden sich von selbst ausbreiten.

Vertrauen Sie dem Prozeß, der sich in Ihnen beiden entfaltet. Ihre Energien tanzen von selbst zusammen und fließen ineinander, während sich die Grenzen zwischen Ihnen auflösen. Sie werden Ihren eigenen Tanz tanzen, der auf vielen verschiedenen Ebenen stattfinden kann. Sie können farbige Muster sehen, als schauten Sie in ein Kaleidoskop. Vielleicht fühlen Sie sich erfaßt von vibrierenden Wellen oder lösen sich in einem Strom von Energie auf. Sie können auch in einen zutiefst beglückenden Zustand zwischen Schlaf und Wachen fallen, aus dem Sie später erfrischt erwachen und sich fragen, wo Sie eigentlich gewesen sind.

Lassen Sie dem Mysterium Raum, sich zu entfalten: Es wird etwas inerhalb von zehn bis zwanzig Minuten geschehen. In den alten Schriften heißt es, daß es dreißig Minuten dauert. Aber schauen Sie zwischendurch nicht auf die Uhr! Vertrauen Sie darauf, daß ohne Ihr Zutun etwas mit Ihnen geschieht, unabhängig davon, ob Sie es direkt spüren können.

Hinweise

Versuchen Sie in dieser Phase nicht, Übereinstimmung herzustellen. Wenn es geschieht, geschieht es von selbst. Versuchen Sie nicht, etwas zu erzwingen.

Menschen, die sonst im Leben sehr aktiv und dynamisch sind, haben bei dieser Übung an der Schwelle zwischen Tun und Nichtstun manchmal Schwierigkeiten, weil ihr Verstand ihnen einredet, daß nichts geschieht. Schenken Sie dem ungeduldigen Geplapper Ihrer Gedanken keine Beachtung. Konzentrieren Sie sich auf Ihre inneren Empfindungen, entspannen Sie sich – und Sie werden belohnt werden.

Die Erfahrung des Talorgasmus lehrt uns, daß sich die Ekstase mühelos einstellt.

Auf meiner eigenen Forschungsreise habe ich Sitzungen erlebt, die völlig flach verliefen und in denen ich außerordentlich dankbar war für meinen Humor, denn sonst wäre ich völlig verzweifelt. Andere Sitzungen wiederum, die gar nicht vielversprechend anfingen, entwickelten sich völlig unerwartet zu ekstatischen Reisen, die sich jeder Beschreibung entziehen.

Am wichtigsten ist es, daß Sie so vorgehen, wie Sie es wollen und können. Diese Methoden sind als Unterstützung und Inspiration gedacht, um Ihren ganz eigenen Weg zur Ekstase zu entwickeln. Das praktische Experimentieren ist die beste Art und Weise, um zu lernen, und die schönsten Wirkungen treten oft dann ein, wenn Sie am wenigsten damit rechnen.

Im nächsten und letzten Kapitel werden Sie lernen, die Welle der Glückseligkeit zu reiten. Diese ekstatische Version des tantrischen Liebesspiels ist die subtilste und in sich vollkommenste Übung im ganzen Buch.

Die Welle der Glückseligkeit reiten

Als ich noch in Paris lebte, freundete ich mich mit einem Mann namens Rampal an, der in dem Ruf stand, ein großartiger Psychotherapeut und ein begabter »Zauberer« in der Kunst des Tantra zu sein.

Rampal war kein Sexsymbol im üblichen Sinne. Während des Krieges, als er in der Widerstandsbewegung arbeitete, erlitt er eine Verletzung der unteren Wirbelsäule. Dabei waren einige Nerven durchgetrennt worden. Die Ärzte erzählten ihm, er werde niemals wieder gehen können. Der Staat zahlte ihm hundert Prozent Schwerbeschädigtenrente.

Aber er weigerte sich, ein Krüppel zu bleiben. Statt dessen wandte er sich den tantrischen Traditionen in dem Versuch zu, sich selbst zu heilen, und benutzte uralte Visualisierungs- und Meditationstechniken, um parallel zu seinem physischen Körper einen »Energiekörper« zu projizieren, der sein verletztes Nervensystem heilte. Es gelang ihm. Nach einigen Jahren konnte er wieder gehen, wobei er nur leicht humpelte. Der medizinischen Ansicht, er werde aufgrund seiner Verletzungen impotent bleiben, erteilte er ebenso eine Abfuhr, führte ein normales Liebesleben und wurde Vater von zwei Söhnen.

Als er hörte, daß ich tantrische Schriften studierte, lud Rampal mich zu einer praktischen Demonstration zu sich nach Hause ein. Das erste, was mir auffiel, war ein tibetisches Gemälde, eine *Thanka*, die im Wartezimmer hing und eine furchteinflößende Gottheit zeigte, die mit gekreuzten Beinen in der Lotosposition saß. Auf ihrem Schoß saß, die Beine um sie geschlungen, eine sexuell sehr attraktive Frau. Sie waren nackt und offensichtlich im Zustand der Ekstase. Das Bild erregte meine Neugierde. Wenn das eine Form von Meditation ist, dachte ich, möchte ich sie lernen.

Rampal führte mich in sein Arbeitszimmer. Seine äußere Erscheinung war von einer ungezwungenen Eleganz und Vornehmheit. Obwohl die Wohnung mitten in der Stadt lag, strahlte der Raum eine ruhige und Geborgenheit vermittelnde Atmosphäre aus. Während wir uns unterhielten, erzählte ich ihm, daß ich gerne die Geheimnisse

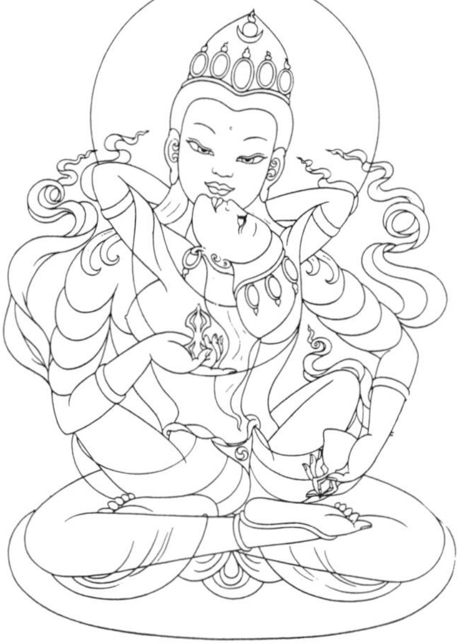

Die Vereinigung des Vajrasattvabuddhas mit der Dakini »Große Würde«. Diese Thankadarstellung von Ekstase ist zum Motiv des SkyDancing-Trainings geworden.

erfahren würde, die er sich angeeignet hatte. Als Antwort bat er mich, ein einfaches Experiment auszuprobieren: Ich solle mich ihm im Zimmer gegenüberstellen, die Füße parallel – etwa vierzig Zentimeter nebeneinander –, die Knie leicht gebeugt, den Mund geöffnet, und anfangen, tief zu atmen.

»Entspannen Sie Ihre Genitalmuskeln, während Sie weiter tief atmen«, sagte er mit einer tiefen Stimme, die aus seinem Bauch zu kommen schien. Rampal gab kein Ziel an für das, was er tat, und bot mir dafür auch keine theoretischen Erklärungen an. Obwohl seine Anweisungen sehr intim waren, war sein Ton ungezwungen. So hatte bislang noch niemand mit mir gesprochen.

»Jetzt lassen Sie die Verbindung zwischen uns über die Augen intensiver werden«, wies er mich an. Seine Augen waren von einem tiefen, leuchtenden Grün.

Schon bald atmete ich tief und gleichmäßig ein und aus, ließ meinen Mund offen und meine Knie gebeugt, während ich den Rest meines Körpers entspannte und Rampal anstarrte.

»Jetzt wiegen Sie beim Einatmen Ihr Becken leicht nach hinten«, sagte Rampal. »Mit dem Ausatmen kommen Sie mit dem Becken wieder vor, als ob Sie sich mir hingäben.« Ich befolgte seine Anweisungen und fühlte eine Woge der Energie im Körper, die mit einer Verletzlichkeit einherging, wie man sie manchmal einem neuen Liebhaber gegenüber empfindet. Trotz der körperlichen Distanz wuchs durch unseren stetigen Blickkontakt ein Gefühl von Intimität zwischen uns. Ich fühlte mich tief mit ihm verbunden, zugleich aber unabhängig und in mir selbst verwurzelt.

Als nächstes schlug Rampal mir vor, beim Einatmen und Zurückwiegen des Beckens die Energie wahrzunehmen, die in meinem Becken anwuchs, und diese durch eine Röhre – die innere Flöte – nach oben steigen zu lassen. Beim Ausatmen sollte ich die Energie in die umgekehrte Richtung lenken und mit dem Vorbringen meines Beckens nach unten fließen lassen. Ich tat, wozu er mich anwies, und fühlte mich sehr erregt, obwohl wir uns nicht einmal berührt hatten.

Dann bat mich Rampal, langsam auf ihn zuzugehen, während ich mit der Übung fortfuhr. Ich fühlte mich wie eine Seiltänzerin, die über eine Schlucht wandelt und kurz vor dem Orgasmus ist. Als ich bei ihm ankam, berührte er sanft bestimmte Punkte an meinen Schultern und an meinem Rükken, als wolle er meine Haltung korrigieren.

Obwohl ich mich etwas unbeholfen und unerfahren fühlte, spürte ich, daß er mich akzeptierte, und konnte mich noch weiter entspannen. Beim Ausatmen nahm ich eine starke Schwingung wahr, die wie elektrischer Strom durch meinen Körper floß. Dann setzte sich Rampal im Schneidersitz auf den Boden und legte sich ein kleines Kissen auf den Schoß. Er lud mich ein, mich auf das Kissen zu setzen und meine Beine um ihn zu legen.

Wir waren beide ganz bekleidet. Er verhielt sich nicht im geringsten verführerisch. Vielmehr hatte ich das Gefühl, als ob wir beide der Energie Achtung erwiesen, die ich spürte, und die Kraft feierten, die zwischen uns floß.

Als ich mich auf seinen Schoß setzte, erzählte er mir, daß Buddhisten diese Position *Yab-Yum* nennen – die Vereinigung von Mutter und Vater. Ich erinnerte mich an das Gemälde, daß ich in Rampals Wartezimmer gesehen hatte, und war aufgeregt dabei, jetzt die Haltung der Frau auf diesem Bild einzunehmen, als würde ich in ein uraltes Mysterium eingeweiht.

Rampal verhielt sich ganz normal und sachlich. Ich wollte mich bewegen und meiner Erregung Ausdruck verleihen, aber er sagte immer wieder mit seiner tiefen, ruhigen Stimme: »Halte die Energie innen, atme sanft hinein. Konzentriere dich weiter darauf, und entspanne dich hinein.«

Einige Minuten lang saßen wir atmend zusammen. Nach einer Weile sagte er: »Jetzt, wo du entspannt bist, fang an, deine Genitalmuskeln beim Einatmen zusammenzuziehen. Spanne sie so an, wie ein Tänzer seine Oberschenkelmuskeln anspannt, bevor er in die Luft springt. Atme tief ein, und spanne sie an. Spüre, wie die Energie dabei die Wirbelsäule hochsteigt.« Ich tat, was er gesagt hatte. »Jetzt«, fuhr er fort, »entspanne die Genitalmuskeln, während du ausatmest. Laß los. Fliege.«

Während wir dort saßen, atmeten, unsere Becken vor- und zurückwiegten und uns anschauten, lernte ich, »meine Pferde zu halten« und mich gleichzeitig in ihrem Schwung zu entspannen. Nach einer Weile fielen wir in einen ganz feinen Rhythmus. Ich hatte das Gefühl, als würde ich gegen meinen Willen emporgehoben – als würde ich schweben. Ich »tat« das nicht, es geschah einfach mit mir. »Laß das weiter zu«, flüsterte Rampal. »Atme jetzt noch tiefer durch den Mund bis ganz hinunter in dein sexuelles Zentrum.«

Ich fühlte mich, als wären meine

Lungen zu Blasebälgen geworden, die mein innerstes Feuer schürten. Rampal atmete und bewegte sich mit mir zusammen, als wäre er in mir. Ich fühlte mich außerordentlich erregt. Ein Teil von mir rebellierte gegen die Kontrolle, das Warten, das meiner Erregung durch diese Übung auferlegt wurde. Warum mich zurückhalten? Es gab gewiß vieles, was für ein wildes, spontanes Liebesspiel sprach. Aber das kannte ich bereits. Ich hatte es so oft erlebt.

Als könne er meine Gedanken lesen, schlug Rampal mir vor: »Statt die Erregung und die Energie im sexuellen Zentrum zu halten, laß sie sich mit dem Einatmen nach oben in dein Gehirn bewegen. Spüre beim Einatmen, wie du mich trinkst, meine Energie aufnimmst, meine Seele einatmest.«

Ich hatte ein Gefühl, als wäre meine Energie eine immer größer werdende Kugel, die von innen gegen die Grenzen meines physischen Körpers stieß und dann darüber hinauswuchs.

»Entspanne beim Ausatmen deine Genitalien«, hörte ich Rampal sagen. »Spüre, wie du deine Pforten öffnest. Biete deine Energie dar, biete dein ganzes Wesen dar... ja, genauso.« Die Energie war zart und leicht, und doch so kraftvoll, daß man sie hätte greifen können, als wäre ich eingetaucht in ein leuchtendes Ei, das bislang unbemerkt in meinem Körper existiert hatte, sich jetzt ausdehnte und uns einhüllte, während wir atmeten und uns in die Augen schauten.

Ihn so anzuschauen, hatte ich anfangs als bedrohlich empfunden. Würde er nicht in die dunklen Winkel meiner Seele schauen und meine geheimen Ängste und Selbstzweifel sehen? Aber während ich mich für Rampals Liebe öffnete und mich seiner sanften Führung überließ, vermischten sich unsere Energien und schlugen Flammen. Es war, als wäre der Schutzfilter zwischen uns entfernt worden, den ich normalerweise benutzte, um die Dinge unter Kontrolle zu halten und mein Gefühl von Eigenständigkeit zu bewahren.

Eingehüllt in das Lichtei, schien Rampal selbst zu leuchten. Auf einer gewissen Ebene der Realität war dieser Mann nicht länger Rampal, ich nicht länger Margo. Wir waren zu einem köstlichen Tanz von Atmung, Energie und Licht geworden.

Nach dieser Einweisung vertiefte sich unsere Freundschaft. In weiteren Sitzungen lernte ich seine Fähigkeit schätzen, meine eigenen tantrischen Talente hervorzulocken und zu fördern, und ich begann die verborgene Bedeutung des tantrischen Gemäldes in seinem Wartezimmer zu verstehen. In der sexuellen Vereinigung des göttlichen Paares zeigt sich die Vereinigung universeller, bislang unerschlossener Energien, die weit über die beiden hinausreichen. Sie reiten auf einer Welle von Glückseligkeit, die sie höher und höher trägt, sexuelle Energie und spirituelle Wachheit in einem Maße miteinander verbindend, daß die beiden die höchsten Erfahrungsebenen berühren, die menschlichen Wesen offenstehen. Das ist das wahre Geheimnis des Hohen Sex – diese Vereinigung von Sexualität und Geist, Materie und Bewußtsein, Himmel und Erde.

Meine Erfahrungen mit Rampal bildeten den Kein für das vorliegende Kapitel. Ich erkannte, daß die Yab-Yum-Position die höchste Form der tantrischen Vereinigung darstellt, und experimentierte mit verschiedenen Methoden, diese klassische Stellung zu praktizieren. Ich war von ihr fasziniert und wußte, daß sie den Schlüssel für ein ekstatisches Liebesspiel enthielt.

Während meiner kontinuierlichen Erforschung sexueller Ekstase habe ich im Verlauf der Jahre jede nur mögliche Atemtechnik, Körperposition, jede Übung und Visualisierungsmethode daraufhin untersucht, ob sie das Erlebnis von Ekstase in der Yab-Yum-Position wirkungsvoll fördern kann. Die Methoden, die den Test bestanden haben, habe ich in mein Training aufgenommen, um sie an andere Menschen weiterzugeben. Ich habe auch damit experimentiert, die Position selbst zu verbessern, und schließlich die folgende Übung entwickelt, die ich »Die Welle der Glückseligkeit reiten« nenne (um der Kürze willen, werde ich im folgenden einfach von »der Welle« sprechen).

In der Welle laufen sämtliche bisherigen Übungen dieses Buches zusammen. Für mich ist sie die köstlichste Übung, aber auch die unberechenbarste. Bei manchen Menschen »funkt« es sofort. Andere brauchen sehr viel länger. Die Körperhaltung ist raffiniert, deswegen werden manche Menschen dabei ernst wie bei einer Yoga-Stunde. Dadurch gehen die erotischen, spielerischen und spontanen Elemente verloren und auch die entspannte Haltung, die die Erfahrung von Ekstase so grundlegend fördert. Deswegen werde ich Ihnen zunächst vorschlagen, mit anderen Stellungen beim Liebesspiel anzufangen und sich damit auf Ihre Experimente mit der Welle vorzubereiten.

Die Grundpositionen der Liebe

Ich werde mich hier also nicht in Einzelheiten verlieren. Ich habe einen Überblick über die Grundpositionen zusammengestellt, aber stürzen Sie sich nicht zu sehr auf die Techniken. Es ist viel wichtiger, daß Sie sich beim Experimentieren mit den einzelnen Positionen immer wieder an die innere Flöte erinnern und weiterhin visualisieren, wie sich die Energie durch diesen Kanal bewegt.

Ich empfehle Ihnen, die Position anfangs bekleidet auszuprobieren, weil das die Anspannung verringert, die durch den sexuellen Zusammenhang entstehen kann. Finden Sie heraus, welche Stellungen für Sie beide am bequemsten sind und welche Muskeln in den einzelnen Positionen beansprucht werden. Probieren Sie auch aus, wie Ihre Körper am besten zusammenpassen, welche Stellungen für ein entspanntes Liebesspiel am besten geeignet sind, wer von Ihnen lieber oben liegt usw. Dann können Sie mit diesen Positionen nackt experimentieren, und, wenn Sie sich wohl damit fühlen, die Stellung beim Liebesspiel immer wieder wechseln.

Sinn und Nutzen

Genießen Sie diese Stellungen als spielerische Gymnastik. Rollen Sie sich einfach auf dem Boden herum, und experimentieren Sie in aller Unschuld damit – wie Ballettänzer, die Lockerungsübungen machen, bevor sie auf die Bühne springen und ihren Pas de deux aufführen.

Wenn Sie zwischen den Positionen hin- und herwechseln, lernen Sie die Kunst, auch während des Liebesspiels die verschiedensten Stellungen einzunehmen. Damit durchbrechen Sie alte Verhaltensmuster, halten Ihren Körper beweglich und vital und bereiten sich auf die Position vor, die Sie bei der Welle einnehmen werden. Fahren Sie fort herumzuspielen, bis Sie einen Bewegungs- und Stimmungsablauf gefunden haben, der mehrere verschiedene Positionen Ihrer Wahl umfaßt.

Vorbereitungen

Richten Sie den heiligen Raum her.

Benutzen Sie mehrere große und kleine Kissen für Ihren Nacken, um beim Liebesspiel entspannt zu bleiben; ansonsten wird der Energiekreislauf blockiert, und Sie könnten am nächsten Morgen mit einem steifen Hals aufwachen. In der Rückenlage ist ein Kissen unter den Nieren eine gute Stütze und macht – vor allem für die Frau – eine tiefe, angenehme, genitale Penetration möglich.

Machen Sie diese Übungen besser mit leerem Magen.

Die Übung

Versuchen Sie, bei den folgenden Übungen so oft wie möglich mit dem Augenkontakt zu experimentieren – was wir beim Liebesspiel meistens vermeiden. Spüren Sie, wie geöffnete Augen das Gefühl von Intimität, Vertrauen und gegenseitiger Offenheit in vielen der folgenden Positionen verstärken.

Wenn Sie in diesen Positionen die Empfindungen in den Genitalien verstärken müssen, versuchen Sie es mit Beckenwiegen, PC-Pumpe und sexuellem Atem.

Beim Liebesspiel können Sie Ihre Fußsohlen gegen eine Wand oder eine andere feste Grundlage stemmen. Diese Erdung fördert die Ausdehnung des orgastischen Vibrierens vom Becken bis hinunter in die Füße.

»Liebt euch, wo immer ihr wollt – nur nicht im Bett!« sagte einer meiner Lehrer. Wir müssen das Liebesspiel vom Schlafzimmer hinaus in die Natur verlagern, unter den offenen Himmel, auf das Wasser, in den Wald. Das kann Ihre Liebe neu beleben und aufregend machen und verleiht ihr außerdem den Reiz des Verbotenen.

Der Mann liegt oben

Bei dieser klassischen »Missionarsposition« liegt die Frau auf dem Rücken und der Mann auf ihr. Das ist eine gute Anfangsposition, weil sie nach den Taoisten das eigentliche Wesen der Frau berücksichtigt – weibliche Eigenschaften wie Wasser, Kühle, langsamer Rhythmus. In dieser Stellung kann die Frau anfangs passiv bleiben und sich Zeit lassen, sich zu entfalten, zu empfangen, sich zu öffnen und langsam vom Wasser zum Feuer überzugehen.

In der Missionarsposition kann der Mann seine Macht und Stärke spüren. Diese Haltung fördert auch den intimen Kontakt zwischen den Partnern, weil Lippen, Herzen und Genitalien sich dabei berühren können.

Für Männer, die zu einem schnellen Höhepunkt neigen, ist diese Position allerdings nicht gut geeignet, denn sie fördert eine rasche Ejakulation. Und auch dann, wenn ein Mann müde ist, wird er nicht zu den eher sportlichen Bewegungen aufgelegt sein, die diese Haltung ihm abverlangt. Wenn der Vajra lang und groß, die Yoni dagegen flach und klein ist, kann die Penetration in dieser Haltung auch zu tief gehen und den Gebärmutterhals verletzen. Und Frauen, die sehr freiheitsliebend sind, fühlen sich in dieser Position manchmal eingeengt und abhängig.

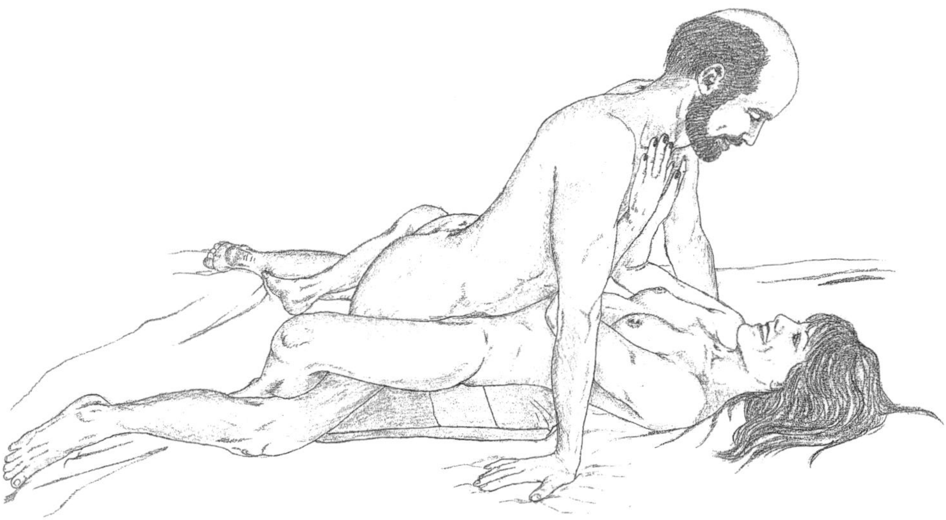

Der Mann liegt oben.

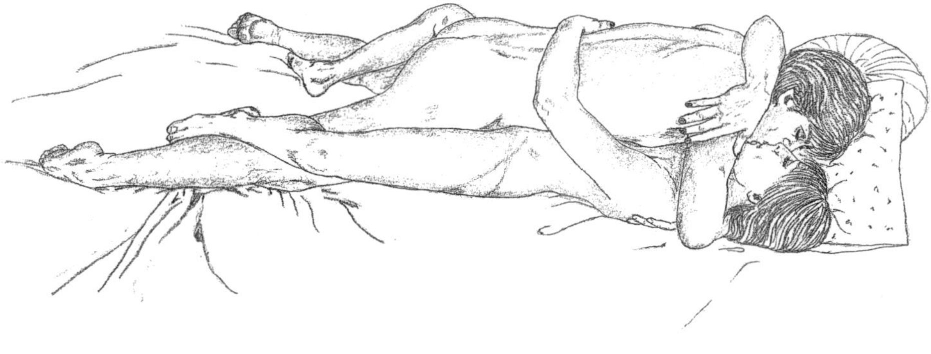

Morgen- und Abendeinstimmung.

Der Mann liegt oben – Abwandlung: Morgen- und Abendeinstimmung

Die Taoisten nennen diese Abwandlung das »Morgen- und Abendgebet«, weil sie sehr schön beim Aufwachen oder kurz vor dem Schlafengehen ist. Der Mann liegt dabei wieder oben, und Sie schließen beide Ihre Augen, bringen Ihre Lippen zusammen und umschlingen sich mit Beinen und Armen. Der Mann ejakuliert nicht, sondern bewegt sich gerade soviel, daß er seine Erektion halten kann. Diese Haltung kommt der sexuellen Bonding-Entspannung nahe und harmonisiert das Yin-Yang Gleichgewicht beider Partner.

Der Mann liegt oben – Abwandlung: Das rollende Kitzeln

Während der Mann mit der Frau vereint bleibt, sitzt oder kniet er. Die Frau liegt weiterhin auf dem Rücken und hat die Knie an den Brustkorb gezogen. Der Mann kann seine Hände auf ihren Oberschenkeln ruhen lassen oder sie unter ihr Gesäß schieben, um sie bei ihren Auf- und Abbewegungen zu unterstützen.

Während der Mann die Frau rhythmisch penetriert, bewegt die Frau im gleichen Rhythmus ihre Oberschenkel auf und ab. Das kann vor allem deswegen sehr erregend sein, weil der Vajra dabei genau den G-Punkt trifft. Diese Position kann dem Mann auch ein angenehmes Machtgefühl verleihen, und die Frau kann Geschmack an der Hingabe finden, die ihr diese Haltung vermittelt.

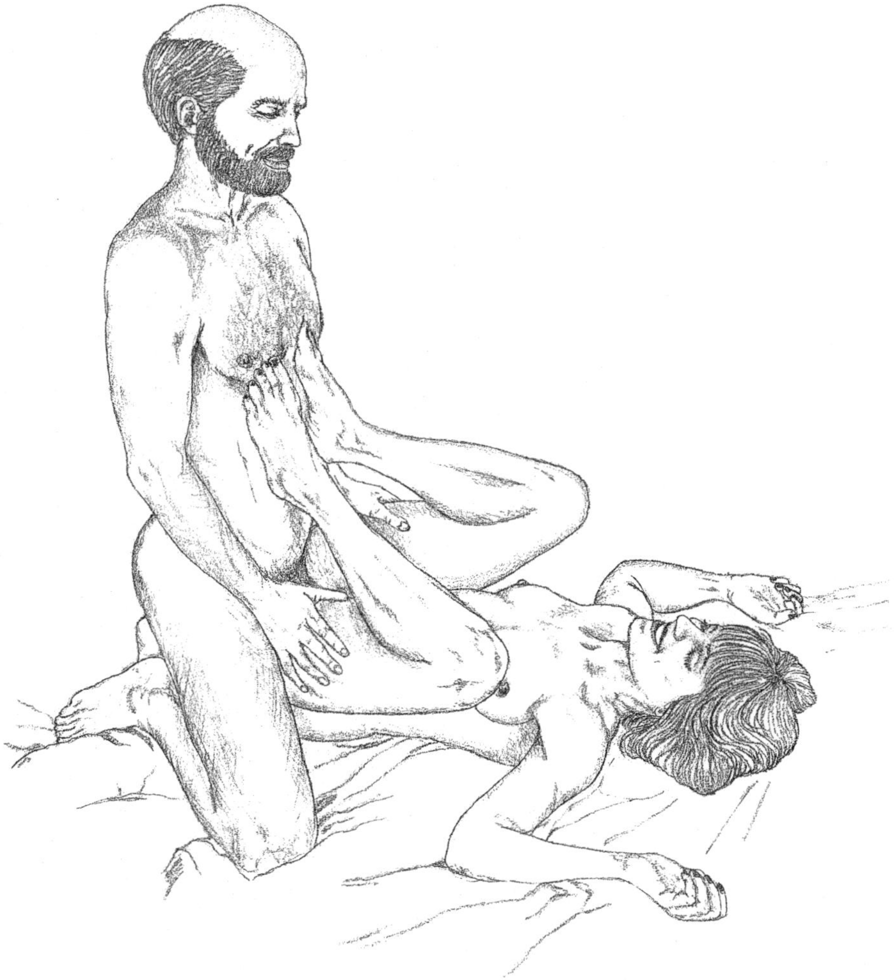

Das rollende Kitzeln.

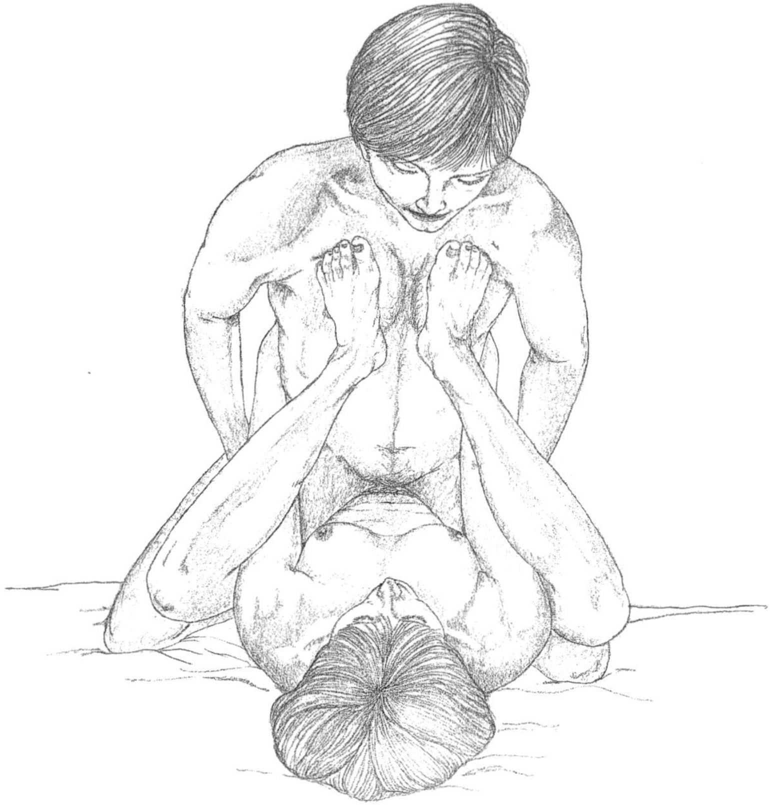

Die Komm-Geh-Position.

Der Mann liegt oben – Abwandlung: Komm-Geh

Diese Position, die sehr viel Beweglichkeit in Becken und Oberschenkeln verlangt, ist nicht so bekannt. Der Mann nimmt die gleiche Haltung ein wie beim rollenden Kitzeln. Die Frau liegt auf dem Rücken, stemmt ihre Füße gegen den Brustkorb des Mannes und umfaßt die Taille des Mannes, wobei sie mit den Armen zwischen ihren Oberschenkeln hindurch nach ihm greift. Sie ist dabei beweglich, gut geerdet und kann ihre Bewegungen selbst steuern. In dieser Position kann sie auch ihr Becken auf- und abrollen und damit die Tiefe der Penetration ihres Partners regulieren. Die »Komm-Geh-

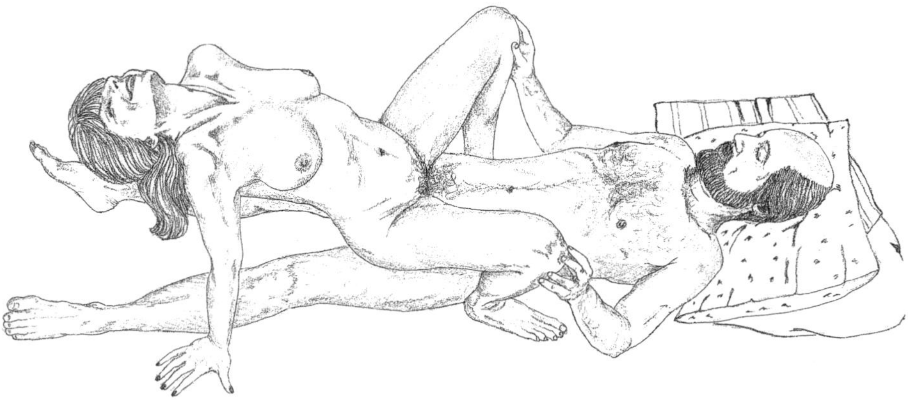

Die Frau liegt oben: die Shakti-Position.

Position« ermöglicht eine spielerische Entladung von Aggressionen, besonders wenn Sie dabei tief aus dem Bauch seufzende und knurrende Laute von sich geben. Sie erlaubt der Frau, den Mann tief in sich hineinzuziehen, ohne dabei aufzuhören, die Klitoris direkt zu stimulieren.

Die Frau liegt oben
oder die Shakti-Position

Dies ist die Umkehrposition zu den vorigen Stellungen, denn hier liegt die Frau oben. Jetzt hat sie die Macht. Sie ist die Initiatorin – der Mann kann sich zurücklehnen und sich entspannen. Er kann dabei seine Energie leichter im Körper nach oben kanalisieren und zirkulieren lassen, weil er jetzt empfänglich ist und sich in dieser Position entspannen kann.

Die Frau kann sich frei bewegen. Sie kann sich zurücklehnen und sich mit den Händen am Boden abstützen; sie kann sich aufsetzen oder sich nach vorne beugen und ihre Hände auf dem Boden zu beiden Seiten des Oberkörpers ihres Partners ruhen lassen. Mit dieser Bewegungsfreiheit kann sie den Penetrationswinkel des Penis regulieren und diesem helfen, in ihrer Vagina genau die richtigen Stellen zu berühren. Das ist auch eine Methode, um Menstruationskrämpfe zu kurieren. Diese Stellung ergibt sich ganz natürlich aus der vorigen.

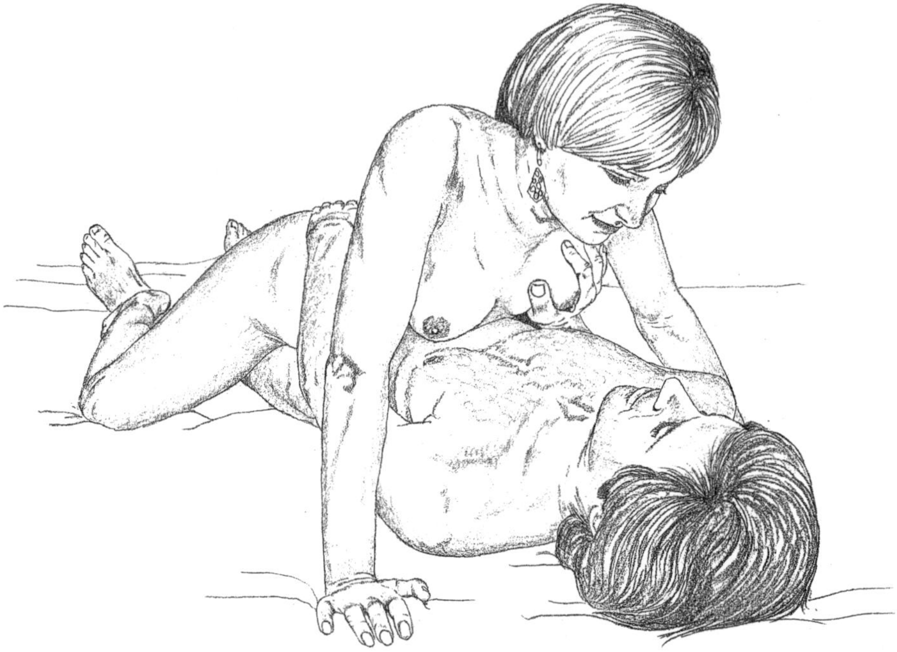

Die Frau liegt oben: Abwandlung der Shakti-Position.

Die Frau liegt oben – Abwandlung: Die stoßende Shakti

Die Frau hockt sich über den Mann und läßt sich langsam mit ihrer Vagina auf dem erigierten Penis nieder. Sie bewegt sich auf und ab und hält die Penetration anfangs mehrere Stöße lang flach – das heißt, der Penis befindet sich am Eingang zur Vagina – und kommt dann weiter herunter, so daß der Vajra tief eindringen und ihren Gebärmutterhals berühren kann. Diese Position fällt der Frau leichter, wenn sie das gemeinsame Hocken aus dem fünften Kapitel beherrscht.

Saugend massiert sie den Vajra, wie ein Kind, das an der Mutterbrust trinkt. Kräftiges, tiefes Atmen verstärkt bei dieser Übung zusätzlich die Erregung der Frau. Ein kräftiger PC-Muskel unterstützt sie dabei, den Vajra fest zu umschließen, was sowohl ihre eigene Lust als auch die des Mannes in dieser Position beträchtlich steigert.

Für den Mann kann es außerordentlich erregend sein, wenn die Frau die kräftigen Stoßbewegungen nachahmt, zu denen er normalerweise übergeht, wenn der Orgasmus näherkommt. Auf diese Weise kann er diese Stöße ein-

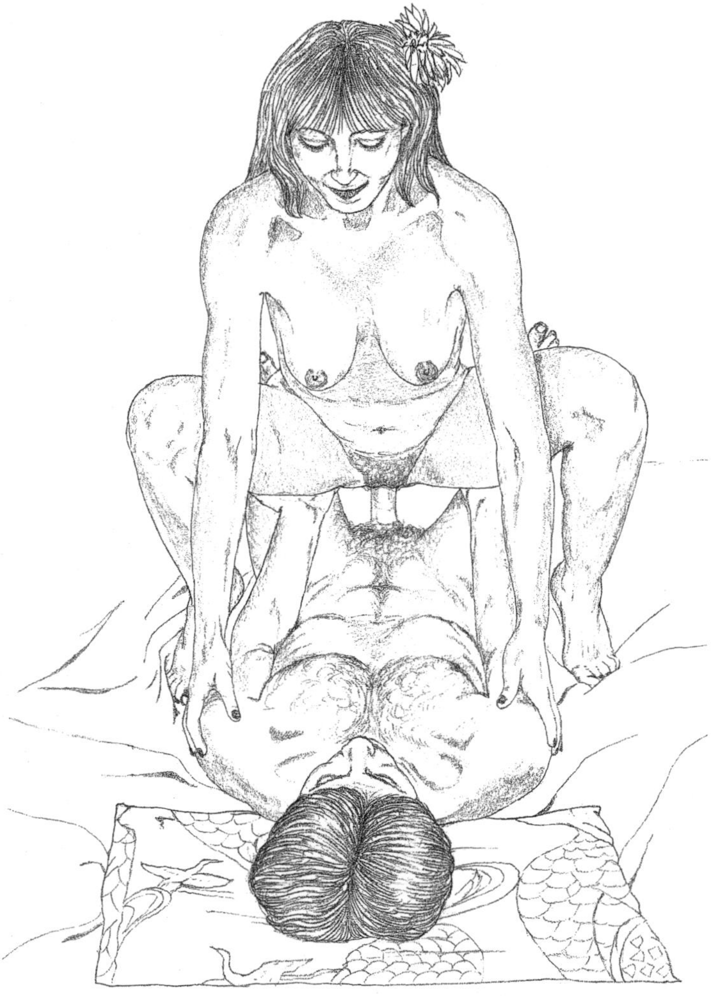

Die stoßende Shakti.

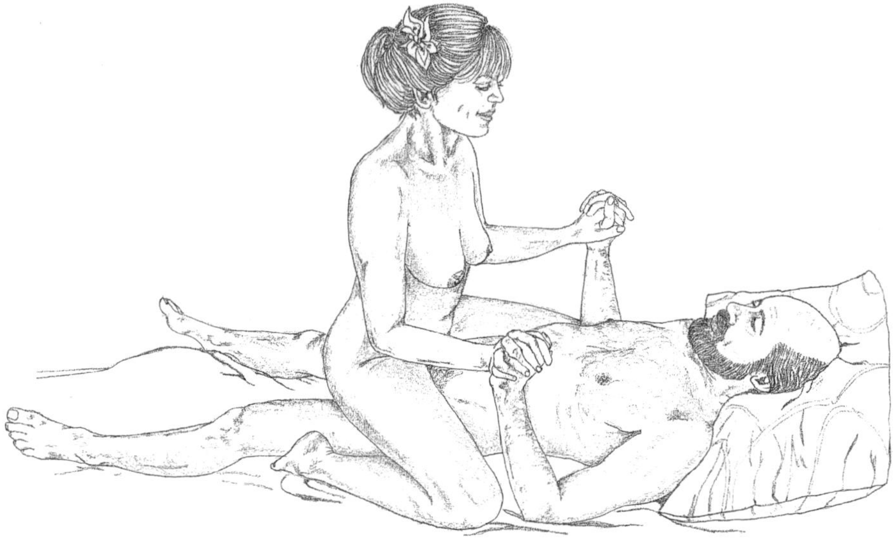

Die erotische Shakti-Position.

mal passiv genießen. Wenn der Mann die PC-Pumpe anwendet, kann er seine Erektion in der Yoni verstärken und auf die Bewegungen der Frau spürbar eingehen.

Die Frau liegt oben – Abwandlung: Die erotische Shakti

Diese Position ist bestens dafür geeignet, daß die Partner ihre Wahrnehmung für innere erotische Empfindungen verstärken. Die Frau sitzt still, während der Vajra ihre Yoni voll penetriert. Die Partner heften ihre Blicke aneinander, und die Frau praktiziert die Methoden zur inneren sexuellen Erregung – die Beckenschaukel in Kombination mit sexuellem Atem und PC-Pumpe.

Der Mann geht mit sexuellem Atem und PC-Pumpe darauf ein, empfängt ihre Bewegungen und spürt den Druck ihrer Vaginalwände, die seinen Vajra rhythmisch umschließen.

Die Scherenposition

Diese Position empfiehlt sich, wenn Sie sich gerne lieben möchten, aber für sexuelle Turnereien zu bequem sind. Sie schenkt dem Mann wie auch der Frau große Bewegungsfreiheit, vor allem für Bewegungen von Wirbelsäule und Becken. Der Mann liegt auf seiner rechten Seite und die Frau neben ihm auf dem Rücken. Ihr rechtes Bein liegt zwischen seinen Oberschenkeln und ihr linkes Bein abgewinkelt über seiner Hüfte (vgl. Abbildung auf Seite 242).

Die Frau oder der Mann können die Klitoris manuell stimulieren, während sie penetriert wird. So kann sie einen (gemeinsamen) Orgasmus von Klitoris und Vagina erleben.

Diese Position eignet sich auch gut für den aufeinander eingestimmten Umkehratem. Sie können das Liebesspiel ganz entspannt und meditativ beginnen und dabei Ihre Aufmerksamkeit auf die winzigsten Bewegungen, Vibrationen, Schauer und Atemrhythmen richten.

Die Frau kann den Winkel und die Tiefe der Penetration leicht abändern. Wenn sie zum Beispiel den Oberschenkel des Mannes faßt, der zwischen ihren Beinen ruht, und ihren Kopf und ihren Oberkörper langsam von ihm wegdreht – fast in einem Winkel von neunzig Grad –, kommen beide Partner in den Genuß eines erregenden Gefühls von sexueller Reibung. Die Frau kann den Grad der Penetration durch das Bewegen des Oberschenkels des Mannes total steuern. Der Mann kann spüren, wie sein Vajra auf verschiedenste Weise von der Yoni umschlossen und gehalten wird, und auch die unterschiedlichen Empfindungen kennenlernen, die die Berührung mit dem vorderen, mittleren und hinteren Teil der Vagina ermöglicht.

Diese Position empfiehlt sich auch für das Liebesspiel während der letzten Monate der Schwangerschaft.

Das Verstecken in der Spalte

Die Frau liegt lang auf dem Bauch und der Mann auf ihr. Sie braucht eventuell Kissen unter dem Bauch. Diese Position ist besonders gut für das Zusammenspiel von einer flachen Yoni und einem langen Vajra geeignet, weil die Frau, während der Vajra von hinten in sie eindringt, ihr Gesäß zusammenziehen und damit dem Mann den Eindruck vermitteln kann, daß ihre Vagina tiefer ist. Der Mann kann auf diese Weise mit seinem Vajra tief vorstoßen,

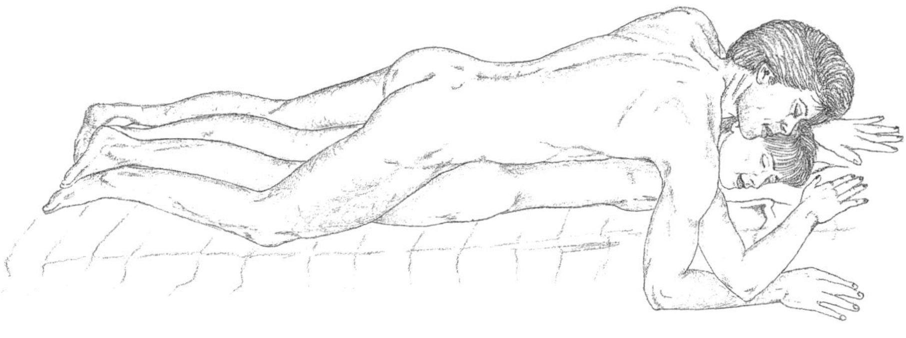

Das Verstecken in der Spalte.

was sonst für die Frau schmerzhaft wäre.

Wenn die Yoni weit ist, kann die Frau mit der PC-Pumpe den vaginalen Kanal zusammenziehen und sich und dem Mann zu intensiveren Empfindungen verhelfen. Durch den Druck des Gesäßes der Frau gegen Schambein und Oberschenkel des Mannes vergrößert sich außerdem seine Lustzone.

Der stoßende Tiger

Die Frau hockt mit erhobenem Gesäß auf allen vieren, während der Mann hinter ihr kniet und ihre Taille und ihre Hüften umfaßt. Er wechselt zwischen flachen Stößen und tiefer Penetration. Der Mann sollte darauf achten, daß seine tiefen Stöße nicht zu heftig sind, sonst stößt er gegen den Gebärmutterhals der Frau, was ihr unangenehm sein kann.

In dieser Position fühlt die Frau sich besonders verletzlich, aber das Animalische dieser Haltung kann sehr erregend sein. Sie können die Lust und Sinnlichkeit dieser Stellung noch verstärken, indem Sie die Laute läufiger Tiere nachahmen. Wenn Sie gewohnt sind, beim Sex still zu sein, ist Ihnen das anfangs vielleicht fremd, aber solche Laute sind lediglich eine abgewandelte Form der drei Schlüsselmethoden Atmung, Bewegung und Laute, die Sie im Verlauf der verschiedenen Übungen immer wieder angewendet haben. Miauen und fauchen Sie wie eine Katze, oder knurren und bellen Sie wie ein Hund. Diese Laute werden Ihnen besonders gut tun, wenn Sie damit Ihre sexuellen Empfindungen ausdrücken.

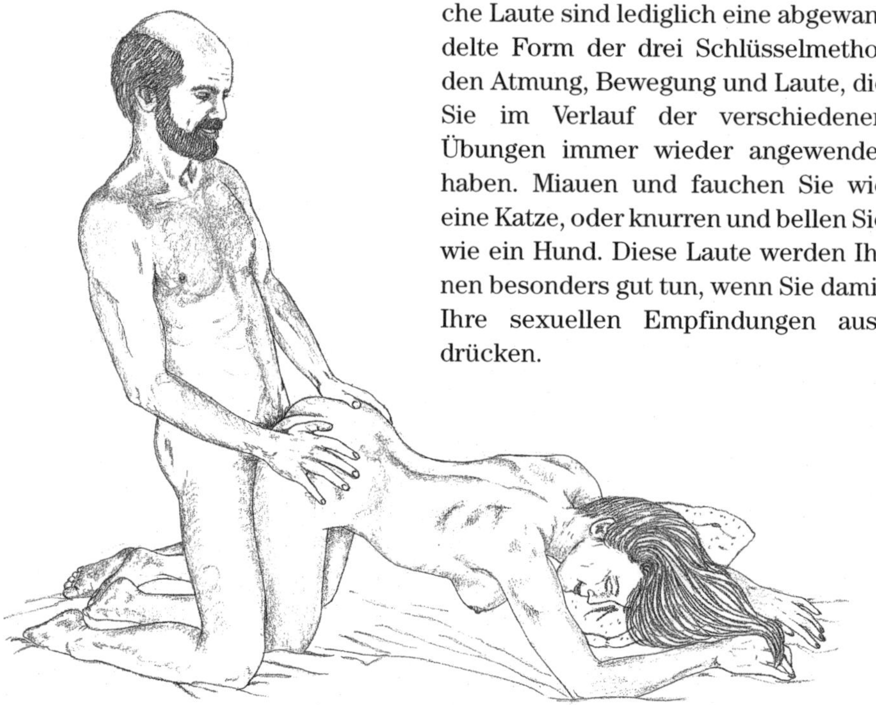

Der stoßende Tiger.

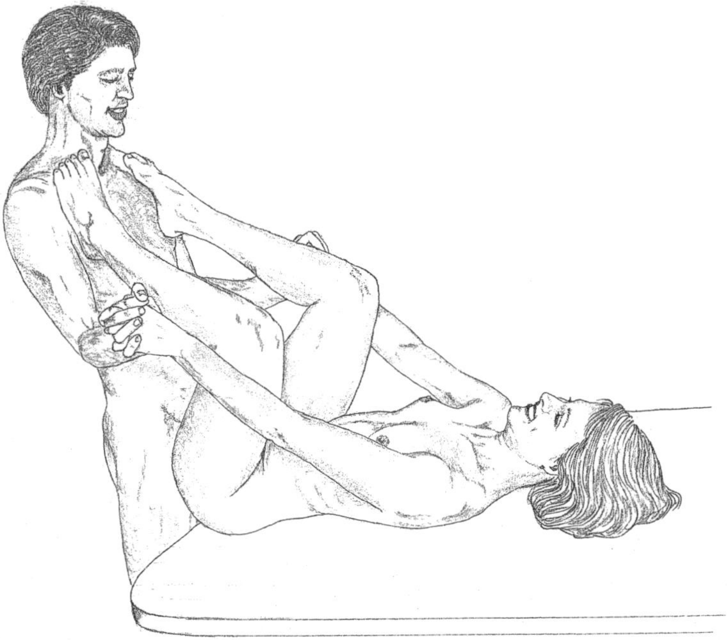

Der stehende Shiva.

Der stehende Shiva

In dieser Position kommen Sie am besten mit dem G-Punkt in Berührung. Die Frau liegt auf dem Rücken auf einem Tisch, und der Mann steht zwischen ihren Oberschenkeln. Sie spreizt die Beine, kommt mit ihrer Yoni vor bis an die Tischkante und legt ihre Beine gegen seinen Oberkörper. Die Beine noch weiter anhebend, legt sie ihre Knie über seine Schultern und kann somit durch das Auf- und Abbewegen ihres Beckens eine Hebelwirkung erzeugen und die Position des Vajra in ihrer Vagina steuern. Auf diese Weise kann sie die Position ausfindig machen, die den Vajra am besten in Kontakt mit ihrem G-Punkt bringt. Der Mann wechselt zwischen flachen und tiefen Stößen.

Hoch ist der Berg der Wirbelsäule, und auf seinem Gipfel sitzt das Glückseligkeit verheißende Mädchen in Gestalt einer Jägerin. Sie ist über und über bedeckt mit Pfauenfedern, und eine wunderschöne Blumenkette schmückt ihren gazellenschlanken Hals. »Oh erhabener Jäger! Oh rasender Jäger!« ruft das Mädchen auf dem Berggipfel aus. »Ich bin deine geliebte Gebieterin! Mein Name ist spontane Welle der Glückseligkeit!«

Mystischer Gesang von Siddha Saraha

Oraler Sex

Das orale Liebesspiel kann im Hohen Sex eine wichtige Rolle spielen.

Die ungewöhnlichen Energiekreisläufe, die durch den oralen Sex ins Spiel kommen, bringen bestimmte Vorteile mit sich. Wenn der Mund eines Partners mit den Genitalien verbunden ist, fließt die Energie zum Beispiel anders als bei der Vereinigung der Genitalien. Mit Hilfe dieser verschiedenen Kreisläufe kann jeder der beiden Partner die Harmonisierung seiner inneren Mann-Frau-Polarität fördern. Wenn der männliche Partner zum Beispiel die Brust seiner Geliebten küßt, nimmt er die männliche oder Yang-Rolle ein. Er ist der »Macher«, der Aktive, und die Frau ist in der Yin-Rolle. Aber wenn die Brust der Frau durch seine Küsse und Zärtlichkeiten sehr erregt wird, produziert sie manchmal kleine Mengen einer dünnen, weißen Flüssigkeit – die süß schmeckt, aber keine Milch ist –, die der Mann dann trinken kann. Auf diese Weise wird er zum Empfangenden, und es kommt zu einem subtilen Rollentausch. Nach der heiligen Tradition der Taoisten trägt das Vermischen der Liebessäfte – wie die der weiblichen Brustsekrete mit dem männlichen Speichel – zur Harmoni-

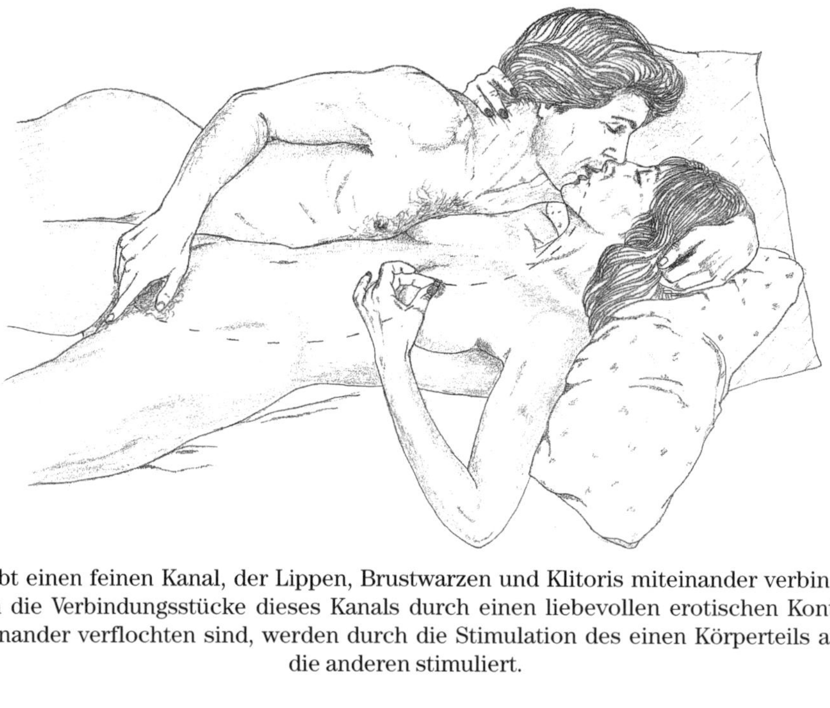

Es gibt einen feinen Kanal, der Lippen, Brustwarzen und Klitoris miteinander verbindet. Wenn die Verbindungsstücke dieses Kanals durch einen liebevollen erotischen Kontakt miteinander verflochten sind, werden durch die Stimulation des einen Körperteils auch die anderen stimuliert.

sierung von Yin- und Yangkräften in beiden Partnern bei.

Wenn Ihre Lippen beim oralen Liebesspiel Mund, Brust oder Genitalien Ihres Partners berühren, können außerdem eine ganze Reihe von Assoziationen wachgerufen werden, die das Liebesspiel mit der oralen Befriedigung verbinden, die Sie als Baby an der Brust Ihrer Mutter empfunden haben. Es ist sehr angenehm, auf diese Weise plötzlich in die frühe Kindheit zurückversetzt zu werden und das Leben noch einmal aus dieser Perspektive zu erfahren. Das Auslösen dieser tiefgehenden, primären Erfahrungen kann sehr besänftigend und befreiend wirken. Diese Form der Rückkehr wird

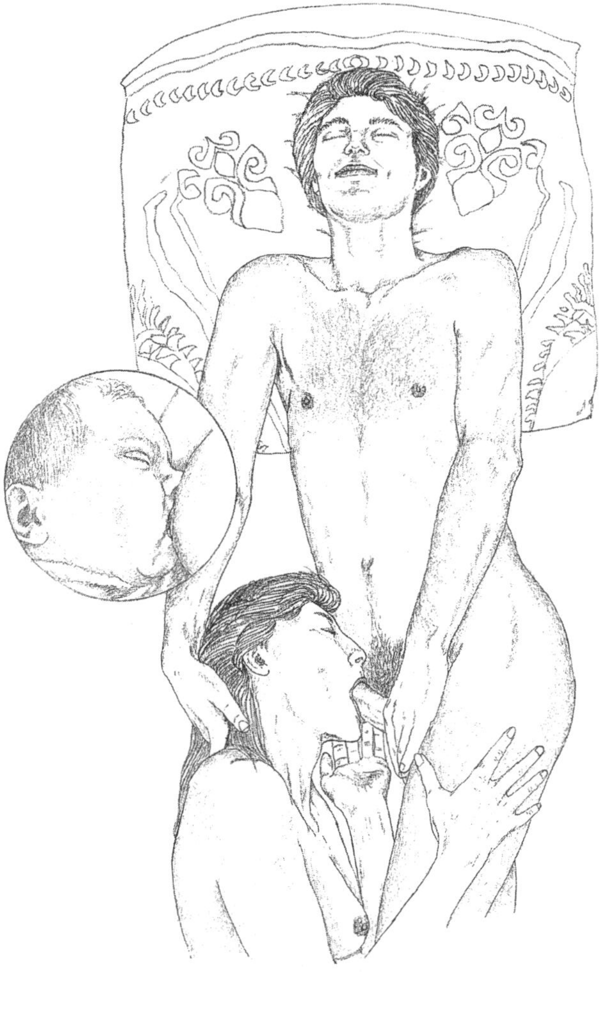

vor allem dann möglich, wenn der Mann an der Brust der Frau saugt. Er kann dabei das starke Gefühl haben, wieder ein Baby zu sein, das an der Brustwarze seiner Mutter nuckelt, und durch diese Empfindung kann ihm seine Partnerin als göttliche Mutter, als Ernährerin und Versorgerin erscheinen. Wenn die Frau mit ihren Lippen den Vajra des Mannes berührt, kann auch sie sich wieder wie das kleine Kind fühlen, das an der Brust der Mutter saugt. Da der Mund in Form, Empfindungsfähigkeit und Feuchtigkeit der Yoni ähnlich ist, kann die Frau auch das Gefühl haben, penetriert zu werden. Sich zugleich als Baby und Erwachsener zu erleben, kann außerordentlich erotische Gefühle hervorrufen.

Sie soll ihn anweisen, ihren Lotus zu saugen und seine Lust zu zeigen. Den Wohlgeruch einatmend, soll er eintreten mit seiner Zunge und nach den Roten und Weißen Sekreten suchen. Dann soll sie zu ihm sagen: »Iß mein inneres Sein! Trinke von den Wassern der Erlösung! O Sohn, sei Sklave wie auch Vater und Geliebter!«

Chandamaharosana Tantra

Wenn Liebende ihren Körper mit Hilfe der Praktiken des Hohen Sex, die ich beschrieben habe, sensibilisieren, entdecken sie nach und nach ein ganzes Netzwerk subtiler und raffinierter Energieverbindungen, die zwischen den verschiedenen erogenen Zonen verlaufen und die Befriedigung beim oralen Liebesspiel intensivieren. Bei der Frau besteht eine Verbindung zwischen Brustwarzen und Klitoris und zwischen der Mitte der Oberlippe und der Klitoris. Beim Mann verläuft diese Verbindung zwischen Zunge und Vajra. Und es gibt noch viele weitere Verbindungen, die Sie selbst entdecken und erforschen können.

Wenn Sie Spaß am oralen Liebesspiel haben, ist es eine gute Vorbereitung auf die folgende Übung, die anfangs sehr viel erotische Stimulierung verlangt, damit ihre Wirkung voll ausgekostet werden kann.

Die Welle der Glückseligkeit reiten

Sinn und Nutzen

Bei der Welle sitzt der Mann in der Position des sich öffnenden Lotos und die Frau auf seinem Schoß, ihre Beine um seine Taille geschlungen. Ihre Münder berühren sich, und der Vajra ist mit der Yoni der Frau vereint. Die erotische Erregung wird in dieser Position nur auf innerem Wege durch Muskelkontraktionen und Atmung und ohne jede äußere Bewegung des Körpers ausgelöst.

Diese Position ist sehr wirkungsvoll. Die Partner können in dieser Haltung sexuelle Erregung erzeugen und dabei die Energie im Körper halten. Die so gehaltene Energie löst den Strömungsreflex aus, und während die Energie durch die innere Flöte nach oben

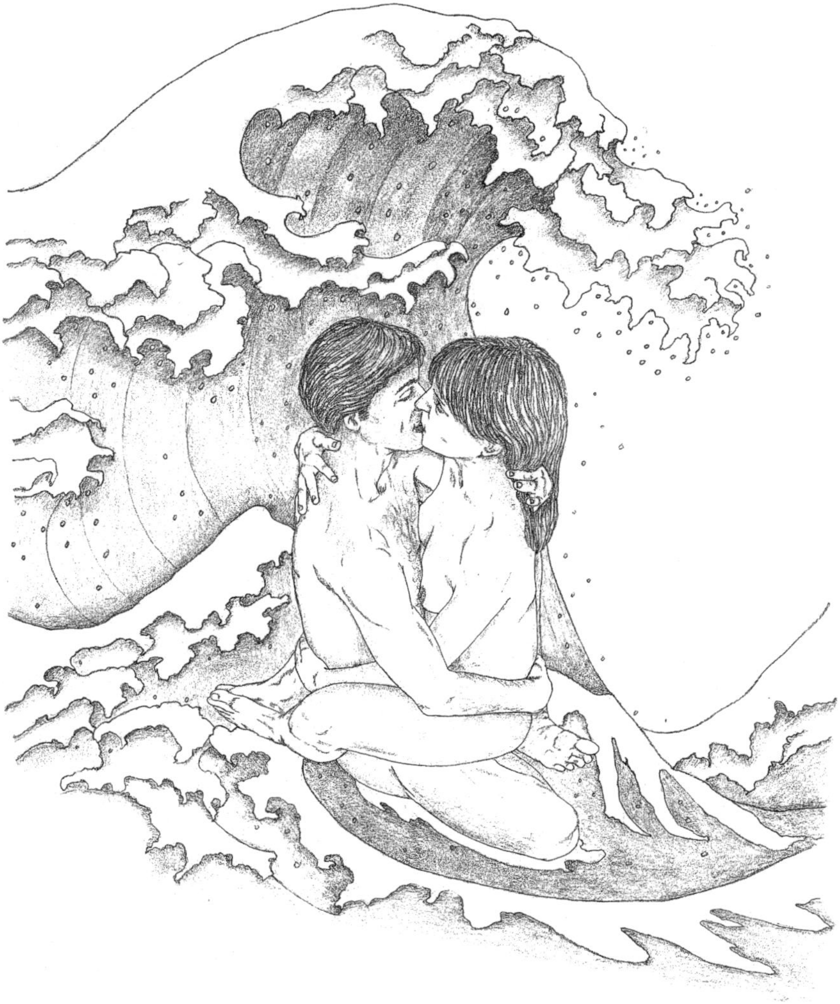

Die Welle der Glückseligkeit reiten: die Vereinigung von Mann und Frau, des inneren Mannes und der inneren Frau.

fließt, weckt sie die ekstatische Reaktion. Die Tatsache, daß die Partner sitzen und nicht liegen, fördert den Aufwärtsfluß der Energie.

Bei keiner anderen Liebesstellung, die in diesem Buch beschrieben wurde, kann die Energie so gut gehalten werden, weil sämtliche Wege, auf denen sie sonst den Körper verläßt, versperrt sind. Oder, in der Sprache des Hohen Sex: Sämtliche »Pforten« des Körpers sind »verschlossen«.

- Die sexuelle Pforte ist verschlossen, weil die beiden Partner genital vereinigt sind.
- Die anale Pforte ist verschlossen, weil beide Partner ihre Analmuskeln bei Anwendung der PC-Pumpe rhythmisch zusammenziehen.
- Am oberen Ende der inneren Flöte ist die Pforte des Mundes verschlossen, weil die Partner, während sie den Umkehratem praktizieren, ihre Münder fest aufeinanderpressen.
- Die Energie, die normalerweise durch die Augen nach außen fließt, wird durch den Blickkontakt der Partner in den Kreislauf zurückgeholt.
- Die Energie, die sonst in ein eifriges und sehr bewegungsreiches Liebesspiel geht, wird gehalten, weil die Erregung durch feine innere Bewegungen der Genitalmuskeln in Abstimmung mit dem Atem hervorgerufen wird.

Beim Reiten der Welle werden alle Polaritäten vereinigt: männlich und weiblich, positiv und negativ, sexuell und spirituell. Auch die Vereinigung von männlichen und weiblichen Elementen erfolgt nicht nur *zwischen* den Partnern, sondern auch *in* jedem von ihnen. Ganz im Geist der tantrischen Tradition öffnet Ihr äußerer Partner Ihnen die Tür zu der Erfahrung der Vereinigung Ihres inneren Mannes und Ihrer inneren Frau.

Diese Position ist außerdem sehr heilsam für das Herz. Sie fördert die tiefe Intimität zwischen Ihnen und Ihrem Partner, weil Sie sich so nahe und Brust an Brust vollkommen ineinander verschlungen sind. Das unterstützt das Gefühl der Hingabe, wie ein Kind es im Arm der Mutter hat – loslassen, sich gegenseitig beschützen, sich vertrauen. Diese Empfindungen wiederum rufen ein Gefühl von Liebe und Anteilnahme hervor, das im Anschluß an diesen Austausch als zarte Stimmung auch Ihr Alltagsleben durchzieht.

In der tantrischen Tradition erschließt die Welle den Liebenden die höheren Ebenen der inneren Flöte sowie Erfahrungen von tiefer Glückseligkeit. Das folgende Zitat aus dem Satchakra-Nirupana, einer alten tantrischen Schrift, beschreibt zum Beispiel, wie die kanalisierte Energie erlebt wird, wenn sie das Kronenchakra zum Erblühen bringt: »Sie ist schön wie eine Lichterkette, und fein wie die Faser eines Lotosblütenblattes, und sie leuchtet im Geist der Weisen. Sie ist außerordentlich zart, sie ist die Erweckerin des reinen Wissens, Verkörperung aller Glückseligkeit, deren wahre Natur das reine Bewußtsein ist.«

Das kann Wirklichkeit werden. Beim Reiten der Welle können Sie Ihr inneres Licht »sehen« und die Weisheit des allumfassenden Bewußtseins spüren.

Vorbereitungen

Lassen Sie sich von dem scheinbar komplizierten Bild, das diese Übung darstellt, nicht entmutigen. Denken Sie daran, daß es viele Fähigkeiten im Leben gibt, um die Sie sich sehr viel angestrengter bemühen müssen, als es hier der Fall ist. Stellen Sie sich einen Surfer vor, der sich das Wellenreiten beibringt – hier geht es um das gleiche. Der Surfer muß im Gleichgewicht sein und braucht Mut, Beharrlichkeit, einen trainierten Körper, und er muß Spaß haben an dem, was er tut, auch dann, wenn er anfangs Tag für Tag vom Brett fällt.

Damit Sie die Welle mühelos genießen können, müssen Sie sich folgende Abschnitte dieses Buches ganz angeeignet haben:

- Bleiben Sie verspielt und entspannt; fassen Sie die Welle nicht als ernste Pflichtübung auf.
- Sorgen Sie dafür, daß zwischen Ihrem Partner und Ihnen kein unterdrückter Groll steht. Lösen Sie eventuell bestehende Konflikte mit Hilfe der Übung »Widerstände überwinden« aus dem dritten Kapitel.
- Sie müssen sich mit Hilfe des Seelenblicks im vierten Kapitel tief aufeinander einstimmen.
- Um sich in der Position für die Welle wohl zu fühlen, müssen Sie das Becken öffnen und dehnen, damit der Körper entspannt bleiben kann. Machen Sie zu diesem Zweck die Übungen aus dem fünften Kapitel.
- Um die Beweglichkeit des Beckens in der Körperhaltung für die Welle zu fördern, üben Sie noch einmal die Beckenschaukel aus dem fünften Kapitel und das Beckenwiegen aus dem sechsten Kapitel.
- Damit Ihnen sämtliche Möglichkeiten offenstehen, die die Welle Ihnen bietet, müssen Sie die Energie in der inneren Flöte auf und ab zirkulieren lassen können. Üben Sie das Öffnen der inneren Flöte aus dem sechsten Kapitel.
- Um sicherzugehen, daß die sexuelle Energie, die durch diese Übung geweckt wird, fließen kann und Sie dabei entspannt bleiben, müssen Sie den Strömungsprozeß und die Bonding-Entspannung üben, die im neunten Kapitel vorgestellt wurden.
- Um die Empfindungen in den Genitalien, die für die Welle erforderlich sind, maximal zu verstärken, müssen Sie das genitale Gewebe sensibilisiert und geheilt haben, wie es im zehnten Kapitel (»Den Orgasmus erweitern«) beschrieben wurde.

– Sie müssen die Energie mit Hilfe Ihres Atems durch die innere Flöte kanalisieren können, wie Sie es im elften Kapitel gelernt haben.

Das Reiten der Welle zu lernen kann sehr viel Spaß machen. Sie müssen Ihr übliches Liebesspiel auch nicht aufgeben, um die Welle zu üben. Sie flechten die Welle einfach in Ihr übliches Liebesspiel ein, vielleicht jedes Mal zehn Minuten lang, und erweitern es damit um eine neue Dimension. Lieben Sie sich wie üblich, und gehen Sie dann so lange zur Welle über, wie Sie sich wohl dabei fühlen. Fahren Sie mit diesem Wechsel fort, bis die Welle so ekstatisch wird, daß Sie an anderen Spielen gar nicht mehr interessiert sind. Und das geschieht *wirklich*. Die Welle bringt so viel Glückseligkeit, daß Ihnen das übliche Liebesspiel früher oder später im Vergleich dazu schal vorkommen kann. Je häufiger Sie die Welle machen, desto schöner werden Ihre Erfahrungen damit sein.

Wenn sie diese Position das erste Mal einnehmen, denken viele Frauen: »Mein Gott, ich bin ja viel zu schwer!« Aber das ist meistens mehr Angst als Tatsache. Mein Rat an Frauen lautet, sich vorzustellen, sie seien leicht und entspannt, während sie sich auf dem Schoß ihres Partners niederlassen, ohne sich hinplumpsen zu lassen oder sich zu verspannen. Ihre Fußsohlen sollten sich hinter dem Kreuz des Mannes berühren; das gibt ihnen eine gute Erdung und unterstützt sie bei dieser Übung. Sie ruhen auf ihren Füßen, sind nach oben beweglich und können mit den Beinen eine Hebelwirkung erzeugen – auch das verhindert, daß sie zu schwer sind. Männer sollten ihren Partnerinnen auf jeden Fall sagen, wenn sie deren Gewicht nicht mehr tragen können und eine Pause brauchen. Es geht hier nicht um Durchhalterekorde.

Bei dieser Übung muß der Mann sich ein kleines Kissen unter das Gesäß legen, und die Frau kann direkt auf seinem Schoß sitzen. Ist das unbequem, kann die Frau sich ein Kissen unter ihr Gesäß schieben und ruht dann auf den Oberschenkeln des Mannes zwischen seinem Schritt und seinen Knöcheln.

Bevor Sie mit dieser Übung anfangen, zeige ich Ihnen noch zwei Ausweichpositionen, zu denen Sie – um eventuell entstandene Verspannungen loszuwerden – aus der Lotoshaltung übergehen können, ohne die Verbindung zu Ihrem Partner zu unterbrechen.

Die hockende Shakti

Der Mann sitzt im sich öffnenden Lotos, während die Frau auf seinen Beinen hockt und ihre Füße zu beiden Seiten seiner Hüften auf dem Boden stehen. Das verringert ihr Gewicht und gibt ihr zusätzliche Beweglichkeit. Diese Stellung ist auch empfehlenswert, wenn der Mann anfängt, seine Erektion zu verlieren. Denn die Frau kann sich auf dem Vajra auf und ab

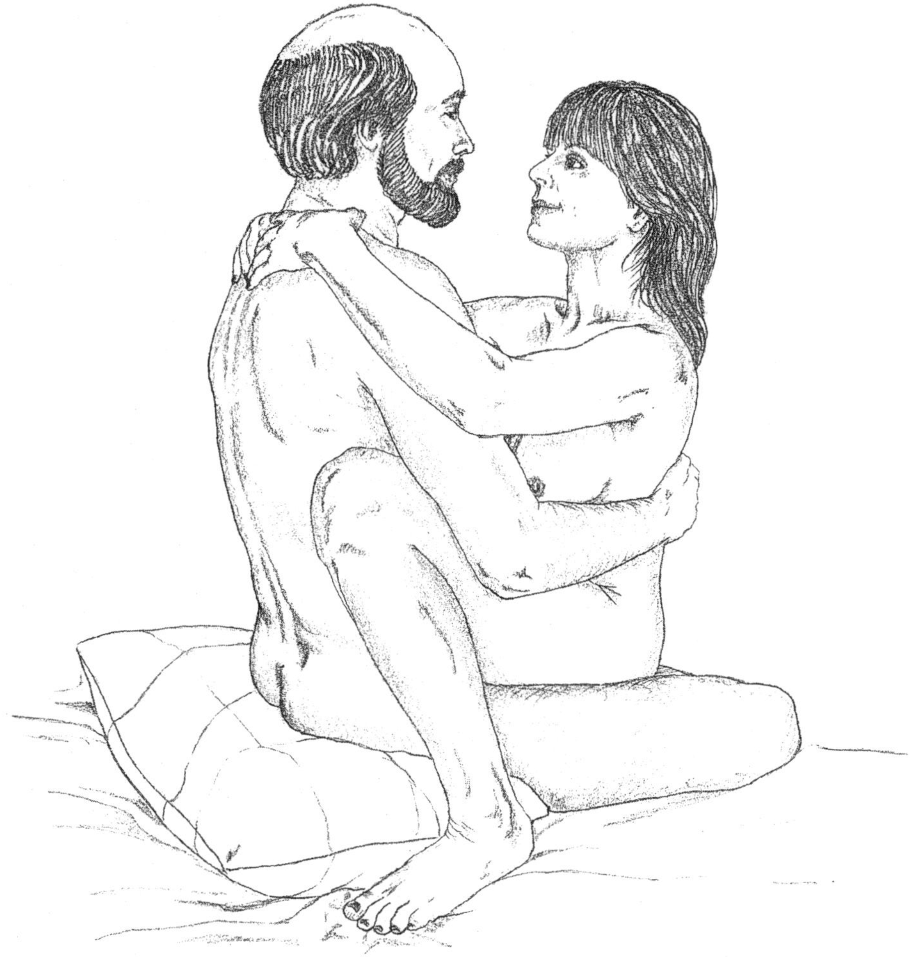

Die hockende Shakti.

bewegen, während sie die PC-Pumpe anwendet.

Die zurückgelehnten Liebenden
Beide Partner lösen sich aus der Berührung ihrer Oberkörper, lehnen sich zurück, lassen ihr Körpergewicht auf den am Boden abgestützten Armen ruhen und nehmen die Beine auseinander. Mit wiegenden Bewegungen abwechselnd sanft vorkommend und sich zurücklehnend, können sie in dieser Position die Erregung erneut entfachen. Durch Anwendung der PC-

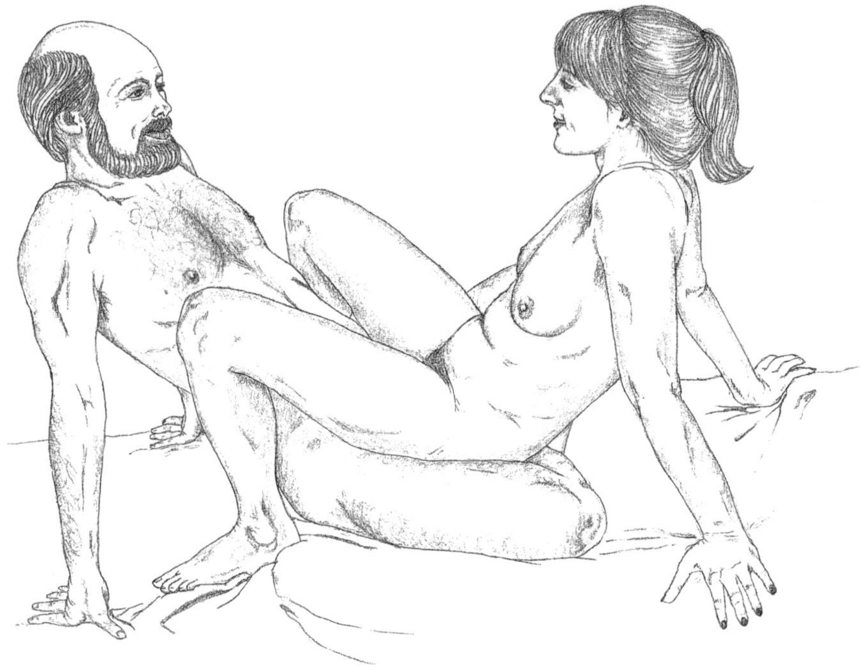

Die zurückgelehnten Liebenden.

Pumpe und durch Augenkontakt kann die Stimulation zusätzlich intensiviert werden.

Wenn Sie sich mit den oben aufgeführten Praktiken gründlich vertraut und wohl fühlen, richten Sie den heiligen Raum her und legen eine Musik auf, die dem Wellenrauschen des Meeres oder dem Flötenspiel eines Schlangenbeschwörers verwandt ist. Außerdem sollten Sie auch eine dynamische Tanzmusik griffbereit haben.

Betrachten Sie die Welle nicht nur als eine Übung, sondern als Meditation. Sie sollten nichts in Eile oder automatisch tun, sondern jeden Schritt langsam und bewußt machen und beobachten, was geschieht.

Machen Sie diese Übung nackt, oder tragen Sie einen lose fallenden Kimono oder Hausmantel, der vorne offen ist. Ich binde mir am liebsten nur eine Schärpe oder einen Schal um die Hüften wie die Balinesen. Mein Partner trägt das gleiche. Eine Schale mit duftendem Massageöl sollte bereitstehen, ebenso Wasser oder Saft.

Nehmen Sie sich für diese Übung dreißig bis neunzig Minuten Zeit.

Sie werden die Welle der Glückseligkeit in sieben Schritten lernen. Wenn Sie an irgendeinem Punkt das Bedürfnis haben aufzuhören, dann tun sie das auch. Sie müssen nicht alle sieben Schritte in einer Übungssitzung absolvieren. Sie können eine Pause einlegen und zum normalen Liebesspiel und zu anderen Positionen übergehen. Ihr Ziel ist aber letzten Endes, sämtliche sieben Schritte in müheloser Folge miteinander zu verbinden.

Die Übung

Beginnen Sie mit einer Verschmelzungsumarmung.

Wählen Sie für diese Übung eine besondere Form der Herz-zu-Herz-Begrüßung. Die Frau sagt: »Ich grüße dich, Shiva (oder den Namen ihres Partners), als Teil meiner selbst.« Und der Mann sagt: »Ich begrüße dich, Shakti (oder den Namen seiner Partnerin), als Teil meiner selbst.«

Dann experimentieren Sie spielerisch mit den Grundpositionen, die ich beschrieben habe, genießen es, Ihre Körper zu dehnen und zu strecken, und nehmen einige Stellungen, die Sie besonders schätzen, hinzu. Nach einer Massage oder einem Getränk beginnen Sie dann Ihr übliches Liebesspiel, so, wie es Ihnen Spaß macht, und halten an der Schwelle zum Orgasmus inne, um den »point of no return« nicht zu überschreiten. Wenn Sie den Höhepunkt der Erregung erreicht haben, hören Sie auf und gehen zur Position für die Welle über. Lenken Sie Ihre Aufmerksamkeit langsam von Ihrem Partner weg auf sich selbst und nach innen.

Spielen Sie mit diesem Übergang. Kehren Sie zurück zu Ihrem normalen Liebesspiel, und gehen Sie dann wieder zur Welle über. Wechseln Sie zwischen beiden hin und her. Mit zunehmender Übung werden Sie schließlich imstande sein, sich stundenlang in der Welle zu bewegen.

Wenn Sie diesen Übergang eine Weile geübt haben, lösen Sie sich voneinander und legen eine kurze Abkühlungspause ein. Dann sind Sie bereit, mit den sieben Schritten der Welle anzufangen.

Erster Schritt: Das Beckenwiegen

Sie knien sich hin, schieben sich eine *Zafu* oder ein festes Kissen zwischen die Oberschenkel und schauen sich an, ohne sich zu berühren. Schließen Sie Ihre Augen. Das hilft Ihnen, sich besser auf Ihre inneren Empfindungen zu konzentrieren. Lassen Sie sämtliche Gedanken, die Ihnen einreden wollen, diese Übung sei kompliziert, beiseite, und machen Sie einen Schritt nach dem anderen. Sie fangen mit der Grundbewegung des Beckenwiegens an.

Beginnen Sie, Ihr Becken so vor- und zurückzuwiegen, wie ich es im sechsten Kapitel (Seite 158 bis 162) beschrieben habe. Achten Sie darauf, daß der Bereich zwischen Genitalien und Anus sich fest am Kissen reibt. Spüren Sie, wie dieses Wiegen ein Kribbeln in

Ihren Genitalien hervorruft. Fahren Sie damit etwa fünf Minuten lang fort.

Zweiter Schritt:
Die Erregung aufbauen

In der selben Position, die Augen weiterhin geschlossen, fahren Sie mit dem Beckenwiegen fort und verstärken die Empfindungen in Ihren Genitalien, indem Sie die PC-Pumpe hinzunehmen (wie ebenfalls im sechsten Kapitel auf den Seiten 150 bis 154 beschrieben).

Beim Rückwärtswiegen ziehen Sie die Genitalmuskeln zusammen, beim Vorwärtswiegen entspannen Sie sie. Fahren Sie damit etwa fünf Minuten fort, bis Sie in Genitalien und Becken eine kribbelnde Wärme verspüren.

Dritter Schritt:
Gemeinsam die innere Flöte öffnen

Öffnen Sie Ihre Augen, schauen Sie sich an, und stimmen Sie Ihre Wiegerhythmen aufeinander ab. Dies ist das Beckenwiegen zu zweit, das ebenfalls im sechsten Kapitel (Seite 163 bis 166) beschrieben ist. Fahren Sie fort, die PC-Pumpe anzuwenden. Achten Sie auf Ihre genitalen Empfindungen, während Sie sich gleichzeitig über die Augen mit Ihrem Partner verbinden.

Nach einer Weile nehmen Sie das sexuelle Atmen aus dem sechsten Kapitel (Seite 154 bis 158) hinzu. Während Sie das Becken nach hinten wiegen und die Genitalmuskeln anziehen, atmen Sie tief ein und stellen sich vor, daß Sie die sexuelle Energie durch die innere Flöte ganz nach oben bis zum Dritten Auge ziehen. Beim Vorkommen mit dem Becken entspannen Sie die Genitalmuskeln und stellen sich vor, daß die Energie mit dem Ausatmen in der inneren Flöte nach unten sinkt und durch Ihre Genitalien den Körper verläßt.

Stellen Sie sich vor, mit Ihrem Atem Himmel und Erde zu verbinden. Mit dem Einatmen durch die Genitalien nehmen Sie die Energie der Wurzeln, der Erde auf, der symbolischen Kraft des sexuellen Zentrums. Mit der Einatmung fortfahrend, schicken Sie diese Energie hoch zum Himmel, der durch das Dritte Auge oder das Kronenchakra symbolisiert wird. Beim Ausatmen leiten Sie die Energie vom Himmel durch Ihren Körper wieder nach unten und zurück in die Erde.

Fahren Sie fort, sich in die Augen zu schauen, bleiben Sie entspannt, und stimmen Sie sich allmählich auf einen gemeinsamen Rhythmus ein. Versuchen Sie es schneller und dann wieder langsamer, bis Sie eine Geschwindigkeit finden, die Sie beide als leicht und wie selbstverständlich empfinden.

Nach ein paar Minuten beginnen Sie, spielerisch mit dem Umkehratem zu experimentieren. Wenn einer ausatmet und das Becken vorwärtswiegt, atmet der andere ein und wiegt sein Becken nach hinten.

Stellen Sie sich vor, »sich mit dem Atem zu küssen«. Auch wenn Ihre Lippen sich nicht berühren, trinkt der einatmende Partner den Atem des ausatmenden Partners. Spüren Sie, wie fein und zart dieser Austausch auf Entfernung ist.

Vierter Schritt:
Die spielerische Welle

Der nächste Schritt soll Sie zu spielerischer Spontaneität verführen.

Behalten Sie Augenkontakt, bleiben Sie auf Ihren Kissen sitzen, nun aber im offenen Lotossitz, und stellen Sie dynamische Tanzmusik an. Bewegen Sie langsam Ihre Hände aufeinander zu, bis Ihre Handflächen sich berühren. Fangen Sie an, Ihre Hände miteinander tanzen zu lassen, indem sie wie Antennen dem Rhythmus der Musik folgen. Atmen Sie dabei tief durch den Mund.

Immer noch in der Lotoshaltung sitzend und sich anschauend, lassen Sie jetzt Ihren ganzen Körper mittanzen und bewegen Arme, Oberkörper und Becken in Harmonie mit dem Druck und Gegendruck Ihrer tanzenden Hände.

Nutzen Sie die Gelegenheit, um mit verschiedenen Stimmungen zu experimentieren. Machen Sie wilde, ausgreifende Bewegungen, werden Sie langsamer, und lassen Sie Ihre Hände sanft und zart miteinander tanzen. Bewegen

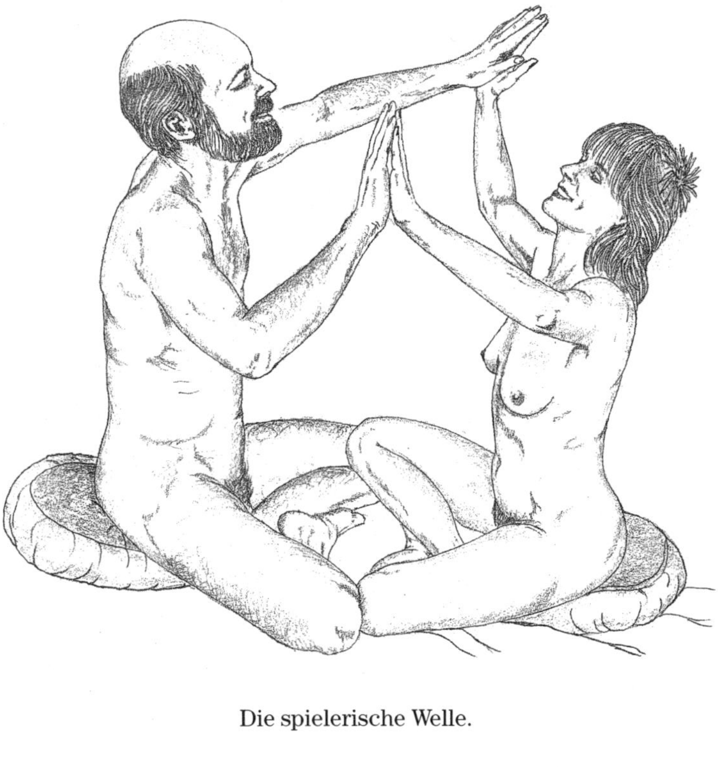

Die spielerische Welle.

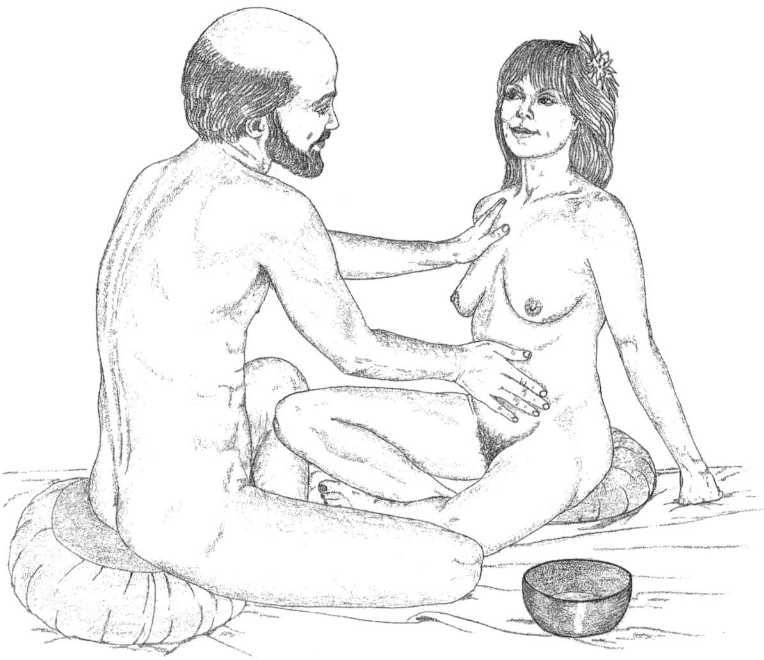

Sie sich vertikal und im Kreis. Bringen Sie Ihre Hände weit auseinander und die Arme zur Seite, dann wieder eng zusammen.

Lassen Sie Ihren Atem die Bewegungen tragen, als wären diese eine Ausbreitung der Energie, die Ihr Atem erzeugt. Achten Sie darauf, wer führt und wer folgt, wer antreibt und wer nachgibt und wie die Energie zwischen Ihnen fließt. Wechseln Sie die Rollen. Spüren Sie den Stimmungsunterschied zwischen dem Verhalten, sich führen zu lassen, und demjenigen, die Impulse für neue Bewegungen zu geben.

Schauen Sie, ob Sie beim Spielen das Beckenwiegen und das sexuelle Atmen einflechten können, während Sie beim Ausatmen vorkommen und gegen die Hände Ihres Partners drücken und beim Einatmen den Atem Ihres Partners einsaugen, wobei Sie seinem Gegendruck nachgeben. Nach fünf bis zehn Minuten beenden Sie den Tanz der Hände, indem Sie sich gegenseitig sanft die Kleider von den Schultern streifen oder die Schärpen aufknoten, die Sie sich um die Hüften gebunden haben.

Jetzt setzen Sie sich nackt gegenüber und stellen die Schale mit Massageöl zwischen sich. Ein Partner ist der Empfangende, der andere massiert ihn mit dem Öl. Reiben Sie Ihrem Partner sinnlich und mit reichlich Öl den Oberkörper, Brustkorb, Arme, Genitalien, Perineum und Oberschenkel ein. Berühren Sie ihn mit streichenden, erotischen Bewegungen. Spüren Sie, wie Ihre Hand sinnlich über seine Haut gleitet. Tragen Sie das Öl großzügig auf, denn Sie werden sich auf sehr erotische Weise aneinander reiben und übereinander gleiten.

Während Sie die Genitalien einölen, schieben Sie Ihre Hand unter das Perineum Ihres Partners am Beckenboden. Während Sie diesen Körperbereich mit Öl einreiben und streicheln, schauen Sie Ihrem Partner in die Augen und geben ihm Kosenamen, zeigen ihm Ihre Freude und Erregung. Fahren Sie während dieser Massage mit dem langsamen Tanz Ihrer Körper fort, und wiegen Sie beide mit harmonisch aufeinander abgestimmten Bewegungen Ihr Becken.

Achten Sie darauf, wieviel entspannter Sie diese Übung fortsetzen können, nachdem Sie sich lachend und verspielt wie zwei Kinder gegenseitig gründlich eingeölt haben.

Wenn Sie in dieser spielerischen Stimmung bereit sind weiterzumachen, stellen Sie wieder das Meeresrauschen oder die Schlangenbeschwörer-Musik ein.

Kommen Sie zusammen, und nehmen Sie die Position für die Welle ein. Spüren Sie die köstliche Berührung Ihrer öligen Körper, während die Frau sich langsam und sinnlich auf dem Mann niederläßt und er seinen Vajra in Ihre Yoni einführt. Der Mann muß aber nicht unbedingt eine Erektion haben, damit die Übung ihre Wirkung entfaltet; es reicht, wenn die Genitalien in Kontakt sind und der Vajra nach oben gerichtet ist, zwischen dem Bauch des Mannes und der Klitoris der Frau ruhend. Vielleicht fühlt es sich für Sie besser an, wenn Sie sich erst später vereinigen.

Fünfter Schritt:
Die Atemverbindung herstellen

Bei den Beschreibungen der weiteren Schritte für die Welle gehe ich davon aus, daß der Vajra sich in der Yoni befindet, obwohl das, wie ich bereits sagte, nicht unbedingt der Fall sein muß. Nehmen Sie sich Zeit, sich in dieser Haltung gegenseitig zu spüren, der Mann im sich öffnenden Lotossitz und die Frau auf seinem Schoß, die Beine um ihn geschlungen. Machen Sie es sich bequem. Bevor Sie mit dem Üben weitermachen, können Sie sich erst einmal bewegen, das Becken kreisen lassen und die beiden Ausweichpositionen ausprobieren, die ich früher schon erwähnt habe – die stoßende Shakti und die zurückgelehnten Liebenden.

Probieren Sie bei beiden aus, ob Sie es sich mit Kissen noch bequemer machen können. Wenn Sie sich in der Position wohl fühlen, nehmen Sie sich ein paar Minuten Zeit, und entspannen Sie sich Brust an Brust, wobei der Mund der Frau das Ohr ihres Partners berührt.

Dann beginnen Sie ganz sanft und behutsam mit Beckenwiegen, PC-Pumpe und sexuellem Atmen. Nehmen Sie sich Zeit, sich langsam in diese neue Position hineinzufinden. Bewegen Sie sich gegeneinander, und stimmen Sie Ihre Rhythmen harmonisch aufeinander ab. Nehmen Sie das Kribbeln in den Genitalien mit dem Atem auf, und beginnen Sie, es in der inneren Flöte auf- und abfließen zu lassen, gemeinsam ein- und ausatmend. Wenn Sie das Gefühl haben, alle Schritte für sich und mit Ihrem Partner harmonisch miteinander verbunden zu haben, schauen Sie sich in die Augen, wobei Sie mit Beckenwiegen, PC-Pumpe und sexuellem Atem fortfahren. Achten Sie darauf, daß Schultern, Nacken und Wirbelsäule entspannt bleiben.

Wenn Sie soweit sind, küssen Sie sich auf den Mund und beginnen mit dem Umkehratem. Während Ihr Partner durch den Mund ausatmet, atmen Sie den wahren Luftstrom durch Ihren Mund ein und stellen sich vor, daß er bis hinunter in Ihre Genitalien fließt.

Sollte Ihnen das anfangs schwerfallen, können Sie etwas frische Luft seitwärts durch den Mund zufließen lassen. Ist Ihnen diese Form des Atmens dann geläufig, versiegeln Sie sich gegenseitig fest die Lippen, so daß Sie ein und denselben Atem aufnehmen und austauschen. Jetzt verbinden Sie den Umkehratem mit Beckenwiegen und PC-Pumpe. Wenn die Frau ihr Becken mit dem Ausatmen nach vorne wiegt, gibt sie ihrem Partner ihre Energie. Die Energie fließt aus ihrer Vagina in den Penis ihres Partners. Beim Einatmen betätigt der Mann die PC-Pumpe, wiegt sein Becken nach hinten, saugt die Energie der Frau durch seinen Penis ein, vermischt sie mit seiner eigenen und schickt sie durch die innere Flöte ganz bis nach oben in sein Drittes Auge.

Dann atmet der Mann aus, schickt die Energie in der inneren Flöte nach unten und durch den Penis aus dem Körper hinaus, entspannt seine Genitalmuskeln und gibt die Energie seiner Partnerin, welche sie mit dem Einatmen durch ihre Yoni in ihren Körper zieht. Sie vermischt die Energie mit ihrer eigenen und schickt sie durch ihre innere Flöte hoch zu ihrem Dritten Auge.

Wenn Sie feststellen, daß Ihre Atemrhythmen nicht im Einklang sind, vergessen Sie die PC-Pumpe für eine Weile und konzentrieren sich ganz auf Ihre Atmung. Machen Sie ein paar schnelle, flache Atemzüge, während Sie Mundkontakt behalten. Das öffnet und dehnt Brustkorb und Lungen. Wenn Sie soweit sind, kehren Sie zu einer langsameren Atmung zurück. Jetzt können Sie wahrscheinlich Ihre Atemrhythmen harmonisch aufeinander abstimmen und mit der Übung fortfahren.

Gehen Sie weiterhin spielerisch vor, und probieren Sie verschiedene Atemstärken und -rhythmen aus.

Sechster Schritt:
Sich öffnen für Ihr inneres Licht.

Dieser Schritt erschließt Ihnen den Weg, die orgastische Energie von den Genitalien aufwärts zu lenken und in eine ekstatische und meditative Erfahrung umzuwandeln.

Fahren Sie mit dem Umkehratem von Mund-zu-Mund fort. Schließen Sie Ihre Augen. Am Ende der Einatmung rollen Sie Ihre Augen leicht nach oben und richten sie auf das Dritte Auge. Fühlen Sie, wie Sie so die Lust, den Orgasmus, die Ekstase – sowohl Ihre eigene als auch die Ihres Partners – zu dieser Stelle bringen. Benutzen Sie sämtliche Muskeln, die Ihnen helfen, dieses Bild vom Hochziehen der Ener-

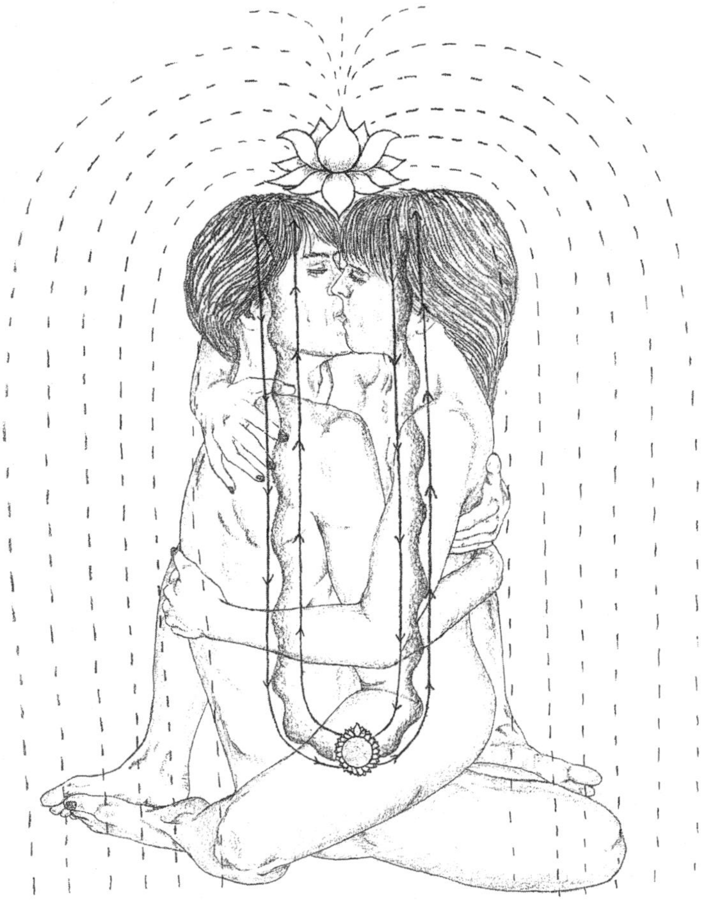

Sich öffnen für das innere Licht.

gie zu verstärken. Außer den PC-Muskel zusammenzuziehen, können Sie zum Beispiel die Bauchmuskeln leicht anspannen, Ihr Becken nach hinten wiegen und Ihren Brustkorb anheben und dehnen.

Wenn Sie beim Dritten Auge »angekommen« sind, halten Sie den Atem an. Während Sie Ihre Genitalmuskeln weiter anspannen und die Augen nach oben gerichtet halten – damit verschließen Sie die beiden Pforten –, entspannen Sie den restlichen Körper. Je mehr Sie sich entspannen können, desto intensiver werden Sie spüren, wie die Energie in der inneren Flöte hochsteigt und sich hinter Ihrer Stirn ausdehnt.

Nach einer Weile haben Sie vielleicht die Empfindung von explodierendem Licht, Sternschnuppen oder einem Feuerwerk. Sie können den Eindruck haben, daß Ihre Energie immer feiner und zarter wird, wie ein sanfter Wind, der sich über die Grenzen Ihres Körpers hinweg ausdehnt, sich in den Geräuschen Ihrer Umgebung wiederfindet und sich mit allem Seienden verbindet. Das alles geschieht innerhalb eines kurzen Augenblicks.

Denken Sie daran, daß Sie den Umkehratem praktiziert haben: Während Sie eingeatmet haben, hat Ihr Partner ausgeatmet, während Sie nach dem Einatmen die Luft im Körper gehalten haben, hat er seine Lungen leer gelassen.

Halten Sie diese Spanne zwischen zwei Atemzügen so lange, wie Sie sich wohl damit fühlen. Versuchen Sie dann *ganz langsam* und bewußt loszulassen und die Energie in der inneren Flöte nach unten zu schicken. Mehrere Dinge können geschehen. Vielleicht spüren Sie, wie die Energie den Strömungsreflex wachruft und in Wellen und Vibrationen Ihre Wirbelsäule auf- und abfließt. Sie können auch den Eindruck haben, daß ein goldener Lichterregen auf Ihren Körper herunterrieselt.

Während Sie ausgeatmet haben, hat Ihr Partner angefangen einzuatmen und dabei Ihre Energie durch seine Genitalien in seinen Körper gezogen, sie mit seiner eigenen vermischt und durch die innere Flöte hoch zum Dritten Auge geschickt. Während Sie Ihren Atem nach dem Ausatmen anhalten, hält Ihr Partner ihn nach dem Einatmen an. Dann beginnt der Kreis von neuem, indem Ihr Partner langsam wieder ausatmet und Sie beginnen, wieder einzuatmen.

Wiederholen Sie diesen Schritt so lange, bis Sie das Gefühl haben, daß die Übung für Sie zum Genuß wird, zu einem mühelosen Tanz mit Ihrem Partner.

Beenden Sie die Visualisierung immer damit, daß Sie die Energie vom Dritten Auge zu den Genitalien hinunterleiten und in die Erde fließen lassen.

Siebter Schritt: Der unendliche Kreis
Bei diesem letzten Schritt erzeugen Sie einen ununterbrochenen, kreisförmigen Energiefluß, der in der Frau nach oben und im Mann nach unten steigt.

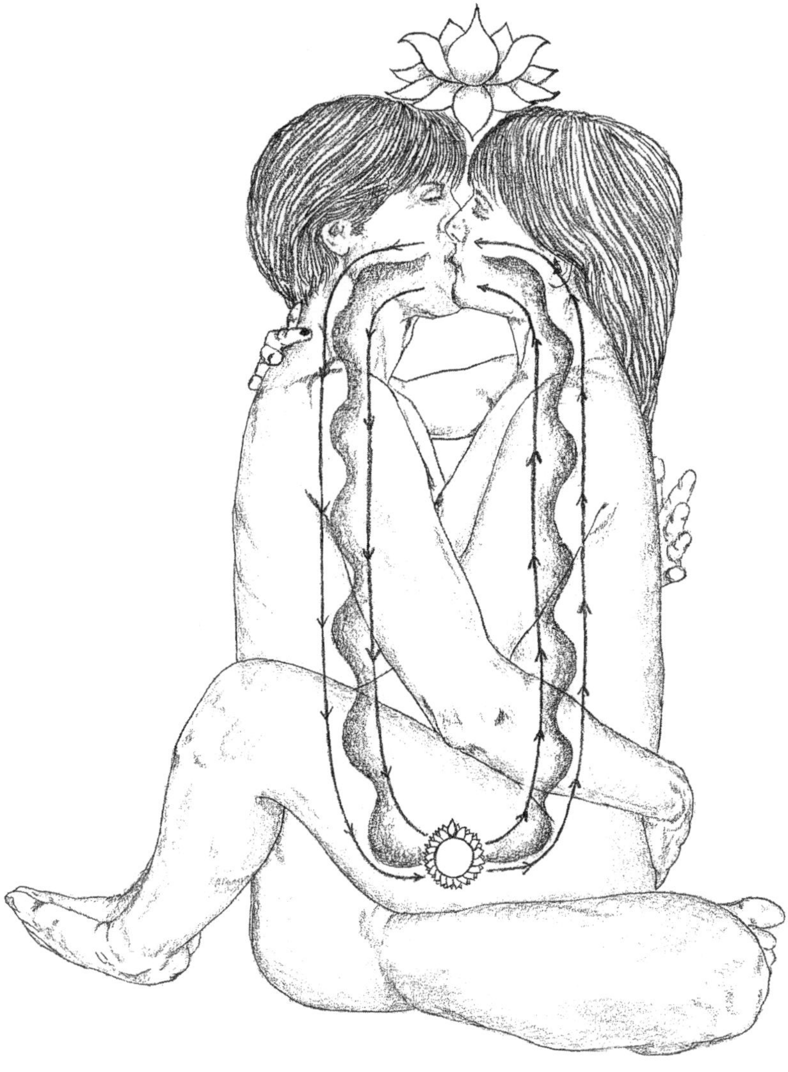

Der unendliche Kreis.

Die Frau atmet ein und zieht die Energie von ihrem sexuellen Zentrum durch die innere Flöte hoch bis zu ihrem Mund, aber nicht bis zum Dritten Auge. Dann atmet sie in den Mund und in die Kehle ihres Partners aus und stellt sich dabei vor, daß sich die Energie durch seine innere Flöte abwärts zu seinen Genitalien bewegt, wo der Kreis sich schließt. Bei der nächsten Einatmung saugt die Frau die Energie von den Genitalien des Mannes durch ihr eigenes sexuelles Zentrum wieder ein und zieht sie erneut durch ihre innere Flöte hoch bis zu ihrem Mund. Mit dem Ausatmen übergibt sie die Energie an ihren Partner, und der Energiekreislauf beginnt von neuem.

Der Mann visualisiert die gleichen Energiebewegungen wie die Frau. Mit dem Einatmen empfängt er den Atem und die Energie seiner Partnerin durch seinen Mund und schickt sie in seiner inneren Flöte nach *unten* – nicht wie sonst nach oben! – bis zu seinen Genitalien. Beim Ausatmen stellt er sich vor, wie die Energie durch seinen Vajra in die Yoni der Frau fließt und von dort durch ihre innere Flöte bis hinauf zu ihrem Mund.

Auf diese Weise entsteht ein geschlossener oder unendlicher Kreislauf. Sie halten den Atem nicht einen Augenblick lang an. Der Energiekreis verläuft rhythmisch und bei entspannter, fortlaufender Atmung. Finden Sie eine Geschwindigkeit und einen Rhythmus, bei dem Sie sich entspannen können.

Wenn es Ihnen angenehmer ist, können Sie die Richtung dieses unendlichen Kreises auch umkehren und sich vorstellen, daß die Energie im Mann hoch- und in der Frau hinabsteigt. Der Mann leitet mit dem Ausatmen seine Energie in den Mund der Frau und durch ihre innere Flöte hinab bis zu ihren Genitalien. Mit Beginn seiner Einatmung saugt er die Energie durch seine Genitalien auf und durch seine innere Flöte hoch bis zu seinem Mund, wo er sie mit dem Ausatmen erneut an die Frau übergibt.

Die Frau hält sich an das gleiche Bild: Mit dem Einatmen empfängt sie die Energie durch ihren Mund und läßt sie durch ihre innere Flöte nach unten bis zu ihren Genitalien fließen. Mit dem Ausatmen stellt sie sich vor, die Energie an den Mann zu übergeben, sie durch seine innere Flöte nach oben und durch seinen Mund hinaus zu schicken.

Probieren Sie beide Methoden aus, und achten Sie darauf, zunächst die eine abzuschließen, bevor Sie zur anderen übergehen. Es ist hierbei besonders wichtig, daß der Partner, der beim Einatmen visualisiert, die Energie im Körper nach unten zu bewegen, *nicht* die PC-Pumpe anwenden sollte. So bleibt der Beckenboden entspannt, und die Energie kann leicht durch die Genitalien aus dem Körper fließen.

Die weiterentwickelte Stufe des unendlichen Kreises

Wenn Sie den unendlichen Kreis so lange geübt haben, daß Sie ihn mühelos praktizieren können, sind Sie bereit für die weiterentwickelte Stufe dieser Übung. Hierbei werden Sie und Ihr Partner parallel, aber nach verschiedenen Visualisierungen vorgehen.

Bleiben Sie beim Umkehratem.

Während die Frau einatmet, visuali-

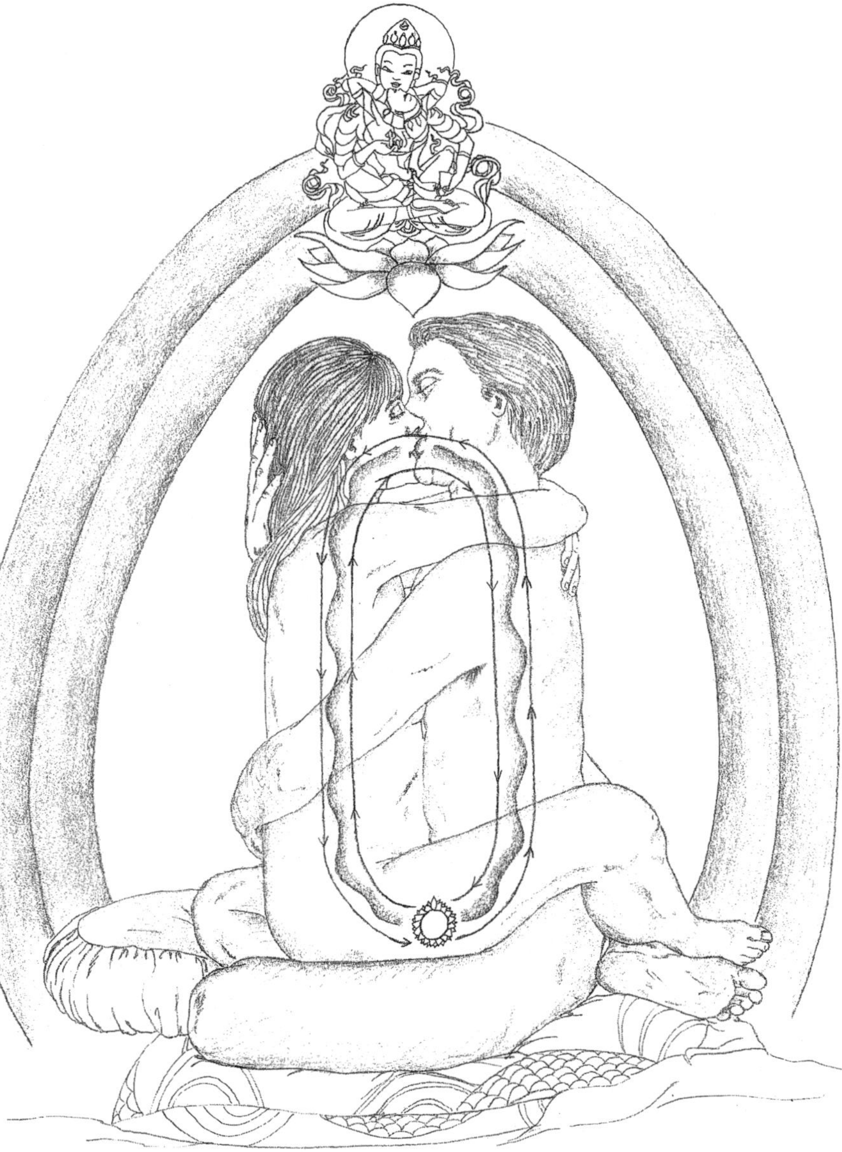

Die weiterentwickelte Stufe des unendlichen Kreises.

siert sie, daß sie die Energie durch ihre Genitalien in den Körper und durch ihre innere Flöte hoch bis zu ihrem Mund zieht. Beim Ausatmen stellt sie sich vor, die Energie in den Mund des Partners und durch seine innere Flöte hinunter bis in seine Genitalien zu schicken.

Der Mann stellt sich beim Einatmen vor, die Energie durch seine Genitalien und seine innere Flöte hoch bis zum Mund zu saugen. Beim Ausatmen leitet er die Energie in den Mund der Frau und durch ihre innere Flöte hinab bis in ihre Genitalien, von wo er sie mit dem nächsten Einatmen wieder aufnimmt.

Beide Partner visualisieren einen unendlichen Energiekreislauf, aber in entgegengesetzte Richtungen. Das mag Ihnen anfangs verwirrend vorkommen, ist aber in Wirklichkeit ganz einfach. Wenn Sie durcheinanderkommen, rate ich Ihnen, sich nicht um das Vorstellungsbild Ihres Partners zu kümmern. Behalten Sie ein klares Bild von Ihrem eigenen Energiekreislauf vor Augen, und fahren Sie in gleichmäßigem Rhythmus mit der Umkehratmung fort.

Allmählich wird sich ein Gefühl von Harmonie einstellen. Sie lassen alles »Tun« fallen und gelangen zu einer empfangenden Yin-Haltung. Die Übung geschieht dann wie von selbst. Sie befinden sich in der Mitte zwischen Yin und Yang. Das ist ein ganz subtiles Gleichgewicht, bei dem niemand führt und niemand folgt. Zwischen Yin und Yang ist ein »Punkt des Nichts« – vollkommene Leere.

Wenn Sie zu diesem Punkt tiefer Entspannung finden, beginnen sich physischer Körper, Geschlecht und Persönlichkeit aufzulösen. Statt zwei Individuen zu sein, werden Sie zu einem einzigen rhythmischen Fluß von Energie, zum Spiegel für den reinen Fluß der Energie des Universums.

Das kann ein außerordentlich ekstatisches Erlebnis sein. Es tritt eine Art »Ping-Pong-Effekt« zwischen dem sexuellen und dem spirituellen Pol in Ihnen ein, bei dem beide Pole sich gegenseitig aktivieren. Die sexuellen Empfindungen in den Genitalien werden im Gehirn zu einem Lichtempfinden umgewandelt, und dieses wird wieder in sexuelle Gefühle kanalisiert und transformiert, die dann erneut angeregt werden.

Nach und nach gewinnen Sie den Eindruck, ein Atem, eine Energie, eine Flöte, ein Organismus zu sein – und Sie können sogar das Gefühl haben, daß die Yoni zum Mann und der Vajra zur Frau gehört. Sie wissen nicht mehr, wer männlich und wer weiblich ist.

Für mich ist diese Übung die allerschönste im Hohen Sex. Wenn die innere Flöte wirklich offen ist, kann sich die Frau fühlen, als würde ihr ganzer Körper zur Vulva und die Spitze des Vajra bis zu ihrem Dritten Auge vordringen und sie dort kitzeln. Und der Mann hat entsprechende Empfindungen.

Ramakrishna hat beschrieben, wie

er diese Empfindungen im Zustand tiefer Meditation so erlebte, als würden das Männliche und das Weibliche sich in ihm vereinen und jede Pore seiner Haut zum Genitalorgan werden.

Wenn Ihr Gefühl Ihnen sagt, daß es Zeit ist, Ihren Austausch zu beenden, werden Sie langsamer und still, während Sie körperlich vereint bleiben. Verharren Sie fünf bis zehn Minuten so. Dann können Sie zum normalen Liebesspiel übergehen oder sich langsam voneinander lösen, die Herz-zu-Herz-Begrüßung machen, eine Zeitlang meditieren oder zusammenliegen, ohne zu reden. Nach fünfzehn bis zwanzig Minuten können Sie wie üblich über Ihre Erfahrungen sprechen – einer von Ihnen hört aufmerksam zu, während der andere sich mitteilt.

Hinweise

Ich habe Sie bei dieser Übung angewiesen, die Energie bis zum Dritten Auge hochzuziehen. Wenn es für Sie leichter und wirkungsvoller vorzustellen ist, daß die Energie zum Kronenchakra hochsteigt, können Sie natürlich auch dieses Zentrum nehmen. Beim siebten Schritt der Welle habe ich Ihnen eine Methode vorgestellt, bei der Sie die Energie im Mann nach unten und in der Frau nach oben leiten. Diese Übung gibt die alte tantrische Sicht des Mannes als eines »Himmelswesens« wieder, das die natürliche Fähigkeit besitzt, Energie durch seinen Körper abwärts, vom Himmel zur Erde hinunter zu leiten. Die Frau wird dagegen als »Erdenwesen« betrachtet, das die natürliche Fähigkeit hat, die Energie von der Erde aufwärts zum Himmel zu senden. Es steht Ihnen jedoch frei, die Richtung des Kreislaufs umzudrehen, wenn Sie das als harmonischer und wirkungsvoller empfinden.

Das Reiten der Welle ist eine subtile Übung. Anfangs können Sie sich dadurch verwirrt fühlen, daß Sie so viel zu beachten haben. Folgen Sie den Anweisungen, aber verlieren Sie sich nicht in technische Details. Unser Verstand hat die natürliche Tendenz, sich an Techniken zu klammern, weil er davon ausgeht, durch deren korrekte Anwendung zu unmittelbaren Resultaten zu kommen. Tantra jedoch belohnt diejenigen, die die Techniken leicht nehmen und diese mit den besten Absichten üben, ohne dabei ernst zu sein. Tantra beschenkt uns, wenn wir geduldig mit uns selbst und anderen sind. Es bietet uns Methoden nur als Mittel an, über sämtliche Methoden hinauszugehen und zu einem Punkt zu gelangen, wo die Praktiken des Hohen Sex für uns so leicht und selbstverständlich sind, daß wir uns von Augenblick zu Augenblick auf das einstellen können, was im Fluß des Liebesspieles angemessen ist.

Auch wenn sich Ihnen der ganze Segen der Welle in der liebevollen Vereinigung mit einem Partner erschließt, können Sie fast sämtliche Elemente benutzen, um allein oder mit einem Partner, der noch keine Erfahrungen im Hohen Sex hat, zur Ekstase zu gelangen. Sie können mit Hilfe von Beckenwiegen, PC-Pumpe und sexuellem Atem Ihre Energie auch allein erregen, durch die innere Flöte zum Dritten Auge schicken und sich über die Grenzen Ihres Körpers hinaus ausbreiten lassen. Mit anderen Worten, das Geschenk des Hohen Sex gehört Ihnen allein. Natürlich ist es wunderbar, dieses Geschenk mit Ihrem Liebsten in der Yab-Yum-Position zu teilen, aber es ist auch befreiend zu wissen, daß Sie für Ihre sexuelle Erfüllung nicht auf den anderen angewiesen sind.

Das Wesen des Hohen Sex besteht nicht in Techniken, sondern in der Liebe, nicht darin, daß wir Methoden befolgen, sondern uns tief in unser eigenes Herz hineinentspannen. Es ist ein Seinszustand. Sämtliche Methoden führen zu dem Verständnis, daß ein Punkt erreicht wird, wo die Ekstase, nach der Sie gesucht und geforscht haben, Sie plötzlich überwältigt, Ihren Körper durchströmt, Sie ganz erfüllt. Das ist der Augenblick, wo Sie sämtliche Methoden und Versuche aufgeben, zu manipulieren, zu rationalisieren oder Ihre Erfahrungen einzuordnen. In diesem Augenblick gehen Sie über die Verstandeskontrolle hinaus und geben sich einem hin, das größer ist als Sie und das Sie zu der zeitlosen Erfahrung ekstatischer Liebe trägt. Dann haben Sie Hohen Sex wirklich erlebt. Dann geht es nicht mehr um zwei Menschen, sondern um ein Wesen. Tatsächlich gibt es da niemanden mehr, es existiert nur die Erfahrung von Ekstase, nur noch reine Glückseligkeit. Was können Sie in solchen Augenblicken schon tun? Sie können nichts sagen. Sie können zusammen mit Ihrem Liebsten vor lauter Dankbarkeit nur singen, tanzen oder ein Lied spielen. Verfallen Sie auch nicht einen Moment in den Glauben, Sie könnten Ekstase besitzen. In Wirklichkeit ist es so, daß die Ekstase Sie besitzt. Dieses Buch ist eine Vorbereitung. Es hilft Ihnen, sich auf etwas vorzubereiten, das sich Ihnen schenkt – und in dem Augenblick entflieht, wo Sie es festzuhalten versuchen.

Der Hohe Sex im Alltag

Nachdem ich Sie zu ekstatischen Höhenflügen ermutigt habe, möchte ich dieses Buch mit einem ganz praktischen Hinweis beenden: Sie können die Elemente der tantrischen Haltung – Selbstliebe, Spontaneität, Lust und Entspannung – in sämtlichen Bereichen Ihres Lebens umsetzen. Sie können Ihre neu entdeckte Sinnlichkeit und Lebendigkeit so ausweiten, daß Sie sie nicht nur mit Ihrem Liebsten leben, sondern auch mit Ihrer Familie, an Ihrem Arbeitsplatz und in Ihrer Umgebung insgesamt. Die Lust, die Sie beim Liebesspiel erfahren, muß kein isoliertes oder außergewöhnliches Erlebnis bleiben! Die Freude, die Sie in Ihrem heiligen Raum erleben, muß zu Ihrem Lebensgefühl im Büro nicht verbindungslos bleiben. Der Hohe Sex bietet Ihnen einen völlig neuen Lebensstil. Sie können sich sinnlich die Zähne putzen und Ihr Frühstück liebevoll zu sich nehmen oder voller Lebensfreude durch die Straßen laufen. Sie können sich beim Autofahren durch und durch lebendig fühlen. Denken Sie daran: Die tantrische Sicht schließt alles ein, nicht allein Ihre Sexualität.

Beginnen Sie zunächst zu Hause mit Ihrer Familie. Wie Sie wissen, geht es bei vielen Übungen in diesem Buch darum, Ihr Herz zu öffnen, ehrlicher zu werden und mehr Nähe zuzulassen, und diese Qualitäten werden auch in Ihr Verhältnis zu anderen Menschen eingehen, die Ihnen nahestehen. Vor allem Kinder sind sehr empfänglich für die Stimmungsveränderungen, die diese Praktiken hervorrufen. Einige Väter und Mütter haben mir erzählt, ihre Kinder hätten sofort gespürt, daß die Eltern Hohen Sex leben, und darauf selbst mit mehr Freude, Vertrauen und Entspannung reagiert.

Aus der Sicht des Hohen Sex können Sie erkennen, daß auch Ihre Kinder tanzende Götter sind. Und wenn Sie selbst verspielter werden, können Sie auch die natürliche Verspieltheit der Kinder mehr genießen. Einer meiner Seminarteilnehmer beschloß, diese Verspieltheit selbst auszuprobieren, indem er seinem fünfjährigen Kind auf allen vieren durchs Haus folgte und ihm alles nachmachte, dieselben Dinge anfaßte und sich ebenso wie es auf dem Boden herumrollte und herumsprang. Sein Kommentar: »Es war eine wunderbare Möglichkeit, ganz im Augenblick aufzugehen, ein Geheimnis des Hohen Sex, das Kindern bereits völlig vertraut ist.«

Sie können auch Rituale mit Ihrer Familie durchführen oder besondere Feste und Spiele für das Erwecken Ihrer Sinne erfinden. Sie können sich gegenseitig schöne Dinge schenken, die Ihre Sinne ansprechen, wobei Sie abwechselnd empfangen und geben, oder das Yin-und-Yang-Spiel so abändern, daß die ganze Familie mitmachen kann.

Vielleicht regen Ihre Erfahrungen mit dem Hohen Sex Sie auch dazu an, die Kluft zu verringern, die für die meisten von uns zwischen Arbeit und Spiel besteht. Durch das Training im Hohen Sex werden Sie deutlicher spüren, was Ihnen wohltut, und das wiederum kann Ihnen Mut machen, sich eine Arbeit zu suchen, bei der Sie wachsen und sich entfalten können. Sie lernen das Geheimnis, sich eine schöne Zeit zu machen, denn Sie werden sich jede Woche einen Abend für Hohen Sex freinehmen. Vielleicht sehen Sie Möglichkeiten, Ihr Leben allmählich immer häufiger um schöne Momente zu bereichern: eine Pause bei der Alltagsroutine, einen Gang durch die frische Luft, eine Meditation, eine Verabredung zu einem besonders schönen Frühstück mit Ihrem Liebsten.

Durch den Hohen Sex bekommen Sie ein Geschenk von Ihrer eigenen Sinnlichkeit, und die müssen Sie bei der Arbeit nicht ablegen. Sie können sich so kleiden, daß Sie sich den ganzen Tag über sinnlich fühlen. Sie können sich jede Woche eine Massage gönnen, Ihrem Lieblingssport nachgehen, Ihrem Körper die Bewegung verschaffen, durch die die neu geöffneten Energiekanäle weiter stimuliert werden. Sie können immer wieder daran denken, tief zu atmen, sich zu entspannen und zentriert zu bleiben, und das wird Ihnen unnötigen Streß ersparen.

Ich schlage Ihnen also vor, Schritt für Schritt einen Lebensstil zu entwikkeln, der Ihnen in sämtlichen Lebensbereichen mehr Lust und Freude schenkt. Sie haben Ihr Liebesleben umgewandelt – warum nicht Ihr ganzes Leben? Die Herausforderung zur Veränderung ist aufregend – und lohnenswert. Ich habe bei vielen Menschen beobachtet, wie ihr Leben durch den Hohen Sex schöner wurde: Sie arbeiten kreativer, genießen ihre Arbeit mehr, verdienen mehr Geld und achten darauf, sich eine Arbeit und eine Umgebung zu suchen, die ihnen wohltut, statt daß sie sich unzufrieden abplagen.

Die Gründung einer Übungsgruppe

Die Gründung einer Übungsgruppe ist das Beste, was Sie tun können, um den Schwung des Hohen Sex auf Ihr ganzes Leben zu übertragen. Sie nehmen Kontakt mit einer ganzen Reihe von Menschen auf, die ihr Leben ebenfalls lustvoller gestalten wollen, können austauschen, was Sie gelernt haben, und helfen sich gegenseitig, mit den Praktiken fortzufahren, die Ihnen einen ersten Geschmack von sexueller Ekstase gegeben haben.

Ich empfehle Ihnen, für diese Gruppe Freunde auszusuchen, die Ihnen nahestehen, denen Sie vertrauen, die Sie für kreativ, offen und attraktiv halten. Laden Sie vier bis zehn Menschen für einen Abend ein. Halten Sie die Gruppe ziemlich klein und intim.

Erzählen Sie Ihren Freunden und Freundinnen von Ihren Erfahrungen mit dem Hohen Sex – was er Ihnen gegeben, wie er Ihnen weitergeholfen hat. Dann fragen Sie sie, ob sie Interesse haben auszuprobieren, wie sie mehr Ekstase in ihrem Liebesleben gewinnen können. Ist die Antwort positiv, schlagen Sie einen Zeitplan für die Gruppe vor und erläutern Ihre Ziele und Vorstellungen. Erklären Sie, daß die Gruppenmitglieder sich verbindlich einlassen müssen, um die Kunst, sich selbst zu genießen, zu erlernen, und daß das Ziel darin besteht, Lebenshaltungen zu verändern, mit denen Menschen ihre Lust blockieren. Bitten Sie jeden, der Gruppe zu erzählen, mit welchen Aspekten seiner Beziehung und seines Liebeslebens er glücklich ist und was er gern verändern möchte. Achten Sie darauf, daß jeder bei seiner Antwort konkrete und praktische Beispiele aus seinem Leben anführt. Fordern Sie die Teilnehmer auf, sich die Bereiche genau anzuschauen, in die sie mehr Sinnlichkeit und Freude bringen könnten.

Sie sollten auch verhindern, daß Menschen die ganze Zeit von ihren Problemen erzählen, denn das fällt vielen leichter, als die Tatsache, zu akzeptieren, daß mehr Ekstase in ihrem Leben möglich *ist*.

Beschreiben Sie ein Ritual oder ein Spiel, das der Gruppe Spaß macht, wie zum Beispiel das Ritual des sinnlichen Erweckens oder die Übung »Widerstände überwinden«. Wählen Sie irgend einen passenden Übungsablauf aus diesem Buch, und beenden Sie ihn mit einer Herz-zu-Herz-Begrüßung und einer Verschmelzungsumarmung.

Wenn Ihre Freunde einverstanden sind, daß Sie die Gruppe regelmäßig organisieren, beschließen Sie gemeinsam, sich mindestens einen Abend pro Woche oder ein Wochenende im Monat zu treffen. Legen Sie das Thema für das nächste Treffen fest. Sie können auch vorschlagen, daß die Teilnehmer dieses Buch lesen und sich die Übungen heraussuchen, die sie für ihre Situation am wichtigsten finden.

Machen Sie Vorschläge, in welcher Form jedes Gruppenmitglied in der Zeit bis zum nächsten Treffen mit dem Hohen Sex experimentieren kann. Bitten Sie alle, ein Tagebuch zu führen, damit sie der Gruppe von ihren Erfahrungen mit den Übungen berichten können. Fangen Sie jede neue Sitzung damit an, daß die Teilnehmer von diesen Erfahrungen berichten. Achten Sie darauf, daß die Treffen klar in Anfang, Mitte und Ende strukturiert sind. Halten Sie die verabredete Zeit ein, und bleiben Sie zwischen den Treffen telefonisch miteinander in Kontakt. Sie können die Koordination der Gruppe auch rotieren lassen.

Sie müssen nicht gleich mit sexuellen Themen anfangen. Suchen Sie vielmehr nach Möglichkeiten, wie die Teilnehmer durch Tänze und Rituale über Herz und Seele miteinander in Kontakt kommen können. Vielleicht braucht es etwas Mut von Ihrer Seite, die Überzeugungen in Frage zu stellen, die Ihre Freunde und Freundinnen in Hinsicht auf die Liebe in ihrem Leben haben. Aber indem Sie sie bei diesem Prozeß unterstützen und ermutigen, werden Sie selbst in die neuen Möglichkeiten hineinwachsen, die Sie den anderen eröffnen.

Ich möchte gern, daß Sie sich mir bei der Aufgabe anschließen, einen neuen Rahmen für die sexuelle Liebe zu schaffen, indem wir der Sexualität wieder die Heiligkeit zukommen lassen, die sie in den alten taoistischen und tantrischen Traditionen genossen hat. Das geht am einfachsten, wenn wir in unserem täglichen Leben das kultivieren, was wir genießen, und es mit anderen Menschen teilen.

Mit den Worten des ekstatischen Sufi-Mystikers Jallaludin Rumi: »Laß Dich lieben, Geliebte, in dem Einen. Und von diesem Einen ziehe hinaus in die Welt, die großen Kräfte des Lebens in Dir tragend, um unsere Welt zu begrünen, Planeten zu schaffen, Sonnen, Sterne, Steine, Wellen, Meere, neue Formen von Leben und Ausdruck – sei es in Freundschaft, Gefühlen oder neuen Talenten.«

Möge Dein Leben Dein innewohnendes
ekstatisches Selbst spiegeln.
Möge Dein ekstatisches Selbst
zum Instrument unendlicher Liebe werden.

Anhang I

Sicherer Sex

Die Art und Weise, wie wir uns im Hohen Sex dem Liebesspiel nähern, ist für die heutige Zeit unter anderem deswegen so angemessen, weil wir dabei zu einer neuen Bewußtheit in der Sexualität und in sexuellen Beziehungen angeregt werden, die der beste Schutz gegen sexuell übertragbare Krankheiten ist. Im Zeitalter von AIDS und anderen sexuell übertragbaren Krankheiten versetzt das Training im Hohen Sex Sie in die Lage, sich voll zu schützen, weil es so viel Wert darauf legt, daß Partner, bevor sie sexuell intim werden, Nähe und Vertrauen entwickeln. Darüber hinaus bricht der Hohe Sex mit den sexuellen Tabus, die Sie andernfalls vielleicht davon abhalten, hygienische Vorkehrungen zu treffen. Der Hohe Sex bietet die Möglichkeit, uns Schritt für Schritt auf das Liebesspiel vorzubereiten und uns in jeder Hinsicht das Gefühl von Sicherheit zu vermitteln. Der Hohe Sex bringt Ihnen auch bei, ohne einen sexuellen Rahmen orgastisch zu sein, so daß Sie mit etwas Übung sicher im Arm Ihres Liebsten liegen, ohne Penetration einen Ganzkörperorgasmus erleben können und damit die Sehnsucht stillen, die sexuelles Begehren hervorruft. Im Hohen Sex können Sie ohne genitalen sexuellen Kontakt Befriedigung finden und bei Ihren sexuellen Begegnungen Ekstase und Hygiene miteinander vereinbaren.

Das sexuelle Training in diesem Buch verlangt ein sehr klares Bewußtsein der augenblicklichen Verhältnisse, besonders was die AIDS-Epidemie und andere Sie übertragbare Krankheiten betrifft. Nach den statistischen Veröffentlichungen der amerikanischen Gesundheitsämter ziehen sich täglich siebenundzwanzigtausend amerikanische Männer und Frauen irgendeine Form von sexuell übertragbarer Krankheit zu. Jeder vierte Amerikaner erleidet im Alter von fünfzehn bis fünfzig eine sexuell übertragbare Krankheit. Nahezu zehn Millionen Menschen leiden augenblicklich in diesem Land darunter.

Diese Statistiken schließen auch die Menschen ein, die den AIDS-Virus in sich tragen. 1988 rangierten die Schätzungen der mit AIDS infizierten Amerikaner von einer »offiziellen« Zahl von anderthalb Millionen – die von den meisten Experten bestätigt wird – bis zu der doppelten Schätzung von drei Millionen, die Masters und Johnsons in ihrem umstrittenen Buch über AIDS *Das verdrängte Risiko. Sexualverhalten im Aids-Zeitalter* angeben. In diesem Buch ergeht von Masters und Johnson eine dringende Warnung an die amerikanische heterosexuelle Bevölkerung vor der Bedrohung durch AIDS. Die Autoren sagen, daß die große Mehrheit der Menschen immer noch glaube, daß der Virus sich hauptsächlich auf besondere Risikogruppen wie Homosexuelle, bisexuelle Männer und Drogenabhängige beschränke, obwohl er sich in Wirklichkeit auch in der heterosexuellen Bevölkerung kontinuierlich verbreite. Sie behaupten weiter, daß das Risiko für Heterosexuelle, sich bei einem ungeschützten ersten vaginalen Koitus mit jemanden der den Virus in sich trägt, AIDS zuzuziehen, eins zu vierhundert betrüge, während andere Forscher behaupten, es bestünde dabei lediglich ein Risiko von eins zu tausend oder ein noch geringeres.

Was mir wichtig ist: Ganz gleich, wer hier recht hat und welche Zahlenwerte stimmen – Sie müssen sich den AIDS-Virus nur einmal zuziehen, um einen tödlichen Irrtum zu begehen, denn es gibt gegen ihn bislang kein Heilmittel! Die Untersuchungsdaten wechseln ständig, aber augenblicklich herrscht allgemein Übereinstimmung darüber, daß die Infektion sich nach einem Zeitraum zwischen drei Monaten bis zu fünf Jahren zu einer AIDS-Erkrankung mit sämtlichen Symptomen entwikkelt, die praktisch immer tödlich verläuft.

Der AIDS-Virus wird durch Körperflüssigkeiten übertragen. Die am meisten verbreitete Form der sexuellen Übertragung ist bislang die von einem Mann zu einem anderen Mann oder zu einer Frau durch den männlichen Samen, der über kleine Risse oder Wunden in Vagina oder Anus in die Blutbahn des passiven Sexualpartners gelangt. Aber auch Frauen können den Virus an Männer weitergeben und, wie man sich vorstellen kann, auch an andere Frauen.

Wenn Sie sich dieser Risiken erst einmal bewußt geworden sind, wissen Sie, daß Sie sich beim Schutz vor AIDS oder anderen sexuell übertragbaren Krankheiten auf keinen anderen Menschen verlassen können. Sie müssen selbst für Ihren Schutz sorgen. Wenn Sie das nicht bereits getan haben, müssen Sie die volle Verantwortung für Ihre Sicherheit übernehmen und sich dabei auf Ihre eigene Intelligenz und Intuition verlassen. Wenn Sie nicht in einer langfristigen monogamen Zweierbeziehung leben, müssen Sie in diesem Augenblick anfangen, Ihre Umgangsweise mit sexuellen Beziehungen radikal zu verändern. Der erste Schritt besteht darin, daß Sie sich Ihre eigenen Einstellungen genau anschauen und selbst Ihre Maßstäbe für Ihre Sicherheit festlegen. Sie müssen sich Grenzen setzen. Das sexuell »befreite« Verhalten, bei dem wir mit unbekannten Partnern ins Bett gehen, ist heutzutage ebenso wenig haltbar wie der Glaube, sich durch »positives Denken« vor dem AIDS-Virus schützen zu können. Es gibt jedoch andererseits keinen Grund dafür, jene puritanische Sichtweise zu übernehmen, nach der die augenblickliche Epidemie sexuell übertragbarer Krankheiten eine Strafe für unsere Sünden sei. Sie müssen dem natürlichen körperlichen Begehren nicht »entsagen«, um sicher zu sein. Tatsächlich bietet die AIDS-Bedrohung jedem von uns die Chance, sich ehrlich und direkt mit dem Thema Sexualität auseinanderzusetzen und zu erkennen, daß weder Unterdrückung noch Ausschweifung eine wirksame Antwort auf unsere Fragen sind. Der Hohe Sex kann eine Lösung bieten.

Im Rahmen des Hohen Sex unterscheide ich beim Thema »sicherer Sex« zwischen neuen Partnern und langfristig gebundenen Partnern. Sicherer Sex heißt hier übrigens lediglich Vorbeugung gegen die Übertragung von sexuellen Krankheiten und bedeutet nicht Schwangerschaftsverhütung!

Sicherer Sex mit neuen Partnern

Das sicherste Verhalten besteht zuerst einmal darin, daß Sie sich Zeit nehmen, jemanden kennenzulernen, bevor es zum sexuellen Kontakt kommt. Es entspricht der Haltung des Hohen Sex, daß das Gefühl von Nähe für ein Befriedigung schenkendes Liebesspiel von wesentlicher Bedeutung ist. Nehmen Sie sich Zeit, miteinander vertraut zu werden, so daß Sie sich entspannt fühlen, über Ihre sexuelle Vergangenheit sprechen und einschätzen können, wie hoch das Risiko ist, das mit dem sexuellen Kontakt einherginge. Das größte Hindernis für diese Art von Offenheit und Ehrlichkeit ist die allgemeine Tendenz, sich die sexuelle Anziehung nicht mit Worten eingestehen zu wollen. Vielen Menschen ist es peinlich, über Sexualität zu reden, und sie würden lieber gleich mit dem neuen Partner ins Bett gehen, als dieses Thema mit ihm anzusprechen. Je näher sie dem Augenblick der Penetration kommen, desto heikler wird die Situation und desto weniger sind sie vermutlich bereit, den Lauf der Ereignisse mit Fragen wie zum Beispiel »Ich möchte gern einen Augenblick über sicheren Sex sprechen. Wie ist deine Einstellung dazu?«, »Bist du einverstanden, ein Kondom zu benutzen?« oder: »Hast du einen AIDS-Test gemacht?« zu unterbrechen. Vor allem Männer haben gegen diese Form von Klärung Widerstände, denn sie neigen dazu, ihre Ängste zu überspielen, und nähern sich dem Liebesspiel oft mit einer sorgfältig inszenierten Bewegungsabfolge, die sowohl die Frau erregen als auch das Risiko vermindern soll, daß sie ihre Erektion verlieren.

Der sicherste und direkteste Weg, mit diesem Thema umzugehen, besteht darin, sich die gegenseitige sexuelle Anziehung in dem Augenblick einzugestehen, in dem sie entsteht. Vielleicht macht es Ihren Partner verlegen, wenn Sie das Thema Sex ansprechen, und Sie stoßen auf Widerstände – »Kondome stören mich« oder »Jetzt ist nicht der richtige Zeitpunkt, um darüber zu reden«. Das ist ein brenzliger Augenblick, aber Sie müssen sich streng an Ihre eigenen Vorstellungen und Wünsche, was Sex betrifft, halten und jeden Kompromiß ablehnen. Das Risiko, vielleicht auf eine sexuelle Begegnung verzichten zu müssen, ist ein geringer Preis für Ihr Leben. Dieser heikle Moment ist auch eine Chance, sich konstruktiv und sensibel zu verhalten. Am besten versichern Sie Ihrem Partner, daß Sie wirklich daran interessiert sind, mit ihm zu schlafen, und erklären dann, daß vorher bestimmte Sicherheitsmaßnahmen vereinbart werden müssen.

Viele der Richtlinien und Übungen aus den Eingangskapiteln dieses Buches können Ihnen in diesem Stadium nützlich sein, vor allem diejenigen, die Ihnen zu einer guten Kommunikation und einem ehrlichen Austausch von persönlichen Informationen verhelfen. Diese Kapitel zeigen auch zahlreiche Wege auf, wie zwei Menschen Intimität und Erregung erleben können, ohne das Risiko eingehen zu müssen, das ein Koitus birgt. Tatsächlich können sämtliche Praktiken des Hohen Sex bis einschließlich des achten Kapitels ohne sexuelle Vereinigung genossen werden und eine schöne Vorbereitung auf sicheren Sex sein. Auf diesem Wege wird der sexuellen Anziehung zwischen zwei Menschen keine Schranke auferlegt, sondern sie wird geschätzt und genossen und kann viele Formen von der Umarmung bis zum Streicheln und zum Berühren annehmen, bei denen der Austausch von Körperflüssigkeiten vermieden wird. Diese Formen eines verlängerten Vorspiels können manchmal sehr viel erregender sein als der Koitus selbst.

Dann kommt der Zeitpunkt, etwas über die sexuelle Vergangenheit Ihres neuen Partners zu erfahren. Es ist wichtig, daß Sie sich dabei einen gesunden Skeptizismus bewahren und Ihren Partner nicht deshalb idealisieren, weil Sie dabei sind, sich zu verlieben, und alles glauben möchten, was er Ihnen sagt. Legen Sie Ihre Vorstellungen von sicherem Sex dar, hören Sie sich die Ihres Partners an, und schauen Sie, ob sie zusammenpassen. Wenn es klar ist, daß Sie sich lieben werden, verlangen Sie, daß Kondome benutzt werden. Es gibt einfach keine andere Alternative. Kondome sind eine Notwendigkeit, weil sie den Austausch von Körperflüssigkeiten verhindern, aber sie sind nicht unbedingt eine unangenehme Notwendigkeit. Wenn Sie erst einmal verstehen, richtig damit umzugehen, können sie zu einer Art zweiter Haut werden, statt ein ungeliebtes Hindernis zu sein. So wie Sie im Hohen Sex aus der sexuellen Liebe eine Kunst machen, können Sie auch die Benutzung von Kondomen zur Kunst entwickeln.

Üben Sie, Kondome überzustreifen. Als Mann können Sie das allein tun. Als Frau können Sie entweder mit Ihrem Intimpartner oder einem geeigneten Gegenstand üben. Werden Sie so geübt, daß Sie beim Liebesspiel mit Ihrem Partner die sexuelle Erregung und den Körperkontakt ganz natürlich bewahren, während Sie nach der Pakkung greifen, das Kondom entnehmen und über den Penis ziehen. Frauen müssen lernen, dem Mann zu helfen, seine Erregung zu halten, während sie ein Kondom über seinen Penis streifen. Die altmodische Version, bei der Sie sich mit geschlossenen Augen zurücklehnen und so tun, als würden Sie nichts bemerken, während der Mann in seinen Taschen nach der Packung stöbert, ist für sicheren Sex unangemessen. Die Selbstliebe-Rituale aus dem siebten Kapitel sind besonders hilfreich für das Halten der Erregung. Wenn der Mann unerfahren scheint, können Sie vorsichtig nachfragen, wer das Kondom überstreifen soll.

Meiner Meinung nach sollte jeder sexuell aktive Mensch eine »sexuelle Sicherheitsausrüstung« mit einer Auswahl von Kondomen und Gleitgels bei sich tragen. Gleitmittel unterstützen die sexuelle Empfindungsfähigkeit und verhindern auch, daß die Vagina infolge der Reibung mit dem Latex wund wird. Sie könnten in Versuchung geraten, auch den Penis mit Gleitgel zu befeuchten, bevor Sie das Kondom überstreifen, aber das kann dazu führen, daß es beim Liebesspiel vom Penis rutscht. Es ist also am besten, wenn der Mann fertig befeuchtete Kondome benutzt und ein zusätzliches Gleitmittel nur für die Vagina verwendet wird. Achten Sie darauf, daß Ihr Gleitgel auf wasserlöslicher Basis hergestellt wurde, weil durch Gels auf Ölbasis das Latex rissig werden kann. Es gibt eine samentötende Substanz, Nonoxynol 9, die zusätzlichen Schutz bietet, weil sie den AIDS-Virus zerstört.

Wenn Sie starke Widerstände gegen die Benutzung von Kondomen haben, sollten Sie sich die folgenden beiden Fragen stellen: »Achte ich mich selbst genug, um mich vor jedem Risiko zu schützen?« »Achte ich meinen Partner genug, um ihn vor jedem Risiko zu schützen?« Das »Ja« auf diese Antworten ist gleichbedeutend mit der Benutzung von Kondomen. Wiegen Sie sich nicht in falscher Sicherheit, nur weil Sie einen AIDS-Test gemacht haben.

Wenn Sie das Kondom übergestreift haben, können Sie sich lieben. Wenn Sie sich heftig und leidenschaftlich lieben, müssen Sie ab und zu nachschauen, ob das Kondom immer noch an seinem Platz und nicht gerissen ist. Benutzen Sie wieder reichlich Gleitgel. Wenn das Kondom abgerutscht oder gerissen ist, hören Sie mit dem Liebesspiel auf, damit beide Partner urinieren, ihre Genitalien waschen und Nonoxynol 9 auftragen können. Einige Fachleute empfehlen, daß Frauen in dieser Situation *keine* Spülung machen sollen, weil das zu kleinen Verletzungen im vaginalen Gewebe führen kann, die dem AIDS-Virus Einlaß gewähren können.

Gehen Sie sicher, daß der Mann schon kurz nach der Ejakulation seinen Penis aus der Vagina zieht, weil dieser aus dem Kondom gleiten kann, wenn die Erektion nachläßt. Beim Zurückziehen des Penis hält der Mann das Kondom fest, damit es so lange an seinem Platz bleibt, bis es sich ganz außerhalb der Vagina befindet. Werfen Sie das Kondom sofort weg. Vermeiden Sie es, über die Hände mit den genitalen Flüssigkeiten in Kontakt zu kommen. Kam es zu manuellem Kontakt mit sexuellen Sekreten, waschen Sie sich die Hände. Sollten Sie an den Fingern Wunden haben, tragen Sie auf jeden Fall ein Pflaster und achten besonders sorgfältig darauf, nicht mit den sexuellen Sekreten in Berührung zu kommen.

Die Tatsache, daß die Erektion des Penis beim Benutzen von Kondomen abnimmt, kann tatsächlich einen Vorteil bedeuten und eine Hilfe für den Mann sein, seine Partnerin länger zu lieben, ohne zu ejakulieren. Die reduzierte Sensibilität in seinen Genitalien unterstützt ihn auch dabei, den ganzen Körper in eine erogene Zone zu verwandeln, was Sexualpartnern hilft, ihr Repertoire an sinnlichen Bewegungen und stimulierenden Berührungen zu vergrößern und damit eine wichtige Perspektive im Hohen Sex zu realisieren.

Um die Erektion mit einem Kondom halten zu können, müssen Sie vielleicht einen heftigen, dynamischen Liebesstil entwickeln, da der Penis zusätzliche Stimulation benötigt. Das kann viel Spaß machen. Nach und nach werden Sie so geübt darin, sexuelle Erregung aufzubauen, daß Sie das Kondom gar nicht mehr bemerken.

Ich empfehle Ihnen, bei einer ersten sexuellen Begegnung auf oralen Sex zu verzichten, es sei denn, Sie benutzen auch dabei ein Kondom für den Penis. Ein guter Trick hier ist, unmittelbar bevor Sie das Kondom überstreifen, einen Tropfen Gleitmittel auf den Penis zu geben. Das Kondom kann dann ganz leicht über den Penis gleiten, was sehr erregend sein kann. Denken Sie aber auf jeden Fall daran, von diesem oralen Zusammenspiel nicht zum Koitus überzugehen, weil das Kondom bei vaginalen Kontakt wahrscheinlich abrutscht.

Beim analen Koitus besteht das große Risiko darin, daß die Darmwände sehr absorbierend sind und den Virus viel leichter durchlassen als die Wände der Vagina. Aus diesem Grund rate ich von analem Sex ab, selbst mit Kondom.

Die Wissenschaftler debattieren immer noch darüber, ob der AIDS-Virus durch den Austausch von Speichel beim Küssen übertragen werden kann.

Der Virus wurde in Mengen im Speichel aufgefunden. Ich persönlich empfehle, auf tiefe Zungenküsse zu verzichten, es sei denn, Sie tauschen Sie mit einem langjährigen, vertrauenswürdigen Partner aus.

Sicherer Sex mit einem langjährigen Partner

Wenn die Verbindung zwischen Ihnen und Ihrem Partner sich zu einer längeren Beziehung entwickelt, sollten Sie als zusätzliche Vorbeugemaßnahme einen AIDS-Test machen. Bis in die jüngste Zeit hielt man es für unnötig, daß die heterosexuelle Bevölkerung sich testen ließ, aber neuerdings empfehlen immer mehr Experten weit gestreute Tests, um die Verbreitung des Virus kontrollieren zu können. Wenn die Testergebnisse für Sie beide negativ sind, fahren Sie drei Monate fort, Kondome zu benutzen, leben monogam und lassen sich dann noch einmal testen. Ist das Ergebnis wieder negativ, können Sie in Betracht ziehen, sich ohne Kondom zu lieben. Denken Sie aber immer daran, daß der Virus sich für sehr viel längere Zeit unentdeckt im Körper halten kann.

Bei der Frage, ob die Benutzung von Kondomen aufgegeben werden kann, wird die Antwort sicherlich von der sexuellen Vergangenheit beider Partner abhängen. Sie müssen sich außerdem die Frage stellen, ob Sie sich gegenseitig zutrauen, mit sexuellen »Außenkontakten« verantwortlich umzugehen. Geheime Liebesaffären mit Außenstehenden stellen eine Bedrohung für sicheren Sex dar, es sei denn, Sie sprechen ehrlich über dieses Thema. Eine gute Möglichkeit wäre, daß Sie sich beide verpflichten, bei sexuellen Kontakten mit anderen Kondome zu benutzen und weitere Vorkehrungen zu treffen, beim Liebesspiel miteinander aber auf Kondome verzichten. Wenn einer von Ihnen eine gefährliche Situation außerhalb der Beziehung erlebt – zum Beispiel beim Koitus ein Kondom reißt –, sollte er das dem anderen unbedingt und unverzüglich mitteilen. Dann sollten Sie für eine Weile auch in der Beziehung wieder Kondome einführen.

Ich empfehle Ihnen, sich über dieses Thema weiter zu informieren, damit Sie sich vor AIDS und anderen sexuell übertragbaren Krankheiten sicher schützen können. Lektüreempfehlungen erhalten Sie bei den Selbsthilfeorganisationen oder beim Bundesministerium für Familie und Gesundheit.

Anhang II

Musikalische Auswahl

Die folgenden Musikempfehlungen geben meine Lieblingsmusik wieder, die ich sowohl in meinen Seminaren einsetze als auch privat gern höre. Ich habe diese Auswahl in fünf Gruppen eingeteilt:

- Musik für Entspannung und Meditation
- Musik für sinnliche und erotische Spiele
- Musik für Bewegung und Tanz
- Musik, die das Herz öffnet
- Musik speziell für die Prozesse in diesem Buch, einschließlich einer eigenen Kassettenfolge mit von mir gesprochenen Übungsanleitungen.

Wo keine Bestelladressen oder sonstigen Quellen angegeben sind, können Sie die Titel in jeder größeren Schallplattenhandlung kaufen. Wenn eine Adresse angegeben ist, können Sie den entsprechenden Titel dort per Post bestellen.

Musik für Entspannung und Meditation

SkyDancing Chakra Chants. Von Margo Naslednikov. Bauer Verlag, Kronenstr. 2, 7800 Freiburg. (Heilende Klänge, um die Chakras zu öffnen, mit Gesang von Margo.)

Gesang der Natur. Von Shantiprem. Bauer Verlag (s. o.). (Naturklänge zur emotionalen Heilung.)

Guru Ram Dass. Kim Robertson, Invincible Records, Box 13054, AZ 85002 USA.

This! Commentaries of the Bamboos. Music from the World of Bhagwan. Osho-Verlag, Venloerstr. 5–7, 5000 Köln 1, Tel. 0221/5740743.

Tibetan Bells II. Von Henry Wolf und Nancy Hemings. Celestial Harmonies 006.

The Fairy Ring. Von Mike Rowland. Sona Gaia Productions, 1845 N. Farwell Ave., Milwaukee, WI 53202, USA.

Environment 1/Ocean Tambura. Von Anugama. Nightingale Records.

Rainbow. Von Ariel Kalma. Nightingale Records.

Inside the Great Pyramid (und andere Titel). Von Paul Horn.

Skies above Skies. Von Constance Demby. Sound Currents, Box 5044, Mill Valley, CA 94942, USA.

Musik für sinnliche und erotische Spiele

I Love to Love You, Baby. Von Donna Summers.

Oxygene. Von Jean-Michel Jarre.

The Tibetan Book of the Dead. TMT Music Productions. 8000 München 40.

Silk Road. Von Kitaro.

Ecstasy. Von Chaitanya Hari Deuter. Kuckuck 044.

Antarctica. Von Vangelis.

White Winds. Von Andreas Vollenweider.

Musik für Bewegung und Tanz

Totem. Von Gabrielle Roth. The Moving Center, Box 2034, Red Bank, NJ 07701, USA.

Exotic Dance. Von Anugama und Sebastiano. Nightingale Records.

Spiral. Von Vangelis.

Midnight Express. (Filmmusik).

3rd World Child. Von Johnny Clegg und Savuka. Capitol Records.

Drum of Passion. Von Olatunji. Columbia CS 8210.

Hot Stuff. Von Donna Summers.

Musik, die das Herz öffnet

Drei Kassetten: (1) Journey into Love; (2) Shine!; (3) Hidden Waters/Sacred Ground. Von Sophia. Box 1207, Carmel Valley, CA 93924, USA.

Allelujah. Von Raphael. (Dieselbe Bestelladresse wie vorher.)

Novus Magnificat. Von Constance Demby. (Dieselbe Bestelladresse wie vorher.)

Yes to the River. Music from the World of Bhagwan. Osho-Verlag, Venloerstr. 5–7, 5000 Köln 1, Tel. 0221/5740743.

On Wings of Song: Many Blessings. Philo Records, USA.

I Am Your Man. (Das Lied mit diesem Titel.) Von Leonard Cohen.

ENYA. Von Enya.

Odes. Von Vangelis und Irene Pappas. Polydor 2473109.

Musik speziell für die Prozesse in diesem Buch

Von Margo Anand gibt es eine eigene Kassettenfolge zu diesem Buch mit Übungsanleitungen (siehe Seite 371).

Klangfelder von Orten der Kraft. Von Shantiprem. Bauer Verlag (s. o.). (Ein Set aus 5 Kassetten, die die Energien von Erde, Wasser, Luft und Feuer ankern. Gut geeignet, um eine besondere Stimmung für Ihre Rituale zu schaffen.)

Rajneesh Kundalini Meditation. (Für den Strömungsprozeß in Kapitel 9.)

Einstein on the Beach. Von Phil Glass. (Für den Strömungsprozeß in Kapitel 9.)

Sacred Space Musik. Von Constance Demby. (Für das Einrichten Ihres heiligen Raumes in Kapitel 3.)

(1) Releasing Natural Healing Forces und *(2) Releasing Fear and Worry.* Subliminal music tapes. Von Jonathan Parker's Gateways Institute, Box 1778, Ojai, CA 93023. (Für die Heilung der Yoni, die Heilung des Vajra und die anale Heilungsmassage in Kapitel 10.)

Open Like a Flute. Von Ariel Kalma. (Für die Prozesse in Kapitel 9 und das Reiten der Welle der Glückseligkeit in Kapitel 12.)

Bestelladressen für die angegebene Musik

Sämtliche oben angegebene Titel, die keine speziellen Angaben aufweisen, bekommen Sie bei: Backroads Distributors, 417 Tamal Plazza, Corte Madera, CA 94925, 1-800-825-4848.

Sämtliche Rajneesh-(Bhagwan-)Musik- und Meditationskassetten können Sie bestellen bei: Osho-Verlag, Venloerstr. 5–7, 5000 Köln 1, Tel. 0221/5740743.

Nightingale Schallplatten sind zu beziehen über: Meistersinger Musikproduktion, Bamberger Str. 4, 7550 Forchheim, Tel. 09191/80808.

Anhang III

SkyDancing-Quellen

Vielleicht haben Sie nach dem Lesen dieses Buches den Wunsch, an den Programmen teilzunehmen, die das SkyDancing-Institut anbietet. Für viele Menschen bedeutet das Zusammenarbeiten mit anderen eine Bereicherung und Vertiefung ihrer Fähigkeit, neue Praktiken zu lernen. Die Gruppe gibt ihnen Auftrieb und macht ihnen Mut, alte Verhaltensmuster fallenzulassen, verstärkt ihr Engagement, intensiviert ihre Erfahrungen und beschleunigt die Wirkung des Trainings. Manche Menschen neigen aber dazu, jeder Form von Gruppenarbeit zum Thema »sexuelle Heilung« aus dem Weg zu gehen, weil sie Angst haben, sie könnte sich zu einer sexuellen Orgie entwickeln.

Bei den SkyDancing-Seminarn und -Trainings findet im Verlauf der Gruppensitzungen kein sexueller Austausch statt. Die Gruppenteilnehmer/innen legen ihre eigenen individuellen »Grenzen« fest, die respektiert werden.

Die SkyDancing-Tantra-Seminare dauern von einem Tag bis zu mehreren Zyklen, die sich über ein Jahr verteilen; letzeres gilt für das »Training für Ekstase und Liebe« (T.E.L.). Sie stehen jedem offen, der sich angeregt fühlt, sein tantrisches Potential zu erweitern, das Zusammensein mit dem oder der Geliebten zu vertiefen und ein höchstes Maß an Offenheit und Freude zu erfahren, wie es mit Ekstase einhergeht. Diese Arbeit betrifft Singles wie Paare gleichermaßen.

1. SkyDancing-Trainings
Sollten Sie über die T.E.L.-Trainings und -Seminare weitere Informationen wünschen, schreiben Sie bitte an:

Sky-Dancing Institut
Sekretariat Sohan Gehret
Postfach 3326
CH-8049 Zürich
Tel.: 0041–1–3415400

2. Einzelsitzungen
Margo steht Ihnen gelegentlich für Einzel- oder Paarsitzungen zur Verfügung. Sollten Sie daran interessiert sein, schreiben Sie bitte an das Institut.

3. Wie Sie in Ihrer Umgebung ein Sky-Dancing-Programm ins Leben rufen können
Das Sky-Dancing-Institut hat eine Adressenliste von DkyDancing-Leh-

rern, die Sie für ein Gespräch, einen Vortrag oder eine offene Einführungsgruppe in Ihrer Gegend einladen können. Sie müssen dafür eine Gruppe von mindestens sechzehn Teilnehmern organisieren.

4. Das SkyDancing-Training auf Video
Wenn Sie sich anschauen möchten, wie ein Training verläuft und sich entfaltet, schreiben Sie an das SkyDancing-Institut, und bestellen Sie die einstündige Video-Kassette über das »SkyDancing-Training für Ekstase und Liebe«.

5. SkyDancing-Wassertanz
Dieses Programm verhilft Ihnen durch Unterwassermassage und -dehnung zu einer tiefen Entspannung und einem tiefen Loslassen – eine ausgezeichnete Vorbereitung auf Tantra!

6. Entwickeln Sie Ihre eigenen Zeremonien und Rituale
Dem SkyDancing-Institut gehört ein ausgebildetes und liebevolles Team von SkyDancern an, die tantrische Zeremonien und Rituale für Ihre speziellen Bedürfnisse entwickeln können – wie zum Beispiel Heiratszeremonien, Heilungsrituale, Geburtstagsrituale, Geburtsrituale und Rituale für das Erwecken der Sinne.

Wäre eine ganz besondere Feier in raffinierter, erlesener tantrischer Atmosphäre kein Geschenk für Ihre Lieben?

7. SkyDancing Astrologie-Beratung
Die Beratung wird Ihnen helfen, durch eine vergleichende Interpretation Ihrer planetaren Energien Ihr tantrisches Potential sowie das Ihres Partners oder Ihrer Partnerin zu entdecken. Sie bietet auch Singles die Möglichkeit, mit Hilfe ihres Horoskopes Liebes- und Lebensfragen zu klären und kann Aufschluß über Ihre kreativen Möglichkeiten geben.

8. Die SkyDancing-Boutique
Die SkyDancing-Boutique und -Herstellung bieten ein ganzes Spektrum an wunderbaren neuen Utensilien an, die Sie beim Üben unterstützen können. Bestellen Sie den Prospekt, und entdecken Sie das SkyDancing-Feuertrunk-Aphrodiasakum, erotische Massageöel, SkyDancing-T-Shirts, Chakraessenzen, hochwertige Aromaöle, Klangschalen, Zimbeln, Bhuddastatuen, tantrische Literatur und weiteres. Informationen erhalten Sie bei:

SkyDancing Boutique
Margit Breu
Hofmannstraße 21
D-8520 Erlangen
Tel.: 09131/22357

9. SkyDancing-Tonkassetten

Wenn Sie zu Hause üben und sich dabei von Margos Stimme und der schönen Musik von Shantiprem durch die Übungen dieses Trainings führen lassen möchten, können Sie folgende Kassetten kaufen:

1. SkyDancing-Training mit Margo:
   - Die heilende Kraft der Liebe
   - TANTRA – Die Kunst der sexuellen Ekstase
2. SkyDancing-Training mit Margo:
   - Der kosmische Orgasmus
   - TANTRA – Die Kunst der sexuellen Ekstase

Beide Kassetten können ebenfalls über die SkyDancing-Boutique bestellt werden, des weiteren alle Bücher von Margo.

Danksagung

In den Jahren, die das Schreiben dieses Buches erforderte, habe ich von vielen wunderbaren Menschen in diesem Land und in Europa enorm viel Hilfe und Ermutigung erhalten.

Von denen, die mich auf meinem Weg inspirierten, gehört meine tiefste Dankbarkeit Osho Rajneesh und seinen Lehren, wie sie in seinem Buch *The Tantra Vision* zu finden sind. (Es wurde 1979 von der Rajneesh Foundation, 17 Koregaon Park, Poona 41 1001, Indien, veröffentlicht.) Aus diesem Buch stammen sowohl einige Gedanken, die im ersten Kapitel dieses Buches, »Der Hohe Sex und die tantrische Sicht«, formuliert sind, als auch der Brief von Mulla Nasrudin, der im achten Kapitel zitiert wird.

Ich danke Michel Sokoloff, der mir das Tao der spirituellen Sexualität zeigte, und Kaveesha, die die Weisheit der Hohepriesterin weiterentwickelte.

Besonders dankbar bin ich meinem Verleger Jeremy Tarcher, der meine Vision teilte und mich oft, wenn ich entmutigt war, unterstützte.

Mein Dank und meine Anerkennung geht an Subhuti, den glänzendsten Autor, mit dem ich bisher zusammengearbeitet habe. Genau in dem Moment, als ich ihn brauchte, sprang er ein und half mir beim Schreiben, Umschreiben und Überarbeiten, bis wir ein fertiges Manuskript erstellt hatten.

Danken möchte ich auch Craig Comstock, der mir durch seine geduldige und begeisterte Unterstützung, seine Anleitung und herausgeberische Überwachung im Anfangsstadium des Buches half, mit dem Schreiben anzufangen; und ebenso Michael und Afra Harlacher für ihre liebevolle Unterstützung und ihren sachkundigen Rat.

Ich möchte besonders meinen Partner Aman P. Schröter dankend erwähnen, mit dem ich zusammen unterrichte und der mich in den letzten zehn Jahren durch seine Liebe und Unterstützung zu vielen der im »Training für Ekstase und Liebe« vermittelten Abläufe angeregt hat. Mein Dank geht auch an Martin Kremer und Dieter Schmidt, die das Forum International gegründet haben, für ihre Liebe und ihr Gespür für das tantrische Feiern. Außerdem danke ich Carlo Kosha Pati dafür, daß er ein so anregender Spielgefährte bei der Erforschung des Hohen Sex ist. Dank und Anerkennung gehen auch an Jack Painter für den Beitrag seiner eigenen Arbeit und seine Lehre, an Sunito Plesse und Bijo St. Clair für ihre kreativen Anregungen und ihren Beitrag zum SkyDancing-Weg. Ein dankbarer Gruß auch an Wulfing von Rohr, der mich mit Sachkenntnis und Humor durch die verzwickte Welt des internationalen Verlagswesens geleitete. Friedrich Kirner bin ich herzlich dankbar für vielfältige, schöpferische Gespräche und seinen Enthusiasmus, das SkyDancing-Training im Bauer-Verlag-Tonprogramm herauszugeben. Dankbar bin ich auch dafür, Teil der wachsenden Tantra-Familie zu sein, die aus lauter feiernden Menschen überall auf der Welt entsteht: Helga Kremer, Ariel und Ama Kalma, Anne Pierard, Adlin und Gata, Prabatho und Bali, Rashma und Siddhartha, Achintya Vasey und Turyna, Thal und Freejoy Schaller, Deva Fitremann, Roman Kess und vielen anderen!

Ich danke auch Leandra Hussey für ihren künstlerischen Beitrag. Last but not least möchte ich Boris und Quinette Naslednikov, meinen Eltern und Freunden Achtung und Dank dafür erweisen, daß sie mich auf meinem Weg offen, ohne Vorurteile und mit viel Humor unterstützt haben.

Stichwortverzeichnis